U0338921

临床内分泌学

■ 主编 王 沛 王婷婷 王保岚 魏倩倩

黄丽莉 赵振华 刘素华

黑龙江科学技术出版社
HEILONGJIANG SCIENCE AND TECHNOLOGY PRESS

图书在版编目（CIP）数据

临床内分泌学 / 王沛等主编. -- 哈尔滨：黑龙江
科学技术出版社，2023.7
ISBN 978-7-5719-2017-3

Ⅰ．①临… Ⅱ．①王… Ⅲ．①内分泌学 Ⅳ．①R58

中国国家版本馆CIP数据核字（2023）第107029号

临床内分泌学
LINCHUANG NEIFENMI XUE

主　　编	王　沛　王婷婷　王保岚　魏倩倩　黄丽莉　赵振华　刘素华	
责任编辑	陈兆红	
封面设计	宗　宁	
出　　版	黑龙江科学技术出版社	
	地址：哈尔滨市南岗区公安街70-2号　　邮编：150007	
	电话：（0451）53642106　传真：（0451）53642143	
	网址：www.1kcbs.cn	
发　　行	全国新华书店	
印　　刷	黑龙江龙江传媒有限责任公司	
开　　本	787 mm×1092 mm　1/16	
印　　张	23.75	
字　　数	598千字	
版　　次	2023年7月第1版	
印　　次	2023年7月第1次印刷	
书　　号	ISBN 978-7-5719-2017-3	
定　　价	198.00元	

编委会
BIANWEIHUI

生物个体的各种生命现象和活动均在神经、体液、免疫及心理的调节下进行,各种调节机制的相互配合与密切联系是完成所有细胞、组织、系统和器官功能的必备条件。内分泌学研究的内容包括激素基因表达、激素合成、分泌和转运、激素受体与靶部位(器官、组织、细胞)的反应,以及激素结构或功能的异常等;而临床内分泌学主要研究上述相关情况引起的疾病。通常,人体内的各种激素能保持相对平衡,保证正常的新陈代谢和生理功能。但是,当今社会条件下,人们的饮食不能保证绿色和有机,工作和生活压力也在不断增加,由此引发了不良的生活习惯,打破了人体激素的生理平衡,导致内分泌疾病的临床发病率非常高。面对越来越严峻的内分泌疾病问题,提高内分泌专业临床工作者的诊疗水平刻不容缓。为此,我们特组织一批具有丰富临床经验的专家,共同编写了《临床内分泌学》一书。

本书汇集了内分泌领域的最新研究进展和编者们多年的临床实践经验,对内分泌科常见疾病进行系统阐述。在具体章节安排上,以贴近临床为特色,对病因、发病机制、实验室检查等方面的叙述简洁明了,而在诊断方法、鉴别诊断和治疗方案上求新、求全,并注重治疗效果的评价。为提高临床实用性,本书还参考了国内规范化的诊疗常规,因此特别适合各级医疗机构内分泌专业临床医师参考阅读。

在编写过程中,编者们秉承着精益求精的作风,尽可能为读者呈现内分泌领域的知识精华。然而,由于本学科的发展日新月异,加之编者们写作风格不同,书中难免存在不足之处,望广大读者指正。

《临床内分泌学》编委会
2023 年 3 月

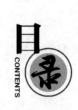

目录

CONTENTS

第一章　下丘脑-垂体疾病 ……………………………………………… （1）

　　第一节　腺垂体功能减退症 …………………………………………… （1）

　　第二节　神经性厌食症和神经性贪食症 …………………………… （8）

　　第三节　尿崩症 ……………………………………………………… （14）

　　第四节　侏儒症 ……………………………………………………… （21）

　　第五节　巨人症与肢端肥大症 ……………………………………… （25）

　　第六节　高催乳素血症 ……………………………………………… （30）

　　第七节　催乳素瘤 …………………………………………………… （36）

　　第八节　垂体瘤 ……………………………………………………… （41）

　　第九节　垂体意外瘤 ………………………………………………… （46）

　　第十节　生长激素瘤 ………………………………………………… （47）

　　第十一节　空泡蝶鞍综合征 ………………………………………… （51）

　　第十二节　卡尔曼综合征 …………………………………………… （52）

第二章　甲状腺疾病 …………………………………………………… （55）

　　第一节　甲状腺激素抵抗综合征 …………………………………… （55）

　　第二节　甲状腺炎症 ………………………………………………… （59）

　　第三节　甲状腺结节 ………………………………………………… （69）

　　第四节　单纯性甲状腺肿 …………………………………………… （73）

　　第五节　高碘性甲状腺肿 …………………………………………… （77）

　　第六节　甲状腺腺瘤 ………………………………………………… （79）

　　第七节　甲状腺癌 …………………………………………………… （81）

第三章　甲状旁腺疾病 ………………………………………………… （89）

　　第一节　原发性甲状旁腺功能亢进症 ……………………………… （89）

　　第二节　继发性甲状旁腺功能亢进症 …………………………… （101）

第三节　甲状旁腺功能减退症 ································· (102)

第四节　钙受体病与甲状旁腺激素抵抗综合征 ··········· (104)

第四章　糖尿病 ·· (108)

第一节　糖尿病的病因与发病机制 ························· (108)

第二节　糖尿病的病理与病理生理 ························· (125)

第三节　糖尿病的分型 ·· (131)

第四节　糖尿病的实验室及特殊检查 ······················ (138)

第五节　糖尿病的临床表现 ··································· (140)

第六节　糖尿病的诊断与鉴别诊断 ························· (146)

第七节　糖尿病的治疗模式和控制目标 ···················· (150)

第八节　糖尿病的口服药物治疗 ···························· (153)

第九节　糖尿病的胰岛素治疗 ································ (173)

第十节　糖尿病的运动治疗 ··································· (188)

第十一节　糖尿病的饮食治疗 ································ (191)

第十二节　糖尿病患者的教育 ································ (197)

第五章　糖尿病并发症 ·· (201)

第一节　糖尿病酮症酸中毒 ··································· (201)

第二节　糖尿病乳酸性酸中毒 ································ (214)

第三节　糖尿病合并感染 ······································ (221)

第四节　糖尿病足 ·· (228)

第六章　脂质代谢性疾病 ····································· (240)

第一节　家族性脂蛋白异常症 ································ (240)

第二节　高脂血症 ·· (243)

第七章　其他代谢性疾病 ····································· (251)

第一节　老年高尿酸血症与痛风 ···························· (251)

第二节　骨质疏松症 ··· (260)

第三节　佝偻病和软骨病 ······································ (268)

第四节　低血糖症 ·· (274)

第五节　糖原贮积病 ··· (280)

第六节　肥胖症 ·· (283)

第八章　肾上腺疾病 ··· (304)

第一节　库欣综合征 ··· (304)

  第二节 原发性醛固酮增多症 ···（312）

  第三节 继发性醛固酮增多症 ···（317）

  第四节 慢性肾上腺皮质功能减退症 ·····································（320）

第九章 性腺疾病 ··（326）

  第一节 卵巢过度刺激综合征 ···（326）

  第二节 卵巢早衰 ···（331）

  第三节 多囊卵巢综合征 ···（333）

  第四节 围绝经期综合征 ···（345）

第十章 内分泌疾病的中医治疗 ···（352）

  第一节 阴阳失衡 ···（352）

  第二节 脏腑功能失调 ···（352）

  第三节 气血津液代谢异常 ···（353）

  第四节 消渴 ···（354）

参考文献 ··（367）

第一章 下丘脑-垂体疾病

第一节 腺垂体功能减退症

腺垂体功能减退症指由不同病因引起腺垂体全部或大部分受损,导致一种或多种腺垂体激素分泌不足或绝对缺乏所致的临床综合征。腺垂体功能减退症是临床上较常见的内分泌疾病,其病因和临床表现多种多样。发生在成年人的腺垂体功能减退症又称为西蒙病。妇女因产后大出血引起腺垂体缺血性坏死所致的腺垂体功能减退症由英国医师希恩在 1953 年最先报道,称为希恩综合征,其临床表现最为典型。严重的病例可在某些诱因促发下,或因治疗不当而诱发垂体危象。该病发病年龄以 21～40 岁最为多见,也可发生于儿童期。本节主要介绍成人腺垂体功能减退症。

一、病因与发病机制

腺垂体功能减退症是一种多病因的疾病。按照发病部位不同,一般将由腺垂体本身病变引起者称为原发性,由下丘脑、中枢神经系统病变及垂体门脉系统受损等导致的各种释放激素分泌不足引起者称为继发性。常见的病因为垂体瘤及产后垂体缺血性坏死。在发达国家,希恩综合征发生率较低,仅占垂体功能低下患者的 5%。在发展中国家,过去希恩综合征较为多见,近年来由于医疗水平的提高,在城市中该病因所引起者已减少,但在农村和偏远地区仍非少见。目前,垂体瘤是造成腺垂体功能减退症的最常见病因,约占该病的 50%。

(一)垂体、下丘脑等附近肿瘤

体积较大的腺瘤常压迫正常垂体组织,或压迫到垂体柄而妨碍垂体正常组织的血液供应,或影响下丘脑释放或抑制激素的分泌而造成腺垂体功能减退。如巨大的垂体瘤、颅咽管瘤、脑膜瘤、松果体瘤、下丘脑、视交叉附近的胶质瘤和错钩瘤等。转移癌、白血病、淋巴瘤和组织细胞增多症引起的本症少见。部分患者的垂体肿瘤切除后,其腺垂体功能减退症状可以恢复,但如病程较长,正常垂体组织已发生不可逆变化,则不可恢复。由垂体肿瘤发生急性出血导致垂体卒中而引起的功能减退也不少见。成人最常见者为垂体腺瘤,其造成的腺垂体功能减退症常同时伴有肿瘤分泌的激素水平升高及其相应靶腺器官功能亢进的表现。

(二)产后腺垂体萎缩及坏死

产后腺垂体萎缩及坏死常由与分娩相关的产后大出血(胎盘滞留、前置胎盘)、产褥感染、羊水栓塞或感染性休克等病因所引起,垂体血管痉挛或发生弥散性血管内凝血(DIC),继而垂体门脉系统缺血而导致垂体坏死。病变发生的病理基础目前认为仍然与妊娠时的生理改变相关。在妊娠时,雌激素刺激垂体分泌催乳素增加,垂体明显增生肥大,较孕前增长2~3倍。增生肥大的垂体受蝶鞍骨性限制,在急性缺血肿胀时极易损伤,加以垂体门脉血管无交叉重叠,缺血时不易建立侧支循环,因此当发生分娩大出血,供应垂体前叶及垂体柄的动脉发生痉挛而闭塞,使垂体门脉系统缺血而导致垂体坏死萎缩。另一种观点认为,垂体坏死的发生与DIC有关,子痫、羊水栓塞、胎盘早期剥离和产褥热等都可以引起弥散性血管内凝血。由于神经垂体的血流供应不依赖门脉系统,故产后出血所引起者一般不伴有神经垂体坏死。腺垂体缺血性坏死也可发生于有血管病变的糖尿病或妊娠期糖尿病患者,其他血管病变如结缔组织病、镰形细胞性贫血、颞动脉炎、海绵窦栓塞、颈动脉瘤等亦可引起本病。

(三)手术、创伤或放射性损伤

严重颅脑外伤可直接损伤到垂体组织或造成垂体柄断裂,引起腺垂体功能减退,可同时累及神经垂体而并发尿崩症。手术切除,如垂体瘤术后等发生的急性垂体前叶功能减退往往由于垂体或垂体柄损伤所致。垂体瘤放疗或鼻咽癌等颅底及颈部放疗后均可引起本症。在放疗若干年后,部分患者可出现垂体功能减退。文献报道垂体手术加放疗5年内垂体功能减退的发生率高达67.55%。本病也可见于电离辐射10年后,可能由门脉血管炎所致。近年来随着显微外科、立体定向外科技术的发展,放疗中垂体正常组织受损的机会明显降低,从而垂体功能减退症的发生率及严重性也有明显改善。

(四)感染和浸润性疾病

各种病毒性、结核性、化脓性脑膜炎、脑膜脑炎,以及流行性出血热、病毒、真菌和梅毒等均可直接破坏腺垂体或影响下丘脑引起下丘脑-垂体损伤而导致功能减退。结节病、组织细胞增多症、嗜酸性肉芽肿病、白血病、血色病及各种脂质累积病,甚至转移性肿瘤(较常见的有乳癌和肺癌)侵犯到下丘脑和脑垂体前叶也可引起腺垂体功能减退。

(五)自身免疫性疾病

本病好发于女性,男女比例约为1:7,多发生于妊娠期或产后,是一种自身免疫性疾病,也可伴有其他内分泌腺体的自身免疫性损伤(如甲状腺炎、肾上腺炎、卵巢炎、睾丸炎、萎缩性胃炎和淋巴细胞性甲状旁腺炎等)。病变垂体有大量淋巴细胞和浆细胞浸润,偶见淋巴滤泡形成,初有垂体肿大,继而纤维化和萎缩等。其临床表现类似垂体肿瘤。

(六)遗传性(先天性)腺垂体功能减退

临床报道较罕见,主要有两种。一种是由于调节垂体发育的基因突变或缺失导致垂体先天性发育不良。在腺垂体的胚胎发育中,由于同源框转录因子突变导致一种或多种垂体分泌的激素异常。PIT1基因显性突变引起生长激素(GH)、催乳素(PRL)和促甲状腺激素(TSH)缺乏,POUF1的突变可致严重的腺垂体功能减退。另一种是由于先天性下丘脑、垂体或其附近的脑组织畸形累及垂体所致,其特点是有新生儿低血糖,出生时矮小,鞍鼻,外生殖器小,伴多种垂体前叶激素缺失,完全性GH缺如,可伴视神经发育不全,下丘脑垂体发育异常等。

(七)特发性腺垂体功能减退症

确切病因尚不明确,可能是由于某种自身免疫现象引起,有些患者具有遗传背景。发病多与营养、心理、精神和环境因素有关。

(八)其他

一些血管病变亦可累及垂体前叶,如广泛性动脉硬化,糖尿病性血管病变可引起垂体缺血坏死,颞动脉炎、海绵窦血栓常导致垂体缺血,引起垂体梗死。

二、临床表现

本病的临床症状可分为与病因有关的表现和腺垂体功能减退的表现。本病患者如未获得及时诊断和治疗,发展至后期容易在各种诱因的促发下发生垂体危象。

(一)与病因有关的临床表现

因原发疾病不同临床表现多变。希恩综合征病例有难产而产后大出血、休克或其他感染等并发症。产后患者极度虚弱,无乳汁分泌,可有低血糖症状,产后全身状态恢复差,无月经来潮。

垂体内或其附近肿瘤引起者可出现压迫症状,症状随被压迫的组织功能损伤情况而定。最常见为头痛和视神经交叉受压引起的视野缺损。X线示蝶鞍扩大,床突被侵蚀与钙化点等病变,有时可出现颅内压增高的症状。病变累及下丘脑时可出现下丘脑综合征,如厌食或多食,睡眠节律改变,体温异常等。垂体瘤或垂体柄受损,门脉阻断时,由于多巴胺作用减弱,PRL分泌增多,女性呈乳溢、闭经与不育,男性诉阳痿。

其他由手术、感染和创伤等引起者各有其相关病史及表现。

(二)腺垂体功能减退的表现

腺垂体功能减退的临床表现取决于患者的发病年龄、性别、腺垂体组织的毁坏程度、各种垂体激素减退的速度及相应靶腺萎缩的程度。一般认为,腺垂体组织毁坏50%以下时,可无任何临床表现;破坏75%时,症状明显;达95%以上时,则出现完全性、持续性严重的腺垂体功能减退表现。但上述关系并非绝对。

腺垂体激素分泌不足的表现大多是逐步出现,催乳素(PRL)和生长激素(GH)是最易累及的激素,其次为促性腺激素(LH和FSH)及促甲状腺激素(TSH)。促肾上腺皮质激素(ACTH)缺乏较少见。以希恩综合征为例,最早是PRL分泌不足而出现产后无乳、乳房萎缩,以及GH分泌不足出现乏力、低血糖。这是因为PRL和GH不经过靶腺,而是直接作用于器官组织的缘故。继之,LH和FSH分泌不足,出现闭经、不育、性欲减退、乳房及生殖器官萎缩等。最后,往往于若干年后才出现TSH和ACTH的分泌不足的症状。ACTH明显不足时可危及生命,而促性腺激素不足不易引起人们的注意。因此,相当一部分轻症患者仅表现为疲乏无力、体力衰退、胃纳减退、月经少和产后无乳等不易引人注意的症状,若干年后因应激诱发危象而就诊。

1.促性腺激素和催乳素分泌不足综合征

女性患者产后无乳,乳腺萎缩,长期闭经与不育为本症的特征。毛发常脱落,尤以腋毛、阴毛为明显,眉毛稀少或脱落。女性生殖器萎缩,宫体缩小,会阴部和阴部黏膜萎缩,常伴阴道炎。男性胡须稀少,伴阳痿,睾丸松软缩小,体力衰弱,易于疲乏,精神不振等症状。性欲减退或消失,如发生在青春期前可有第二性征发育不全。雌激素不足还会导致骨质疏松,并增加冠状动脉疾病的危险性。雄激素不足使肌肉萎缩、无力。

2.促甲状腺激素分泌不足综合征

促甲状腺激素分泌不足综合征属继发性甲状腺功能减退,临床表现常较原发性甲状腺功能减退症轻,患者常诉畏寒、乏力、皮肤干燥而粗糙、苍黄、弹性差、少光泽和少汗等,但出现典型的黏液性水肿者较少。较重病例可有食欲减退、便秘、反应迟钝、表情淡漠和记忆力减退等。部分患者可出现精神异常,表现为幻觉、妄想、木僵或躁狂,严重者可发生精神分裂症等。

3.促肾上腺皮质激素分泌不足综合征

促肾上腺皮质激素分泌不足主要影响糖皮质激素,表现为继发性皮质醇分泌不足,而盐皮质激素醛固酮所受影响较小。早期或轻症患者的症状往往不明显。患者常见症状有极度疲乏,体力软弱。有时,食欲缺乏、恶心、呕吐、体重减轻、脉搏细弱、血压低和体质孱弱。患者的机体免疫力、防御和监护系统功能较差,故易发生感染。重症病例有低血糖症发作,对外源性胰岛素的敏感性增加。肤色变浅,面容及乳晕等处苍白,这是由于促肾上腺皮质激素-促脂素(ACTH-βLPH)中黑色素细胞刺激素(MSH)分泌减少所致,与原发性肾上腺皮质功能减退症的皮肤色素沉着迥然不同。

4.生长激素(GH)不足综合征

本病患者生长激素缺乏在儿童可引起生长障碍,表现为矮小症。但是成人生长激素不足,由于没有特征性临床表现,过去一直未受到应有的重视。垂体腺瘤及其手术和放射治疗,及其他原因所导致垂体功能减退,生长激素是最易累及的激素,许多患者甚至在垂体其他激素分泌减少不是很明显时,实际上已伴有垂体 GH 的缺乏。生长激素不足表现为身体组分的改变,包括肌肉组织异常减少,肌肉张力和运动能力常常减弱,以及腹部脂肪组织增加,引起腰围/臀围比率增加;骨密度尤其是小梁骨减少;血总胆固醇,低密度脂蛋白胆固醇水平升高;心理和行为异常;同时可使成年人纤溶酶原活性抑制剂(PAI-1)的活性增加和血纤维蛋白原升高,从而增加动脉血栓形成的概率。患者心血管疾病的发生率增高,寿命缩短。

(三)垂体危象

腺垂体功能减退危象多发生在较严重的病例。由于机体对各种刺激的应激能力下降,各种应激,如感染、劳累、腹泻、呕吐、失水、饥饿、受寒、停药、创伤、手术、麻醉及服用镇静安眠类药物、降血糖药物等常可诱发垂体危象及昏迷。临床上可分以下几种类型。

1.低血糖性昏迷

此型最常见,在糖皮质激素和生长激素同时缺乏的患者更易发生。其原因可能是自发性的,即由于进食过少引起,或由于胰岛素所诱发。

2.感染性昏迷

患者由于机体抵抗力低下,易于发生感染,且感染后易于发生休克、昏迷。体温可高达 40 ℃以上,脉搏往往不相应地增加,血压降低。

3.低体温性昏迷

此类危象常发生于冬季,起病缓慢,逐渐进入昏迷,体温很低,可在 26～30 ℃。

4.水中毒性昏迷

由于患者缺乏皮质醇,利尿功能减退,常因摄入水过多发生,细胞外液呈低渗状态,引起细胞内水分过多,细胞代谢和功能发生障碍。患者表现为淡漠、嗜睡、恶心、呕吐、精神紊乱和抽搐,最后陷入昏迷。

5.低钠性昏迷

因胃肠紊乱、手术、感染等所致钠丢失而机体无法代偿,患者可出现周围循环衰竭,昏迷等。

6.镇静、麻醉药物性昏迷

患者对镇静、麻醉剂甚为敏感,一般常用剂量即可使患者陷入昏睡,甚至昏迷。

7.垂体卒中

垂体卒中由垂体肿瘤急性出血所致,起病急,患者突发严重头痛、颈项强直、眩晕和呕吐,很快陷入昏迷。

临床上往往呈混合型,表现为精神失常、谵妄、高热或低温、恶心、呕吐、低血糖症状、低体温、低血压、昏厥、昏迷和惊厥等一系列症状。

三、实验室检查

下丘脑、垂体与靶腺激素测定有助于了解内分泌功能,兴奋试验进一步明确相应靶腺激素的储备及反应性,可帮助判断病变部位在下丘脑或垂体。

(一)下丘脑-垂体-性腺轴功能检查

女性需测定血促卵泡激素(FSH)、黄体生成激素(LH)及雌二醇(E_2);男性测定血 FSH、LH 和睾酮(T)。由于 FSH 和 LH 都是脉冲式分泌的,所以单次测定并不能反映垂体的功能状态。临床上性腺功能低下的患者,如女性检测其 E_2 水平低下,男性 T 水平降低,但 FSH 和 LH 水平在正常范围或偏低,则提示垂体储备能力降低。黄体生成激素释放激素(LHRH)兴奋试验有助于定位诊断,方法为静脉注射 LHRH $100 \sim 200 \mu g$ 后于 0 分钟、30 分钟、45 分钟和 60 分钟分别抽血测 FSH、LH,在 $30 \sim 45$ 分钟时出现分泌高峰为正常。如反应较弱或高峰延迟出现提示病变位于下丘脑,如对 LHRH 无反应,则提示病变部位在腺垂体。

(二)下丘脑-垂体-甲状腺轴功能检查

激素测定包括 TSH、T_3、T_4、FT_3 和 FT_4,此病由于是垂体 TSH 减少引起 T_3、T_4、FT_3、FT_4 水平低下,可与原发性甲状腺功能减退相区别,后者 TSH 增高。疑为下丘脑病变所致时,需做促甲状腺释放激素(TRH)兴奋试验进行鉴别。

(三)下丘脑-垂体-肾上腺皮质轴功能检查

24 小时尿游离皮质醇及血皮质醇均低于正常时血 ACTH 仍在正常范围或降低。24 小时尿游离皮质醇测定优于单次血清皮质醇测定。CRH 兴奋试验有助于判断病变部位,静脉注射 CRH $1 \mu g/kg$ 后,垂体分泌 ACTH 功能正常者,15 分钟 ACTH 可达高峰,ACTH 分泌功能减退患者则反应减退或无反应。

(四)生长激素测定

80% 以上的腺垂体功能减退患者 GH 储备降低。由于正常人 GH 的分泌呈脉冲式,有昼夜节律,且受年龄、饥饿和运动等因素的影响,故一次性测定血清 GH 水平并不能反映 GH 的储备能力。血清 IGF-1 浓度亦是反映生长激素水平的有价值指标。胰岛素、精氨酸、L-多巴等兴奋试验有助于评估垂体的储备能力。为确诊有无成人生长激素缺乏,应行 2 项 GH 兴奋试验,其中胰岛素低血糖试验虽最为可靠,但需谨慎进行,尤其对于严重腺垂体功能减退症患者、60 岁以上且存在心、脑血管潜在疾病的患者不宜采用。进一步行生长激素释放激素(GHRH)兴奋试验可有助于明确病变部位。

(五)催乳素测定

垂体组织破坏性病变时血清催乳素水平降低,而下丘脑疾病由于丧失多巴胺对 PRL 的抑制,催乳素很少降低,反而是升高的,因而催乳素的测定往往对病变的定位有帮助。TRH 及甲氧氯普胺兴奋试验可判断垂体分泌催乳素储备能力。

此外,本病患者生化检查常可发现低血糖,血钠、血氯常偏低,血钾大多正常。血常规检查多呈正常细胞正常色素型贫血,少数患者为巨幼红细胞型,一般为每立方毫米 300 万～400 万,白细胞总数偏低,分类计数中淋巴细胞及嗜酸粒细胞常偏高。

四、影像学检查

高分辨率 CT 或 MRI(必要时进行增强)是首选方法。蝶鞍的头颅 X 线和视野测定提示有无肿瘤存在。无高分辨率 CT 或 MRI 时,可采用蝶鞍多分层摄片。怀疑鞍旁血管异常或血管瘤时可行脑血管造影。

五、诊断与鉴别诊断

本病诊断包括病因确定和对内分泌功能状态的评价,主要根据临床表现结合实验室功能检测和影像学检查,但须与以下疾病鉴别。

(一)神经性厌食

神经性厌食好发于年轻女性,表现为厌食、对体形观念异常、患者消瘦、乏力和畏寒,常伴有抑郁、固执,并出现性功能减退,闭经或月经稀少,第二性征发育差,乳腺萎缩,阴毛、腋毛稀少等症状。实验室检查除性腺功能减退(促性腺激素和性激素下降)较明显外,其余的垂体功能基本正常。

(二)多靶腺功能减退

患者由于多个垂体激素的靶腺出现功能低下易与本症混淆。如施密特综合征患者,常有皮肤色素加深及黏液性水肿。但本症患者往往皮肤苍白,黏液性水肿罕见。实验室检查可发现垂体激素水平升高有助于鉴别。

此外,本病在临床上还需注意与原发性甲状腺功能减退症、慢性肾上腺皮质功能减退症及一些慢性消耗性疾病相鉴别。本病误诊的原因往往是只注意到本病的某一较突出的症状,而忽略了整体病情的全面考虑。尤其部分患者因应激发生垂体危象昏迷而首次就诊,易误诊为脑血管意外、脑膜炎和心源性疾病等。当临床上遇到原因不明的昏迷患者,应考虑到腺垂体功能减退的可能,进行详细的病史询问和全面的体检。

六、治疗

首先积极行病因治疗,如颅内肿瘤,可行手术切除或放射治疗,因感染引起者,选用有效安全的抗生素治疗。防治产后大出血及产褥热等均可防止本病的发生。近年来,在积极推广妇幼卫生和围生期保健的基础上,发病率已显著下降。垂体瘤手术、放疗中也须注意预防此症。

(一)营养及护理

患者以高热量、高蛋白质及富含维生素的膳食为宜,饮食中适量注意钠、钾和氯的补充。尽量预防感染、劳累等应激刺激。若严重贫血,则可给予输血,加强支持治疗。

(二)激素替代治疗

本病一经诊断,需马上开始进行激素替代治疗。理论上以选择腺垂体激素最为合理,但此类激素属肽类,不易补充,且价格昂贵,长期应用易产生相应抗体而失效,故目前本病仍以靶腺激素替代治疗为主。根据检查结果,在了解患者肾上腺皮质、甲状腺和性腺激素水平减退情况的基础上,选择相应的激素替代治疗。由于替代激素的药代动力学与自身分泌的激素特性之间存在差异,以及各种病因的病理生理情况不同,要求替代激素的选择和给药方法必须个体化。临床上多为混合型,因此大多应用多种靶腺激素生理性剂量联合替代治疗。

1.补充糖皮质激素

糖皮质激素是需要首先补充的激素,尤其应优先于甲状腺激素,以免诱发肾上腺危象。首选氢化可的松,也可选用可的松、泼尼松等(需经肝脏转化为氢化可的松)。剂量应个体化,一般所需剂量为氢化可的松每天 12.5~37.5 mg,或泼尼松每天 2.5~7.5 mg,服用方法应模仿生理分泌的时间,以每天上午 8:00 服全日量 2/3、下午 14:00 服 1/3 较为合理。应注意,剂量需随病情而调节,当有感染、创伤等应激时,应加大剂量。根据应激刺激的大小,临时增加剂量,轻度应激(如感冒、轻度外伤等)原口服剂量加倍;中度应激(如中等手术、较重创伤等)增用氢化可的松 100 mg/d,静脉滴注,分 2~3 次给药;重度应激(大手术、严重感染和重度外伤等)增用氢化可的松 200~400 mg/d,静脉滴注,分 3~4 次静脉滴注。应激消除后在数天内逐渐递减至平时剂量。

在皮质激素替代治疗过程中,需要定期监测患者的体质指数、腰围、血压、血糖、血电解质及血脂水平,警惕皮质激素过量引起代谢紊乱。疗效的判定主要根据临床表现评估。测定血浆 ACTH、皮质醇和尿游离皮质醇对疗效评估无意义。

2.补充甲状腺激素

该激素的补充须从小剂量开始逐渐增加剂量,以免起始剂量过大而加重肾上腺皮质负担,诱发危象。可用干甲状腺片,从每天 10~20 mg 开始,数周内逐渐增加到 60~120 mg,分次口服。如用左甲状腺素(LT_4),开始每天 25 μg,每 1~2 周增加 25 μg 直至每天用量 75~100 μg。对老年、心脏功能欠佳者,如初始应用大量甲状腺激素,可诱发心绞痛。对同时伴有肾上腺皮质功能减退者,应用甲状腺激素宜慎重,最好同时补充小量糖皮质激素及甲状腺激素。应强调的是,本病与原发性甲状腺功能减退治疗有所不同,应先补充肾上腺皮质激素,然后再用甲状腺激素或两种药物同时使用,这对于低体温的患者尤为重要。若单用甲状腺激素,可加重肾上腺皮质功能不全,甚至诱发垂体危象。当遇有严寒或病情加重时,应适当增加甲状腺激素用量,但同时也要相应调整皮质激素用量,以免导致肾上腺皮质功能不全。监测血清 FT_3、FT_4 水平来调节剂量,使 FT_4 水平在正常值范围的上半部分,TSH 水平对继发性甲状腺功能减退判断替代治疗剂量是否合适没有帮助。

3.补充性激素

育龄期妇女可采用人工月经周期治疗,己烯雌酚 0.5~1.0 mg 或炔雌醇每天口服 0.02~0.05 mg,连续服用 25 天,在最后 5 天(21~25 天),同时每天加用甲羟孕酮(甲羟孕酮)4~8 mg 口服,或每天加黄体酮 10 mg 肌内注射,共 5 天。停药 1 周。在停用黄体酮后,患者可出现撤退性子宫出血。现亦有多种固定配方的雌孕激素制剂便于患者使用。雌孕激素周期使用可维持第二性征和性功能。如患者有生育要求,可用人绝经期促性素(HMG)或绒毛膜促性素(HCG)以促进生育。如下丘脑疾病引起者还可用 LHRH(以微泵做脉冲式给药),以促进排卵。男性患者可用雄性激素补充,有益于促进第二性征发育,改善性欲,增强体力。常用十一酸睾酮胶囊(如安特尔)口服,通常起始剂量每天 120~160 mg 连续服用 2~3 周,然后服用维持剂量,每天 40~120 mg,应根据个体反应适当调整剂量。亦有针剂十一酸睾酮注射液(如思特珑)每月 1 次,肌内注射 250 mg。

4.补充生长激素

补充生长激素过去一直未受到应有的重视,近十余年来,对于腺垂体功能减退症患者进行生长激素治疗有相当多的文献报道。1996 年,美国 FDA 已正式批准基因重组人生长激素

(rHGH)用于治疗成人生长激素缺乏症(AGHD)。但至今 GH 替代治疗剂量尚无统一的标准,具有高度个体化的特点。rHGH 能提高患者的生活质量、显著改善骨密度及降低心血管疾病的危险,但是否会导致肿瘤的复发及恶性肿瘤的发生目前尚存争议。

(三)病因治疗

病因治疗包括垂体瘤手术切除或放疗等。

(四)垂体危象处理

去除诱因,适当加强营养,注意保暖,避免应激刺激,纠正水和电解质紊乱。对于可疑病例慎用或禁用巴比妥类安眠药、氯丙嗪等中枢神经抑制药、吗啡等麻醉剂,尽可能限制胰岛素和口服降糖药的使用。

1.补液

周围循环衰竭患者需及时补充生理盐水,对于低血糖患者需快速静脉注射 50% 葡萄糖溶液 40~60 mL,继以 10% 葡萄糖生理盐水静脉滴注。液体中加入氢化可的松,每天 100~200 mg,或用地塞米松注射液做静脉或肌内注射,亦可加入液体内滴入。

2.低温或高热

低温者须注意保暖,可用热水浴疗法,或用电热毯等使患者体温逐渐回升至 35 ℃以上,并给予小剂量甲状腺激素(需注意与糖皮质激素同用)。高热者用物理降温,并及时去除诱因,药物降温需慎用。

3.水中毒

水中毒可口服泼尼松 10~25 mg,或可的松 50~100 mg,或氢化可的松 40~80 mg,每 6 小时 1 次。不能口服者可补充氢化可的松 50~200 mg(或地塞米松 1~5 mg)缓慢静脉注射。

七、预后

极重症患者可因产后大出血休克或重度感染而死亡;轻症患者可带病生活数十年,但体质虚弱,体力明显下降,由于表现不明显,易延误诊断。经确诊并予以适当治疗者可维持较好的生活质量。

(王 沛)

第二节 神经性厌食症和神经性贪食症

神经性厌食症(AN)和神经性贪食症(BN)是以古怪地进食状态为特点的常见综合征。AN 和 BN 是同一种慢性进食障碍的两种不同临床表现的疾病。虽然这两个综合征的临床表现和结局是有区别的,但是,这些特点指出了两种疾病的病因是相同的。他们都是恐惧肥胖。因此,这些患者把这种摄食作为他们生活中的焦点。

AN 和 BN 两种病的主要特点是某些青少年的特殊的心理变态,以瘦为美的躯体形象障碍,而采取拒食、导吐和腹泻方法减少体重,使自体出现极度地营养不良和消瘦、闭经甚至死亡。AN 患者严格地控制食物的摄取,BN 患者则失去对进食的控制,以至于以拒食、导吐来补偿。

目前,估计在英国的青少年女性中 AN 有 1% 的发病率。南非的在校女孩 2.9% 患 AN。AN

及 BN 患者多见于富裕家庭中的青春女性,较高发病的年龄段为 13～14 岁及 17～18 岁,白种人比黑种人多。国外资料报道,青少年及青年女性 AN 患病率分别为 1％和 10％;BN 患者的患病率可达 4％及 10％。实际上 BN 患者大部分有 AN 的病史,跳芭蕾舞女孩发病率可高达 20％。在 AN 患者中,男性仅占 5％～10％。

一、病因与发病机制

(一)社会文化背景的影响

许多学者开始注意到 AN 的流行多为青年女性,多见于发达国家和中上层人群,多见于某些特殊行业(如芭蕾舞演员、模特)。流行病学的特征提示社会文化因素可能起着重要作用。由于社会的发展,人们的审美观发生变化。青春期的少女思想活跃,追求苗条,加之在男性为主导的社会中,女性很容易以男性的审美观约束自己。于是在女性中节食就开始流行。AN 的发病率也逐年增高。

(二)精神及心理因素

流行病学发现 80％以上的 AN 患者在月经来潮的 7 年内发病。在青春期生理上发生各种变化(如月经来潮、乳房隆起和臀围增大等),若一个少女不能适应这一变化,心理压力过重就可能发生 AN。这些患者多具有性格孤僻、内向和上进心强,或者精神创伤(如失恋、学习成绩下降等)引起失落感都可成为诱发因素。患者对自我体象评价障碍,失真。有人提出,AN,BN 是不典型的精神病。在 AN、BN 的家庭中,情感性疾病发生率高,其发生率与原发性精神病家庭相似。AN、BN 患者普遍存在着抑郁,这一症状是无法单从饮食障碍所致的营养不良解释。所以,情感障碍很可能是原发的,甚至是病因。

(三)生物学因素

遗传因素对本症可能有一定作用,比较一致地认为下丘脑的功能异常与本病的发生有关。人的摄食行为受下丘脑摄食中枢及饱食中枢的控制。虽然下丘脑功能紊乱是 AN、BN 的病因目前尚难确切肯定,但临床的证据表明与原发于下丘脑的功能紊乱有关。约有 20％的患者,闭经为首发症状,闭经的发生说明下丘脑-垂体-性腺轴功能紊乱;抗利尿激素分泌不稳定;垂体兴奋试验提示垂体激素储备功能正常,但反应延迟。

二、临床表现

(一)神经性厌食

1.心理变态及精神异常

(1)AN 患者多否认自己有病,拒绝治疗,此表现令人费解。

(2)自我体象判断障碍,以致判断严重失误。虽然体形已很消瘦,但仍觉得自己体形在继续发胖。

(3)性格孤僻,精神抑郁,不信任别人,难以与人交往,情绪低落,往往有自杀倾向。

(4)精力与体重下降程度不相称,虽极度消瘦仍能坚持日常工作。

2.厌食

日进食量≤150 g,严重者仅以少量的蔬菜或菜汤度日,AN 患者在整个病程中表现失去食欲,无饥饿感,或拒绝、忽视饥饿感;严格地控制自己食物的摄取,以尽量限制热量的摄入。其实,AN 患者不时地控制饮食,已在此病发作前一年就发生了。

3.消瘦

在发病后数月内体重下降,多在标准体重15%以下。AN患者还参加超重的运动,更有助于体重的下降。部分患者可发展成恶病质。若合并发作性贪食者,体重也可正常或偏胖。

4.消化道症状

AN患者会出现腹痛、腹胀、餐后早饱和胃肠排空减慢导致的便秘,也有因用泻药引起腹泻者。少数AN者伴有发作性贪食也可导致胃扩张或胃破裂,或食后后悔而自引催吐。

5.营养不良及低代谢

皮肤干燥、毳毛增多,皮肤皱褶多深。对AN患者进行冷水试验,血管对降体温异常敏感,呈现雷诺现象。用CT检测发现,皮下脂肪的丢失大于深部脂肪的丢失。因此,AN者怕冷,体温可降低于36 ℃。基础代谢率较病前明显降低。呼吸缓慢、低血压;左心室排血量减少,二尖瓣反流。由于严重的营养不良,常出现四肢水肿,半数患者发生肌肉无力。累及周围神经病变者也有报道。

6.闭经及第二性征退化

几乎100%的AN患者发生闭经。多数患者闭经发生在厌食及消瘦之后,但也有少数发生在厌食前。性功能减退,阴毛、腋毛脱落,乳房、子宫萎缩,阴道涂片雌激素呈中度或高度低落。

7.可伴有低血糖、多尿

抵抗力明显降低,常伴发感染。

(二)神经性贪食

1.贪食

BN这个术语包含着极度饥饿感,贪婪的食欲,对多食行为具有不可被冲击的力量。通常也发生在AN的女性中,在短时间内可怕地摄取大量的食物,食后又以多种方式导吐,呕吐出大量的胃内容物的一种综合征。BN患者要满足饥饿感就不停地吃,1~2小时吃1次,每次可获热量4 810 kJ(1 150 kcal)。每天食物大量地被消化,可摄取热量高达20 920 kJ(5 000 kcal)。在病程中,平均每天热量获得14 230 kJ(3 400 kcal)。主要食物为冰激凌、面包、薯片、糕点、果仁及软饮料等。通常一顿饭一种食物。经常一个人晚上到外边吃,通常都是暴饮暴食高热量食品。BN者暴食后经常用牙刷、手指等物引吐。部分BN者用吐根,吐根可引起肌病和心血管病。这些患者恐惧肥胖,将引吐作为控制体重的一种方式,直到都吐出来才感到满意。在一部分BN患者中可能有偷吃的行为,而AN患者则不发生这种行为。其他控制体重的方式,如过度锻炼,利尿剂及泻药的使用也是常见的。

2.恐惧症

患者害怕身体变胖,对肥胖具有恐惧感。非贪食性的神经性厌食由害怕变胖而表现控制饮食上有惊人毅力以致拒食。相反BN患者对摄食失去控制的能力,表现贪婪的食欲,而暴饮暴食;食后引吐、催吐及泻药。

3.心理、精神异常

AN与BN的家庭背景差不多,其发病与家庭状况有关。BN患者的母亲多半有肥胖,BN患者对吃食物的驱动力是不可抗拒的,对吃东西的想法是持续的,甚至在梦中都是以吃为中心。要满足吃的欲望就不停地吃,以致有偷吃行为、精神压抑、强迫观念等。

4.其他表现

BN患者体重减轻不严重,有的呈肥胖型;有的患者面部呈满月脸伴腮腺的增大,瘢痕体质及龋齿。BN患者通常不消瘦,因此,发生闭经者少见,偶有月经过少。常伴腹泻、腹胀、腹鸣及便秘,因频繁剧烈的呕吐而致低钾血症、肌无力及痉挛。

三、实验室与辅助检查

在严重的 AN 患者中血液生化学变化明显,BN 患者变化较小。

(一)贫血、白细胞计数减少及骨髓有不同程度抑制

血纤维蛋白水平降低,低钾血症及血脂异常。部分 AN 患者 IgG、IgM 降低。

(二)血管紧张素水平在血浆及脑脊液中均升高

血浆锌、钙降低,发中锌、钙正常。铁结合力降低,但血清铁正常。血清淀粉酶升高,BN 比 AN 患者更常见。

(三)内分泌激素水平与功能试验

在 AN 及 BN 患者中,也有两个热点的问题:①需要证实下丘脑神经-垂体轴的功能如何;②在AN 及 BN 人群伴闭经者需证实有无各靶腺的原发性功能紊乱(表 1-1)。

表 1-1 AN 与 BN 患者内分泌激素水平与功能试验

	AN	BN
下丘脑垂体功能		
LHRH		
LH	↓	↓
FSH	↓	↓
GH	↑→	↑→
PRL	→	↓→
IGF	↓	↓
TRH	→延迟	→延迟
CRH	→↓	→↓或有反应
血管紧张素	调节异常	?
甲状腺		
T_4	↓	→
T_3	↓	→↓
rT_3	↑	0
肾上腺		
Cor	→↑	→↑
尿 Fcor	↑	→↑
地塞米松试验	不正常	不正常
卵巢、睾丸		
雌二醇	↓	→↓
雌酮	↓	→↓
孕酮	↓	→↓
睾酮	↓	→↓

注:↓减少;↑升高;→正常。

11

AN 患者约有半数伴有继发性闭经及发作性多食,随着体重的快速下降,垂体对外源性 LHRH 反应异常,下丘脑对氯米芬试验无反应。当体重增加时,上述反应常逆转为正常。用少量的 LHRH 治疗可以看到垂体的储备功能。在 AN 时下丘脑为什么表现 LHRH 不足目前尚不清楚。

(四)心电图检查

心电图检查可见心率减慢、低电压、Q-T 时间延长,ST 段非特异性改变,出现 U 波及心律失常。

(五)X 线检查

X 线检查可发现骨质疏松和肾结石。

(六)脑电图检查

有的 AN 患者伴有癫痫发作,呈现异常脑电图。随着饮食正常后脑电图异常可恢复正常。有人认为是由于饥饿引起血中特异氨基酸减少,而这些氨基酸正是保持脑功能的必要神经递质。另外,饥饿引起微量元素,如锌、铜、硒和镁的不足,影响脑中酶、激素功能。缺锌的症状与 AN 症状极为相似,也表现为厌食,发音变粗,精神抑郁等表现。

(七)影像学检查

头颅 CT 和 MRI 检查无下丘脑、垂体占位性病变。可有脑萎缩,脑室扩大。

四、诊断

(一)AN 的诊断标准

(1)拒绝维持体重高于同年龄、同身高正常儿童及青少年的低限值,致体重低于预期体重的 85%。

(2)尽管低体重,仍惧怕体重增加变胖。

(3)自我体象评价障碍,以致判断严重失误(尽管骨瘦如柴,仍认为太胖)。

(4)继发闭经,即连续 3 个月未自行来月经。

国内有人认为年龄≤25 岁的女性;厌食、每天进食量<150 g 及体重减轻在标准体重80%以下;伴严重的营养不良,不伴有内科及精神科疾病者,应考虑有 AN 诊断的可能,AN 可分成约束型和贪食清除型。

(二)BN 的诊断标准

(1)反复发作性大吃,即在固定的时间内进食量远远多于同等情况下一般人的进食量;发作期不能控制进食种类及进食量;也无法控制自己停止饮食。

(2)反复使用不正当的方法防止体重增加(如导吐、泻药、利尿剂、灌肠、减肥药及有意地禁食或过度锻炼)。

(3)平均每周至少 2 次发作贪食及不正当地清除胃内容物行为,连续 3 个月以上。

(4)自我体象评价障碍。

(5)在 AN 发作期,无 BN 的表现。

BN 分为清除型及非清除型。前者应用各种方法清除胃内容物;后者用饥饿感或过度锻炼来消除多食的后果。若体重降到预期体重的 85%以下,应属于 AN 的贪食清除型。

五、治疗

AN 与 BN 的治疗无特效的治疗方法。目前,主要靠精神行为治疗与饮食治疗,佐以药物治疗。

（一）精神行为治疗

（1）要诚恳、耐心、严肃的态度对待患者，充分取得患者信任。

（2）调节好家庭关系，帮助建立与他人的良好关系。

（3）做好细微的心理工作，纠正患者对体重与进食的错误认识和顽固的偏见。

（二）饮食治疗

以良好的精神行为治疗为基础，进行合理的饮食治疗会迅速获得明显效果。护理及饮食比药物更重要。

1.AN

儿童按正常体重生长曲线，成人用体质指数作为治疗指标。治疗目标是每周体重增加225～1 350 g。治疗开始时在维持体重所需要的基础上，每天加 2 134 J（510 cal）热量的食物。体重增长期每天每千克体重需要 293～418 J（70～100 cal）热量；体重维持期需要 167～251 J（40～60 cal）热量。另一方法是在维持标准体重所需要的热量上加 10%～20%。

对严重营养不良及危及生命者可用鼻饲或静脉营养方法。给患者液体食物可使之多进热量。

2.BN

BN 患者饮食调配应注意多变换食物种类。应以碳水化合物为主，间断吃些蔬菜和水果以延长进食时间，以适当脂肪食延后胃排空时间。BN 者应坐位进食，进热食，做进餐记录。

（三）药物治疗

治疗 AN 的药物主要针对患者对食物的焦虑，改善胃排空的功能及恢复下丘脑-垂体-性腺轴的功能。体重恢复后，抑郁症常可改善，故应观察一阶段后再决定是否用抗抑郁药物治疗。

1.抗精神抑郁药

（1）氯丙嗪：能阻断中枢多巴胺受体的抗精神病药，一般每次 20～100 mg，每天 2～3 次。目前认为，AN 的心理异常可能是中枢神经系统多巴胺活性增强的结果，服后对饮食的焦虑减轻。

（2）丙米嗪：为三环抗抑郁药，每次 25～35 mg，每天 3 次。抑郁症在 AN 患者中相当普遍。部分 AN 患者在恢复正常饮食后，仍有抑郁症，丙米嗪能防止 AN 正常饮食后仍处在抑郁状态。

（3）劳拉西泮：为短效的苯二氮䓬类，每次 0.5～1.0 mg 或奥沙西泮 15 mg 服用。此药有抗焦虑，增强食欲的作用。

2.促进胃肠运动药

（1）多巴胺受体阻滞剂，如甲氧氯普胺。

（2）胆碱能制剂，如氯贝胆碱。服用后促进胃排空，缓解餐后饱胀、胃部不适等症状。

3.锌制剂（硫酸锌）

锌缺乏症与 AN 的临床症状相似，以硫酸锌每天 45～90 mg，治疗 8～16 个月后，部分患者月经来潮。

4.促黄体素释放激素（LHRH）

泵输注，每 90 分钟自动皮下注射 12.5 mg。经短期治疗后，食欲得到改善，体重增加，精神好转，月经来潮。

（王　沛）

第三节 尿 崩 症

尿崩症是由于抗利尿激素(ADH)分泌和释放不足,或肾远曲小管、集合管上皮细胞对 ADH 失去反应所导致的以多尿、低比重尿和低渗尿为特征的临床综合征。由于下丘脑-神经垂体病变导致 ADH 分泌不足者称为中枢性尿崩症(CDI),肾脏病变导致 ADH 受体不敏感或受体后信息传导障碍者称为肾性尿崩症(NDI)。

一、发病机制

抗利尿激素也称为精氨酸升压素(AVP),是自由水排泄的主要决定因素。抗利尿激素由下丘脑的视上核及室旁核合成,然后经由核神经元的轴突向下延伸进入垂体后叶,并以囊泡形式存储到神经垂体束末梢中,在血浆渗透压升高等刺激下,神经冲动下传至神经垂体的神经末梢,囊泡以胞吐方式将 AVP 释放到血循环中发挥抗利尿作用。

研究表明,视上核与室旁核合成的最初产物为 AVP 的前体分子(AVP-NPⅡ),包括信号肽、AVP 序列、神经垂体后叶素转运蛋白Ⅱ(NPⅡ)序列及一个由 39 个氨基酸残基组成的多肽。信号肽在信号肽酶作用下从前体裂解下来后,AVP 和 NPⅡ结合形成分泌颗粒沿着轴突向垂体后叶运输。AVP 和 NPⅡ基因异常可导致产生变异型 AVP-NPⅡ蛋白,变异型 AVP-NPⅡ蛋白生物活性下降,而且不被正常降解而具有毒性,可导致细胞死亡。AVP 和 NPⅡ基因异常为常染色体显性遗传,其引起的尿崩症属中枢性尿崩症之一。

AVP 的受体是一类 G 蛋白偶联受体,根据其结构和功能情况,分为 V1、V2 受体,V1 受体主要分布于血管和垂体 ACTH 细胞,介导血管收缩,促进 ACTH 释放;V2 受体主要分布于肾小管,参与调节体内水代谢。抗利尿激素与肾脏远曲小管和集合管细胞膜上的 V2 受体结合后,使 Gs 蛋白与腺苷酸环化酶耦联,导致细胞内的 cAMP 增加,从而激活蛋白激酶 A。蛋白激酶 A 活化水通道蛋白 2(AQP-2),使其附着在管腔膜上,形成水通道,使水分顺着渗透压差从管腔进入渗透压较高的肾间质中,从而保留水分,浓缩尿液。当抗利尿激素缺乏时,管腔膜上的水通道蛋白可在细胞膜的衣被凹陷处集中,后者形成吞饮小泡进入胞浆,导致管腔膜上的水通道消失,对水再吸收作用消失。近年来发现肾小管上皮细胞膜上至少存在 5 种水通道蛋白,其中水通道蛋白 2(AQP-2)基因突变导致 AQP-2 生成减少或活性下降是肾性尿崩症的主要原因之一,其他水通道蛋白突变也可能导致肾性尿崩症。AVP 分泌的调节简述如下。

(1)血浆渗透压感受性调节:动物研究显示下丘脑前部的终板血管器(OVLT)和穹隆下器细胞是主要的渗透压感受器。渗透压感受器以阈值或调定点形式控制 AVP 分泌。当禁水或失水时,血浆渗透压在调定点以上时,渗透压感受器细胞内水分外移,细胞脱水,导致神经冲动传导至视上核和室旁核,引起 AVP 释放及血浆 AVP 上升,使肾脏重吸收水增多,尿量减少,体液平衡得以维持或恢复。

(2)容量或血压感受性调节:冠状动脉,主动脉,颈动脉窦和心房中存在压力感受器,血容量或血压发生剧烈变化时,压力感受器受刺激,发出神经冲动经由迷走神经和舌咽神经投射到下丘脑,从而促进 AVP 合成和释放,使血管收缩,产生升压作用。妊娠期,血压或血容量大幅度降低时,容量感受器调定点可下降。

(3)化学感受性调节:颈动脉体存在化学感受器,当血氧分压低于 8.0 kPa(60 mmHg)或二氧化碳分压升高时,化学感受器兴奋,神经冲动传入下丘脑,促进 AVP 释放增加。

(4)神经介质和药物调节:下丘脑乙酰胆碱、组织胺、缓激肽、去甲肾上腺素、前列腺素、血管紧张素Ⅱ等神经介质和神经肽调节 AVP 合成分泌,同时尼古丁、吗啡、长春新碱、环磷酰胺、氯贝丁酯、氯磺丙脲、氯丙嗪、苯妥英钠及一些三环类抗惊厥药和抗抑郁药也可影响 AVP 释放。

(5)糖皮质激素具有拮抗 AVP 的作用,其增高 AVP 释放渗透压阈值。此外,糖皮质激素也能直接作用于肾小管,降低水的通透性,促进水的排泄。因此,尿崩症患者若合并糖皮质激素缺乏,则尿量减少,在糖皮质激素替代治疗后,尿量增多,症状加重。

综上所述,当某种原因导致下丘脑视上核、室旁核合成分泌 AVP 和 NPⅡ减少或异常,或视上核、室旁核的神经元到垂体后叶的轴突通路受损及垂体后叶受损时便引起中枢性尿崩症。而肾脏 AVP 受体或水通道蛋白作用减少引起肾性尿崩症。

二、病因

(一)中枢性尿崩症

中枢性尿崩症是指各种病因导致的下丘脑视上核和室旁核 AVP 合成、分泌与释放受损,具体病因如下。

1.特发性中枢性尿崩症

无明确病因的中枢性尿崩症定义为特发性尿崩症。现研究发现,特发性尿崩症患者血循环中存在针对下丘脑神经核团的自身抗体,导致下丘脑视上核及室旁核细胞功能损伤,Nissil 颗粒耗尽,AVP 合成释放减少。采用针对 AVP 分泌细胞的抗体进行免疫组化染色和成像技术研究发现,特发性尿崩症发病率占中枢性尿崩症的 30% 左右。淋巴细胞性垂体炎患者存在针对 AVP 分泌细胞的抗体,可归为特发性尿崩症。

2.继发性中枢性尿崩症

肿瘤、手术和外伤是导致下丘脑垂体后叶损害的常见原因。其中,肿瘤所致的中枢性尿崩症约占 25%,常见肿瘤包括颅咽管瘤、生殖细胞瘤、松果体瘤和垂体瘤等。手术导致的尿崩症占中枢性尿崩症发病率的 20% 左右,经蝶手术腺瘤切除术术后发生中枢性尿崩症概率为 10%～20%,而传统开颅手术切除大腺瘤术后中枢性尿崩症发病概率为 60%～80%,但其中大部分为一过性中枢性尿崩症。如手术造成正中隆突以上的垂体柄受损,则可导致永久性中枢性尿崩症。头部外伤或蛛网膜下腔出血导致的尿崩症占中枢性尿崩症的 15% 左右,其他引起中枢性尿崩症的原因包括肉芽肿、结节病、组织细胞增多症、脑炎、结核、梅毒、动脉瘤和淋巴瘤等。

3.遗传性中枢性尿崩症

约 10% 的中枢性尿崩症为家族遗传性尿崩症,可为 X 连锁隐性、常染色体显性或常染色体隐性遗传。研究表明,染色体 20p13 上的 AVP-NPⅡ基因突变可导致 AVP-NPⅡ变异蛋白产生,其对 AVP 神经元细胞具有毒性并破坏神经元。此外,编码 wolframin 四聚体蛋白的 WFS1 基因突变也可引起中枢性尿崩症。wolframin 作为一种新型的内质网钙通道蛋白存在于胰岛 B 细胞和下丘脑视上核和室旁核神经元中。WFS1 基因突变导致的尿崩症可以是 Wolfram 综合征或称 DIDMOAD 综合征的一部分,其临床综合征包括尿崩症、糖尿病、视神经萎缩和耳聋,极为罕见。AVP 前体基因突变,AVP 载体蛋白基因突变可产生无活性 AVP,也可导致中枢性尿崩症。

(二)肾性尿崩症

肾性尿崩症病因有遗传性和获得性两种。

1.遗传性肾性尿崩症

约90%遗传性肾性尿崩症与X染色体q28V2受体基因突变有关,由于为X性连锁隐性遗传,大多患者为男性。女性携带者通常无症状,少数携带者尿渗透压下降。迄今为止,超过200个V2受体突变位点被报道。另外,10%遗传性肾性尿崩症是由于染色体12q13编码AQP-2的基因突变所致,可为常染色体隐性或显性遗传。

2.继发性肾性尿崩症

多种疾病导致的肾小管损害可导致肾性尿崩症,如多囊肾、阻塞性尿路疾病、镰状细胞性贫血、肾淀粉样变、慢性肾盂肾炎、干燥综合征、骨髓瘤等。代谢紊乱如低钾血症、高钙血症也可致肾性尿崩症。多种药物可导致肾性尿崩症,如锂盐、地美环素、两性霉素B、西多福韦、庆大霉素、诺氟沙星、奥利司他等。其中用于治疗精神性疾病的锂盐可导致尿素转运蛋白和AQP-2减少,是最多见的引起肾性尿崩症的药物。

(三)妊娠性尿崩症

妇女妊娠时,血容量增加1.4倍,血浆渗透压降低8～10 mmol/L,妊娠期分泌更多抗利尿激素,但胎盘会产生氨肽酶,这种酶水平第10周可增高,第22～24周达高峰。氨肽酶可降解AVP和催产素,由于AVP降解增多,患者出现尿崩症症状,在妊娠中晚期开始有多尿、口渴,直至妊娠终止。有人认为此类患者未妊娠时即有很轻的中枢性尿崩症,每天尿量为2.0～2.5 L,妊娠时尿量可增加至5～6 L/d。

三、临床表现

尿崩症的主要症状是多尿,同时伴有烦渴与多饮。一般起病缓慢,也有突然起病者。患者每天尿量多为2.5～20.0 L,超过20 L的较少,同时夜尿显著增多。患者尿比重多在1.001～1.005,不超过1.010。多数患者因渴感中枢完整,除了因饮水、小便次数多、夜尿增多影响生活质量外,可正常生活。长期多尿可导致膀胱容量增大,因此排尿次数有所减少。若患者因呕吐、意识丧失、短期内断绝饮水供应或口渴障碍不能充分补充水分,可导致脱水和严重高钠血症,进一步损伤中枢神经系统,引发昏迷、癫痫、颅内出血等严重后果。

不同病因所致的尿崩症有不同的临床特点。遗传性中枢及肾性尿崩症常幼年起病,表现为尿布更换频繁,喝奶增加,若治疗不及时,饮水量不充分,可出现脱水及高钠血症,严重者可出现高渗性脑病,表现为呕吐、发热、呼吸困难、抽搐,重者昏迷死亡。如能幸存,多存在智力和体格发育迟缓,成年后多尿症状可减轻。

肿瘤导致的中枢性尿崩症有头痛、视野缺损等占位效应,若影响到下丘脑可产生睡眠障碍、体温改变、进食增加等下丘脑综合征表现。生殖细胞瘤可有性早熟。若压迫腺垂体可出现激素分泌低下表现,如畏寒、食欲缺乏、乏力等。若合并糖皮质激素或甲状腺激素缺乏则多尿症状减轻,使用上述激素替代后,多尿症状可加重。

下丘脑或垂体部位的手术、肿瘤及炎症等,导致中枢性尿崩症同时可能损伤下丘脑渴感中枢。由于渴感障碍,中枢性尿崩症患者不能及时摄入足够水分,极易导致严重脱水和高钠血症。慢性高钠血症可出现淡漠、嗜睡、抽搐等症状。肿瘤还可能同时破坏下丘脑渗透压感受器,若强制摄入大量水分,可导致水中毒和低钠血症,出现头痛、恶心、呕吐、精神错乱、惊厥、昏迷,甚至死亡。

颅脑手术或外伤性中枢性尿崩症可为一过性尿崩症、永久性尿崩症或典型三相变化:多尿－抗利尿－多尿。第一期多尿是由于垂体柄阻断,AVP运输障碍,可在术后头2天发生,维持1天至数天。第二期抗利尿期是由于储存在神经垂体中的AVP释放入血,患者尿量减少,可维持1～2天。由于储存神经垂体的AVP分泌不受渗透压感受器调控,若此期大量输液可能会导致水中毒。第三期多尿期在储存AVP释放完毕后出现。多数三相性尿崩症在手术损伤导致的下丘脑垂体柄出血控制、炎性水肿消退后可恢复正常。少数患者由于手术导致视上核-神经束损毁,AVP分泌细胞坏死、萎缩,转为永久性尿崩症。

尿崩症患者合并妊娠时,由于糖皮质激素分泌增加,拮抗AVP作用,可使尿崩症的病情加重,分娩后尿崩症病情减轻。妊娠尿崩症多在妊娠中晚期出现多尿、低比重尿、烦渴、多饮、恶心、乏力等症状,主要由于氨肽酶分泌在中晚期更明显。

部分患者症状较轻,每天尿量在2.5 L左右,如限制水分致严重脱水时,尿比重可达1.010～1.016,尿渗透压可超过血浆渗透压,达290～600 mOsm/(kg·H_2O),称为部分性尿崩症。

甲状腺功能低下时,尿溶质的排泄减少,也可使多尿症状减轻。

四、实验室和辅助检查

(一)实验室检查

1.尿液检查

尿量超过2.5 L,可达10 L以上,中枢性尿崩症比重常在1.005以下,肾性尿崩症尿比重在1.010以下。部分性尿崩症患者尿比重有时可达1.016。

2.血、尿渗透压测定

患者血渗透压正常或稍高[血渗透压正常值为290～310 mOsm/(kg·H_2O)],中枢性尿崩症尿渗透压多低于200 mOsm/(kg·H_2O),尿渗透压/血渗透压<1.5。肾性尿崩症尿渗透压多低于300 mOsm/(kg·H_2O),尿渗透压/血渗透压<1.0,但严重脱水或部分性尿崩症患者可正常。

3.血生化检查

中枢性尿崩症患者严重脱水可导致血钠增高,尿素氮、肌酐升高。继发于肾脏疾病的肾性尿崩症也可出现尿素氮、肌酐、胱抑素升高或酸碱平衡障碍。

4.血浆AVP测定(放射免疫法)

正常人血浆AVP(随意饮水)为2.3～7.4 pmol/L,禁水后可明显升高。中枢性尿崩症患者AVP水平下降,禁水后无明显变化。肾性尿崩症患者AVP水平增高,禁水时可进一步升高。由于血浆AVP不稳定,且大多与血小板结合,致测定准确度不高。现推荐测定Copeptin反映AVP水平。Copeptin来源于AVP前体,前血管升压素原。由于血浆Copeptin稳定,故测定准确度高、敏感性好。

5.AVP抗体和抗AVP细胞抗体测定

其有助于特发性尿崩症的诊断。

(二)禁水-升压素试验

禁水-升压素试验是尿崩症的确诊试验。试验原理为禁饮时血容量下降,血浆渗透压升高,刺激下丘脑AVP合成及垂体后叶释放AVP增加,使肾脏水重吸收增加,尿量减少,尿渗透压、尿比重升高,而血浆渗透压和血容量保持稳定。尿崩症患者因 AVP 缺乏或受体后通道障碍导致禁饮时远端肾小管对水分的重吸收障碍,尿量不减少,尿渗透压、尿比重没有明显升高。禁水试验可鉴别尿崩症与精神性烦渴多饮;阴性者,皮下注射血管升压素,可鉴别中枢性或肾性尿崩症。

试验方法:试验前先测体重、血压、心率、血尿渗透压。试验后不能喝水和进食,禁饮时间视患者多尿程度而定,一般试验前晚 8～10 时开始禁水,尿量>10 000 mL/24 h 者,可于清晨0点或 2 点开始禁饮。禁饮开始后每小时留尿,测尿量、尿比重和尿渗透压,同时测体重和血压,当尿渗透压(或尿比重)达到平顶,即继续禁饮不再增加尿量时,此时再抽血测血渗透压、尿渗透压,然后皮下注射血管升压素 5 U,注射后仍继续每小时留尿,测尿量、尿比重、尿渗透压共 2 次,停止试验。禁水总时间 8～18 小时,但如患者排尿量甚多,虽禁饮不到 18 小时,体重已较原来下降3%～5%或血压明显下降,也应停止试验。

临床意义:正常人不出现明显的脱水症状,禁饮以后尿量明显减少,尿比重>1.020,尿渗透压一般>800 mOsm/L。精神性烦渴,禁饮前尿比重低,尿渗透压<血渗透压,但禁饮-升压素反应如正常人。完全性中枢性尿崩症患者禁水后尿量仍多,尿比重多数<1.010,尿渗透压<血渗透压,部分性中枢性尿崩症患者尿比重有时可>1.010,但<1.016,尿渗透压>血渗透压。注射血管升压素后,部分性尿崩症患者尿渗透压增加达注射前的 10%～50%,完全性尿崩症增加50%以上。肾性尿崩症患者注射血管升压素后尿量不减少,尿比重、渗透压不增加。

(三)高渗盐水试验

正常人静脉滴注高渗盐水(2.5%～3.0%氯化钠注射液)后,血浆渗透压升高,AVP 分泌增多,尿量减少,尿比重增加。中枢性尿崩症患者滴注高渗盐水后尿量不减少,尿比重不增加,注射升压素后,尿量明显减少,尿比重明显升高。肾性尿崩症则尿量减少。试验过程中注意血压监测,高血压和心脏病患者慎行此项检查。

(四)其他检查

继发性尿崩症需确立病因或原发病。考虑继发性中枢性尿崩症需要进行颅脑和垂体 MRI、CT 或 X 线检查。MRI 对颅内肿瘤、感染、血管性病变都有很好的鉴别能力,而且可以发现垂体容积、垂体柄状态、垂体后叶高信号区变化。垂体后叶高信号区消失是中枢性尿崩症的特征性变化,有助于中枢性尿崩症诊断。继发性肾性尿崩症需要进行肾脏 B 超、CT,肾脏 ECT,血气分析等检查。考虑肾淀粉变时可行肾脏病理检查。

针对 AVP(包括 AVP-NPⅡ)基因、AVP 受体基因、AQP-2 基因等突变分析可明确部分遗传性尿崩症的分子机制。对 X 连锁的隐性遗传携带者胎儿进行基因检测有助于早期发现患儿,及时治疗,避免夭折。

五、诊断和鉴别诊断

(一)诊断

典型的尿崩症诊断不难,根据临床表现和禁水升压素试验及血尿渗透压测定多可明确诊断。尿崩症诊断成立后,应进一步确立中枢性或肾性,确立尿崩症的病因或原发疾病,确立为部分性尿崩症或完全性尿崩症。其中禁水-升压素试验是确定诊断、鉴别中枢性尿崩症和肾性尿崩症,区分部分性或完全性的关键。

（二）鉴别诊断

尿崩症应与下列以多尿为主要表现的疾病相鉴别。

1.精神性烦渴

精神性烦渴可出现类似尿崩症症状，如烦渴、多饮、多尿与低比重尿等，但AVP并不缺乏，禁水-升压素试验正常。如果发现患者上述症状与精神因素相关，并伴有其他神经官能症状，可排除尿崩症。

2.糖尿病

糖尿病有多尿、烦渴症状，但血糖升高，尿糖阳性，容易鉴别。

3.慢性肾脏疾病

慢性肾脏疾病可影响肾脏浓缩功能而引起多尿、口渴等症状，同时也可引起AVP V2受体和AQP-2合成障碍导致肾性尿崩症，主要鉴别有赖于禁水-升压素试验。

4.干燥综合征

除明显口干、多饮、多尿外，同时合并眼干和其他外分泌腺及腺体外其他器官的受累而出现多系统损害的症状，其血清中有多种自身抗体和高免疫球蛋白血症，免疫学检查有助于诊断。

5.高尿钙症

高尿钙症见于甲状旁腺功能亢进症、结节病、维生素D中毒、多发性骨髓瘤、癌肿骨转移等病，通过原发病症状和禁水-升压素试验有助鉴别。

6.高尿钾症

高尿钾症见于原发性醛固酮增多症、失钾性肾病、肾小管性酸中毒、Fanconi综合征、Liddle综合征、Bartter综合征等，测定血尿电解质和禁水-升压素试验有助于诊断。

7.颅脑手术后液体滞留性多尿

颅脑手术时，患者因应激而分泌大量AVP，当手术应激解除后，AVP分泌减少，滞留于体内的液体自肾排出，如此时为平衡尿量而输入大量液体，即可导致持续性多尿而误认为尿崩症。限制液体入量，如尿量减少血钠仍正常，提示为液体滞留性多尿；如尿量不减少且血钠升高，给予AVP后尿量减少，血钠转为正常，尿渗透压增高，则符合损伤性尿崩症的诊断。此外，尿崩症患者因血液浓缩和AVP V1受体功能障碍而致尿酸清除减少，血尿酸升高，而液体滞留性多尿及精神性多饮患者血液被稀释，尿酸清除正常，所以尿酸无升高。据报道，血尿酸>50 μg/L有助于两者的鉴别，并强烈提示为损伤性尿崩症。

六、治疗

（一）一般治疗

患者应摄入足够水分，并根据季节和气候进行调整，在可能导致水源供应障碍的场合应携带水。若患者同时存在渴感中枢障碍或渗透压感受器受损，应合并使用AVP替代治疗的同时通过血钠、血浆渗透压、尿量确定饮水量。若要进行手术及麻醉，应告知手术和麻醉医师尿崩症病史，以保证手术和麻醉期间足够液体输入，同时术中密切观察生命体征、血浆渗透压、血钠水平和尿量以调节液体输入量。宜低盐饮食，避免使用溶质性利尿剂，限制咖啡、茶和高渗饮料的摄入。

（二）去除诱因

部分获得性中枢性尿崩症和肾性尿崩症在原发病因解除后，多饮、多尿症状可缓解或减轻。如合并脑炎、脑膜炎、结核、真菌感染等，抗感染、抗病毒等相应治疗可改善症状。下丘脑-垂体肿瘤通过手术治疗后，多尿症状缓解。淋巴性垂体炎采用激素治疗后，多数患者多尿症状减轻。肾盂肾炎、尿路梗阻疾病、药物导致的肾性尿崩症通过控制感染、解除梗阻、停用药物可缓解多尿症状。因此，应积极治疗获得性尿崩症的原发疾病。

（三）中枢性尿崩症可使用 AVP 替代疗法

1.1-脱氨-8-右旋-精氨酸血管升压素

1-脱氨-8-右旋-精氨酸血管升压素（DDAVP）是目前最常用的抗利尿剂替代方案。DDAVP为天然精氨盐升压素的结构类似物，系对天然激素的化学结构进行两处改动而得，即1-半胱氨酸脱去氨基和以8-D-精氨酸取代8-L-精氨酸。通过上述结构改变，DDAVP的血管加压作用只有天然 AVP 的 1/400，而抗利尿增强 3 倍，抗利尿/升压作用比从天然 AVP 的 1：1 变为2 400：1，抗利尿作用强，升压作用弱，是目前最理想的抗利尿剂。DDAVP 有口服、肌内注射、鼻喷 3 种给药方式。常用为口服制剂，用法为每天 1~3 次，每次 0.1~0.4 mg。剂量应个体化，具体剂量可根据尿量确定，调整药物剂量使尿量控制在 1.0~2.5 L。过量使用可导致水中毒，因此对于婴幼儿、渴感中枢障碍、渗透压感受器受损的患者还需要通过血钠、血浆渗透压、每天液体出入量精确调整药物剂量和饮水量，维持渗透压平衡。由于价格高，也可采取睡前口服以减少夜尿，改善睡眠，白天通过饮水维持血浆渗透压。

2.垂体后叶素

作用仅维持 3~6 小时，皮下注射，每次 5~10 U，每天需要多次注射，主要用于脑损伤或神经外科术后尿崩症的治疗，长期应用不便。

3.鞣酸升压素油剂

每毫升油剂含 AVP 5 U，深部肌内注射，从 0.1 mL 开始，可根据每天尿量情况逐步增加到每次 0.5~0.7 mL，注射一次可维持 3~5 天。长期应用可产生抗体而减轻疗效，过量可引起水中毒。

（四）中枢性尿崩症可选用的其他药物

1.氢氯噻嗪

每次 25 mg，每天 2~3 次，可使尿量减少约一半。其作用机制可能是由于尿中排钠增加，体内缺钠，肾近曲小管水重吸收增加，到达远曲小管的原尿减少，因而尿量减少。长期服用可引起缺钾、高尿酸血症等，应适当补充钾盐。

2.卡马西平

其治疗机制可能为增加肾远曲小管 cAMP 的形成，也可能增加 AVP 释放。用量为每次0.125~0.250 g，每天 1~2 次，服药后 24 小时起作用，尿量减少。不良反应为低血糖、白细胞计数减少或肝功能损害，与氢氯噻嗪合用可减少低血糖反应。

3.氯磺丙脲

其治疗机制可能为刺激 AVP 合成和释放，同时有改善渴感中枢的功能，可用于合并有渴感障碍的中枢性尿崩症患者。用法为每次 0.125~0.250 g，每天 1~2 次，250 mg/d。不良反应为低血糖、白细胞计数减少、肝功能损害等。

4.氯贝丁酯

其治疗机制可能是增加 AVP 释放，与 DDAVP 合用可减少 DDAVP 耐药发生。用量为每次 0.2~0.5 g，每天 3 次。长期应用有肝损害、肌炎及胃肠道反应等不良反应。

由于 AVP 制剂的广泛使用，上述药物已经较少用于中枢性尿崩症的治疗。

(五)肾性尿崩症治疗

肾性尿崩症治疗困难,主要依赖充分水分摄入来预防脱水。少数患者对大剂量 AVP 有反应。低钠饮食和氢氯噻嗪对肾性尿崩症有帮助。在肾性尿崩症中,氢氯噻嗪抗利尿作用可能由于细胞外液容量体积减小,GFR 下降,肾近曲小管钠和水重吸收增加,到达远曲小管的原尿减少,从而降低尿量。此外,还发现氢氯噻嗪可增加 AQP-2 表达。长期服用可引起缺钾、高尿酸血症等,应适当补充钾盐或合用保钾利尿剂。具体用法为每次 25 mg,每天 2~3 次,可使肾性尿崩症尿量减少约一半。同时使用非甾体类消炎药物,如吲哚美辛、布洛芬等可增加氢氯噻嗪疗效,这类药物可能是通过抑制肾脏中前列腺素合成,从而使腺苷环化酶活性增强,cAMP 生成增多而使 AVP 作用增强,但应注意长期使用引起的胃肠道不良反应。

吲达帕胺作用机制类似于氢氯噻嗪,每次 2.5~5.0 mg,每天 1~2 次。阿米洛利、氨苯蝶啶也可用于肾性尿崩症的治疗,机制不完全清楚,作用类似于氢氯噻嗪,可和氢氯噻嗪联用,防治低钾血症。

遗传性肾性尿崩症根据 V2 受体变异程度分为 5 种类型,其中二型变异 V2 受体仅有 1 个氨基酸错配,错误折叠的 V2 受体蛋白被陷于内质网中,使用 V2 受体拮抗剂可作为分子伴侣和错误折叠的受体结合,从而改变受体构象并稳定其结构,然后该受体可以通过内质网运输到质膜,被抗利尿激素激活发挥抗利尿作用。

(六)颅脑外伤或术后尿崩症治疗

未使用利尿剂情况下,颅脑外伤或手术后出现严重多尿(>250 mL/h)提示尿崩症可能。在第一期多尿期,需防止脱水和高钠血症,除适当补充液体,可根据病情注射垂体后叶素,每次 5~10 U,第二次升压素注射应在第一次升压素作用消失后使用。在第二期多尿期,则要控制补液量,以免引起水中毒。第三期多尿期,可用垂体后叶素或 DDAVP 治疗。外伤或手术后尿崩症多为一过性,可由于神经轴突末梢与毛细血管联系重建而自行缓解恢复。转为永久性尿崩症者需要长期服用 DDAVP。

(七)妊娠伴尿崩症治疗

妊娠中晚期出现多尿、多饮时应考虑尿崩症诊断。由于妊娠妇女不适合行禁水-升压素试验,诊断依赖临床表现、实验室检查和试验性治疗。若尿比重为 1.001~1.005,尿渗透压低于 200 nmol/L,并低于血浆渗透压,尿崩症可能性大。首选药物为 DDAVP,因其不被血浆中的氨肽酶降解。DDAVP 具有 5%~25% 的缩宫素活性,需注意子宫收缩状况。分娩后,血浆中的氨肽酶活性迅速下降,患者的多尿症状可明显减轻或消失,应及时减量或停药。若肾性尿崩症合并妊娠,可谨慎使用氢氯噻嗪,并注意补钾,维持电解质平衡。

(王 沛)

第四节 侏 儒 症

一、垂体性侏儒症

垂体性侏儒症是指在青春期生长发育以前,因下丘脑-垂体功能缺陷,生长激素释放激素

(GHRH)-生长激素(GH)-生长介素(SM)任一环节分泌缺乏或生物效应不足所致的生长发育障碍,又称 GH 缺乏症(GHD)。按病因可分为特发性和继发性两类;按病变部位可分为垂体性和下丘脑性两种;按受累激素的多少可分为单一性 GH 缺乏和伴垂体其他激素缺乏症的不同类型。

(一)病因及发病机制

1.特发性

特发性占 60%～70%,男性多见,原因不明,可分为单一性 GH 缺乏和伴垂体其他激素缺乏症的不同类型。

2.继发性

继发于下丘脑-垂体及其附近肿瘤、感染、创伤和手术等。使下丘脑-腺垂体或垂体门脉系统中断,GHRH 不能到达腺垂体,致 GH 释放减少。儿童期长期大剂量应用肾上腺皮质激素也可引起。

3.遗传性

遗传性可分为遗传性单一 GH 缺乏,遗传性多种腺垂体激素缺乏,GH 增多性侏儒症(如 Laron 综合征)等。

(二)临床表现

1.生长迟缓

大多数患儿出生时身高、体重正常,1～2 岁后生长节律逐渐变慢,与同龄正常人平均身高的差距随年龄增长而越来越明显。至成年时低于 130 cm。骨龄延迟 2 年以上,身体比例似儿童,即上半身长于下半身。垂体性矮小者的智力与年龄相符,学习成绩与同龄者无差别。垂体性矮小症者的身材矮小,匀称协调,至成人后仍保持儿童外貌和矮小体型,皮肤较细腻而干燥,有皱纹,皮下脂肪丰满,身高不到 130 cm。

2.骨骼发育不全

长骨短小,骨化中心发育迟缓,骨龄相当于身高年龄,比年龄晚 4 年以上。骨骼延迟融合,常至 30 岁仍不融合,有的患者甚至终身不融合。

3.性器官不发育

至青春期后仍无第二性征出现,男性生殖器小似幼儿,睾丸小而软,常伴有隐睾;女性有原发性闭经,乳房不发育,臀部不发达,无女性体形,无腋毛及阴毛,外阴幼稚,子宫小。

4.特殊面容

面容幼稚,皮下脂肪丰富,成年后呈特征性"老小孩"模样。

5.智力

智力与年龄相等,虽然身材短小,性器官发育不良,但智力发育正常,学习成绩与同龄同学相仿。但久病后可有少数患者出现抑郁、反应迟钝和长期血糖偏低使智力减退。

6.垂体病变表现

特发性患者无垂体压迫症状表现,如系肿瘤引起,可有垂体、垂体周围组织或下丘脑受压的临床表现,如头痛、视力下降或视野缺损、尿崩、嗜睡、肥胖及垂体功能低下等。

(三)实验室检查

1.一般常规检查

其主要包括血常规、尿常规及相关生化检查以了解全身基本情况。注意有无血吸虫病和肠寄生虫病。由于 GH 分泌呈脉冲式,峰值与谷值相差较大,故不能仅靠基础 GH 值来诊断本病。一般可根据需要和重点怀疑的病因选择必要的检查,如 T_3、T_4、FT_3、FT_4、TSH、ACTH、皮质醇、LH、FSH、PRL、睾酮和雌二醇等。

2.糖代谢紊乱

在口服糖耐量试验(OGTT)中,不少患者在服糖后 2～3 小时血糖偏低。部分患者可表现为糖耐量减退。OGTT 示糖尿病样曲线,血浆胰岛素分泌反应较正常差。用 GH 治疗后,糖耐量改善,胰岛素分泌增加。

3.垂体功能检查

对垂体性矮小症的诊断,结合 GH 兴奋试验,如胰岛素低血糖试验、精氨酸兴奋试验、左旋多巴试验和可乐定试验等,一般选择两项。精氨酸和精氨酸与 GHRH 序贯联合试验、血清 IGF-1、IGFBP-3测定对本病诊断亦有一定帮助。

(1)胰岛素低血糖-GH 刺激试验。①原理:低血糖刺激脑内葡萄糖受体,激活单胺类神经元通过 α 受体促进 GHRH 分泌,同时抑制 SS 分泌。②方法:普通胰岛素 0.1 U/kg 体重加入 2 mL 生理盐水中 1 次静脉注射。采血测 GH 的同时测血糖,血糖低于 2.78 mmol/L 或比注射前血糖值降低 50％以上为有效刺激。试验前及试验后 30 分钟、60 分钟和 90 分钟采血测 GH、血糖。③结果判断:刺激后 GH 峰值 10 μg/L 以上时为正常反应,<5 μg/L 为反应低下。

(2)左旋多巴-GH 刺激试验。①原理:左旋多巴通过刺激 GHRH 促进 GH 的分泌。②方法:患者餐后服左旋多巴制剂 500 mg,体重 15～30 kg 者服 250 mg;服药前及服药后 30 分钟、60 分钟、90 分钟和 120 分钟分别采血测 GH 值。③结果判断:正常人 60～120 分钟时 GH≥7 μg/L,垂体性矮小者无反应。于口服左旋多巴前 20 分钟内上下楼梯 20 次左右可提高试验的反应性,称运动-左旋多巴试验。

4.其他检查

特发性侏儒症垂体可缩小,或垂体不发育;肿瘤引起者可有蝶鞍扩大,鞍上钙化;骨化中心发育迟缓,骨龄幼稚,一般延迟 4 年以上,有 TSH 和 GnH 缺乏者至 30 岁骨骺仍不融合。

(四)诊断依据

垂体性矮小症主要依据其临床特点和血清 GH 明显降低作出诊断,必要时可进行 GH 兴奋试验,如血清 GH 仍无明显升高(<7 μg/L)则符合本病的诊断。在临床上,本病须与其他疾病相鉴别。

1.全身性疾病所致的矮小症

患者在儿童时期患有心、肝、肾、胃和肠等慢性疾病或各种慢性感染,如结核病、血吸虫病和钩虫病等都可因生长发育障碍而致身材矮小。

2.呆小症(克汀病)

甲减发病于胎儿或新生儿,可引起患者的生长发育障碍。患儿除身材矮小外,常伴甲减表现及智力低下。

3.Turner 综合征

Turner 综合征为性染色体异常所致的女性分化异常,其性染色体核型常为 45,XO。除身材矮小外,伴有生殖器官发育不全,原发性闭经,亦可伴有颈蹼、肘外翻、盾形胸等畸形,患者血清 GH 正常。

4.青春期延迟

生长发育较同龄儿童延迟,常到 16～17 岁以后才开始第二性征发育,智力正常,无内分泌系统或慢性疾病依据。一旦开始发育,骨骼生长迅速,性成熟良好,最终身高可达正常人标准。

5.Laron 矮小症

患者的血清 GH 免疫活性测定正常或升高,但 IGF-1 低下(由于 GH 受体缺陷)。先天性 IGF-1 抵抗患者的血清 GH 基础值及兴奋试验均为正常反应。

(五)治疗

肿瘤引起者或有明显病因者应进行病因治疗。特发性病因不明者应进行内分泌治疗。垂体性侏儒症的治疗目的是使患儿尽量达到正常身高。

1.GH 治疗

对 GHD 最理想的治疗是用 GH 替代治疗。早期应用可使生长发育恢复正常。身高及体重增加,使骨纵向生长,但骨龄及性征不变。rhGH 治疗剂量多按临床经验决定。近年来用药剂量已至每周 0.5～0.7 U/kg。增加剂量会提高生长反应。多数认为,每天给药疗效优于每周注射治疗,间歇治疗(治疗 6 个月停药 3～6 个月)治疗效果不如连续治疗好。临睡前注射使血中 GH 浓度在正常入睡后升高,采用夜晚注射具有更佳的效果。

2.GHRH 治疗

目前认为,GHRH 治疗仅应用于 GH 分泌障碍较轻的下丘脑性 GHD 患儿,但其剂量、用药途径,包括鼻吸用药及注射频率尚未确定,严重的 GHD 儿童仍用 rhGH 治疗。

3.性激素

多年来临床试用合成类固醇来促进患儿的生长,常用人工合成的蛋白同化苯丙酸诺龙,对蛋白质合成有强大的促进作用,能促进骨的纵向生长,对性征和骨骼融合影响小。一般,14 岁开始治疗,剂量为每月 1.0～1.5 mg/kg,每 1～2 周肌内注射 1 次,连用 3 个月后停用 3 个月,共用 1～3 年。女性患者剂量不宜过大。治疗 2～3 年后生长减慢,并最终因骨骺融合而停止生长,开始治疗时一般 1 年可增高 10 cm 左右。

4.绒促性素(HCG)

在接近发育年龄后开始应用,每周 2 次,每次 500～1 000 U,以后可增至 1 500～2 000 U,连用 2～3 个月为 1 个疗程,停药 3 个月后再开始第二疗程,可用 4～6 个疗程,对性腺及第二性征有促进作用。多与雄性激素交替使用。

5.甲状腺素

对于伴有甲状腺功能低下者应用甲状腺片,在补足 GH 的同时,补充小量的甲状腺片,有促进生长和骨骺融合的作用,剂量从每天 15 mg 开始,1～2 周后加量至 30～60 mg 维持,并长期应用。

6.其他

部分 GHD 患者可有多发性垂体激素缺乏。GH 治疗可使潜在的下丘脑性甲减病情加重。若患儿对 GH 反应不理想,或血清 T_4 水平降至正常值以下,应及时补充甲状腺素。确有肾上腺皮质功能减退者应长期补充可的松。必要时,可给小剂量的促性腺激素或性激素以诱发青春发育。近年来,又研制了可口服或鼻内吸入的 GHRH 制剂,它们的促 GH 分泌作用是特异的,不激活垂体的腺苷环化酶,不抑制 GH 的分泌。

二、特殊类型侏儒症

(一)原基因性侏儒症

原基因性侏儒症属遗传性疾病,可能由隐性基因遗传。患儿在出生时即有体重轻、瘦小,酷似早产儿,出生后生长缓慢,比同龄儿童小,全身成比例矮小,骨龄、骨骼比例、外貌、智力和性发育与年龄大致相一致。成年以后呈特征性的"缩小成人"。各内分泌腺功能、激素水平正常。个别患者可能有"鸟头"等其他畸形。

(二)家族性侏儒症

本病患者身材矮小,骨骼比例、骨龄、智力、牙龄成熟和性发育等与年龄一致,内分泌功能正常,家族中有类似患者。

(三)体质性矮小症

本病患者的身高和性发育比正常儿童略晚2～3年,而有的同正常人无区别,为矮小的成年人,一旦青春期发动,身高、体格发育及性发育迅速加快,最终一切同正常人,仅在家族中有类似生长发育延迟的家族史。

(王　沛)

第五节　巨人症与肢端肥大症

一、巨人症

(一)病因及发病机制

本病主要是由于腺垂体 GH 细胞瘤或细胞增生,主要发生在青少年期,由于骨骺未融合,在大量生长激素的作用下,引起机体迅速生长而形成巨人症。在少年期起病的巨人症患者,有的病例在骨骺融合后可继续发展,成为肢端肥大性巨人症。该病与肢端肥大症发病时间不同,而病因及发病机制一致。

(二)临床表现

本病较少见,病程可分为形成期和衰退期两个阶段,临床特点如下。

1.形成期

(1)过度生长:从儿童期起生长非常迅速,至 20 岁时身高可超过 2 m。由于骨龄多延迟,骨骺一直不融合,可持续至 30 岁,此时身高可达 2.5 m,肌肉发达,臂力过人,由于四肢生长快,指距大于身长,内脏器官如心、肝、脾、胃、肠、胰和肾均呈肥大。

(2)内分泌代谢变化:①大部分患者由于促性腺激素不足,引起性腺发育不良,男性表现为睾丸、阴茎小,女性表现为乳房、阴道发育不良,阴毛稀少;②甲状腺和肾上腺早期功能正常,晚期可有继发性减低;③糖代谢的形成期糖耐量一般在正常范围内,部分患者晚期可有糖耐量减低甚至发生糖尿病。

2.衰退期

患者生长至最高峰期以后,逐渐开始过早衰退,表现为精神不振、疲乏无力、肌肉松弛、毛发脱落、性腺萎缩、性欲减退、不育、智力低下、体温低、心率慢、血糖异常及合并显性糖尿病。此期历时4~5年后,患者一般早年死亡,平均寿命20岁左右。由于抵抗力下降,患者多因感染而死亡。

(三)实验室检查

GH明显升高,大多数患者在10 μg/L以上,个别高达100 μg/L以上,且不被高血糖所抑制;血磷、血钙升高,尿钙排泄增加;基础代谢率升高。

(四)诊断依据

凡具备以下特点可确诊:①过度生长或合并肢端肥大;②蝶鞍扩大,骨龄延迟;③GH在20 μg/L以上且不被高血糖抑制;④12岁以后仍有高血磷。

(五)治疗

有人主张女性患者身高超过1.65 m者即应开始性激素治疗,14岁以后再用性激素治疗一般疗效不满意。

二、肢端肥大症

肢端肥大症是由于腺垂体持久地分泌过多生长激素(GH)引起的疾病,其病理基础为垂体前叶GH瘤或垂体GH细胞增生,但肿瘤或增生的病因未明。也有少数为下丘脑分泌生长激素抑制激素(SS)不足所致。多在青春期以后骨骼已融合者表现为肢端肥大症,发展慢,以骨骼、软组织、内脏的增生肥大为主要特征;少数患者起病于青春期,至成人后继续发展形成肢端肥大性巨人症。本症早期体格、内脏普遍性肥大,垂体前叶功能亢进,晚期多有体力衰退,腺垂体受GH瘤压迫而引起继发性垂体前叶功能减退,尤其是促性腺激素受累最为明显。

(一)病因及发病机制

1.垂体前叶GH瘤

本病多数为GH腺瘤,少数为腺癌,肿瘤导致GH分泌过多。很多证据支持垂体腺瘤为单克隆来源。一些证据提示,约40%的GH瘤与体细胞的G蛋白(Gs)异常有关。

2.增生

垂体前叶GH细胞增生。

3.下丘脑功能紊乱

下丘脑分泌GH不足或GHRH过多,也可引起肢端肥大症。

4.异源性GHRH分泌综合征

近年来,报道了数例无垂体肿瘤,但有胰腺、肺、肾上腺、乳腺、卵巢和神经节等部位肿瘤的肢端肥大症患者。经过手术切除这些肿瘤后,GH过度分泌状况及由此产生的临床表现(如过度出汗、肥胖和关节增大)随之缓解。这些垂体外肿瘤大多数能分泌GHRH。

(二)临床表现

1.特殊体貌

(1)头面部:面部增长变阔,眉弓及双颧隆突,巨鼻大耳,厚唇肥舌,下颌突出,牙列稀疏,鼻旁窦与喉头增大,言语不清,浊音明显。

(2)四肢:手指、足趾明显增粗、肥大,掌跖肥厚,渐觉手套、鞋子小。

(3)其他:全身皮肤粗厚,多汗,多脂,皮肤毛孔增大,胸椎后凸,脊柱活动受限,胸廓增大,晚期因骨质疏松而成佝偻。因肋骨与肋软骨交界处增生而成明显串珠样改变。

2.内分泌代谢变化

(1)甲状腺:约20%的患者有弥漫性甲状腺肿大,个别呈结节样肿大,基础代谢率增高,但^{131}I吸收率、T_3和T_4正常,少数患者有甲状腺功能亢进症表现。晚期可因垂体功能低下出现继发性甲减。

(2)肾上腺:皮质肥大而髓质正常,皮质束状带及网状带增生,个别可有腺瘤形成,尿17-酮升高,17-羟正常。女性可有多毛和阴蒂增大,但一般无肾上腺皮质功能亢进表现。晚期亦可出现继发性肾上腺皮质功能减退症。

(3)性腺:男性睾丸肥大,疾病早期性欲亢进,但以后多逐渐减退,发展成阳痿。女性性欲减退、月经紊乱,闭经不育。性腺功能减退主要是垂体肿瘤压迫所致,促性腺激素的分泌减少。

(4)催乳:肢端肥大症患者有20%～50%PRL水平升高,催乳者占4%左右。男性可有乳房发育。高PRL血症可能是由于肿瘤压迫垂体柄及垂体门脉系统,使PRL抑制素不能到达腺垂体而导致腺垂体分泌PRL增加,也可能是由于同时合并有PRL瘤所致。另外,GH的分子结构同PRL存在一定的同源性,故GH有溢乳活性。

(5)糖代谢:肢端肥大症患者常伴有糖代谢异常。50%患者表现为糖耐量减低,25%～35%出现继发性糖尿病。

3.内脏肥大

在过度GH的作用下,心、肝、肾、胃和肠等脏器均呈肥大性改变,尤其是心血管系统病变,如心脏肥大、高血压、高血脂、动脉硬化及心力衰竭是本病致死、致残的主要原因之一。

4.肿瘤压迫症状

(1)头痛:约60%的患者诉头痛,多为两颞侧或额部的胀痛。后期肿瘤增大致颅内压升高,可有全头痛,并伴有恶心、呕吐和视盘水肿等颅内高压表现。

(2)视力障碍及视野缺损:40%左右的患者存在视力改变,以视野缺损多见,最常见的视野缺损为双眼颞侧半盲(视交叉中心受压)、单眼颞侧半盲或全盲,久之另一眼颞侧半盲(视交叉前方受压)、双眼同侧半盲(视交叉后方受压)等。常由肿瘤对视神经或血管的压迫、视神经萎缩导致。

(3)下丘脑受损症状:若肿瘤增大,下丘脑受压时即有尿崩症、嗜睡、多食和肥胖等表现。

(三)实验室检查

1.血清GH测定

人GH呈脉冲式分泌,具昼夜节律分泌特征,受运动、应激及代谢变化的影响,正常人一般在5 μg/L以内。肢端肥大症患者的GH分泌丧失昼夜节律性,血GH基础值增高,可在15 μg/L以上,活动期可高达100～1 000 μg/L,且不受高血糖抑制,甚至高血糖抑制后反常升高。

2.血IGF-1测定

GH通过促进肝脏合成IGF-1,而一般认为肢端肥大的临床表现主要是由于IGF-1的作用增强所致;IGF呈持续性分泌,半衰期长,不受取血时间、进餐与否、睾酮和地塞米松等的影响;因此血清IGF-1水平是反映慢性GH过度分泌的最优指标。当血清IGF-1水平高于同性别、同年龄的正常人均值2个标准差以上时,判断为血清IGF-1水平升高。

3.其他垂体激素测定

ACTH、TSH多为正常,PRL正常或升高,促性腺激素释放激素(GnRH)下降。血PRL升高提示肿瘤分泌PRL或压迫了垂体柄。

4.钙、磷测定

少数患者血清钙、磷升高,尿排钙增多,尿磷减少,AKP 一般正常。PTH 和降钙素水平正常。若有持续高钙血症者应警惕合并甲状旁腺功能亢进或多发性内分泌腺瘤的可能。

5.其他靶腺激素测定

约 50% 的患者有基础代谢率升高,但 T_3、T_4、血皮质醇、17-羟和 17-酮均正常,疾病晚期可有各种促激素及相应靶腺激素水平低下。

6.血糖

本病患者血糖可高于正常,可出现糖耐量曲线异常,甚至出现显性糖尿病的血糖改变。

7.血 IGF 结合蛋白-3(IGFBP-3)

IGFBP-3 是分子量为 $150 \times 10^3 D$ 的三元复合物,由于 IGFBP-3 是由 GH 通过 IGF-1 诱导产生的,因此 IGFBP-3 的浓度有助于肢端肥大症和巨人症的生化评估。大多数正常成人的血 IGFBP-3 浓度为 2~4 mg/L,而病情活动的本病患者常超过 10 mg/L。

8.血 GH 结合蛋白(GHBP)持续低血 GHBP 水平

其提示肢端肥大症处于活动期。

9.口服葡萄糖抑制试验

该试验为临床确诊肢端肥大症和巨人症最常用的试验,亦为目前判断各种药物、手术及放射治疗疗效的金标准。患者口服 75 g 葡萄糖,分别于口服葡萄糖前 30 分钟,服葡萄糖后 30 分钟、60 分钟、90 分钟和 120 分钟采血测 GH 浓度。正常人于服糖 120 分钟后,GH 降至 2 μg/L 或更低。多数肢端肥大症患者 GH 水平不降低,呈矛盾性升高,GH 水平对葡萄糖无反应或部分被抑制。

10.影像学表现

巨人症 X 线检查示全身骨骼均匀性增长变粗,二次骨化中心出现及愈合均可延迟,但骨皮质与骨松质密度及结构一般正常。该病在颅骨及手足骨具有较典型的 X 线表现。前者表现为内外板增厚,以板障增厚为著;后者以末节指骨骨丛增生呈花簇状为特征,可并有手足骨增粗、骨皮质增厚、关节间隙增宽和掌骨与近侧指骨头部小的外生骨疣。其他尚可见椎体增大、椎体边缘骨质增生,肋骨呈串珠样改变。MRI 和 CT 扫描可了解垂体 GH 腺瘤的大小和腺瘤与邻近组织的关系,MRI 优于 CT。

(四)诊断依据

肢端肥大症凭临床征象及 X 线表现即能确诊,不必再行其他影像学检查来协助诊断。但因其大部分患者系垂体肿瘤所致,为了发现较小的垂体肿瘤,应尽早行垂体 CT 或 MRI 检查。

凡有以下表现者证明病情处于活动期:①肢端呈进行性增大;②视野呈进行性缩小;③持久或进行性头痛加重;④糖耐量试验异常或合并糖尿病;⑤GH 水平明显升高,且不被高血糖抑制;⑥高血磷或高血钙;⑦基础代谢升高;⑧多汗、溢乳。

(五)治疗

主要治疗方案是手术、放射、药物和联合治疗。本病的治疗需要多学科专家小组权衡利弊和风险,制定个体化治疗方案,并遵循规范的治疗流程:多数患者将手术作为一线治疗,如果手术未能治愈,则可接受药物治疗。如果最大剂量的 SSA 或多巴胺受体激动药仍不能充分地控制病情,则应根据疾病的临床活动性和生化指标,考虑进行放射治疗,或者再次手术。肢端肥大症的治疗目的主要是根除 GH 瘤,解除垂体肿瘤对正常组织的压迫症状,减少生长激素的过度分泌,以及对糖尿病等内分泌紊乱的相应治疗和处理。

1.手术治疗

大部分垂体 GH 腺瘤的首选治疗方法。主要手术方法为经蝶窦腺瘤切除术,主要适用于肿瘤较小者,经 CT 扫描定位并诊断为微腺瘤者,术后并发症少。部分患者可达到根治效果。对于向鞍上或鞍外生长的巨大肿瘤、有严重而发展迅速的视力障碍和垂体卒中,可考虑采用经额入路方式摘除垂体肿瘤。确诊患者原则上均适于手术治疗;部分患者经药物治疗后可适合手术治疗,改善手术效果。手术禁忌证:①鼻部感染、蝶窦炎和鼻中隔手术史(相对);②巨大垂体腺瘤明显向侧方侵入海绵窦、颅中窝,向额叶底、向鞍背后方斜坡发展者(相对);③有凝血机制障碍或其他严重疾病而不能耐受手术者。

2.放射治疗

目前,不建议作为垂体 GH 腺瘤的首选治疗方法,最常用于术后病情缓解不全和残余肿瘤的辅助治疗。目前,采用垂体放射治疗的方法有超高压放射治疗、α 粒子放射治疗、伽马(γ)刀、^{90}Y 丸植入治疗或立体成像放射治疗(SCRT)等。其中,以 SCRT 效果最好,治疗效果与手术相近。垂体放射治疗的主要不良反应是在放射治疗后可出现垂体前叶功能减退症,有时可出现对视交叉和下丘脑腹侧损害。垂体放射的剂量为 4~5 周内给予 40~50 Gy,每周放疗 5 天。

3.药物治疗

药物治疗包括生长抑素类似物(SSA)、多巴胺受体激动药及 GH 受体拮抗剂。SSA 是目前药物治疗的首选,在本病治疗中的 5 个阶段均发挥作用:一线治疗;术前治疗,以缩小肿瘤体积;肿瘤切除后残余肿瘤的辅助治疗;放射治疗后的过度治疗;并发症治疗。

(1)多巴胺能药物:多巴胺能药物对正常人可兴奋 GH 的释放,对肢端肥大症患者可使血浆 GH 下降。约半数肢端肥大症患者的 GH 分泌可被多巴胺及其激动药所抑制,其抑制机制尚不清楚。临床上应用的多巴胺能激动药有溴隐亭、长效溴隐亭、培高利特(硫丙麦林,pergolide)、麦角乙胺、卡麦角林及 CV209-502。国内主要应用溴隐亭,一般小剂量渐加至每次 5 mg,每天 3~4 次。可有恶心、呕吐、腹痛和直立性低血压等不良反应,治疗一段时间后可消失。溴隐亭只是通过抑制 GH 的分泌而起治疗作用,并不破坏肿瘤,所以停药后,患者 GH 可迅速上升,肿瘤增大,若同时用放射治疗,复发率要低得多。故建议应用溴隐亭治疗同时给予放射治疗。

(2)SSA:生长抑素对 GH 释放具有抑制作用,可抑制垂体瘤分泌 GH。天然生长抑素的半衰期太短,并有抑制胰岛素、胰高血糖素和促胃液素等多种激素的分泌,停用后 GH 分泌有反跳,不适于临床应用。八肽生长抑素类似物(奥曲肽)是一种长效生长抑素类似物,对 GH 的释放抑制作用强而持久,适合临床应用治疗肢端肥大症。起始剂量 50 μg,每天 2~3 次,以后根据血 GH 水平调整剂量,最高剂量可达每天 1 500 μg,治疗 1~2 周后多数患者症状可明显改善,GH 浓度不同程度地减少,75% 病例可达正常值。

(3)赛庚啶:是 9-羟色胺拮抗剂,其药理机制不十分清楚。可能使血 GH 水平降低,推测可能是通过直接抑制垂体分泌 GH,也可能作用于下丘脑,减少 GHRH 的分泌或增加 GH 释放抑制激素的分泌。一般,每天服用 4~32 mg,可使症状好转,糖代谢有所改善,但对较严重者及伴有重型糖尿病者的效果不满意。

(4)性激素:性激素有对抗 GH 的外周作用,并且还可抑制 GH 的释放,对部分患者的病情有一定程度的缓解。常用甲羟孕酮 10 mg,每天 3~4 次,可与雌激素交替使用。雌激素不能减少 GH 的分泌,但长期使用可使症状有所改善。

(5)其他治疗:合并糖尿病等按并发症予以相应治疗。疾病晚期并发垂体前叶功能减退时应以相应激素进行替代治疗。

(王　沛)

第六节　高催乳素血症

高催乳素血症是各种原因引起的垂体催乳素细胞分泌过多,导致血循环中催乳素(PRL)升高为主要特点,表现为非妊娠期或非哺乳期溢乳,月经紊乱或闭经。高催乳素血症在生殖功能失调中占 9%～17%。

一、PRL 生理功能

催乳素(PRL)是垂体前叶分泌的一种多肽激素,由于人催乳素单体的糖基化及单体的聚合呈多样性,所以人催乳素在体内以多种形式存在,包括小分子催乳素、糖基化催乳素、大分子催乳素、大大分子催乳素,其生物活性与免疫反应性由高至低以此类推。由于催乳素在体内呈多样性,因此出现血催乳素水平与临床表现不一致的现象。有些女性尽管体内血催乳素水平升高,但却无溢乳、月经失调等症状;而部分女性尽管血催乳素不升高,但出现溢乳、月经失调等症状。前者可能是大分子或大大分子催乳素增加所致,后者可能是小分子催乳素的分泌相对增加,而大分子或大大分子催乳素分泌相对减少所致。

催乳素的生理作用极为广泛复杂。在人类,主要是促进乳腺组织的发育和生长,启动和维持催乳、使乳腺细胞合成蛋白增多。催乳素能影响下丘脑-垂体-卵巢轴,正常水平的 PRL 对卵泡发育非常重要,然而过高水平 PRL 血症不仅对下丘脑 GnRH 及垂体 FSH、LH 的脉冲式分泌有抑制作用,而且还可直接抑制卵泡发育,导致排卵障碍,影响卵巢合成雌激素及孕激素,临床上表现为月经稀发或闭经。另外,PRL 和自身免疫相关。人类 B 细胞、T 细胞、脾细胞和 NK 细胞均有 PRL 受体,PRL 与受体结合调节细胞功能。PRL 在渗透压调节上也有重要作用。

二、PRL 生理变化

(一)昼夜变化

PRL 的分泌有昼夜节律,睡眠后逐渐升高,直到睡眠结束,因此,早晨睡醒前 PRL 可达到一天 24 小时峰值,醒后迅速下降,上午 10 点至下午 2 点降至一天中谷值。

(二)年龄和性别的变化

由于母体雌激素的影响,刚出生 1 周的婴儿血清 PRL 水平高达 $100 \ \mu g/L$ 左右,4 周之后逐渐下降,3～12 个月时 PRL 降至正常水平。青春期 PRL 水平轻度上升至成人水平,可能与雌激素分泌相关。成年女性的血 PRL 水平始终比同龄男性高。妇女绝经后的 18 个月内,体内的 PRL 水平逐渐下降50%,但接受雌激素补充治疗的妇女下降较缓慢。在高 PRL 血症的妇女中,应用雌激素替代疗法不引起 PRL 水平的改变。

(三)月经周期中的变化

在月经周期中 PRL 水平有昼夜波动,但周期性变化不明显,卵泡期与黄体期相仿,没有明显排卵前高峰,正常 PRL 值<25 $\mu g/L$。

(四)妊娠期的变化

孕 8 周血中 PRL 值仍为 20 $\mu g/L$,随着孕周的增加,雌激素水平升高刺激垂体 PRL 细胞增殖和肥大,导致垂体增大及 PRL 分泌增多。在妊娠末期血清 PRL 水平可上升 10 倍,超过 200 $\mu g/L$。正常生理情况下,PRL 分泌细胞占腺垂体细胞的 15%～20%,妊娠末期可增加到 70%。

(五)产后催乳过程中的变化

分娩后血 PRL 仍维持在较高水平,无哺乳女性产后 2 周增大的垂体恢复正常大小,血清 PRL 水平下降,产后 4 周血清 PRL 水平降至正常。哺乳者由于经常乳头吸吮刺激,触发垂体 PRL 快速释放,产后4～6 周内哺乳妇女基础血清 PRL 水平持续升高。6～12 周基础 PRL 水平逐渐降至正常,随着每次哺乳发生的 PRL 升高幅度逐渐减小。产后 3～6 个月基础和哺乳刺激情况下 PRL 水平的下降主要是由于添加辅食导致的哺乳减少。如果坚持哺乳,基础 PRL 水平会持续升高,并有产后闭经。

(六)应激导致 PRL 的变化

PRL 的分泌还与精神状态有关,激动或紧张时催乳素明显增加。许多生理行为可影响体内催乳素的水平。高蛋白饮食、性交、哺乳及应激等均可使催乳素水平升高。情绪紧张、寒冷、运动时垂体释放的应激激素包括 PRL、促肾上腺皮质激素(ACTH)和生长激素(GH)。应激可以使得 PRL 水平升高数倍,通常持续时间不到 1 小时。

三、病因

(一)下丘脑疾病

下丘脑分泌的催乳素抑制因子(PIF)对催乳素分泌有抑制作用,PIF 主要是多巴胺。颅咽管瘤压迫第三脑室底部,影响 PIF 输送,导致催乳素过度分泌。其他肿瘤如胶质细胞瘤、脑膜炎症、颅外伤引起垂体柄被切断、脑部放疗治疗破坏、下丘脑功能失调性假孕等影响 PIF 的分泌和传递都可引起催乳素的增高。

(二)垂体疾病

垂体疾病是高催乳素血症最常见的原因。垂体催乳细胞肿瘤最多见,空蝶鞍综合征、肢端肥大症、垂体腺细胞增生都可致催乳素水平的异常增高。按肿瘤直径大小分微腺瘤(肿瘤直径<1 cm)和大腺瘤(肿瘤直径≥1 cm)。

(三)其他内分泌、全身疾病

原发性和/或继发性甲状腺功能减退症,如假性甲状旁腺功能减退、桥本甲状腺炎、多囊卵巢综合征、肾上腺瘤、GH 腺瘤、ACTH 腺瘤等,以及异位 PRL 分泌增加如未分化支气管肺癌、胚胎癌、子宫内膜异位症、肾癌可能有 PRL 升高。肾功能不全、肝硬化影响到全身内分泌稳定时也会出现 PRL 升高。乳腺手术、乳腺假体手术后、长期乳头刺激,妇产科手术,如人工流产、引产、死胎、子宫切除术、输卵管结扎术、卵巢切除术等,PRL 也可异常增高。

(四)药物影响

长期服用多巴胺受体拮抗剂如吩噻嗪类镇静药(氯丙嗪、奋乃静)、儿茶酚胺耗竭剂抗高血压药(利舍平、甲基多巴)、甾体激素类(口服避孕药、雌激素)、阿片类药物(吗啡)、抗胃酸药[H$_2$-R 拮抗剂-西咪替丁(甲氰咪胍)、多潘立酮(吗丁啉)],均可抑制多巴胺转换,促进 PRL 释放。药物引起的高催乳素血症多数血清 PRL 水平在 $100~\mu g/L$ 以下,但也有报道长期服用一些药物使血清 PRL 水平升高达 $500~\mu g/L$,而引起大量催乳、闭经。

(五)胸部疾病

胸部疾病,如胸壁的外伤、手术、烧伤、带状疱疹等也可能通过反射引起 PRL 升高。

(六)特发性高催乳素血症

催乳素多为 $60\sim100~\mu g/L$,无明确原因。此类患者与妊娠、服药、垂体肿瘤或其他器质性病变无关,多因患者的下丘脑-垂体功能紊乱,从而导致 PRL 分泌增加。其中大多数 PRL 轻度升高,长期观察可恢复正常。血清 PRL 水平明显升高而无症状的特发性高 PRL 血症患者中,部分患者可能是巨分子 PRL 血症,这种巨分子 PRL 有免疫活性而无生物活性。临床上当无病因可循时,包括 MRI 或 CT 等各种检查后未能明确催乳素异常增高原因的患者可诊断为特发性高催乳素血症,但应注意对其长期随访,对部分伴月经紊乱而 PRL 高于 $100~\mu g/L$ 者,需警惕潜隐性垂体微腺瘤的可能,应密切随访,脑部 CT 检查发现许多此类疾病患者数年后常发展为垂体微腺瘤。

四、临床表现

(一)溢乳

患者在非妊娠和非哺乳期出现溢乳或挤出乳汁,或断奶数月仍有乳汁分泌,轻者挤压乳房才有乳液溢出,重者自觉内衣有乳渍。分泌的乳汁通常是乳白、微黄色或透明液体,非血性。仅出现溢乳的占27.9%,同时出现闭经及溢乳者占75.4%。这些患者血清 PRL 水平一般都显著升高。部分患者催乳素水平较高但无溢乳表现,可能与其分子结构有关。

(二)闭经或月经紊乱

高水平的催乳素可影响下丘脑-垂体-卵巢轴的功能,导致黄体期缩短或无排卵性月经失调、月经稀发甚至闭经,后者与溢乳表现合称为闭经-溢乳综合征。

(三)不育或流产

卵巢功能异常、排卵障碍或黄体功能不健全可导致不育或流产。

(四)头痛及视觉障碍

微腺瘤一般无明显症状;大腺瘤可压迫蝶鞍隔出现头痛、头胀等;当腺瘤向前侵犯或压迫视交叉或影响脑脊液回流时,也可出现头痛、呕吐和眼花,甚至视野缺损和动眼神经麻痹。肿瘤压迫下丘脑可表现为肥胖、嗜睡、食欲异常等。

(五)性功能改变

部分患者因卵巢功能障碍,表现低雌激素状态,阴道壁变薄或萎缩,分泌物减少,性欲减低。

五、辅助检查

(一)血清学检查

血清 PRL 水平持续异常升高,$>1.14~\text{nmol/L}(25~\mu g/L)$,需除外由于应激引起的 PRL 升高。FSH 及 LH 水平通常偏低。必要时测定 TSH、FT_3、FT_4、肝、肾功能。

(二)影像学检查

当血清 PRL 水平高于 $4.55~\text{nmol/L}(100~\mu g/L)$ 时,应注意是否存在垂体腺瘤,CT 和 MRI 可明确下丘脑、垂体及蝶鞍情况,是有效的诊断方法。其中 MRI 对软组织的显影较 CT 清晰,因此对诊断空蝶鞍症最为有效,也可使视神经、海绵窦及颈动脉清楚显影。

(三)眼底、视野检查

垂体肿瘤增大可侵犯和/或压迫视交叉,引起视盘水肿;也可因肿瘤损伤视交叉不同部位而有不同类型视野缺损,因而眼底、视野检查有助于确定垂体腺瘤的部位和大小。

六、诊断

根据血清学检查 PRL 持续异常升高,同时出现溢乳、闭经及月经紊乱、不育、头痛、眼花、视觉障碍及性功能改变等临床表现,可诊断为高催乳素血症。诊断时应注意某些生理状态,如妊娠、哺乳、夜间睡眠、长期刺激乳头、性交、过饱或饥饿、运动和精神应激等,PRL 会有轻度升高。因此,临床测定 PRL 时应避免生理性影响,在 10~11 时取血测定较为合理。PRL 水平显著高于正常者一次检查即可确定,当 PRL 测定结果在正常上限 3 倍以下时至少检测 2 次,以确定有无高催乳素血症。诊断高催乳素血症后必须根据需要做必要的辅助检查,以进一步明确发病原因及病变程度,便于治疗。

七、治疗

应该遵循对因治疗原则。控制高催乳素血症、恢复女性正常月经和排卵功能、减少乳汁分泌及改善其他症状(如头痛和视功能障碍等)。

(一)随访

对特发性高催乳素血症、催乳素轻微升高、月经规律、卵巢功能未受影响、无溢乳且未影响正常生活时,可不必治疗,应定期复查,观察临床表现和 PRL 的变化。

(二)药物治疗

垂体 PRL 大腺瘤及伴有闭经、催乳、不孕不育、头痛、骨质疏松等表现的微腺瘤都需要治疗,首选多巴胺激动剂治疗。

1.溴隐亭

溴隐亭为麦角类衍生物,为非特异性多巴胺受体激动剂,可直接作用于垂体催乳素细胞,与多巴胺受体结合,抑制肿瘤增殖,从而抑制 PRL 的合成分泌,是治疗高催乳素血症最常用的药物。为了减少药物不良反应,溴隐亭治疗从小剂量开始渐次增加,即从睡前 1.25 mg 开始,递增到需要的治疗剂量。如果反应不大,可在几天内增加到治疗量。常用剂量为每天 2.5~10.0 mg,分 2~3 次服用,大多数病例每天 5.0~7.5 mg 已显效。剂量的调整依据是血 PRL 水平。达到疗效后可分次减量到维持量,通常每天 1.25~2.50 mg。溴隐亭治疗可以使 70%~90% 的患者获得较好疗效,表现为血 PRL 降至正常、催乳消失或减少、垂体腺瘤缩小、恢复规则月经和生育。若 PRL 大腺瘤在多巴胺激动剂治疗后血 PRL 正常而垂体大腺瘤不缩小,应重新审视诊断是否为非 PRL 腺瘤或混合性垂体腺瘤、是否需改用其他治疗(如手术治疗)。溴隐亭治疗高 PRL 血症、垂体 PRL 腺瘤不论降低血 PRL 水平还是肿瘤体积缩小,都是可逆性的,只是使垂体 PRL 腺瘤可逆性缩小,长期治疗后肿瘤出现纤维化,但停止治疗后垂体 PRL 腺瘤会恢复生长,导致高催乳素血症再现,因此需长期用药维持治疗。

溴隐亭不良反应主要有恶心、呕吐、眩晕、疲劳和直立性低血压等,故治疗应从小剂量开始,逐渐增加至有效维持量,如患者仍无法耐受其胃肠道反应,可改为阴道给药,经期则经肛门用药。阴道、直肠黏膜吸收可达到与口服用药同样的治疗效果。约 10% 的患者对溴隐亭不敏感、疗效不满意。对于药物疗效欠佳,不能耐受药物不良反应及拒绝接受药物治疗的患者可以更换其他药物或手术治疗。

新型溴隐亭长效注射剂克服了因口服造成的胃肠道功能紊乱,用法是 $50\sim100$ mg,每 28 天一次,是治疗催乳素大腺瘤安全有效的方法,可长期控制肿瘤的生长并使瘤体缩小,不良反应较少,用药方便。

2.卡麦角林和喹高利特

若溴隐亭不良反应无法耐受或无效时可改用具有高度选择性的多巴胺 D_2 受体激动剂卡麦角林和喹高利特,它们抑制 PRL 的作用更强大而不良反应相对减少,作用时间更长。对溴隐亭抵抗(每天 15 mg 溴隐亭效果不满意)或不耐受溴隐亭治疗的 PRL 腺瘤患者改用这些新型多巴胺激动剂仍有 50%以上有效。喹高利特每天服用 $75\sim300$ μg;卡麦角林每周只需服用 $1\sim2$ 次,常用剂量 $0.5\sim2.0$ mg,患者顺应性较溴隐亭更好。

3.维生素 B_6

作为辅酶在下丘脑中多巴向多巴胺转化时加强脱羟基及氨基转移作用,与多巴胺受体激动剂起协同作用。临床用量可达 $60\sim100$ mg,每天 $2\sim3$ 次。

(三)手术治疗

若溴隐亭等药物治疗效果欠佳者,有观点认为由于多巴胺激动剂能使肿瘤纤维化形成粘连,可能增加手术的困难和风险,一般建议用药 3 个月内实施手术治疗。经蝶窦手术是最为常用的方法,开颅手术少用。手术适应证包括以下几点。①药物治疗无效或效果欠佳者。②药物治疗反应较大不能耐受者。③巨大垂体腺瘤伴有明显视力视野障碍,药物治疗一段时间后无明显改善者。④侵袭性垂体腺瘤伴有脑脊液鼻漏者。⑤拒绝长期服用药物治疗者。⑥复发的垂体腺瘤也可以手术治疗。

手术后,需要进行全面的垂体功能评估,存在垂体功能低下的患者需要给予相应的内分泌激素替代治疗。

(四)放射治疗

放射治疗分为传统放射治疗和立体定向放射外科治疗。传统放射治疗因照射野相对较大,易出现迟发性垂体功能低下等并发症,目前仅用于有广泛侵袭的肿瘤术后的治疗。立体定向放射外科治疗适用于边界清晰的中小型肿瘤。放射治疗主要适用于大的侵袭性肿瘤、术后残留或复发的肿瘤;药物治疗无效或不能坚持和耐受药物治疗不良反应的患者;有手术禁忌或拒绝手术的患者及部分不愿长期服药的患者。放射治疗疗效评价应包括肿瘤局部控制及异常增高的PRL 下降的情况。通常肿瘤局部控制率较高,而 PRL 恢复至正常则较为缓慢。即使采用立体定向放射外科治疗后,2 年内也仅有 25%~29%的患者 PRL 恢复正常,其余患者可能需要更长时间随访或需加用药物治疗。传统放射治疗后 2~10 年,有 12%~100%的患者出现垂体功能低下;1%~2%的患者可能出现视力障碍或放射性颞叶坏死。部分可能会影响瘤体周围的组织而影响垂体的其他功能,甚至诱发其他肿瘤,损伤周围神经等,因此,放射治疗一般不单独使用。

(五)其他治疗

由于甲状腺功能减退、肾衰竭、手术、外伤、药物等因素引起的高催乳素血症,则对因进行治疗。

八、高催乳素血症患者的妊娠相关处理

(一)基本的原则

基本的原则是将胎儿对药物的暴露限制在尽可能少的时间内。

(二)妊娠期间垂体肿瘤生长特点

妊娠期间95%微腺肿瘤患者、70%～80%大腺瘤患者瘤体并不增大,虽然妊娠期催乳素腺瘤增大情况少见,但仍应该加强监测,垂体腺瘤患者怀孕后未用药物治疗者,约5%的微腺瘤患者会发生视交叉压迫,而大腺瘤出现这种危险的可能性达25%以上,因此,于妊娠20周、28周、38周定期复查视野,若有异常,应该及时行MRI检查。

(三)垂体肿瘤妊娠后处理

在妊娠前有微腺瘤的患者应在明确妊娠后停用溴隐亭,因为肿瘤增大的风险较小。停药后应定期测定血PRL水平和视野检查。正常人怀孕后PRL水平可以升高10倍左右,患者血PRL水平显著超过治疗前的PRL水平时要密切监测血PRL及增加视野检查频度;对于有生育要求的大腺瘤妇女,需在溴隐亭治疗腺瘤缩小后再妊娠较为安全。目前认为溴隐亭对妊娠是安全的,但仍主张一旦妊娠,应考虑停药。所有垂体PRL腺瘤的妊娠患者,在妊娠期需要每2个月评估一次。妊娠期间肿瘤再次增大者给予溴隐亭仍能抑制肿瘤生长,一旦发现视野缺损或海绵窦综合征,立即加用溴隐亭可望在1周内改善缓解,但整个孕期须持续用药直至分娩。对于药物不能控制者及视力视野进行性恶化时,应该经蝶鞍手术治疗并根据产科原则选择分娩方式。高催乳素血症、垂体PRL腺瘤妇女应用溴隐亭治疗,怀孕后自发流产、胎死宫内、胎儿畸形等发生率在14%左右,与正常妇女妊娠情况相似。

(四)垂体肿瘤哺乳期处理

没有证据支持哺乳会刺激肿瘤生长。对于有哺乳意愿的妇女,除非妊娠诱导的肿瘤生长需要治疗,一般要到患者想结束哺乳时再使用DA激动剂。

临床特殊情况的思考和建议如下。

(1)溴隐亭用药问题:在初始治疗时,血PRL水平正常、月经恢复后原剂量可维持3～6个月。微腺瘤患者即可开始减量;大腺瘤患者此时复查MRI,确认PRL肿瘤已明显缩小(通常肿瘤越大,缩小越明显),PRL正常后也可开始减量。减量应缓慢分次(2个月左右一次)进行,通常每次1.25 mg,用保持血PRL水平正常的最小剂量为维持量。每年至少2次血PRL随诊,以确认其正常。在维持治疗期间,一旦再次出现月经紊乱或PRL不能被控制,应查找原因,如药物的影响、怀孕等,必要时复查MRI,决定是否调整用药剂量。对小剂量溴隐亭维持治疗PRL水平保持正常、肿瘤基本消失的病例5年后可试行停药,若停药后血PRL水平又升高者,仍需长期用药,只有少数病例在长期治疗后达到临床治愈。

(2)视野异常治疗问题:治疗前有视野缺损的患者,治疗初期即复查视野,视野缺损严重的在初始治疗时可每周查2次视野(已有视神经萎缩的相应区域的视野会永久性缺损)。药物治疗满意,通常在2周内可改善视野;但是对药物反应的时间,存在个体差异,视力视野进行性恶化时应该经蝶鞍手术治疗。

(3)手术治疗后随访问题:手术后3个月应行影像学检查,结合内分泌学变化,了解肿瘤切除程度。视情况每半年或一年再复查一次。手术成功的关键取决于手术者的经验和肿瘤的大小,微腺瘤的手术效果较大腺瘤好,60%～90%的微腺瘤患者术后PRL水平可达到正常,而大腺瘤

患者达到正常的比例则较低。手术后仍有肿瘤残余的患者,手术后 PRL 水平正常的患者中,长期观察有 20% 患者会出现复发,需要进一步采用药物或放射治疗。

(王　沛)

第七节　催　乳　素　瘤

催乳素瘤是最常见的功能性垂体肿瘤,约占所有垂体腺瘤的 40%,同时也是高催乳素血症最常见的病因。本病可发生于各个年龄阶段,多见于生育期女性,人群年发病率约为 3/10 万。

一、病因及病理生理

催乳素瘤的病因迄今不明。已知雌激素可刺激催乳素细胞增殖,妊娠期高雌激素水平可使约 30% 的催乳素大腺瘤体积增大,但目前尚无明显证据显示雌激素(包括口服避孕药)与催乳素瘤的形成有关。抗精神病类药物可通过抑制多巴胺分泌使催乳素(PRL)水平增高,但亦无证据表明该过程与催乳素瘤的形成有关。多发性内分泌腺肿瘤综合征(MEN)是一种常染色体显性遗传病,约 20% 的 MEN-1 患者出现催乳素微腺瘤,且比散发催乳素瘤更具侵袭性。恶性催乳素瘤罕见,可能与 RAS 基因突变有关。

催乳素瘤可分泌过量 PRL,导致高催乳素血症,PRL 与体内其他相关激素(如雌激素、孕酮、甲状腺激素、皮质醇和胰岛素等)协同作用,促进乳腺腺泡的生成及乳汁的分泌。高水平 PRL 可能抑制促性腺激素释放激素(GnRH)的分泌,减少黄体生成素(LH)和卵泡刺激素(FSH)的释放,使女性患者卵巢颗粒细胞减少、黄体期缩短、FSH 及 LH 水平降低、雌激素分泌减少,造成女性性腺功能减退,导致月经不调、性功能障碍并最终闭经。对男性患者而言,GnRH 分泌受抑制,LH 和 FSH 水平降低,睾酮分泌减少,精子数量及存活率降低,导致男性性功能障碍。降低高 PRL 水平可改善男性性欲减退等症状,而睾酮替代治疗效果不明显,说明 GnRH 分泌受抑制是其可能机制。高催乳素血症导致性激素减少,可引起骨密度降低,造成骨质疏松。绝大多数催乳素瘤是良性肿瘤,但其中约半数可对毗邻脑膜、骨骼或血管造成局部侵犯。若催乳素瘤出现远处转移,则为恶性肿瘤。催乳素微腺瘤主要见于绝经前女性,一般不侵犯蝶鞍旁区域,约 5% 的微腺瘤可发展为大腺瘤。催乳素大腺瘤可能对相邻组织造成局部侵犯,产生肿瘤的占位效应,这更常见于男性及绝经后妇女,且大腺瘤可能继续长大。

二、临床表现

催乳素瘤的临床表现与患者年龄、性别、高催乳素血症持续时间及肿瘤大小密切相关。主要包括高催乳素血症和中枢神经系统受压相关症状及体征。

(一)高催乳素血症

无论催乳素瘤大小,患者均可出现高催乳素血症相关临床表现。

1.溢乳

约有 50% 的女性及 35% 的男性高催乳素血症患者出现溢乳。性别差异可能是由于高 PRL 水平对女性乳腺的催乳效应更明显所致。由于雌激素可促进 PRL 诱导的溢乳反应,所以溢乳在绝经前女性中更为常见。值得注意的是,肢端肥大症、乳腺肿瘤等疾病时也有可能出现溢乳,应注意鉴别。

2.性腺功能障碍

高水平 PRL 可抑制 GnRH 释放,还可直接抑制卵巢和睾丸的功能。女性患者可出现初潮延迟、月经过少或过多、原发或继发性闭经及不孕。血清雌激素水平降低可引起性欲减退、阴道干涩及性交困难。应注意口服避孕药可掩盖上述部分症状,当停用避孕药时症状会再次出现。生育期女性患者常由于性腺功能障碍、溢乳等症状就诊,故可能较早发现催乳素瘤。男性患者出现性功能不全,可表现为性欲减低、勃起功能障碍、早泄、不育,而乳房发育者少见。$1\%\sim2\%$ 的男性性功能不全患者存在血催乳素水平增高。然而,对男性患者而言,催乳素瘤起病时的症状常常较隐匿,故多数患者直到发展为大腺瘤产生中枢神经系统症状时才被确诊。

3.骨密度降低

长期高催乳素血症时,性激素缺乏可致骨密度降低,发生骨质疏松。

(二)中枢神经系统受压

1.头痛

蝶鞍内压力改变会导致头痛。微腺瘤和大腺瘤头痛的发生率相似,严重而持续的头痛多见于大腺瘤。头痛的严重程度与 PRL 水平关系不大。

2.视交叉受压表现

较大或侵袭性肿瘤的症状和体征常常与视交叉受压有关,患者可出现单侧或双侧视野缺损、急性视力减退甚至失明。最常见症状是双颞侧偏盲、双颞侧上方视野缺损、视觉锐度下降等。

3.颅神经受压表现

蝶鞍两侧海绵窦受侵可引起相应颅神经麻痹,出现复视、眼睑下垂、眼球运动障碍等相应症状。

4.其他中枢神经系统受压表现

颞叶受累可引起癫痫,但较少见。垂体柄受压时可能导致腺垂体功能减退。

三、实验室及特殊检查

(一)血清 PRL 检查

由于血清 PRL 水平受许多因素影响,故应清晨空腹采血测定。若催乳素水平在正常上限 3 倍以下,应至少检测两次以确定有无高催乳素血症。正常女性血清 PRL 水平$<20~\mu g/L$,男性$<15~\mu g/L$。一般情况下,PRL 水平与肿瘤大小直接相关。如果 PRL$>200~\mu g/L$,高度提示催乳素瘤可能。如果 PRL$>300~\mu g/L$,可诊断为催乳素大腺瘤。但是其他原因所致高 PRL 水平可与催乳素瘤存在交叉。例如,PRL$>200~\mu g/L$ 可能存在催乳素瘤,也可能由药物(如利培酮等)引起;PRL$<100~\mu g/L$ 可能存在催乳素微腺瘤,也可能是垂体非 PRL 肿瘤压迫垂体柄,或生理性、医源性因素引起。因此,所有高催乳素血症患者都应行垂体 MRI 检查以排查有无催乳素瘤。另外应注意,当 PRL 水平远高于检测上限时,由于存在钩状效应(即当 PRL 浓度太高时,PRL 分别与固相抗体及酶标抗体相结合,而不再形成夹心复合物,从而使检测结果低于样品中实际含量),可能会造成假阴性的检查结果。

(二)垂体 MRI 检查

催乳素微腺瘤在 T_1 加权相常表现为垂体内类圆形低密度影。必要时可进行增强扫描以发现微腺瘤。如果发现垂体柄移位或腺体不对称也提示微腺瘤的存在。大腺瘤一般在 T_1 加权象中呈等信号，T_2 加权象中呈等或高信号，当瘤体内部出现坏死囊变或出血时，信号不均。大腺瘤常伴骨质破坏和/或海绵窦侵犯。

(三)垂体 CT 检查

高分辨率 CT 检查可用于垂体瘤的诊断，诊断效能不如 MRI 检查。但是 CT 检查可显示鞍底骨质破坏，MRI 检查则不能。

四、诊断及鉴别诊断

(一)诊断

应详细询问患者有无溢乳、月经初潮时间、月经是否规律、是否闭经、生育能力、性欲及性功能等，同时应询问能揭示肿瘤占位效应的相关症状或体征，如视野缺损、复视或视物模糊、头痛，是否存在脑脊液漏、尿崩症、脑水肿或腺垂体功能减退等。另外，应注意患者有无骨折病史。典型的临床表现，结合血清 PRL 水平升高及垂体影像学发现，诊断催乳素瘤应不难。催乳素瘤的诊断流程，如图 1-1 所示。

(二)鉴别诊断

催乳素瘤的鉴别诊断主要是围绕高催乳素血症进行。高催乳素血症根据病因可分为以下 3 类。

1.生理性因素

妊娠、哺乳、运动、熟睡、性交、应激等均可引起高催乳素血症。除妊娠外，生理性因素导致的 PRL 升高一般 $<50\ \mu g/L$。手术等应激状态下 PRL 升高与应激程度相关，一旦应激解除，PRL 将恢复正常。

2.病理性因素

慢性肾功能不全患者，肾小球对 PRL 滤过率降低，可导致血清 PRL 中度升高，约 1/3 肾脏病患者存在高催乳素血症。甲状腺功能减退症患者中约有 20%PRL 水平轻度升高，是因 TRH 升高所致，TRH 除兴奋 TSH 外还可兴奋 PRL；也可能长期甲减或甲减治疗不充分，造成垂体增生，进而压迫垂体柄所致。此时补充甲状腺激素可降低 PRL 水平并使增生的垂体缩小。较大的非功能性垂体瘤、下丘脑肉芽肿性病变、颅咽管瘤、蝶鞍手术等因素使垂体柄受压或多巴胺神经元受损，造成到达催乳素细胞的多巴胺水平下降，均可导致高催乳素血症的发生，此时 PRL 水平一般为 $20\sim100\ \mu g/L$，使用多巴胺受体激动剂可使 PRL 水平降低。特发性高催乳素血症病因不明，可能由于下丘脑调节功能异常所致，其中有不到 10% 的患者可能存在较小的被影像学检查不能发现的催乳素微腺瘤。约 30% 特发性高催乳素血症患者可自行缓解，10%～15%PRL 水平进一步升高，其余 PRL 水平保持稳定。特发性高催乳素血症在排除生理性、药物性及其他病理性因素后，方可确立诊断。由于催乳素细胞与生长激素细胞存在一定同源性，约 50% 肢端肥大症患者存在高催乳素血症；另外，由于人体 GH 与 PRL 一样有催乳作用，故生长激素瘤患者的部分症状、体征可与催乳素瘤者重叠，应注意排除 GH 瘤或 PRL/GH 混合瘤。约 30% 多囊卵巢综合征患者存在高催乳素血症。其他垂体病变，如淋巴细胞性垂体炎、TSH 瘤等，亦可伴有高催乳素血症。

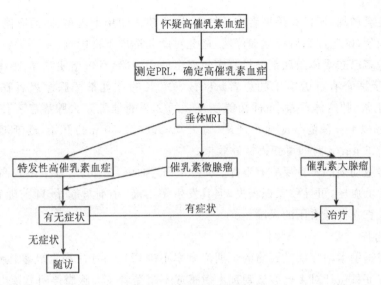

图 1-1　催乳素瘤诊断流程

3.药物因素

许多药物可促进 PRL 分泌,如抗精神病药物可通过降低多巴胺水平或拮抗其作用导致 PRL 水平升高。其他如某些麻醉药、抗抑郁药、抗组胺药物等亦可导致高催乳素血症。大多数药物引起的高催乳素血症患者 PRL<150 μg/L。

值得注意的是,由于催乳素瘤可能与其他引起高催乳素血症的因素同时存在,故即使 PRL 水平轻度升高,也应进行垂体影像学检查。

五、治疗

催乳素微腺瘤的治疗目标是使血清 PRL 水平降至正常,恢复性腺功能。而催乳素大腺瘤者还应缩小肿瘤体积,防止肿瘤增大。由于催乳素微腺瘤很少发展成大腺瘤(不足 7%),故如果没有高催乳素血症相关临床表现,微腺瘤患者可以不予药物治疗,但应严密观察血清 PRL 及垂体 MRI 变化。

(一)药物治疗

无论瘤体大小,口服多巴胺受体激动剂是治疗催乳素瘤的主要药物。多巴胺受体激动剂能抑制 PRL 的合成与分泌,并能抑制催乳素细胞增殖,使血清 PRL 水平恢复正常,纠正绝大部分女性患者月经不调、闭经等症状。值得注意的是,即使多巴胺受体激动剂能够降低患者 PRL 水平,也不能说明一定是催乳素瘤,因为该药物同样可使非催乳素分泌型肿瘤所致的高水平 PRL 降低。

目前,卡麦角林被推荐为治疗催乳素瘤的首选药物。卡麦角林是一种麦角衍生物,它对催乳素细胞的 D_2 受体有高度亲和力,且药物在垂体组织中停留的时间较长。因此,卡麦角林的作用较强,且作用时间长,每周用药 1~2 次即可。卡麦角林使用几天后,头痛、视力障碍等肿瘤占位表现即可得到明显好转,数周后性功能可以得到改善。80%~90% 的催乳素大腺瘤患者在使用卡麦角林后,肿瘤体积缩小 50% 以上。对溴隐亭不敏感的患者换用卡麦角林可能有效。卡麦角林比溴隐亭不良反应小,患者的耐受性较好。但应注意,由于接受多巴胺受体激动剂治疗的女性患者妊娠可能性会增加,所以如果患者准备妊娠,则不建议使用卡麦角林,而应使用溴隐亭,因为溴隐亭为短效制剂,确定妊娠后可立即停药,避免对胎儿造成不良影响。

溴隐亭作为多巴胺受体激动剂已经有多年安全使用经验,且价格便宜,故临床较为常用。如前所述,溴隐亭更适合有妊娠需求的患者。80%～90%的催乳素微腺瘤患者在使用溴隐亭后PRL 水平恢复正常、肿瘤体积缩小、性功能恢复。约 2/3 的催乳素大腺瘤患者使用溴隐亭后肿瘤体积缩小 50%以上。溴隐亭应从小剂量(每天 0.625～1.250 mg)开始,逐渐增加剂量。多数患者使用 5.0～7.5 mg/d 时即可获得良好效果。

多巴胺受体激动剂的不良反应有呕吐、鼻塞、口干、抑郁、失眠等,发生率较高。最严重的不良反应是直立性低血压,可导致意识丧失,但其发生率不高,小剂量起始、睡前随餐服药、避免活动等措施可降低直立性低血压的风险。

(二)手术治疗

由于经鼻蝶窦手术治疗催乳素瘤的长期治愈率不确切且治疗后高催乳素血症复发率较高,故目前手术适应证只包括对多巴胺激动剂不敏感或不耐受者及大腺瘤伴明显视力视野损害而药物疗效差者。仅约有 30%的催乳素大腺瘤能够成功切除,故手术治愈率较低。约 70%接受手术治疗的催乳素微腺瘤患者可较早恢复 PRL 水平,但由于存在腺垂体功能减退及复发风险,故此类患者仍应首选药物治疗。药物治疗无明显疗效时,应在患者可耐受的情况下增加药物剂量,对溴隐亭抵抗者应尝试换成卡麦角林治疗,均无效者可考虑手术治疗。对于术后复发或侵袭性、恶性催乳素瘤,建议放射治疗。

(三)放射治疗

催乳素瘤患者很少需要放疗。放疗可控制和缩小催乳素瘤,并使血清 PRL 水平缓慢下降。约 1/3 患者 PRL 可恢复至正常水平。然而达到最佳疗效时间长达数年,有文献报道称需 20 年。且放疗的不良反应较多,如腺垂体功能减退、颅神经损伤或再发肿瘤等,故放疗应用较少。

(四)妊娠期处理

正常垂体在妊娠期间会增大,催乳素瘤也可能会在此过程中增大。肿瘤增大可能会导致孕妇出现头痛、视野缺损等症状。多巴胺受体激动剂可恢复患者生育能力,若正常月经 3～4 个月甚至更长时间后出现停经,提示可能妊娠。确定妊娠后应立即停止用药以尽可能减少药物对胎儿的影响。溴隐亭已安全应用多年,早期应用并未发现增加流产、早产、胎儿畸形等风险。故准备妊娠的患者应使用溴隐亭诱导正常月经周期,使用避孕工具 3 个月经周期后再考虑妊娠,证实妊娠后停用溴隐亭。应定期监测视野,尤其大腺瘤患者应增加监测频率,如出现严重头痛、明显视野缺损等症状时可进行垂体 MRI 检查。如果出现视野缺损或肿瘤增大征象,可重新启动溴隐亭治疗。

六、预后

约 17%的催乳素微腺瘤存在不同程度的体积增大。约 30%微腺瘤患者的高催乳素血症可自行缓解。许多已进行规律药物治疗的患者在停药后,可获得长时间缓解。故用药治疗一段时间后可尝试停药,并定期监测患者的血清 PRL 及肿瘤增大情况。单用药物治疗的催乳素大腺瘤患者完全停药可能导致肿瘤再次增大。

(王 沛)

第八节　垂　体　瘤

一、概述

垂体瘤是一组来源于垂体和胚胎期颅咽管囊残余鳞状上皮细胞的肿瘤,约占全部颅内肿瘤的15%,多在尸检时被发现。其中大多数是来自腺垂体的垂体腺瘤,来自神经垂体的肿瘤极少见。根据肿瘤大小可将垂体瘤分为微腺瘤(直径<10 mm)和大腺瘤(直径≥10 mm)两类。绝大多数垂体瘤是良性肿瘤。

二、病因及发病机制

垂体瘤的病因和发病机制尚未完全阐明,多种因素参与肿瘤形成。垂体瘤的发病可能与下列因素有关。

(一)基因功能异常

基因功能异常包括癌基因的激活及抑癌基因的失活。40%的生长激素(GH)分泌型肿瘤存在 $Gs\alpha$ 基因突变(R201C/H;Q277A),导致 cAMP 水平升高,PKA 活化,使 cAMP 反应原件结合蛋白(CREB)激活,从而促进生长激素细胞增殖。McCune-Albright 综合征是一种罕见的垂体激素过度分泌综合征,包括骨纤维发育不良、皮肤色素沉着、生长激素细胞增生、甲状腺功能亢进、皮质醇增多等。在该综合征患者的内分泌和非内分泌组织中可检测到 $Gs\alpha$ 基因突变。在侵袭性催乳素瘤和远处转移的垂体癌中,发现 Ras 基因突变,推测 Ras 基因突变在恶性肿瘤的形成和生长中发挥重要作用。垂体瘤转化基因(PTTG)在所有垂体瘤中高表达,尤其是催乳素瘤。

(二)其他

垂体富含碱性成纤维细胞生长因子(bFGF),它可刺激垂体细胞有丝分裂。垂体腺瘤表达FGF-4,转染 FGF-4 能刺激肿瘤血管生成。外周靶腺功能不全、服用雌激素、环境中的辐射等因素也可能参与了垂体肿瘤的发生。

三、病理生理

垂体瘤因其病理类型和激素分泌状态不同而呈现不同的病理生理变化和临床特征。GH 分泌型肿瘤可分泌过量的 GH,发生于青春期前,因骨骺未融合则引起巨人症;发生于青春期后,骨骺已融合者称为肢端肥大症。催乳素(PRL)分泌型肿瘤可分泌过量 PRL,通过抑制促性腺激素释放激素(GnRH)的分泌,减少黄体生成素(LH)和卵泡刺激素(FSH)的释放,造成患者性腺功能减退。促肾上腺皮质激素(ACTH)分泌型肿瘤分泌过量 ACTH,造成肾上腺皮质激素过度分泌,从而导致库欣综合征。促甲状腺激素(TSH)分泌型肿瘤很少见,可引起甲状腺激素过量分泌,造成甲状腺功能亢进症。另外,垂体肿瘤局部浸润,可引起肿瘤的占位效应。无功能腺瘤或促性腺激素分泌型肿瘤,常以肿瘤的占位效应为首发表现。其他垂体腺瘤可能来源于嗜酸性干细胞、催乳素生长激素细胞、嗜酸粒细胞、混合型生长激素和催乳素细胞或其他多激素细胞等。鞍区病变的占位效应取决于肿瘤的大小、解剖位置和扩展方向。侵袭性肿瘤最初主要向组织相对疏松、局部压力相对低的区域生长,常侵犯鞍上及鞍旁区;随后发展最终会侵犯骨质,造成相应的临床表现。

四、临床表现

垂体腺瘤的临床表现常与激素的异常分泌和垂体肿瘤局部扩张有关。若垂体癌发生颅外转移,可产生相应的临床表现,较为罕见。

(一)肿瘤的占位效应

1.头痛

蝶鞍内肿瘤的主要特征是头痛。鞍内肿瘤生长造成鞍内压力的微小变化即可使硬脑膜受牵拉而产生头痛。头痛的严重程度与肿瘤的大小及局部扩张情况无必然联系。鞍膈或硬脑膜轻度受累即可引起持续性头痛。多巴胺受体激动剂或生长抑素类似物在治疗肿瘤较小的功能性垂体肿瘤时常可使头痛得到显著改善。突发的严重头痛伴恶心、呕吐及意识状态改变可能是由于垂体腺瘤出血梗死引起,急需手术治疗。

2.视神经结构受累

肿瘤向鞍上侵犯压迫视交叉,会导致视野缺损。患者可表现为双颞侧上方视野缺损或双颞侧偏盲,进而鼻侧视野受累,严重时可导致失明。另外,视神经受到侵犯或脑脊液回流障碍也会导致视力减退。长期视交叉受压会导致视盘苍白。

3.垂体柄受压

垂体柄受压可阻断下丘脑激素及多巴胺到达垂体,导致垂体功能减退症。生长激素缺乏和低促性腺激素型性腺功能减退症较常见。而催乳素细胞失去多巴胺抑制,PRL 水平会轻度升高(一般＜200 ng/mL)。多巴胺受体激动剂可以降低 PRL 水平,并使催乳素瘤体积减小,但不能缩小非催乳素分泌型肿瘤的体积,故应注意鉴别以免延误病情。对大腺瘤患者进行垂体减压术,其中约半数患者腺垂体功能减退症可得到改善。垂体肿瘤很少会直接引起中枢性尿崩症,后者如若发生,应怀疑有无颅咽管瘤或其他下丘脑病变存在。

4.其他

肿瘤向侧方侵袭累及海绵窦,可造成第Ⅲ、第Ⅳ、第Ⅵ对脑神经及第Ⅴ对脑神经的眼支及上颌支麻痹。患者可出现不同程度复视、上睑下垂、面部感觉减退等。垂体肿瘤侵犯鞍底可使蝶窦受累。若侵袭性肿瘤侵犯颚顶,可引起鼻咽部的梗阻、感染或脑脊液漏,但此情况较少发生。罕见颞叶和额叶受累,患者可出现沟回癫痫、人格障碍或嗅觉缺失。侵袭性垂体肿瘤直接侵犯下丘脑可能导致重要的代谢异常,包括体温异常、食欲异常、睡眠障碍、中枢性尿崩症、口渴、性早熟或性腺功能减退等。

(二)激素的分泌异常

功能性垂体瘤可分泌不同的垂体激素,导致相应的临床表现。激素分泌型腺瘤的特点是激素呈自主分泌,失去正常的反馈调节。一般而言,垂体肿瘤越大,其分泌的激素越多。但激素分泌量与肿瘤大小并不总是一致。此外,无功能腺瘤可能因其压迫周围的垂体组织只表现为垂体功能减退的症状,而无激素过度分泌表现。

五、实验室及影像学检查

(一)实验室检查

实验室检查主要包括检测腺垂体激素的分泌情况。如前所述,若鞍区占位没有明显的激素过多分泌而又使垂体柄受压,则可能导致垂体功能减退,如生长激素缺乏、促性腺激素缺乏等,同时可能导致 PRL 水平升高。功能性垂体瘤一般都有激素高分泌的生化表现,应行相应的激素检查。当怀疑垂体腺瘤时,初步的激素检查应包括:①血清 PRL;②胰岛素样生长因子-1(IGF-1);③血皮质醇分泌昼夜节律/24 小时尿游离皮质醇/隔夜小剂量地塞米松抑制试验;④FSH、LH、睾酮;⑤甲状腺功能。

(二)影像学检查

1.MRI 检查

MRI 对垂体的评估优于其他显像技术,目前已成为垂体肿瘤首选影像诊断方法。如怀疑垂体肿瘤或其他鞍旁肿瘤,应进行垂体 MRI 而非全脑 MRI,因为常规脑部 MRI 精确度不足以发现小的垂体肿瘤。垂体 MRI 可清晰地显示下丘脑轮廓、垂体柄、垂体、海绵窦、蝶窦及视交叉。正常垂体表面呈平坦或轻度凹陷,而在青春期和妊娠期会轻度凸出。垂体高度在成人约 8 mm,儿童约 6 mm,在青春期、妊娠和产后会暂时的生理性增大。妊娠时,垂体通常不超过 12 mm,垂体柄直径不超过 4 mm。垂体密度在 MRI 显像上轻度不均。在 T_1 加权显像上,由于包含神经分泌颗粒和磷脂的原因,神经垂体成像明亮,成为垂体后叶高信号区。而腺垂体信号强度与脑组织相似。在 MRI 上,骨质显像低信号,蝶窦所含气体显像无信号,鞍背脂肪可显像明亮。T_2 加权显像常被用于显示血液或囊液等。使用钆造影剂增强显像后,正常垂体信号显著增强。增强 MRI 主要用于发现垂体微腺瘤及了解海绵窦内部情况。

在 T_1 加权显像上,垂体瘤较周围正常组织信号低,而在 T_2 加权显像上信号加强。应注意垂体瘤大小、范围及周围组织结构受累情况。较大肿瘤中出现低信号区提示坏死或囊性变,出现高信号区提示出血。垂体微腺瘤常常较难被发现,若出现垂体不对称提示微腺瘤可能。

鞍区占位性病变通常在行头部 MRI 检查时偶然被发现,其中多数是垂体腺瘤。而 MRI 也可较好地分辨垂体腺瘤和其他颅内肿瘤,包括颅咽管瘤、脑膜瘤、囊肿和转移瘤等。

2.CT 检查

CT 检查可用来显示骨质结构及骨质破坏情况。同时也可显示肿瘤(如颅咽管瘤、脑膜瘤等)的钙化。

(三)眼科检查

由于视交叉易受扩张的肿瘤压迫而产生相应症状,若患者鞍区占位性病变毗邻视交叉,则应进行视野评估、视觉检测等。

(四)病理检查

对经鼻蝶窦手术获取的肿瘤标本进行病理检查可明确肿瘤类型及临床诊断,为进一步治疗提供依据。

六、诊断及鉴别诊断

垂体瘤的诊断依赖典型的临床表现、影像学及实验室检查发现。由于垂体腺瘤的治疗和预后与其他非垂体肿瘤截然不同,故鉴别诊断尤为重要。鞍区占位病变多是垂体腺瘤,如若 MRI 发现鞍区占位病变,诊断应首先考虑垂体腺瘤。

(一)垂体增大

妊娠可致催乳素细胞增生,长期原发性甲状腺或性腺功能减退可分别致促甲状腺细胞及促性腺激素细胞增殖。异位 CHRH 或 CRH 分泌会导致生长激素细胞或促肾上腺皮质激素细增生。上述情况均可导致垂体增大。

(二)Rathke 囊肿

胚胎发育过程中 Rathke 囊闭锁障碍可导致 Rathke 囊肿的发生。其尸检检出率约 20%。患者通常没有症状,部分患者依囊肿位置及大小不同可出现不同程度的头痛及视力障碍,女性患者可出现闭经。垂体功能减退及脑水肿较少见。MRI 可鉴别垂体腺瘤和 Rathke 囊肿。

(三)颅咽管瘤

颅咽管瘤为鞍旁肿瘤,常发生在垂体柄附近,可向鞍上池扩展,具有局部侵袭特性,但很少发生恶变。肿瘤起源于 Rathke 囊残迹的鳞状上皮,一般较大,呈囊性,常有钙化。颅咽管瘤约占全部颅内肿瘤的 3%,常在儿童或青春期被诊断。患者主要表现为颅内压增高,可出现头痛、喷射性呕吐、视盘水肿和脑积水等。患者还可出现视神经萎缩、视野缺损、腺垂体功能减退症、尿崩症等。其中尿崩症往往是颅咽管瘤最早出现的特征,这与垂体腺瘤不同,可资鉴别。另外,颅咽管瘤在 MRI 上与正常垂体组织之间有界限,多数患者 CT 显像可出现特征性絮状或凸起的钙化,亦可同垂体瘤相鉴别。

(四)淋巴细胞性垂体炎

本病多见于妊娠和产后女性,其病因不明,可能与自身免疫因素有关。该病的特征为垂体弥漫性淋巴细胞或浆细胞浸润,可造成暂时或永久性的垂体功能减退。偶尔可出现孤立性垂体激素缺乏,提示可能存在选择性特定类型垂体细胞自身免疫性疾病变。患者还可出现头痛、视野缺损、高催乳素血症等。MRI 显示垂体包块,常与垂体腺瘤难以区别。神经垂体高密度亮点消失支持淋巴细胞性垂体炎的诊断。红细胞沉降率(ESR)常常加快。糖皮质激素治疗有效。

(五)脊索瘤

脊索瘤是一种起源于胚胎脊索的肿瘤。它有局部侵袭性和转移性,进展迅速,常表现为斜坡骨质侵蚀,有时可有钙化。患者可出现头痛、视力障碍、垂体功能低下等。

(六)脑膜瘤

肿瘤通常界限清晰,体积较颅咽管瘤小。鞍上脑膜瘤可直接侵犯垂体,亦有报道称鞍旁脑膜瘤可合并功能性垂体腺瘤。部分患者可出现交叉综合征,表现为双眼视力下降,严重者甚至失明。另外,还可出现高催乳素血症、头痛、视力障碍等。鞍区脑膜瘤与无功能垂体腺瘤往往较难鉴别。MRI 上 T_1 加权显像显示脑膜瘤为均一密度,比垂体组织密度低,增强扫描可显示明显强化。CT 检查可示硬脑膜钙化。

(七)神经胶质瘤

神经胶质瘤来源于视交叉或视束,常常波及视神经,导致失明。肿瘤主要发生于儿童,80%在 10 岁以下。成人发病者肿瘤的侵袭性更强,约 1/3 伴有神经纤维瘤病。肿瘤可产生局部占位效应,包括视力障碍、间脑综合征、中枢性尿崩症、脑积水等。鞍内起源者罕见,但可引起高催乳素血症,应与催乳素瘤相鉴别。

(八)鞍旁动脉瘤

患者可表现为眼痛、频发头痛、突发脑神经麻痹等。由于鞍旁动脉瘤破裂出血可导致严重后果,故术前诊断尤为重要,垂体瘤患者应仔细排查有无鞍旁动脉瘤。诊断有赖于 MRI 和血管造影。

(九)下丘脑错构瘤

下丘脑错构瘤为神经元和神经胶质细胞非新生物样过度生长,可来源于星形胶质细胞、少突胶质细胞或分化不一的神经元。肿瘤可分泌下丘脑激素,包括 GnRH、GHRH 和 CRH 等,引起儿童性早熟、痴笑样癫痫、精神性运动迟缓、生长异常或肢端肥大症等。MRI 对错构瘤诊断价值有限。

(十)垂体转移癌

垂体肿瘤有时来源于其他部位肿瘤转移,常见的原发肿瘤包括乳腺癌、肺癌、胃肠道肿瘤等。垂体转移瘤约半数来源于乳腺癌。由于影像学较难区别垂体转移癌和垂体瘤,确诊需要术后病理检查。

七、治疗

垂体瘤的治疗目标是缓解局部压迫、维持正常垂体激素水平、保护正常垂体细胞功能、防止腺瘤复发。目前垂体瘤的治疗方法包括手术、放疗和药物治疗,具体应根据肿瘤性质、大小、局部压迫等情况综合判断选择合适的治疗方案。

(一)手术治疗

除催乳素瘤外,手术治疗通常是垂体瘤的首选治疗方式。手术治疗的目标是降低过度分泌的激素水平、去除肿瘤对周围组织结构的压迫、预防肿瘤进一步增大;同时,应尽可能保护残余垂体内分泌功能。

(二)放射治疗

单用放射治疗很少能使肿瘤完全缓解,因此很少作为垂体肿瘤的首选治疗方式,主要作为手术及药物治疗的辅助治疗。主要指征包括顽固性激素过度分泌、垂体肿瘤切除不全、有手术禁忌或术后肿瘤复发可能性大者。复发的库欣综合征较适合放疗,尤其是年轻患者。而催乳素瘤一般药物治疗有效,很少使用放疗。放疗的起效时间一般较长,有时需数年,立体定位技术的使用已大大缩短这一时间。立体定向放射是利用外部电离辐射束和立体定位系统,用高能放射线损伤或摧毁靶区域从而达到治疗目的,主要包括伽马刀、直线加速器和高能质子束。其中,伽马刀立体定向放射治疗最为常用。放疗的短期并发症主要包括一过性恶心、乏力、头痛、脱发等。50%~70% 的患者后期可发生腺垂体功能减退,垂体后叶功能受损少见。放疗后应终身随访并进行垂体前叶激素水平测定。

(三)药物治疗

根据垂体肿瘤类型选用不同的药物治疗。多巴胺受体激动剂作为催乳素瘤的主要治疗方法,可使 PRL 水平迅速下降,并可缩小肿瘤体积。它还可用于肢端肥大症的治疗。常用的多巴胺受体激动剂有溴隐亭、卡麦角林等。生长抑素类似物可抑制多种激素分泌,如 GH 和 TSH 等,目前已被用于治疗肢端肥大症和 TSH 分泌型肿瘤。另外,GH 受体拮抗剂(培维索孟)可阻断 GH 生物学作用,也可用于肢端肥大症的治疗。抑制类固醇生物合成的药物可用于库欣综合征的辅助治疗,如酮康唑、甲吡酮、米托坦等。米非司酮可拮抗皮质醇作用,也可用于库欣综合征的治疗。ACTH 瘤和无功能腺瘤一般对药物治疗无效,应选择手术和/或放疗。

八、预后

由于多数垂体瘤是良性肿瘤,生长缓慢。早期治疗可缩小肿瘤体积,缓解占位效应,并使激素水平得到恢复。患者常需终身随访及治疗。垂体瘤手术前视力受损严重者,术后恢复的可能性较小。无功能腺瘤的临床转归一般较好。垂体癌预后不佳。 （王　沛）

第九节 垂体意外瘤

垂体意外瘤(PI)是指无明显垂体疾病症状或体征的患者,因其他原因行脑部影像学检查时意外发现的垂体病变。由于病史或体格检查不完备而漏诊的可疑垂体疾病,不属于垂体意外瘤。垂体意外瘤主要为垂体腺瘤,其他可为垂体囊性病变等少见疾病。尸检显示垂体意外瘤的发病率为 1.5%～31.1%,平均为 10.6%。本病成人多见,发病无明显性别差异。多数垂体意外瘤为无功能微腺瘤,大腺瘤发病率<0.5%。大多数垂体意外瘤体积不会随时间而出现明显改变,少数可能缩小或增大。实性大腺瘤继续增大的可能性较大。垂体意外瘤发生垂体卒中和视野缺损的概率很低,但若肿瘤体积在短期内迅速增大,则上述并发症发生率增大。垂体恶性肿瘤罕见。

一、临床表现及实验室检查

绝大多数垂体意外瘤患者无明显症状。如发现垂体意外瘤,应从以下几个方面对患者进行初始评估。

(一)垂体激素

1.垂体激素过度分泌

绝大多数垂体意外瘤是无功能腺瘤,但有约 18% 的意外瘤可分泌激素。功能性垂体意外瘤可分泌催乳素(PRL)、生长激素(GH)、促肾上腺皮质激素(ACTH)、促性腺激素(LH、FSH)、促甲状腺激素(TSH)等。根据激素类型不同,临床特征各异。由于显性库欣综合征、肢端肥大症和 PRL 瘤的病死率增加,故应进行相应激素检查以全面评估患者病情。PRL 分泌型垂体意外瘤较为常见。但其他类型腺瘤压迫垂体柄或某些药物作用亦可引起患者 PRL 水平轻中度升高,且使用多巴胺受体激动剂后腺瘤仍可能继续增大,故应注意鉴别并随访观察。GH 分泌型垂体意外瘤亦较常见,可表现为隐匿而无明显肢端肥大症的特点。GH 分泌型腺瘤主要依靠手术治疗,且 GH 分泌型垂体微腺瘤有手术治愈可能,故对垂体意外瘤患者应常规检查 IGF-1 以排查有无 GH 分泌型腺瘤存在,以免延误手术。由于亚临床库欣综合征患者糖尿病、高血压、肥胖等发生率升高,且日后仍可能发展为临床库欣综合征,故如怀疑 ACTH 分泌型肿瘤,应行隔夜小剂量地塞米松抑制试验并密切随访。TSH、LH 和 FSH 分泌型垂体瘤极为罕见。

2.腺垂体功能减退

其常见于垂体大腺瘤患者。可表现为单一、多种或全垂体激素缺乏。据现有为数不多的资料显示,在垂体意外瘤引起的腺垂体功能减退患者中,性腺轴激素缺乏占30%,肾上腺轴激素缺乏占 18%,甲状腺轴激素缺乏占28%,生长激素轴激素缺乏占 8%。除垂体卒中等少数情况外,激素缺乏呈渐进性发展,早期常因症状不典型而漏诊。所有垂体意外瘤患者,无论有无症状都应进行相应实验室检查以评估有无垂体功能减退,如检测甲状腺功能、LH/FSH、IGF-1、清晨血皮质醇、睾酮等。

(二)垂体影像学检查

虽然 CT 和 MRI 检查对于垂体大腺瘤的诊断效能相似,但 MRI 增强扫描对发现垂体微腺瘤更有优势。故推荐对所有患者行 MRI 检查。

(三)视野检查

由于垂体窝毗邻视交叉,故垂体腺瘤尤其大腺瘤向上侵犯容易压迫视交叉。视野缺损呈进行性发展。最初可表现为双颞侧上方视野缺损,不易被患者察觉;随着肿瘤的增大逐渐进展为双颞侧下方视野缺损、双颞侧偏盲等。患者亦可感觉中央视觉锐度下降。故若垂体磁共振显示垂体意外瘤毗邻或压迫视神经或视交叉,则应进行视野检查。

二、诊断及鉴别诊断

详见垂体瘤相关内容。

三、治疗

(一)非手术治疗

由于绝大多数垂体意外瘤不会进展导致视觉障碍等严重情况,故无手术指征时可以进行保守非手术处理。在激素分泌型垂体意外瘤中,催乳素瘤首选多巴胺受体激动剂治疗。其他类型垂体意外瘤压迫垂体柄造成症状性高催乳素血症时,也可使用多巴胺受体激动剂治疗。大腺瘤患者在初始评估后 6 个月应复查垂体 MRI,若肿瘤大小无明显改变,则连续 3 年每年复查;微腺瘤患者应在初始评估后 1 年复查,若肿瘤大小无明显改变,则以后 3 年内每隔 1～2 年复查。如肿瘤未增大,3 年后可适当降低复查频率。由于大腺瘤患者发生腺垂体功能减退的风险较高,故应每年复查垂体及靶腺激素。而微腺瘤较少发生垂体激素缺乏,故不需常规随访。

(二)手术治疗

手术指征:①垂体意外瘤导致视野缺损、眼肌麻痹或其他视神经受压表现;②垂体 MRI 显示垂体意外瘤毗邻或压迫视神经或视交叉;③垂体卒中伴视觉障碍;④除催乳素瘤外的其他分泌型垂体意外瘤。

除此之外,若患者发生以下情况,也可考虑手术治疗:①肿瘤明显增大;②内分泌功能丧失;③准备妊娠的妇女,肿瘤接近视交叉;④无法缓解的头痛。

由于目前垂体意外瘤研究证据较少,故临床医师应综合考虑患者病情、权威指南推荐等以作出合理的临床决策。

(王　芸)

第十节　生长激素瘤

生长激素瘤是垂体功能性肿瘤的一种。由于生长激素(GH)持续过量分泌,引起 IGF-1 水平升高,可导致巨人症及肢端肥大症的发生。本病发病率较低,发病无明显性别差异。生长激素瘤以大腺瘤常见,常伴有局部浸润。恶性生长激素瘤罕见。本节主要介绍肢端肥大症。

一、病因及病理生理

绝大多数 GH 过度分泌是由生长激素瘤所致,占所有垂体肿瘤的 10%～15%。GH 分泌型肿瘤通常是混合瘤,可同时分泌多种激素。混合型 GH 细胞和 PRL 细胞腺瘤及嗜酸性粒细胞腺瘤可同时分泌 GH 和 PRL。其他可见分泌 ACTH、TSH 或糖蛋白激素 α 亚单位的混合腺瘤。异位 GHRH 分泌(如下丘脑、腹部、胸部的神经内分泌肿瘤)可导致生长激素细胞增生,有时发生腺瘤。有 35%～40%生长激素瘤发生 $Gs\alpha$ 基因突变,造成 G 蛋白功能异常,从而使其对生长激素细胞 GTP 酶活性的抑制作用降低,使激素分泌增多并促进肿瘤的生长。生长激素瘤也可见于多发性内分泌腺肿瘤综合征 1 型(MEN-1),该综合征是一种常染色体显性遗传病,还包括甲状旁腺肿瘤、胰腺肿瘤等。

二、临床表现

肢端肥大症的发生率无明显性别差异。本病起病缓慢,症状复杂,故临床诊断常常可延迟长达十年甚至更长。生长激素瘤的临床表现主要包括 GH 和 IGF-1 分泌过多造成的外周症状及肿瘤对中枢神经系统造成的占位效应。

(一)GH 和 IGF-1 分泌过多

肢端肥大症患者的特征性改变主要累及面部、手部及脚部。软组织肿胀导致面容粗糙、鼻子增大、巨舌。骨质过度生长导致前额突出、枕骨隆突增大、下颌前突变宽、牙间距增宽。手、脚骨质及软组织生长导致手脚增大,患者可能描述戒指变紧、鞋码增大。喉部软组织及鼻旁窦增大可导致声音洪亮、低沉。由于软骨和滑膜增生,约 75%的患者合并有关节炎,可累及肩、肘、髋、膝、踝及腰骶关节等,出现关节肿胀、僵硬、变形、神经压迫,造成关节疼痛。脊椎骨质增生可使脊柱后凸,形成驼背。约半数患者出现腕管综合征。肢端肥大症还可影响神经肌肉系统,导致对称性周围神经病变和近端肌病。患者可出现肢端感觉异常,近端肌肉乏力、易疲劳。其他常见临床表现包括多汗(>80%)、皮肤油腻、头痛、黑棘皮病、皮赘、雷诺现象等。

与对照人群相比,肢端肥大症患者的全因病死率增加 3 倍。心脑血管疾病、糖尿病、呼吸系统疾病和恶性肿瘤是导致患者死亡的主要病因,约 60%的患者死于心脏病。在肢端肥大症患者中,高血压的发病率为 25%～30%。无论患者有无高血压,左心室肥厚常见。15%～20%的患者可有冠心病或充血性心力衰竭。如果患者已存在心脏疾病,则即使药物治疗后心功能得到改善,病死率仍较高。由于 GH 可拮抗胰岛素的作用,多数患者出现糖耐量异常,糖尿病发病率为 20%～25%。若手术或药物使 GH 水平降低,糖尿病病情可迅速得到改善。约 60%的患者出现睡眠呼吸暂停,可能原因是口、鼻、咽喉等部位软组织肿胀导致气道阻塞,也可能是由于 GH 和 IGF-1 水平过高导致中枢性睡眠障碍所致。目前,尚无明显证据表明肢端肥大症与恶性肿瘤之间存在相关性,但有研究显示,肢端肥大症患者结肠息肉和结肠恶性肿瘤的患病风险可能增加。

(二)肿瘤的占位效应

肿瘤压迫垂体柄,使下丘脑多巴胺通路受阻,导致催乳素水平增高。约 30%的患者出现高催乳素血症,有时 PRL 水平可达到 100 μg/L 甚至更高。患者可能出现溢乳、性腺功能减退等症状。另外,由于 GH 与 PRL 一样有催乳作用,故即使 PRL 正常也可能存在溢乳。肿瘤压迫周围正常垂体组织,造成垂体功能低下,可能引起甲状腺功能减退、肾上腺皮质功能减退等。根据肿瘤位置、大小及生长方式不同,患者还可能出现头痛、视野缺损及其他中枢神经系统症状。

婴儿期或儿童早期生长激素瘤可引起巨人症。除以上表现外,巨人症患者还可表现为生长过快,骨龄延迟,身高明显高于同龄人平均水平。如果儿童的身高超过同龄人平均身高的 3 个标准差应注意排查有无巨人症。

三、实验室及特殊检查

(一)IGF-1

血清 IGF-1 水平和 24 小时 GH 分泌量与疾病活动程度密切相关,故可用于肢端肥大症的筛查及疗效评估。IGF-1 水平的衡量必须与年龄和性别匹配,其测定不受是否空腹等因素影响,可在一天的任意时刻进行。但应注意一些情况可能会影响 IGF-1 水平。妊娠期间,由于胎盘产生大量有生物活性的 GH 分子,IGF-1 会假阳性升高。肝脏或肾脏衰竭、营养不良、糖尿病和口服雌激素等,可以使 IGF-1 水平降低,出现假阴性结果。

(二)葡萄糖抑制试验

由于正常人 GH 呈脉冲式分泌且有昼夜节律,加之 GH 的半衰期很短(大约只有 20 分钟),正常人血清 GH 水平波动范围很大。因此,单次随机 GH 测定并不能用于肢端肥大症的诊断,也与疾病的严重程度不相关,其应用价值有限。活动期肢端肥大症患者血清 GH 水平升高并且不被高血糖抑制,因此,GH 瘤主要通过葡萄糖负荷后血清 GH 水平是否被抑制至正常来判断。测定基础 GH 水平后,进行 100 g 葡萄糖抑制试验,并在 120 分钟内每隔 30 分钟抽血检测 GH。一般认为,若 GH 不能被抑制在 1 ng/mL 以下,则可以诊断为肢端肥大症。近年来,随着更加敏感的 GH 检测方法的应用,新近指南推荐该诊断点降低为0.4 ng/mL。

(三)垂体 MRI

在肢端肥大症确诊后应进行垂体 MRI 检查以明确有无垂体肿瘤。MRI 可以显示垂体瘤的位置、大小,以及鞍上区域或海绵窦等的受累情况。肢端肥大症患者确诊时大腺瘤更为常见。

(四)PRL

约有 30% 的肢端肥大症患者同时伴有 PRL 水平升高。除肿瘤压迫垂体柄外,患者出现高催乳素血症的另外一个原因可能是存在 GH 和 PRL 混合瘤,故所有患者均应进行 PRL 测定。

(五)其他

由于可能存在继发性甲状腺功能减退、肾上腺皮质功能减退、高甘油三酯血症、高钙血症、高尿酸血症等,可进行相应检测。

四、诊断及鉴别诊断

依据典型临床表现,结合 IGF-1、葡萄糖抑制试验及影像学检查结果,可以作出生长激素瘤的诊断。由于肢端肥大症可造成患者发生外貌改变及代谢性疾病,增加患者病死率,故早期诊断尤为重要。肢端肥大症临床表现复杂,有以下病症者应疑及是否存在肢端肥大症:新发糖尿病、广泛关节痛、新发或难以控制的高血压、心脏病(包括心室肥大、舒张或收缩功能障碍)、疲劳、头痛、腕管综合征、睡眠呼吸暂停综合征、多汗、视力下降、结肠息肉、进行性下颌咬合不正。

生长激素瘤的鉴别诊断主要围绕肢端肥大症进行。绝大多数肢端肥大症患者由生长激素瘤所致,偶尔需要考虑垂体外原因。由于涉及治疗方案的选择,故鉴别诊断尤为重要。如果垂体 MRI 显示蝶鞍增大但未发现明显肿瘤,怀疑肢端肥大症时应进行 GHRH 测定,必要时进行胸部 X 线检查及腹部平片检查,以了解是否存在异位 GHRH 分泌型肿瘤,如支气管类癌等。周围型 GHRH 分泌型肿瘤患者血浆 GHRH 水平升高,而生长激素瘤患者 GHRH 水平正常或降低。

但应注意,下丘脑性 GHRH 分泌型肿瘤血浆 GHRH 不升高,可能原因是 GHRH 分泌至垂体门脉系统而不进入体循环。若 GH 和 IGF-1 正常,但出现肢端肥大症的临床表现,应考虑垂体腺瘤梗死及分泌生长激素的细胞功能耗竭所致,患者常继发空泡蝶鞍。如果排除垂体及垂体外肿瘤,应考虑 Mc-Cune-Albright 综合征。该综合征主要包括骨纤维异常增殖、甲状腺功能亢进、皮质醇增多、肢端肥大症、性早熟等,较为罕见。一般而言,GH 与 IGF-1 相关性较好,但大约 30% 的患者,GH 与 IGF-1 水平并不匹配。其中最常见的情况是 IGF-1 升高,而 GH 在正常水平,这可能提示疾病的早期阶段,使用更加敏感的检测方法可能会发现 GH 升高。若 OGTT 时 GH 升高,而 IGF-1 正常,则可能由于年龄和性别影响、应激、检验方法未标化等原因所导致,应注意鉴别。

五、治疗

生长激素瘤的治疗目标:①将 GH、IGF-1 水平控制在正常范围内;②消除或缩小肿瘤并防止复发;③消除或减轻临床症状及并发症;④尽可能保留垂体内分泌功能并对已有腺垂体功能减退的患者进行相应靶腺激素替代治疗。高水平 GH 是患者病死率增加的主要原因,因此治疗应紧密围绕降低 GH 而进行。生长激素瘤的主要治疗方式有手术、药物和放射治疗。

(一)手术治疗

无论生长激素微腺瘤或是大腺瘤,手术切除肿瘤是首选治疗方法,可以长期有效控制肿瘤,并使相关的生化指标正常化。经鼻蝶窦手术安全有效,与传统开颅手术相比,并发症更少,病死率更低,有经验的外科医师可使约 80% 的微腺瘤患者血清 GH 水平降低到 2.5 ng/mL 以下。如果此时葡萄糖抑制试验检查 GH 被抑制到 1 ng/mL 以下,IGF-1 恢复正常,则患者的病死率也会降低到正常水平。大腺瘤的手术治愈<30%,但患者 GH 水平通常也会降低。如果手术成功,软组织肿胀和代谢功能异常会在术后迅速得到改善,GH 水平会在术后 1 小时内下降,IGF-1 水平在 3～4 天内恢复正常,肿瘤的压迫症状也会得到缓解。手术并发症主要包括垂体功能低下、尿崩症、脑脊液漏、脑出血、脑膜炎等。垂体功能低下的患者可能需要终身激素替代治疗。

(二)药物治疗

常用药物包括生长抑素受体配基、多巴胺受体激动剂及 GH 受体拮抗剂,主要用于术后疾病未缓解患者的辅助治疗,对于预期手术不能完全切除的大腺瘤且无肿瘤压迫症状的患者、因手术风险太高而不适合手术的患者也可以首选药物治疗,其中,生长抑素类似物是药物治疗的首选。

1.生长抑素类似物

生长激素细胞表达 SSTR2 和 SSTR5 受体,生长抑素类似物可与这两种受体结合而发挥治疗作用。奥曲肽作为一种八肽生长抑素类似物,在肢端肥大症的治疗中有许多优点。它对 GH 的抑制能力是天然生长抑素的 45 倍,拮抗胰岛素的能力是其 1.3 倍。另外,由于奥曲肽难以被降解酶降解,其在体内半衰期约为 2 小时。奥曲肽治疗的有效性与肿瘤大小、治疗前 GH 水平、给药频率和总药量等因素有关。长效奥曲肽和兰瑞肽几乎能使所有患者 GH 与 IGF-1 水平降低,有 50%～60% 的患者 IGF-1 会恢复正常。约半数患者肿瘤会有轻度减小。70% 的患者在治疗数天后头痛及软组织肿胀迅速缓解,多数患者心功能、睡眠呼吸暂停等也会逐渐得到改善。在 GH 与 IGF-1 恢复正常的患者中,有 10%～20% 的患者在停药后可持续缓解数年。多数患者对生长抑素类似物耐受良好。主要不良反应包括一过性腹泻、恶心、胃肠胀气、轻度吸收不良等。另外,胆结石发病率也会增加,但极少发生胆囊炎或需要胆囊手术治疗。不同的生长抑素类似物具有不同的给药方式及给药频率。奥曲肽常用剂量,50～500 μg,每天 3 次,皮下注射;长效奥曲肽制剂 LAR,可每月一次 20～30 mg,肌内注射;兰瑞肽每 10 天或 14 天一次,30 mg 肌内注射。

2.多巴胺受体激动剂

多巴胺受体激动剂可抑制 1/3 肢端肥大症患者 GH 的过度分泌,但通常需要较大剂量,如溴隐亭,每天≥20 mg。虽然药物可降低 GH 和 IGF-1 水平,但只有 10%～20%的患者恢复正常,其疗效有限。且大剂量时,药物不良反应较为明显。多巴胺受体激动剂可与生长抑素类似物联合应用。

3.GH 受体拮抗剂

GH 受体拮抗剂能可阻断 GH 的外周作用,使 90%以上患者血清 IGF-1 恢复正常,但其对生长激素瘤本身并无作用。虽然目前 GH 受体拮抗剂主要用于对其他治疗反应不佳的患者,但由于其生物有效性及临床效果较好,已被越来越多的用于较小腺瘤的初始治疗。

(三)放疗

由于放疗后 GH 恢复正常水平须较长时间(5～10 年),其间患者仍须服用药物降低 GH 水平,且放疗后垂体功能减退和其他并发症的发病率较高,故不推荐作为初始治疗。经鼻蝶窦手术或药物治疗后,若 GH 水平仍较高,或肿瘤效应仍较明显,以及残存肿瘤、复发肿瘤可行放疗。对药物不耐受或长期治疗依从性较差者,也可以选择放疗。最近研究显示高能量立体定位技术可能会提高疗效。

六、预后

在患者 GH 及 IGF-1 恢复正常以前,应至少每 3 个月复查一次;之后每半年复查一次。如果患者生化恢复正常且无肿瘤组织残留,可每 1～2 年进行一次垂体 MRI 检查。约 10%的患者会在成功手术数年后复发。如前所述,与正常人相比,肢端肥大症患者的病死率增加 3 倍。如果 GH 水平未被控制,肢端肥大症患者平均寿命较同年龄对照组人群缩短 10 年。若手术或药物治疗将 GH 控制到 2.5 μg/L 以下,则可以显著降低病死率。

(王婷婷)

第十一节　空泡蝶鞍综合征

一、病因和发病率

空泡蝶鞍综合征(ESS)是指由于蛛网膜下腔突入鞍内,并被脑脊液填充,致使蝶鞍重建和体积扩大,使垂体扁平的一种解剖学变异。

由于鞍膈先天性闭锁不全所致的原发性空泡蝶鞍综合征是常见的解剖变异,尸检发现,其发生率 5%～23%,是蝶鞍扩大最常见的原因。空泡蝶鞍也常见于垂体切除术或垂体部位放疗之后,产后垂体梗死也可出现空蝶鞍。另外,垂体 PRL 瘤和 GH 瘤可发生亚临床出血后梗死,牵拉鞍上脑池,使之嵌入到鞍内。因此,任何导致空泡蝶鞍的情况均不能除外同时存在垂体肿瘤的可能。

二、临床表现

(一)症状和体征

患者多为中年肥胖女性,许多患者有高血压和良性颅内压增高病史。约有48%的患者有头痛症状,常因此而行颅脑X线检查,但头痛并不一定就是空泡蝶鞍所致。严重的临床表现很少见。罕有自发性脑脊液鼻漏和视野缺损。

(二)实验室检查

垂体前叶功能试验指标几乎都是正常的,但部分患者可伴有高催乳素血症。宜进行内分泌激素的测定以除外垂体前叶功能减退症或激素分泌过多性垂体微腺瘤。

三、诊断

空泡蝶鞍综合征的诊断很容易由MRI检查得以确诊。MRI检查显示出鞍膈疝及鞍窝内有脑脊液征象。

四、治疗

空泡蝶鞍综合征的治疗主要根据临床表现,无任何症状的成年患者不必治疗,但需严密观察和随访,儿童患者必须定期追踪内分泌功能改变和视野变化。一旦发现有脑脊液鼻漏、视力障碍、颅内压增高者应立即进行手术治疗。一般手术方式可采用经额进入途径,或采用经蝶进入途径的空鞍包裹术。目前还可采用鼻腔镜手术治疗。经手术治疗,多数病例临床症状均有不同程度改善,空泡蝶鞍合并垂体肿瘤可先经蝶手术切除肿瘤再修补空泡蝶鞍,手术后激素检测正常。垂体功能低下时应用相应靶腺激素替代治疗。希恩综合征患者发生产后垂体功能减退症,要强调糖皮质激素和甲状腺激素的替代治疗。

(潘颖梅)

第十二节　卡尔曼综合征

一、概述

卡尔曼综合征(Kallmann Syndrome,KS)又称性幼稚嗅觉丧失综合征,是一种先天性促性腺功能低下或合并有嗅觉缺失联合出现的病征。其发病率男性为1：10 000,女性为1：50 000,男性为女性的5~6倍,X连锁形式最常见,可呈家族性发病,也可散发。Hamihonul等根据嗅觉障碍程度将KS综合征分为I型(嗅不出任何气味)和II型(可嗅出部分强烈的刺激味)。KS最主要的特点为促性腺激素分泌不足的性腺减退症,表现为嗅觉减退或身体发育不全,第二性征不明显。

二、病因与发病机制

KS的发病原因分为自发性和遗传性两种,后者具有常染色体显性、常染色体隐性、X染色体隐性遗传等多种遗传方式。

　　KS患者在出现第二性征低下、性功能障碍的同时常伴有嗅觉缺失的发生机制,与其先天性解剖学基础有关,即嗅觉器官与分泌GnRH的神经元组织学来源相同。KS性腺功能低下是继发于下丘脑的GnRH不足或缺乏的结果,而嗅觉障碍则是由于嗅球、嗅束形成障碍所致。有研究表明,分泌GnRH的神经细胞和嗅神经细胞在发育过程中共同起源于嗅基板,即头外胚层散在性增厚部分,以后可形成嗅上皮,嗅神经细胞从嗅基板周围伸出轴突穿过筛状板和脑膜组织到达嗅球,与僧帽细胞的树突形成突触,而GnRH神经细胞则沿嗅神经迁移,穿过嗅球定位于下丘脑。因此,GnRH神经细胞和嗅神经细胞轴突存在一条共同的迁移途径。正常情况下,在胚胎早期就有Kallmann基因(KAL基因)表达,并翻译出一种与细胞黏附有关的KAL蛋白,后者在嗅神经轴突延长,嗅球和嗅束形成及GnRH神经细胞迁移过程中起重要作用。在Kallmann综合征时,由于胚胎早期KAL基因突变,不能翻译出KAL黏附蛋白,影响上述神经细胞迁移及嗅球、嗅束的形成,进而引起性腺功能低下及嗅觉障碍。

三、病理

(一)KAL-1与X连锁型KS

　　1992年Bick等首次报道KAL-1基因是X连锁型KS的易感基因,由14个外显子组成,基因全长120～200 kb。KAL-1基因编码680个氨基酸残基组成的神经发育调节蛋白,即嗅因子(anosmin.1),其分子富含半胱氨酸区、乳清酸性蛋白(WAP)区、4个III型纤连素样(FnIII)重复序列。嗅因子具有抗丝氨酸蛋白酶及细胞黏附分子功能、调控神经轴突向外生长和识别靶组织或靶细胞的功能,并参与GnRH分泌神经元和嗅觉神经元的迁移。KAL-1基因突变多见于基因编码嗅因子的4个FnIII序列内,但未发现突变热点,也未发现表型关联,此进一步显现KS的遗传异质性。

(二)FGFR1与常染色体显性遗传型KS

　　成纤维细胞生长因子受体1(FGFR1)基因亦称KAL-2,定位于8q12,毗邻GnRH编码基因,包含18个外显子,全长达57.7 kb。其编码蛋白FGFR1为一种跨膜蛋白受体,一旦FGFR1发生构象改变即可激活受体内信号传导。已知FGF在胚胎神经细胞发育中具有重要作用,其参与GnRH神经元和嗅神经发育。FGFR1缺陷可造成GnRH神经迁移及嗅球发育异常。目前研究已证实KAL-2突变可致常染色体显性遗传型KS及nIHH,其临床表型可类似KAL-1基因缺陷,除不同程度发育缺陷外,也可伴有嗅觉障碍等其他先天缺陷。

(三)PROK2/PROKR2与常染色体隐性遗传型KS

　　PROK2基因定位于3p21,包含3个外显子,基因全长13.4 kb,其编码蛋白由108个氨基酸残基组成。PROK2受体(PROKR2)基因定位于20p13,包含2个外显子,基因全长12.33 kb,编码G蛋白偶联激联肽受体2,f1由3 384个氨基酸残基组成,被视为KS的又一候选基因。其表型可为不同程度的嗅觉障碍和性发育缺陷,但未见报道类似其他遗传模式KS的其他畸形。迄今为止尚无功能突变效应研究报道。

四、临床表现

　　KS的临床表现差异甚大,不同分子缺陷可致相似临床表现,而同一缺陷其表现却又不尽相同。主要表现如下。

　　(1)无性发育或发育不良,表现为性幼稚体型,缺乏第二性征,青春期男孩睾丸容积常

<4 mL,阴茎长度<5 cm,阴囊发育幼稚,无性毛发育。骨龄落后,臂长可大于身长,并缺乏青春期生长加速。

(2)嗅觉丧失或减弱,X 连锁 KS 患者几乎均有不同程度的嗅觉缺陷。

(3)合并多种先天畸形,如色盲、听力减退、高腭弓、腭裂、齿发育缺陷、隐睾或睾丸萎缩、肾脏发育不全和较常见的运动共济失调、先天性心脏病等。

(4)头颅 MRI 可见缺乏嗅球和嗅管及不同程度的大脑嗅沟发育不全。

(5)实验室检查可见外周血 LH、FSH 和性激素(雌二醇或睾酮)水平低下,男孩有抗苗氏管抑制激素(AMH)增高和抑制素 B(Inh B)降低等。

五、治疗与预后

(一)GnRH 肌内注射法

戈那瑞林(LHRH)每天 100～200 μg,或隔天用 200 μg 肌内注射,连续 60～90 天为 1 个疗程,休息 1 个月后再重复应用。初次用药时应观察患者是否有药物不良反应,若有必须考虑用其他方法。可以通过第二性征的改善来进行疗效判断。

(二)GnRH 脉冲式皮下给药

GnRH 脉冲式皮下给药是最接近生理效应的治疗方案,其方法是将含 1 500～2 000 μg 的戈那瑞林(LHRH)粉剂用 6～7 mL 注射液混匀后,经自动脉冲给药泵按程序给药,每 90 分钟注射 60～70 μL,每 24 小时 16 脉冲,每次换药可维持 6～7 天,然后重复下一次循环。1 个疗程至少半年至 1 年。

(三)HCG 和 FSH 或 HMG 联合用药

第 1 个月用 HCG 2 000 U,肌内注射,每周 2～3 次,然后用 FSH 或 HMG 150 U,肌内注射,每周 20 次,连续 3～6 个月,年龄大者可持续 1 年。以上治疗方法的目的主要是促进青春期启动,使性器官与第二性征正常发育,并获得生育能力。青春期以前 GnRH 类药物治疗可刺激睾丸的发育,促进第二性征的出现及产生生精功能,但青春期以后治疗效果较差,且年龄愈大疗效愈差。因此,寻找 KS 致病基因的特征,建立早期、快速、敏感的检测方法,全面开展产前筛查,早期发现、早期治疗才是防治此病的有效方法。本病预后主要取决于如何采用适当的激素替代治疗,并可望诱导青春发育和保存生育功能。

(袁艳平)

第二章　甲状腺疾病

第一节　甲状腺激素抵抗综合征

一、概念

甲状腺激素抵抗综合征又称甲状腺激素不应症或甲状腺激素不敏感综合征。本病以家族性发病为多见,少数病例呈散发性。在本病中甲状腺激素本身的结构、转运和降解代谢及透过周围组织的能力均正常,循环中也无甲状腺激素的拮抗物存在。其病因可能是甲状腺激素作用位点异常,或甲状腺激素与受体结合后的某些作用环节有缺陷。甲状腺激素受体或受体后缺陷导致体内靶组织器官对甲状腺激素的反应性降低,从而产生一系列病理生理的变化。因此,本病属受体缺陷性疾病。本病并非罕见,只是易与一些常见的甲状腺疾病相混淆,临床上常被误诊和漏诊。

二、临床表现和分型

本病以家族性发病者居多,散发性病例约占 1/3。发病以儿童及青年为主,也可见于新生儿。男女两性均可罹患。由于垂体和外周组织对甲状腺激素不反应的程度有很大差异,临床表现多种多样。典型表现包括甲状腺轻度肿大,身材矮小,智力发育落后,计算力差,骨骼发育延迟及点彩状骨骼,骨骼畸形,如翼状肩胛、脊柱畸形、鸽胸、鸟样面容、舟状颅及第四掌骨短等。尚有部分患者有先天性耳聋、少动、缄默、先天性鱼鳞癣、胱氨酸尿等。若发病年龄迟,则无听力障碍;若成年后起病,则无上述骨骼畸形。由于本病起病年龄不同,靶器官不反应程度各异,其临床表现有极大差别,个别患者表现不典型,以致无任何临床证据,只能依赖实验室生化检查才能作出诊断,此种情况被称为化学性甲状腺激素抵抗综合征。目前有报道本病患者注意力不集中,多动症的发病率增加。

(一)全身性甲状腺激素抵抗综合征

垂体和周围组织皆受累,依病情又分为两型,即甲状腺功能正常型(简称代偿型)和甲状腺功能减退型(简称甲减型)。

1.代偿型

本型病情较轻,多数为家族性发病,少数为散发者。家系调查发现患者双亲非近亲结婚,属常染色体显性遗传;由于未观察到男性遗传给男性子代,故不能排除 X 染色体伴性遗传的可能性。本型患者垂体和外周组织对甲状腺激素不敏感的程度较轻,甲状腺的功能被高浓度 T_3、T_4 代偿而维持正常的状态。本型的临床特征是血中甲状腺素浓度增高,而临床甲状腺功能表现正常,其智力正常,没有感觉神经性聋哑,无骨骺愈合延迟,有不同程度的甲状腺肿大和骨化中心的延迟。血清中 T_3、T_4、FT_3、FT_4 均增高,TS 基础值增高或正常。TSH 昼夜节律正常,对 TRH 反应正常或升高,但 TSH 分泌不受高浓度 T_3 或 T_4 所抑制。

2.甲减型

本型属常染色体隐性遗传。临床特征是血中甲状腺激素浓度显著性增高而伴有甲减表现。此种甲减与克汀病及黏液性水肿有区别,即代谢方面的临床表现不突出,可有智力发育落后,尤其对计算感到困难,尚有骨骼成熟的落后及点彩样骨骼,骨骼发育延迟。有时尚有一些无法解释的异常表现,如翼状肩胛、脊柱畸形、鸽胸、鸟样颜面、第四掌骨短及舟状颅等。此外,尚可有先天性聋哑、少动、缄默、眼球震颤。本型甲状腺肿大除基础代谢率正常外,其余的甲状腺功能实验均符合甲亢,其中包括血清蛋白结合碘、T_3、T_4、FT_3、FT_4 均显著升高,血清 TSH 可测到,TRH 兴奋试验后可使 TSH 分泌增加,外源性给予大量 T_3 后却不能抑制 TSH 的分泌,反而使 TSH 对 TRH 反应增强。

(二)选择性外周组织对甲状腺激素抵抗综合征

本病特征为仅外周组织受累,对甲状腺激素不敏感,而垂体不受累,对甲状腺激素反应正常。临床表现可有甲状腺肿大、无神经性耳聋及骨骺愈合延迟,血甲状腺激素和 TSH 正常但伴临床甲状腺功能减退,给予较大剂量甲状腺激素治疗可使病情好转,此病常易误诊。

(三)选择性垂体对甲状腺激素抵抗综合征

本型特征为垂体受累,对甲状腺激素反应不敏感,而外周组织不受累,对甲状腺激素反应正常。临床表现为明显的甲亢伴血中 TSH 浓度增高,但无垂体 TSH 肿瘤的证据。根据 TSH 对 TRH 及 T_3、T_4 反应性不同分为以下两型。

1.自主型

本病患者临床表现和实验室生化检查均符合典型甲亢,但伴血清 TSH 升高,垂体分泌 TSH 对 TRH 无显著反应,给高浓度 T_3 或 T_4 轻微抑制 TSH 浓度,予地塞米松亦轻微降低 TSH 浓度,但无垂体肿瘤证据。临床表现为甲状腺肿大,甲功亢进表现,但无神经性耳聋、骨骺愈合延迟。

2.部分型

本型患者临床表现、实验室生化检查符合甲亢,且 TSH 升高,垂体分泌 TSH 对 TRH、T_3 有反应,但垂体对 TRH 兴奋反应部分地被 T_3、T_4 抑制。临床表现同自主型。

三、发病机制

甲状腺激素抵抗综合征的确切发病机制尚不十分清楚。Refetoff 最初提出 3 种可能的发病机制:①甲状腺激素与 TBG 结合过多,造成有效的甲状腺激素不足。②甲状腺激素分子结构异常。③甲状腺激素不能自由进入靶组织。早期的研究均不支持这些推断,所以推测其发病原因可能是受体方面的缺陷。

Oppenheimer 等首先证实了大鼠肝、肾细胞核中存在高亲和力、有限结合容量的 T_3 特异性受体,以后在多种动物和人的组织细胞中发现了核 T_3 受体。T_3 与核受体结合是产生效应的始动环节,受体被 T_3 占据的饱和度、受体的容量、受体的亲和力都与细胞效应密切相关。不同组织中甲状腺激素受体(TRS)的亲和常数 Ka 相近,而 TRS 数量差异很大,如人外周血淋巴细胞和皮肤成纤维细胞均是对甲状腺激素敏感的靶细胞,但它们的每个细胞的受体数量却不相同,分别为 100～300 个和 3 000～5 000 个。发育成熟的各种组织的 TRS 数量与该组织对甲状腺激素的反应性密切相关。本病的发病机制与 TRS 缺陷有关,其缺陷的表现形式有多种。研究证明该病患者外周血中淋巴细胞 TRS 对 T_3 的亲和力仅为正常人的1/10,伴有 TRS 数量增加、结合容量增高。皮肤成纤维细胞的 TRS 缺陷表现为受体之间存在负协同效应,受体对激素的亲和力与饱和度呈函数关系,即随受体结合激素的增加,Ka 值降低。由此推测本病患者可能存在两种TRS,其中异常的受体可抑制 T_3 核受体复合物与染色质 DNA 的合成。也有研究显示,患者淋巴细胞结合甲状腺素的 Ka 值正常,但结合容量相当低,提示家族性生化缺陷可能是 TRS 蛋白的轻度缺乏。还有一些研究发现,某些患者不存在淋巴细胞或成纤维细胞 TRS 的异常。但不能排除这些患者其他靶组织如垂体、肝、肾、心等存在 TRS 缺陷。另一种可能是缺陷不在受体水平,而在受体后水平。1986 年用分子生物学方法克隆出 TRS,此后有关 TRS 的研究进展十分迅速。

随着分子生物学技术的应用,对 *TRS* 基因结构的研究逐步深入,近几年来对本病的研究十分活跃。目前对它的认识已进入基因水平,初步揭示了其发病机制的分子缺陷及突变本质。在甲状腺激素抵抗综合征中 GRTH 病例最多,临床和实验室资料较完整,故对其受体基因的分析研究也较深入。此型患者受体基因改变仅出现在 *TRβ* 上,尚未发现有 TRα 基因异常。

大多数 GRTH 患者的遗传方式为常染色体显性遗传,基因分析发现是由于 *TRβ* 基因发生点突变所致,碱基替换多出现于 *TRβ* 的 B 结合区的中部及羟基端上,即外显子 6、7、8 上,导致受体与 β 亲和力减低。患者多为杂合子,说明一条等位基因的点突变即可引起甲状腺激素抵抗。少数 GRTH:患者遗传方式是常染色体隐性遗传,基因分析发现为 *TRβ* 基因的大片缺失,出现在受体 DNA 结合区 T_3 结合区上,患者均为纯合子,而仅有一条 *TRβ* 等位基因缺失的杂合子家族成员不发病。这些结果说明,在 GRTH 患者发病机制中最为重要的是点突变受体的显性抑制作用,而不是正常功能受体的数量减少。临床上患者的表现之所以复杂多样,可能是因为基因突变或缺失的多变性,导致了受体对 T_3 亲和力和/或对 DNA 结合力各不相同及受体表达和功能状态有年龄相关性或/和组织特异性的缘故。

对 PRTH 患者的研究也发现了 33～13 基因的突变,点突变出现在外显子 8 上,但是否这些突变就是 PRTt 的病因尚未确立。一些学者认为 PRTH 系选择性 *TRβ* 缺陷所致,因为 *TRβ* 仅分布于垂体及某些神经组织中。由于 TRβ 与 IR 岛来源于一个基因 33313,这种异常可能是由于 mRNA 转录后过程异常所致。PRTH 发病的另一种可能的原因是非受体因素,即垂体中使 T_4 脱碘生成 T_3 的特异 Ⅱ 型 5' 脱碘酶有缺陷。PerRTH 是由于 $TRα_1$ 异常或 $TRα_2$ 异体过度表达等多种原因所致。

甲状腺激素抵抗综合征起先被认为是各有特征性改变的,然而临床表现的多样性及 *GRTH* 与 *PRTH* 基因突变的相似,改变了这种观点。目前认为本病可能是 *TRα* 基因表达的多方面失调所致。总之,尽管本病确切的病因尚未完全明了,但已肯定甲状腺激素抵抗综合征发生在受体分子水平上,是一种典型的受体病。

四、诊断和鉴别诊断

本病临床差异较大,表现复杂多样,因此诊断常较困难。对有甲状腺轻度肿大、甲状腺素水平增高、临床甲状腺功能正常或反之有甲减表现者均应疑及本病。如 T_3、T_4 浓度增高,而 TSH 浓度正常或升高者,说明 T_3、T_4 对 TSH 分泌的负反馈作用减弱或消失,此类患者须进行 TRH 兴奋试验,以提高本病诊断率。测定血清性激素结合球蛋白(SHBG)可作为靶器官对甲状腺激素敏感性的一项体外试验,因为本病 SHBG 是正常的,而甲亢患者的 SHBG 是升高的。如患者有明显家族发病倾向,甲状腺轻度肿大,T_3、T_4、FT_3、FT_4 增高伴 TSH 水平升高,智力低下,骨骺成熟延迟,点彩状骨骼及先天性聋哑则属典型病例。STRH 须与下列疾病区别。

(1)普通甲亢:T_3、T_4、FT_3 及 FT_4 增高是甲亢最常见现象,但它对 TSH 的分泌呈明显负反馈作用,其 TSH 水平明显减低甚至测不到。而 SRTH 患者 TSH 水平多数明显升高。

(2)垂体性甲亢垂体性甲亢:是由 TSH 瘤引起的,其特征是 TSH 分泌过多伴甲亢的临床表现。TSH 瘤引起的 TSH 分泌是自主性的,TSH 分泌既不受 T_3、T_4 反馈性调节的抑制作用,亦不受 TRH 兴奋作用的调节。蝶鞍分层摄影、TRH 兴奋试验对两者有重要鉴别价值。

(3)遗传性或获得性甲状腺结合蛋白增多症:甲状腺结合蛋白有 3 种,即甲状腺结合球蛋白(TBG)、甲状腺结合前清蛋白(TBPA)和清蛋白(ALb),其中以 TBG 最重要,它可结合 70%～75% 的 T_3 和 T_4。遗传性 TBG 增高或雌激素水平增高均可引起高 T_3、T_4 现象,然而这些患者 FT_3、FT_4 浓度正常,因此不难鉴别。当然,甲状腺激素抵抗综合征最可靠的诊断方法是采用分子生物学技术,从分子水平上检查证实甲状腺激素受体及其基因结构的缺陷。

五、治疗

成人 SRTH 的代谢表现很少需要特殊处理,但由于对儿童的生长发育、智力的提高影响很大,因此应予以矫正。本病治疗是十分困难的,由于临床类型不同,表现又错综复杂,因此治疗方法不一致。对于高激素血症的本身无须治疗,但可能诱发 TSH 分泌细胞的功能亢进。抗甲状腺药物可阻断甲状腺激素的合成,使血中甲状腺激素水平下降,TSH 水平升高,但基于 SRTH 患者不是由于甲状腺素水平升高所引起,而是受体缺陷造成的,因此,甲状腺素水平升高具有代偿意义,如用抗甲状腺药物,可使甲减临床症状加重,垂体 TSH 分泌细胞增生,使甲状腺肿大程度加重,对青少年生长发育的损害是不可逆的,所以,多数学者不主张应用抗甲状腺药物。只有对部分靶器官不反应者,可在严密观察下试用抗甲状腺药物。甲状腺激素的使用要根据患病的类型和病情而定,而且应视患者对甲状腺激素的反应加以调整。GRTH 患者一般不需治疗,只是在少数情况下给予外源性 T_4 或 T_3,这对婴幼儿患者尤其有益,他们需要提高甲状腺激素浓度以保障智力和体力的发育,并能减弱 TSH 的分泌,从而使甲状腺肿减轻。天然的甲状腺激素通常无效,一般应用右旋 T_4,每天 2 次,每次 2～3 mg;应用 T_3 的一种代谢产物——三碘甲腺乙酸也有效。对 PRTH 的患者必须进行治疗,至少应控制类似甲亢的症状。应用抗甲状腺药物或 [131]I 治疗是合理的,但其弊利关系已如上述,因此,须持谨慎态度。糖皮质激素可选择性抑制 TSH 分泌,但长期应用易发生不良反应。给予普萘洛尔 40～160 mg/d,有助于阻断甲状腺素过多的外周效应,从而减轻临床症状。采用多巴胺协同剂溴隐亭 2.5～7.5 mg/d,有时有效。生长抑制激素(SS)可选择性抑制 TSH 的分泌。三碘甲腺苷酸的结构与 T_3 相似,有对垂体 TSH 分泌的负反馈作用,且无高代谢的不良反应,亦可应用。对 PerRTH,应补充甲状腺激素以缓解甲减症状。

(王婷婷)

第二节 甲状腺炎症

一、急性甲状腺炎

(一)定义

急性化脓性甲状腺炎(acute suppurative thyroiditis,AST)是甲状腺非特异性感染性疾病,是细菌或真菌经血液循环、淋巴道或邻近化脓病变蔓延侵犯甲状腺引起急性化脓性炎症,其中以邻近化脓性病灶蔓延最多见。

(二)病因

甲状腺本身因位置的特殊性及丰富的血供、组织内高浓度的碘等因素对感染有明显的抵抗力,但是一些情况下,也会发生感染。大部分病例来源于上呼吸道、口腔或颈部软组织化脓性感染的直接扩散,如急性咽炎、化脓性扁桃体炎等。少数病例继发于败血症或颈部开放性创伤。营养不良的婴儿、糖尿病患者、体质虚弱的老人或免疫缺陷患者为好发人群。

感染好发于甲状腺左叶,常见于结节性甲状腺肿,也可以发生在正常的腺体。引起急性甲状腺炎的常见细菌有链球菌、葡萄球菌、肺炎球菌、沙门菌、类杆菌、巴斯德菌、结核菌等。而免疫功能受损的患者,如恶性肿瘤、AIDS 及接受放疗的患者发生真菌感染的概率较大,常见菌种如粗球孢子菌、曲霉菌、白色念珠菌、诺卡菌等。病原菌可经血液、淋巴管、邻近组织器官感染蔓延或医源性途径如穿刺操作进入甲状腺。

(三)病理

起病前已有结节性甲状腺肿者易产生脓肿,如甲状腺本来正常者,广泛化脓多见。脓液可浸润颈部深层组织,甚至进入纵隔,破入气管、食管。典型的急性甲状腺炎的组织学变化为甲状腺内大量中性粒细胞浸润、组织坏死;甲状腺滤泡破坏,血管扩张充血,有时可见细菌菌落。炎症后期恢复阶段有大量纤维组织增生。

(四)临床表现

一般急性起病,具有化脓性感染的共同特征。甲状腺肿大、疼痛,局部发热、触痛,常为一侧肿大,质地较硬。因甲状腺有包膜,即便有脓肿形成,局部波动感可不明显。有时伴耳、下颌或头枕部放射痛。早期颈前区皮肤红肿不明显,触痛显著。可有声嘶、呼吸不畅、吞咽困难,头后仰或吞咽时出现"喉痛"。通常无甲亢和甲减的症状和体征。可有畏寒、寒战、发热、心动过速等全身症状。

(五)实验室检查

1.一般检查

外周血提示白细胞计数升高、伴核左移,血培养可阳性,血沉增快。

2.甲状腺相关检查

甲状腺摄碘率、甲状腺功能正常;甲状腺核素扫描可见局部放射性低减区;细针穿刺细胞学检查可吸出脓液,镜检可见大量脓细胞、坏死细胞及组织碎片。

3.其他检查

B超显示甲状腺肿大,有大小不等的低回声、无回声区,或大面积液性暗区(图2-1);颈部X片提示左侧软组织包块;食管钡餐有助于发现来源于梨状窝的瘘管(图2-2)。CT扫描可评价邻近组织及感染向其他间隙蔓延的情况。

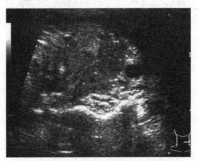

图2-1 急性化脓性甲状腺炎

超声显示低回声区,提示甲状腺内存在一脓肿

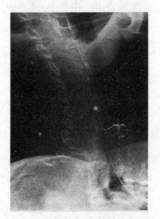

图2-2 食管吞钡显示梨状隐窝瘘管(侧位)

(六)诊断与鉴别诊断

1.诊断

对急性起病,颈前区疼痛肿块患者应考虑急性甲状腺炎的可能性,结合临床表现、实验室检查进行诊断与鉴别诊断(图2-3)。诊断依据为:①全身败血症症状,白细胞及中性粒细胞总数增高。②原有颈部化脓性感染,之后出现甲状腺肿大、疼痛。③B超引导下行细针穿刺细胞学检查及脓液培养可进一步明确诊断。

2.鉴别诊断

(1)亚急性甲状腺炎。鉴别要点:①亚甲炎甲状腺疼痛较轻,血沉明显升高,白细胞正常或轻度升高,甲状腺功能早期可升高。②亚甲炎甲状腺摄碘率降低,急性甲状腺炎摄碘率正常。若诊断有困难,可结合甲状腺细针穿刺活检。

(2)甲状腺肿瘤:应注意与甲状腺腺瘤、囊肿、甲状腺癌急性出血等情况相鉴别。迅速增长的未分化甲状腺癌也可出现颈前区疼痛、触痛等症状,但一般患者年龄较大,甲状腺穿刺液细菌培养阴性,抗生素治疗无效,甲状腺活检可明确诊断。

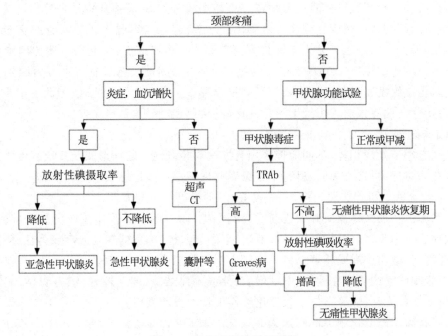

图 2-3　甲状腺炎诊断流程图

(七)治疗

一般对症处理包括卧床休息、补液、退热等。甲状腺局部处理原则为早期冷敷,晚期热敷。根据药敏结果,予以有效的抗生素、抗真菌药物抗感染治疗。必要时行外科探查和切开引流,清除炎性坏死甲状腺组织防止感染进一步扩散。

(八)预后

绝大多数患者经合理有效的抗感染治疗,预后良好,无后遗症。少数患者形成慢性甲状腺脓肿。若未治疗或治疗不彻底,甲状腺脓肿向周围组织穿破可形成严重并发症,如纵隔脓肿或气管/食管瘘,严重者脓肿可压迫气管导致窒息。

二、亚急性甲状腺炎

(一)定义

亚急性甲状腺炎(subacute thyroiditis,简称亚甲炎)又称 de Quervain 甲状腺炎、巨细胞性甲状腺炎、肉芽肿性甲状腺炎,是一种可自行恢复的甲状腺非细菌感染性疾病,多认为是病毒(包括流感病毒、柯萨奇病毒、腮腺炎病毒等)感染后引起的变态反应,以短暂疼痛的破坏性甲状腺组织损伤伴全身炎症反应为特征,是最常见的甲状腺疼痛性疾病。放射性痛和转移性痛为其特征,伴有甲状腺功能亢进症状、促甲状腺素水平降低、甲状腺摄碘率降低和红细胞沉降率升高等。

(二)流行病学

临床发病率约为 4.9/10 万,占甲状腺疾病的 0.5%～6.2%。男女发病比例为 1∶(3～6),30～50 岁女性发病率最高。

（三）病因

亚甲炎的病因尚不明确，多由病毒感染或病毒感染后变态反应引发。研究表明，多种病毒如柯萨奇病毒、腮腺炎病毒、流感病毒、腺病毒感染与本病有关，患者血液中常可检出这些病毒的抗体。而甲状腺组织切片中很少找到病毒包涵体或培养出病毒，因此甲状腺本身的病变可能不是病毒直接侵袭所致。该病也可发生于非病毒感染（如 Q 热或疟疾等）之后。遗传因素可能参与发病，有与人白细胞抗原（HLA）B35 相关的报道。疾病活动期，患者血清中可检测到多种甲状腺自身抗体，可能继发于甲状腺滤泡破坏后的抗原释放。为非特异性表现，因此亚甲炎不是一种自身免疫性疾病。偶有报道用干扰素治疗丙型肝炎可引起亚甲炎。

（四）临床表现

（1）该病有季节发病趋势，不同地理区域有发病聚集倾向。起病形式及病情程度不一。

（2）常在病毒感染后 1～3 周发病，半数患者有近期上呼吸道感染病史。体温不同程度升高，起病 3～4 天达高峰。可伴有肌肉疼痛、咽痛等，颈部淋巴结可肿大。

（3）甲状腺区特征性疼痛及肿大逐渐或突然发生，放射性痛及转移性疼痛为其特征性表现。转颈、吞咽动作可加重，常放射至同侧耳、咽喉、下颌、颏、枕、胸背部等处。疼痛为迁移性，初始可表现为一叶疼痛，继而扩展或转移至另一叶。亦有少数患者首先表现为孤立无痛性硬结节或声音嘶哑。甲状腺弥漫或不对称性轻、中度增大，伴或不伴结节，质地较硬，触痛明显，无震颤及血管杂音。病变局部无红、热等类似于急性化脓性甲状腺炎的表现。

（4）与甲状腺功能变化相关的临床表现。①初期（甲状腺毒症阶段）：历时 3～8 周；50％～75％的患者出现甲状腺毒症的临床表现，但容易被甲状腺疼痛或触痛所掩盖；无突眼及胫骨前黏液性水肿。偶有报道本病患者表现为低钾性麻痹，因而误诊为甲状腺功能亢进症，其同样为细胞外钾向细胞内转移所致。②中期（甲状腺功能减退阶段）：约 25％的患者在甲状腺激素合成功能尚未恢复之前进入此阶段，出现水肿、怕冷、便秘等症状，历时数月。③后期（甲状腺功能恢复阶段）：多数患者短时间（数周至数月）恢复正常功能。在甲状腺毒症向甲减转变过程中，可能检测到 TSH 和 fT_4 同时降低的情况，因而可能误诊为中枢性甲减。

（五）辅助检查

1.血细胞沉降率（ESR）

病程早期显著增快，可达 100 mm/h 以上；＞50 mm/h 时是对本病的有力支持，但 ESR 不增快也不能除外本病。

2.甲状腺功能

血清中 TT_3、TT_4 增高，与甲状腺摄碘率降低呈双向分离是其特点，可与甲亢鉴别。随着甲状腺滤泡上皮细胞破坏加重，储存激素殆尽，可出现一过性甲减。当炎性反应消退，甲状腺滤泡上皮细胞恢复，甲状腺激素水平及甲状腺摄碘率逐渐恢复正常。

3.摄碘率及甲状腺核素显像

早期甲状腺对碘无摄取或摄取低下，24 小时摄碘率小于 5％。甲状腺显像受炎性反应严重程度影响，当炎性反应累及整个甲状腺时，表现为整个颈部放射性本底明显增高，甲状腺模糊、轮廓不清。当病变只累及甲状腺某一部位时，甲状腺显影可见局部呈放射性稀疏、缺损区。

4.甲状腺超声检查

灵敏度较高，但特异性较差。病初因甲状腺滤泡水肿、破坏，超声检查可见片状规则低回声区，病灶以中心部位最低，边界模糊不清，后方回声稍增强，所有回声减低部位均有明显压痛。在恢复期由于淋巴细胞和浆细胞的浸润及一定程度纤维化性增生,超声可见甲状腺内不均匀回声增强并伴有小片状低回声区或伴轻微血运增加的等回声区。彩色多普勒血流显像(CDFI)检查发现异常回声周边有较丰富的血流信号,而内部血流信号较少,甲状腺上动脉流速增高不明显。与之不同,肿瘤则表现为异常回声区内部血流信号丰富,边缘缺乏。

5.甲状腺针吸细胞学检查(FNAC)

该病以滤泡细胞破坏为特征,可见分叶细胞、单核细胞、多核巨细胞浸润,微脓肿形成和纤维化。病程晚期往往见不到典型表现,纤维化病变明显时也可出现"干抽"现象。FNAC不作为诊断本病的常规检查,当诊断困难或合并其他甲状腺疾病时可考虑应用。

6.其他

该病导致甲状腺滤泡细胞破坏及甲状腺球蛋白(TG)水解,致使血清TG水平明显增高,与甲状腺破坏程度一致,且恢复很慢。C反应蛋白可增高。少数患者轻度贫血,血小板升高,早期白细胞可增高。甲状腺球蛋白抗体(TGAb)、甲状腺过氧化物酶抗体(TPOAb)阴性或水平很低。在疾病后期甚至恢复后,TGAb、TPOAb可一过性升高,但并不导致持续自身免疫反应。CT与MRI可发现甲状腺肿大、结节,增强后组织呈不均匀改变,但灵敏度较低,主要用于排除其他疾病,不作为常规检查项目。

(六)诊断

依据病史、症状、体征和实验室检查,一般诊断多无困难,但不典型病例常易误诊,国内报道误诊率为12%～48%。

(1)甲状腺肿大、疼痛、质硬、触痛,常伴上呼吸道感染的症状和体征(发热、乏力、食欲缺乏、颈淋巴结肿大等)。

(2)血沉增快。

(3)甲状腺摄碘率受抑制。

(4)一过性甲状腺毒症。

(5)血清TGAb和/或TPOAb阴性或低滴度。

(6)FNAC或活组织检查可见多核巨细胞或肉芽肿改变。

符合上述4项即可诊断亚甲炎。对于临床表现不典型者,应进行FNAC以明确诊断,尤其病变局限于单个结节或者单个侧叶者。有淋巴瘤或未分化癌误诊为亚甲炎的病例报道。

(七)鉴别诊断

除急性化脓性甲状腺炎和结节性甲状腺肿出血以外,诊断该病时还需与以下疾病鉴别。

1.桥本甲状腺炎

少数病例可以有甲状腺疼痛、触痛,活动期ESR可轻度升高,并可出现短暂性甲状腺毒症和摄碘率降低,但该病无全身症状。既往患有甲状腺肿或自身免疫性甲状腺病,具有高滴度TGAb和/或TPO-Ab有助于疼痛性桥本甲状腺炎的诊断。两病可合并存在,FNAC可明确诊断。

2.甲状腺癌

快速生长可出现局部疼痛,但无全身中毒症状,甲状腺质硬、表面不光滑,活动度差,可出现区域淋巴结肿大,FNAC可见肿瘤细胞。

(八)治疗

1.早期治疗

早期治疗以减轻炎性反应及缓解疼痛为目的。轻症可用阿司匹林(1～3 g/d,分次口服)、非甾体抗炎药(如吲哚美辛 75～150 mg/d,分次口服)等。

2.急性期

急性期首选肾上腺皮质激素类药物,初始剂量:泼尼松 30～40 mg/d,维持 1～2 周,根据症状、体征及血沉的变化缓慢减少剂量,总疗程 6 周以上。过快减量、过早停药可使病情反复,根据红细胞沉降率调整激素用量,当红细胞沉降率下降或恢复正常时,泼尼松开始减量。

糖皮质激素使用注意事项如下。

(1)糖皮质激素虽适用于疼痛剧烈、体温持续显著升高、水杨酸或其他非甾体抗感染药物治疗无效者,可缓解疼痛(24～48 小时),但是并不能在早期或晚期防止甲状腺功能异常。

(2)有报道以甲状腺摄碘率恢复正常作为糖皮质激素停药指征的观察组较以血沉降至正常作为停用指征的对照组复发率低。文献报道霍奇金淋巴瘤误诊为亚甲炎的患者应用激素后疼痛症状也可得到缓解,因此需警惕。

(3)部分患者对糖皮质激素治疗的反应不敏感,需考虑以下处理:①加用非甾体抗感染药。②反复发作者宜增加糖皮质激素原有剂量。③超声检查,必要时行 FNAC 和 CT 检查,除外其他甲状腺疾病如甲状腺癌或脓肿。

3.甲状腺毒症明显者

甲状腺毒症明显者,可以使用 β 肾上腺素能受体阻滞剂。病程中当甲状腺滤泡组织遭受破坏后,释放大量甲状腺素,可出现一过性“甲状腺功能亢进期”,可不处理或给予小剂量普萘洛尔,不用抗甲状腺功能亢进药物,症状缓解即停药,一般 2～3 周症状消失。甲状腺激素可应用于甲减症状明显、持续时间久者;由于 TSH 降低不利于甲状腺细胞恢复,故宜短期、小剂量使用,而大量应用甲状腺激素可能过度抑制 TSH,永久性甲减需长期替代治疗。

(九)预后

亚甲炎常在几周或几个月内自行缓解,整个病程为 6～12 个月。复发者罕见(2%～4%)。5%～10%的患者发生永久甲减,需终身替代治疗。文献报道超声检查所测低回声区体积并不能预测持续性甲减的发生。少数患者在本病之后又发生了 Graves 病。

三、慢性淋巴细胞性甲状腺炎

(一)定义与流行病学

慢性淋巴细胞性甲状腺炎(chronic lymphocytic thyroiditis,CLT)又称自身免疫性甲状腺炎,是一种以自身甲状腺组织为抗原的慢性炎症性自身免疫性疾病。包括两种类型:一为甲状腺肿型,即桥本甲状腺炎(Hashimoto thyroiditis,HT);另一为甲状腺萎缩型,即萎缩性甲状腺炎(atrophic thyroiditis,AT);临床上以 HT 常见。近年来 CLT 发病有增多趋势,在人群中的发病率可高达 22.5/10 万～40.7/10 万,西方国家 CLT 占甲状腺疾病的 10%,我国所占比例为 3%左右。各年龄段均可发病,但以 30～50 岁多见,90%发生于女性,且有家族多发倾向。

(二)病因与发病机制

病因目前尚不清楚,一般认为本病的发病是由多方面因素引起的。

1.遗传因素

CLT 具有一定的遗传倾向,10%～15%的 CLT 患者有家族史,目前肯定的遗传易感基因包括人类白细胞抗原(HLA)和细胞毒性 T 淋巴细胞相关抗原-4(CTLA-4)。

2.自身免疫因素

本病是公认的器官特异性自身免疫性疾病,特征是存在甲状腺过氧化物酶抗体(TPOAb)和甲状腺球蛋白抗体(TGAb)。TPOAb通过抗体介导的细胞毒(ADCC)作用和补体介导的细胞毒作用影响甲状腺激素的合成。CLT患者中TGAb IgG亚群的分布以IgG1、IgG2、IgG4为主,高滴度IgG1、IgG2的存在提示由亚临床甲减发展至临床甲减的可能。TSH受体刺激阻断性抗体(TSBAb)占据TSH受体,亦是甲状腺萎缩和功能低下的原因。

3.环境因素

(1)高碘:长期摄入高碘可导致甲状腺球蛋白的碘化增加,致使其抗原性增加而诱发免疫反应。

(2)硒缺乏:硒在甲状腺抗氧化系统和免疫系统及甲状腺激素的合成、活化、代谢过程中发挥重要的作用,硒缺乏可降低谷胱甘肽过氧化物酶的活性,导致过氧化氢浓度升高而诱发炎症反应。

(3)感染:感染可诱导自身抗原表达。受感染的病毒或细菌又因含有同甲状腺抗原类似的氨基酸序列,可通过"分子模拟"激活特异性CD4$^+$T淋巴细胞,该细胞促使CD8$^+$T淋巴细胞及B淋巴细胞浸润甲状腺,CD8$^+$T细胞可直接杀伤甲状腺细胞,B细胞则产生抗甲状腺抗体导致甲状腺细胞的破坏。

(4)其他:应用胺碘酮、IFN-α治疗、锂盐、吸烟等都与本病的发展有关。

4.凋亡

也有研究表明,CLT甲状腺细胞的破坏可能是浸润淋巴细胞局部释放的细胞因子所诱导的Fas死亡路径分子的不恰当表达和凋亡调控蛋白Bcl-2下调所致细胞凋亡的结果。

(三)病理

CLT腺体呈弥漫性肿大,色白或灰白,质地较硬韧,表面不平可稍呈结节状或可见一个至多个结节,切面均匀可呈分叶状。镜检可分为:①淋巴细胞型:滤泡上皮细胞多形性,有中至大量的淋巴细胞浸润。②嗜酸性粒细胞型:较多的胞浆丰富而红染的嗜酸性粒细胞及大量淋巴细胞浸润。③纤维型:显著的纤维化和浆细胞浸润。

(四)临床表现

本病的临床表现多种多样,可以甲状腺功能正常,也可表现为甲状腺功能减退、甲状腺功能亢进、颈痛和发热类似亚急性甲状腺炎症表现、有临床表现但甲状腺功能正常的假性甲状腺功能亢进或假性甲状腺功能减退、亚临床甲状腺功能减退、甲状腺弥漫性肿大、结节性肿大或只见甲状腺单个结节等多种类型。

1.病史及症状

本病多见于30~50岁女性,起病隐匿,发展缓慢病程较长,主要表现为甲状腺肿大,多数为弥漫性,少数可为局限性,部分以颜面、四肢肿胀感起病。

2.体格检查

甲状腺呈弥漫性或局限性肿大,质较硬但不坚且伴有韧感,边界清楚,无触痛,表面光滑,部分甲状腺可呈结节状,颈部淋巴结不肿大,部分可有四肢黏液性水肿。

(1)典型病例的临床表现:①发展缓慢,病程较长,早期可无症状,当出现甲状腺肿时,病程平均已达2~4年。②常见症状为全身乏力,许多患者没有咽喉部不适感,10%~20%患者有局部压迫感或甲状腺区的隐痛,偶尔有轻压痛。③甲状腺多为双侧对称性、弥漫性肿大,峡部及锥状叶常同时增大,也可单侧性肿大。甲状腺往往随病程发展而逐渐增大,但很少压迫颈部出现呼吸和吞咽困难。触诊时,甲状腺质地坚韧,表面可光滑或细砂粒状,也可呈大小不等的结节状,一般与周围组织无粘连,吞咽运动时可上下移动。④颈部淋巴结一般不肿大,少数病例也可伴颈部淋巴结肿大,但质软。

(2)不典型表现:值得注意的是,CLT 的临床表现往往并不典型,或与其他甲状腺疾病或自身免疫性疾病合并存在,主要的不典型表现有以下几点。①桥本甲亢:即 Graves 病和 CLT 合并存在,也可相互转化,患者可有甲亢的临床表现,高滴度 TGAb 和 TPOAb,可有 TSH 受体抗体(TSAb)阳性,甲状腺的^{131}I 吸收率增高,并且不受 T_3 所抑制,病理学同时有 Graves 病和 CLT 特征性改变。②突眼型:以浸润性突眼为主,可伴有甲状腺肿。甲状腺功能正常,TGAb、TPOAb 阳性,部分患者可测到 TSAb 及致突眼免疫球蛋白。③类亚急性甲状腺炎型:临床表现类似亚急性甲状腺炎,起病急,甲状腺增大伴疼痛,^{131}I 吸收率测定正常,T_3、T_4 正常,TGAb、TPOAb 高滴度阳性。④青少年型:CLT 约占青少年甲状腺肿大的 40%。青少年型 CLT 的甲状腺功能正常,TGAb、TPOAb 滴度较低,临床诊断比较困难。有部分患者甲状腺肿大较缓慢,称青少年增生型。甲状腺组织内缺乏嗜酸性粒细胞,往往无全身及其他局部症状,出现甲减的患者可影响生长发育。⑤伴发甲状腺肿瘤型:CLT 多伴发甲状腺癌,甚至为甲状腺癌的前兆,常表现为孤立性结节、质硬,TGAb、TPOAb 滴度较高,结节可能部分为甲状腺瘤或甲状腺癌,周围部分为 CLT。

故临床遇到下列情况时,应考虑合并肿瘤的可能,进行 FNAC 或切除活检:①甲状腺痛明显,甲状腺素治疗无效。②甲状腺素治疗后腺体不缩小反而增大。③甲状腺肿大伴颈部淋巴结肿大且有压迫症状。④腺体内有单个冷结节,不对称,质硬。⑤纤维化型(萎缩型):病程较长的患者,可出现甲状腺广泛或部分纤维化,表现为甲状腺萎缩,质地坚硬,TGAb 和 TPOAb 可因甲状腺破坏、纤维化而不高,甲状腺功能亦减退,组织切片显示与 CLT 相同。常误诊为原发性甲减或甲状腺癌,是导致成年人黏液性水肿的主要原因之一。⑥伴发其他自身免疫性疾病:表现为多发性自身免疫性疾病,如 CLT 伴白癜风、艾迪生病、糖尿病、恶性贫血、斑秃(图 2-4)、特发性甲状旁腺功能低下、重症肌无力、系统性红斑狼疮等疾病,也有人称"自身免疫性多腺体衰竭综合征"或"多肉芽肿衰竭综合征"。如多发性内分泌腺瘤综合征Ⅱ型(艾迪生病,AITD,1 型糖尿病,性腺功能减退症)的表现之一。⑦桥本脑病:严重而罕见,临床表现可为以下 2 种类型。血管炎型:以脑卒中样发作反复出现为特征。弥漫性进展型:可出现意识障碍、精神错乱、嗜睡或昏迷。脑脊液检查异常,表现为蛋白含量升高,单核细胞增多。甲状腺抗体阳性,尤其是 TPOAb 滴度高。甲状腺激素水平一般正常或偏低。脑电图可出现异常。本病治疗以皮质激素效果好,甲状腺素也有较好的疗效。

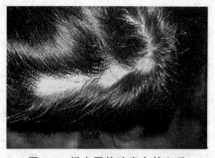

图 2-4　桥本甲状腺炎合并斑秃

（五）辅助检查

1.实验室检查

（1）早期甲状腺功能可正常，桥本甲亢者甲状腺功能轻度升高，随着病程进展，T_3、T_4 可下降，TSH 升高，TPOAb、TGAb 阳性，二者（放射免疫双抗体测定法）大于 50％有诊断意义，但自身抗体阴性不能否定 CLT 的诊断。

（2）过氯酸钾排泌试验约 60％阳性。

（3）血清丙种球蛋白增高，清蛋白下降。

2.病理检查

FNAC 或病理切片，可见淋巴细胞和浆细胞，甲状腺滤泡上皮细胞可表现增生、缩小、萎缩、结构破坏及间质纤维组织增生等不同改变。有时 HE 切片难以区别良、恶性，需采用免疫组化法染色进行鉴别。FNAC 创伤小，不易造成穿刺道癌细胞脱落转移及容易被医师和患者接受的优点，是美国《甲状腺结节和分化型甲状腺癌诊治指南》中 A 级推荐方法，认为是最准确、最有效的方法，结果可分为良性、恶性、可疑恶性和不能诊断 4 种，对甲状腺疾病的敏感性达 86％，精确率 75％，但也存在一定的假阴性率，特别是对于甲状腺滤泡性疾病不能诊断。另外，细针穿刺细胞学检查必须具有以下 3 个条件：①样本的量足够。②由经验丰富的细胞学家读片。③穿刺到所指定的病变部位，否则常可误诊或漏诊。

3.影像学检查

（1）甲状腺超声：峡部增厚，弥漫性低回声内出现短线状强回声并形成分隔状或网格状改变，对本病诊断具有较高的特异性。

（2）甲状腺放射性核素显像：表现为显影密度不均，呈不规则的稀疏与浓集区，边界不清或为"冷"结节。

（3）甲状腺摄碘率：此病后期甲状腺摄^{131}I 率逐渐降低，出现明显甲减表现。

（4）CT 和 MRI 检查：除可了解甲状腺本身的情况外，还可明确其与周围组织的关系。CT 扫描表现为甲状腺两叶对称性弥漫性增大或一叶腺体增大更为明显，密度均匀，明显减低，接近软组织密度，无腺内更低密度结节影及钙化影，边界清楚，增强扫描呈均匀强化。

（六）诊断

目前对 CLT 的诊断标准尚未统一，应用最多的还是 1975 年 Fisher 提出的 5 项诊断指标：①甲状腺弥漫性肿大，质坚韧，表面不平或有结节。②TGAb、TPOAb 阳性。③血 TSH 升高（正常者 <10 ng/dL）。④甲状腺扫描有不规则浓聚或稀疏。⑤过氯酸钾排泌试验阳性。5 项中具有 2 项可拟诊，具有 4 项者可确诊。这个标准在多数情况下是适用的，诊断正确率为 70％～90％。

一般在临床中只要具有典型 CLT 临床表现，血清 TGAb、TPOAb 阳性即可临床诊断为 CLT。但具有典型表现者较少，非典型病例常被误诊为甲状腺其他疾病，据统计手术治疗的 CLT 术前误诊率可达 75％～100％，因此对临床表现不典型者，需要有高滴度的抗甲状腺抗体测定方能诊断。对这些患者如查血清 TGAb、TPOAb 为阳性，应给予必要的影像学检查协诊，并给予甲状腺素诊断性治疗，必要时应以 FNAC 或冷冻切片组织学检查确诊。

（七）鉴别诊断

该病需与以下疾病相鉴别。

1.Riedel 甲状腺炎

Riedel 甲状腺炎又称慢性纤维性甲状腺炎，可有不同程度的甲状腺肿大，甲状腺结构破坏被大量纤维组织取代。病变常超出甲状腺,侵袭周围组织,产生压迫症状,如吞咽、呼吸困难、声嘶、喉鸣等。压迫症状与甲状腺肿大程度不成正比。T_3、T_4、TSH、^{131}I 摄取率大多正常。当病变侵犯甲状腺两叶时,T_3、T_4、TSH、^{131}I 摄取率低于正常。主要确诊依赖于病检。

2.弥漫性毒性甲状腺肿(Graves 病)

桥本甲亢与 Graves 病临床均可见代谢亢进等表现,桥本甲亢的临床症状较轻微,不伴或较少出现突眼和胫前黏液性水肿。桥本甲亢患者可检出高效价的 TGAb 和 TPOAb,T_3、T_4 轻度升高;Graves 病亦可出现 TGAb 和 TPOAb,但滴度较低,T_3、T_4 明显升高。放射性核素显像桥本甲亢时甲状腺显影密度不均,呈不规则的浓集和稀疏;Graves 病时甲状腺呈均匀的放射性浓集区。甲状腺摄碘率桥本甲亢时正常或增高,但可被 T_3 抑制;而 Graves 病患者的摄碘率明显增高,且不能被 T_3 抑制。

3.甲状腺癌

CLT 中甲状腺癌的发生率为 5%～17%,比普通人群高 3 倍。二者均可有甲状腺结节样改变,但甲状腺癌结节质硬、固定,肿大的甲状腺或甲状腺结节在近期内显著增大,压迫喉返神经、声音嘶哑是甲状腺癌的晚期特征。甲状腺癌核素显像显示局部改变,而 CLT 核素显像的改变呈弥漫性。

4.甲状腺恶性淋巴瘤

病理学家观察到几乎所有恶性淋巴瘤患者的甲状腺组织都存在不同程度的 HT 表现。也有认为重度慢性淋巴细胞性甲状腺炎可向恶性淋巴瘤转变。多数甲状腺恶性淋巴瘤的肿块增大迅速,颈淋巴结肿大,很快出现压迫症状,甲状腺扫描为冷结节,两者鉴别并不困难。然而 HT 合并恶性淋巴瘤,尤其是无肿块的甲状腺恶性淋巴瘤的区别较难,需做病理学检测。

(八)治疗

从临床经验看,半数以上 CLT 患者不需要治疗,部分患者需应用甲状腺激素替代治疗,只有少数情况需要外科处理。

1.内科治疗

(1)限碘:限制碘摄入量在安全范围(尿碘 100～200 $\mu g/L$)有助于阻止甲状腺自身免疫破坏进展。

(2)随诊观察:①甲状腺功能正常者。②合并亚临床甲减(仅有 TSH 升高),TSH<10 mU/L。

(3)甲状腺激素替代治疗:①合并亚临床甲减,TSH>10 mU/L。②合并临床甲减(TSH 升高且 T_3 和/或 T_4 降低)者。甲状腺激素替代治疗通常予 L-T_4 50～100 $\mu g/d$,逐步增至 200～300 $\mu g/d$,直至腺体缩小,TSH 降至正常,然后逐步调整至维持量。

(4)合并甲亢者:一般不用抗甲状腺药物,为控制甲亢症状可用 β 受体阻滞剂(如普萘洛尔)治疗,个别甲亢症状不能控制者可适当应用小剂量抗甲状腺药物,但时间不宜太长,并根据甲状腺功能监测情况及时调整剂量或停药,以免导致严重甲减。

(5)甲状腺迅速肿大、伴局部疼痛或压迫症状时,可给予糖皮质激素治疗(泼尼龙 30 mg/d,分 3 次口服,症状缓解后逐渐减量,代之以 L-T_4 口服)。

(6)细胞因子调节、基因治疗、补硒治疗等方法也为本病治疗展示了新的途径,但还未广泛应用于临床。

2.外科治疗

长期以来对 CLT 是否需要外科治疗一直存在争议。一种观点认为 CLT 是自身免疫性疾病,呈慢性经过,发展趋势是永久性甲减,任何不恰当的手术治疗都将加速甲减的进程,手术并不能从根本上治疗 CLT,因此主张首选药物治疗。另一种观点则认为切除部分甲状腺组织可降低免疫负荷,增加药物治疗效果,并取得病理诊断或早期发现并发癌,如果手术方式选择恰当,甲状腺功能减退发生率仅为 4.7%～9.7%,手术治疗安全可行。目前多数学者认为对 CLT 手术指征应适当放宽,特别是对年轻女性,但应合理选择手术方式,即遵循个体化治疗方案。

手术指征:①甲状腺肿大,压迫症状明显,如呼吸困难,给予甲状腺素治疗 2～3 个月后无效(结节或甲状腺缩小不明显并有压迫症状)。②增大的甲状腺影响美容。③甲状腺结节大于 2 cm,扫描为冷结节、质硬高度怀疑癌(结节迅速增大、单发实性结节、结节有钙化或针吸怀疑有癌细胞)。④甲状腺疼痛明显,尤其是复发性疼痛,对症处理无效者。⑤并发甲亢反复发作,或并发重度甲亢者。

手术方式的选择应根据手术目的和冷冻切片检查结果确定,可遵循如下原则。

(1)单纯性 CLT,至少需完整保留一侧腺叶,或仅作峡部切除以缓解压迫症状。

(2)并发重度甲亢者,可做双侧甲状腺次全切除术。

(3)并发甲状腺腺瘤或结节性甲状腺肿者,需切除可见病灶,并尽量多保留甲状腺组织。

(4)CLT 并甲状腺癌的手术方式,既要考虑甲状腺癌的根治性原则,又要兼顾 CLT 的特殊性:①术前针吸细胞学检查或术中冷冻切片检查明确诊断并发甲状腺癌者,根据甲状腺癌的根治性原则选择手术方式。②术中冷冻切片排除并发甲状腺癌者,施行峡部和可疑结节切除术。③术中冷冻切片不能确诊或术中冷冻切片漏诊,术后石蜡切片确诊并发甲状腺癌者,根据甲状腺癌的根治性原则再手术。

(王婷婷)

第三节　甲状腺结节

一、概述

甲状腺结节是临床常见疾病。流行病学调查显示,在一般人群中采用触诊的方法,甲状腺结节的检出率为 3%～7%,采用高分辨率超声,其检出率可达 19%～67%。甲状腺结节在女性和老年人群中多见。虽然甲状腺结节的患病率很高,但仅有约 5%的甲状腺结节为恶性,因此甲状腺结节处理的重点在于良恶性的鉴别。

二、病因及分类

多种甲状腺疾病都可以表现为甲状腺结节,包括局灶性甲状腺炎症、甲状腺腺瘤、甲状腺囊肿、结节性甲状腺肿、甲状腺癌、甲状旁腺腺瘤或囊肿、甲状舌管囊肿等。此外,先天性一叶甲状腺发育不良而另一叶甲状腺增生,以及甲状腺手术后及放射性碘治疗后残留甲状腺组织的增生亦可以表现为甲状腺结节。

常见病因:①局灶性甲状腺炎。②多结节性甲状腺肿的显著部分。③甲状腺囊肿,甲状旁腺囊肿,甲状舌管囊肿。④一叶甲状腺发育不良。⑤术后残留甲状腺的增生或瘢痕形成。⑥放射性碘治疗后残留甲状腺组织的增生。⑦良性腺瘤：滤泡性、单纯型、胶样型（大滤泡型）、胎儿型（小滤泡型）、胚胎型（梁状型）、Hurther细胞（嗜酸性粒细胞型）；甲状旁腺腺瘤；其他少见类型如畸胎瘤、脂肪瘤、血管瘤等。⑧甲状腺恶性肿瘤：乳头状甲状腺癌、滤泡状甲状腺癌、甲状腺髓样癌、未分化甲状腺癌、转移癌、甲状腺肉瘤、甲状腺淋巴瘤。

三、诊断

甲状腺结节诊断的首要目的是确定结节为良性还是恶性，可以通过询问病史、物理检查、甲状腺细针穿刺细胞学检查及超声、CT扫描等确定诊断（图2-5）。

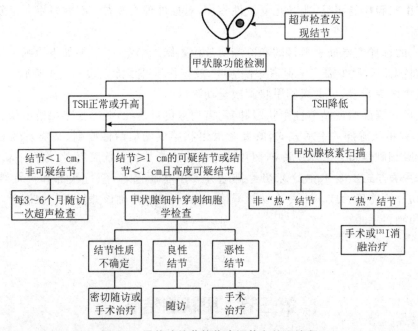

图2-5 甲状腺结节的临床评估和处理流程

（一）病史及体格检查

目前已知的影响结节良恶性的因素包括年龄、性别、放射线照射史、家族史等。儿童及青少年甲状腺结节中恶性的比率明显高于成人。年龄在60岁以上者恶性的比率增加，且未分化癌的比例明显增高。成年男性甲状腺结节的患病率较低，但恶性的比例高于女性。与甲状腺癌发生相关的最重要的危险因素为放射线暴露，既往有头颈部放射照射史及核素辐射史者，甲状腺结节和甲状腺癌的发生率明显增高。患者的家族史对甲状腺结节的判定也有一定的帮助，有甲状腺肿家族史和地方性甲状腺肿地区居住史者甲状腺肿的发生率较高。有甲状腺癌家族史及近期出现的甲状腺结节增长较快，或伴有声音嘶哑、吞咽困难和呼吸道梗阻者提示可能为恶性。

大多数甲状腺结节患者没有临床症状，仅表现为无痛性颈部包块，合并甲状腺功能异常时，可出现相应的临床表现，部分患者由于结节侵犯周围组织出现声音嘶哑、压迫感、呼吸/吞咽困难等压迫症状。甲状腺的肿块有时较小，不易触及，容易漏诊。检查时要求患者充分暴露颈部，仔细触诊。正常的甲状腺轮廓视诊不易发现，若看到甲状腺的外形常提示甲状腺肿大。触诊检查时要注意甲状腺的大小、质地、有无肿块及肿块的数目、部位、边界、活动度、肿块有无压痛及颈部有无肿大的淋巴结等，提示恶性病变的体征包括结节较硬、与周围组织粘连固定、局部淋巴结肿大等。

（二）实验室检查

甲状腺结节患者均应行甲状腺功能检测。血清促甲状腺激素（thyroid stimulating hormone,TSH）水平降低提示可能为自主功能性或高功能性甲状腺结节,需行甲状腺核素扫描进一步判断结节是否具有自主摄取功能,功能性或高功能性甲状腺结节中恶性的比例极低。甲状腺自身抗体阳性提示存在桥本甲状腺炎,但不排除同时伴有恶性疾病,因乳头状甲状腺癌和甲状腺淋巴瘤可与桥本甲状腺炎并存。甲状腺球蛋白（thyroglobulin,Tg）是甲状腺产生的特异性蛋白,由甲状腺滤泡上皮细胞分泌,多种甲状腺疾病可引起血清 Tg 水平升高,包括分化型甲状腺癌、甲状腺肿、甲状腺组织炎症或损伤、甲状腺功能亢进症等,因此血清 Tg 测定对甲状腺结节的良恶性鉴别没有帮助,临床主要用于分化型甲状腺癌手术及清甲治疗后的随访监测。分化型甲状腺癌行甲状腺全切及^{131}I清甲治疗后,体内 Tg 很低或测不到,在随访过程中如果血清 Tg 升高提示肿瘤复发。降钙素由甲状腺滤泡旁细胞（C 细胞）分泌,降钙素升高是甲状腺髓样癌的特异性标志,如疑及甲状腺髓样癌应行血清降钙素测定。

（三）超声检查

高分辨率超声检查是评估甲状腺结节的首选方法,该检查可以探及直径 2 mm 以上结节,已在甲状腺结节的诊断过程中广泛使用。颈部超声可确定甲状腺结节的大小、数量、位置、囊实性、形状及包膜是否完整、有无钙化、血供及与周围组织的关系等情况;同时还可评估颈部有无肿大淋巴结及淋巴结的大小、形态和结构特点,该检查是区分甲状腺囊性或实性病变的最好无创方法。此外,对甲状腺良恶性病变的鉴别也有一定价值。以下超声征象提示甲状腺癌的可能性大:①实性低回声结节。②结节内血供丰富。③结节形态和边缘不规则,"晕征"缺如。④微小钙化。⑤同时伴有颈部淋巴结超声影像异常,如淋巴结呈圆形、边界不规则、内部回声不均或有钙化、皮髓质分界不清、淋巴门消失等。在随访过程中超声检查还可以较客观地监测甲状腺结节大小的变化。较小而不能触及的结节可在超声引导下进行细针穿刺。甲状腺癌术后患者进行定期颈部超声检查可以帮助确定有无局部复发。

（四）甲状腺核素显像

甲状腺核素显像适用于评估直径>1 cm 的甲状腺结节,根据对放射性核素的摄取情况,甲状腺结节可以分为"热"结节、"温"结节、"冷"结节。除极少数的滤泡状甲状腺癌外,绝大多数可自主摄取放射性核素的"热"结节均为良性病变。放射性核素的摄取与周围组织相似或略高于周围组织的"温"结节通常也为良性。甲状腺恶性肿瘤通常表现为放射性核素摄取极低的"冷"结节,但冷结节中只有不足 20％为恶性,80％以上为良性,如甲状腺囊性病变、局灶性甲状腺炎等都表现为"冷"结节。核素显像在甲状腺结节良恶性鉴别中的作用有限,只有甲状腺结节为高功能者首选核素扫描,核素扫描不作为甲状腺结节的首选检查。

有些化学物质与癌组织的亲和力较高,经同位素标记后用于亲肿瘤甲状腺显像,如^{99m}锝-甲氧基异丁基异腈（^{99m}Tc-MIBI）、^{201}铊（^{201}Tl）、^{131}铯（^{131}Cs）等。虽然它们与恶性肿瘤的亲和力较高,扫描常呈阳性（即浓聚放射性物质）,但并不是特异性的。有些代谢较活跃的组织（如自主功能性甲状腺腺瘤）或富含线粒体的组织（如桥本甲状腺炎的嗜酸性细胞）也可呈阳性。因此,对这些亲肿瘤现象的结果必须结合其他资料综合分析。

PET/CT 显像是目前较为先进的核医学诊断技术,^{18}F-FDG 是最重要的显像剂。PET 显像能够反映甲状腺结节摄取和代谢葡萄糖的状态,但并非所有的甲状腺恶性结节都在^{18}F-FDG PET 显像中表现为阳性,某些良性结节也会摄取^{18}F-FDG,因此单纯依靠^{18}F-FDG PET 显像也不能准确鉴别甲状腺结节的良恶性。

(五)放射学诊断

CT 和 MRI 作为甲状腺结节的诊断手段之一,可以显示结节与周围组织解剖结构的关系,明确病变的范围及其对邻近器官和组织的侵犯情况,如对气管、食管等有无压迫和破坏,颈部淋巴结有无转移等,但它们在评估甲状腺结节的良恶性方面并不优于超声。CT 和 MRI 检查对微小病变的显示不及超声,但对胸骨后病变的显示较好。

(六)甲状腺细针抽吸细胞学检查

甲状腺细针抽吸细胞学检查(fine needle aspiration biopsy,FNAB)是甲状腺结节诊断过程中的首选检查方法,该方法简便、安全、结果可靠,对甲状腺结节的诊断及治疗有重要价值,被视为术前诊断甲状腺结节的金标准,通常分为恶性、可疑恶性、不确定性及良性。甲状腺细针穿刺对甲状腺乳头状癌、甲状腺髓样癌和未分化甲状腺癌等具有可靠的诊断价值,由于甲状腺滤泡状癌和滤泡细胞腺瘤的区别为有无包膜和血管浸润,因此细胞学检查一般无法区分甲状腺滤泡状癌和滤泡状腺瘤。

凡直径>1 cm 的甲状腺结节,均可考虑 FNAB 检查。直径<1 cm 的甲状腺结节,如存在下述情况可考虑超声引导下细针穿刺:①超声提示结节有恶性征象。②伴颈部淋巴结超声影像异常。③童年期有颈部放射线照射史或辐射暴露史。④有甲状腺癌病史或家族史。⑤[18]F-FDG PET 显像阳性。

甲状腺粗针穿刺也可以获得组织标本供常规病理检查所用。如细胞学不能确定诊断且结节较大者可行粗针穿刺病理检查,但不足之处是创伤较大。

(七)分子生物学检测

经 FNAB 仍不能确定良恶性的甲状腺结节,对穿刺标本或外周血进行甲状腺癌的分子标志物检测,如 *BRAF* 突变、*Ras* 突变、*RET/PTC* 重排等,能够提高诊断准确率。*BRAF* 基因突变和 *RET/PTC* 重排对甲状腺乳头状癌的诊断具有较好的特异性。*RAS* 基因突变虽然对甲状腺乳头状癌和甲状腺滤泡状癌并非特异,但其同样具有临床意义。如细胞学检查为"滤泡性病变"同时伴 RAS 突变阳性,提示为滤泡变异型乳头状甲状腺癌或甲状腺腺瘤。RET 基因突变与遗传性甲状腺髓样癌的发生有关。

四、治疗

甲状腺结节的临床评估和处理流程。这里主要讨论良性甲状腺结节的治疗原则。一般来说,良性甲状腺结节可以通过以下方式处理。

(一)随访观察

多数良性甲状腺结节仅需定期随访,无须特殊治疗,如果无变化可以长期随访观察。少数情况下可选择下述方法治疗。

(二)手术治疗

良性甲状腺结节一般不需手术治疗。手术治疗的适应证包括:①出现与结节明显相关的局部压迫症状。②合并甲状腺功能亢进,内科治疗无效。③结节位于胸骨后或纵隔内。④结节进行性生长,临床考虑有恶变倾向或合并甲状腺癌高危因素者。因外观或思想顾虑过重影响正常生活而强烈要求手术者,可作为手术的相对适应证。

(三)甲状腺激素抑制治疗

良性病变可直接行甲状腺激素抑制治疗,也可用于随访过程中结节增大者。TSH 抑制治疗的原理是,应用 $L\text{-}T_4$ 将血清 TSH 水平抑制到正常低限或低限以下,从而抑制和减弱 TSH 对甲状腺细胞的促生长作用,达到缩小甲状腺结节的目的。在抑制治疗过程中结节增大者停止治疗,直接手术或重新穿刺。抑制治疗 6 个月以上结节无变化者也停止治疗,仅随访观察。长期甲状腺激素抑制治疗可引发心脏不良反应(如心率增快、心房颤动、左心室增大、心肌收缩性增强、舒张功能受损等)和骨密度降低。男性和绝经前女性患者可在治疗起始阶段将 TSH 控制在<0.1 mU/L,1 年后若结节缩小则甲状腺激素减量使用,将 TSH 控制在正常范围下限。绝经后女性治疗目标为将 TSH 控制于正常范围下限。在治疗前应权衡利弊,不建议常规使用 TSH 抑制疗法治疗良性甲状腺结节,老年、有心脏疾病及骨质疏松者使用甲状腺激素抑制治疗更应慎重。

(四)^{131}I 治疗

^{131}I 主要用于治疗有自主摄取功能并伴有甲状腺功能亢进症的良性甲状腺结节。妊娠期或哺乳期是 ^{131}I 治疗的绝对禁忌证。^{131}I 治疗后 2～3 个月,有自主功能的结节可逐渐缩小,甲状腺体积平均减少 40%;伴有甲状腺功能亢进症者在结节缩小的同时,甲状腺功能亢进症症状、体征可逐渐改善,甲状腺功能指标可逐渐恢复正常。如 ^{131}I 治疗 4～6 个月后甲状腺功能亢进症仍未缓解、结节无缩小,应结合患者的临床表现和相关实验室检查结果,考虑再次给予 ^{131}I 治疗或采取其他治疗方法。^{131}I 治疗后,约 10% 的患者于 5 年内发生甲减,随时间延长甲减发生率逐渐增加。因此,建议患者治疗后每年至少检测一次甲状腺功能,如监测中发现甲减,要及时给予 $L\text{-}T_4$ 替代治疗。

(五)其他治疗

治疗良性甲状腺结节的其他方法还包括超声引导下经皮无水酒精注射、经皮激光消融术等。采用这些方法治疗前,必须先排除恶性结节的可能性。

(王婷婷)

第四节　单纯性甲状腺肿

一、病因

(1)碘缺乏:可以肯定碘缺乏是引起本病的主要因素,外环境缺碘时,机体通过增加激素合成,改变激素成分,提高肿大甲状腺组织对正常浓度促甲状腺素(TSH)的敏感性来维持甲状腺正常功能,这是机体代偿性机制,实际上是甲状腺功能不足现象。但是,这种代偿机能是有一定限度的,当机体长期处于严重缺碘而不能获得纠正时,就会因代偿失调发生甲状腺功能低下。青春期、妊娠期、哺乳期、绝经期妇女,全身代谢旺盛,对激素需要量相对增加,引起长期 TSH 过多分泌,促使甲状腺肿大,这种情况是暂时性的。

(2)化学物质致生物合成障碍:非流行地区是由于甲状腺激素生物合成、分泌过程中某一环节的障碍,过氯酸盐、硫氰酸盐等可妨碍甲状腺摄取无机碘化物,磺胺类药、硫脲类药、含有硫脲的萝卜、白菜等能阻止甲状腺激素的生物合成,引起甲状腺激素减少,也会增加 TSH 分泌增多促使甲状腺肿大。

(3)遗传性先天性缺陷:遗传性先天性缺陷,缺少过氧化酶、蛋白水解酶,也会造成甲状腺激素生物合成、分泌障碍,导致甲状腺肿大。

(4)结节性甲状腺肿继发甲亢:结节性甲状腺肿继发甲亢其原因尚不清楚。目前认为是由于甲状腺内自主功能组织增多,在外源性碘摄入条件下发生自主性分泌功能亢进。所以,甲状腺内自主功能组织增强是继发甲亢的基础。文献报道,绝大多数继发甲亢患者在发病前甲状腺内有结节存在,结节一旦形成即永久存在,对碘剂、抗甲状腺药物治疗无效。因此,绝大多数甲状腺结节有变为自主分泌倾向。据 N.D.查尔克斯报道,结节性甲状腺肿(简称结甲)66％在功能组织内有自主区域,给予大剂量碘可能发展为 Plummer 病(结甲继发甲亢)。Plummer 病特有征象为功能组织是自主的,既不被 T_3、T_4 抑制,也不被 TSH 刺激,一旦供碘充足,就无节制的产生过多甲状腺激素。总之,摄取碘过多是继发甲亢发生的外因,甲状腺本身存在的结节,自主性功能组织增强,是继发甲亢发生的内因,外因通过内因而起作用,此时继发甲亢明显而持久。

(5)甲状腺疾病与心血管病的关系:甲状腺疾病与心血管疾病的关系早已被人们注意。多数人推荐,对所有后半生心脏不好的患者,血清 T_3、T_4 测定作为常规筛选过程。继发甲亢时儿茶酚胺产生增加,引起心肌肥厚、扩张、心律不齐、心肌变性,导致充血性心力衰竭,是患者死亡的原因。继发甲亢治愈后,心脏病的征象随之消失。有人认为,继发甲亢仅是原发心脏病的加剧因素。

(6)结甲合并高血压:结甲合并高血压发病率较高,继发甲亢治愈后血压多数能恢复正常。伴有高血压结甲患者,血液中有某种物质可能是 T_3,高血压是 T_3 毒血症的表现。T_3 毒血症是结甲继发甲亢的早期类型。T_3 引起高血压可能是通过抑制单胺氧化酶、N-甲基转移酶以减少儿茶酚胺的分解速度,使中枢、周围神经末梢儿茶酚胺蓄积,甲状腺激素可能增强心血管组织对儿茶酚胺的敏感性,T_3 可通过加压胺的作用使血压增高。T_3 增多,可能为病史较久的结甲自主性功能组织增加,摄碘量不足时优先分泌 T_3 之故。说明结甲合并高血压是隐性继发甲亢的表现形式。

(7)患者长期处于缺碘环境中,患病时间长,在此期间缺碘环境改变或给予某些治疗可使病理改变复杂化。由于机体长期严重缺碘,合成甲状腺激素不足,促使垂体前叶 TSH 反馈性增高,甲状腺滤泡上皮增生,胶质增多,胶质中存在不合格甲状腺球蛋白。缺碘暂时缓解时甲状腺滤泡上皮细胞可重新复原,但增多的胶质并不能完全消失。若是缺碘反复出现,则滤泡呈持续均匀性增大,形成胶质性弥漫性甲状腺肿。弥漫性增生、复原反复进行时,在甲状腺内有弥漫性小结节形成,这些胶质性结节胶质不断增多而形成潴留性结节。在肿大甲状腺内某些区域对 TSH 敏感性增高呈明显过度增生,这种局灶性增生发展成为可见的甲状腺结节,结节中央常因出血、变性、坏死发生中央性纤维化,并向包膜延伸形成纤维隔,将结节分隔成大小不等若干小结节,以右侧为多。在多数结节之间的甲状腺组织仍然有足够维持机体需要的甲状腺功能,在不缺碘的情况下一般不引起甲状腺功能低下(甲减),但处于临界点的低水平。结甲到晚期结节包膜增厚,血管病变,结节间甲状腺组织被结节压迫,发生血液供应障碍而变性、坏死、萎缩,失去功能,出现甲减症状。

(8)甲状腺激素过多、不足均可引起心血管病变,年老、久病的巨大结节性甲状腺肿患者,由于心脏负担过重,亦可致心脏增大、扩张、心力衰竭。

(9)结甲钙化发生率为 85.0%～97.8%,也可发生骨化。主要是由于过度增生、过度复原反复进行,结节间血管变性、纤维化、钙化。甲状腺组织内出血、供血不良、纤维增生是构成钙化的重要因素。

(10)结甲囊性变发生率为 22%,是种退行性变。按囊内容物分为胶性、血性、浆液性、坏死性、混合性。

(11)结甲继发血管瘤样变是晚期结甲的退行性改变,手术发现率为 14.4%。结节周围或整个腺体被扩张交错的致密血管网所代替,与海绵状血管瘤相似,有弹性感,加压体积略缩小,犹如海绵,无血管杂音,为无功能冷结节。

(12)结甲继发甲状腺炎。化脓性甲状腺炎见于结节坏死、囊肿合并感染,溃破后形成瘘管。慢性淋巴性甲状腺炎为免疫性甲状腺炎病理改变,病变分布极不均匀,主要存在于结节周围甲状腺组织中。

(13)结节巨大包块长期直接压迫,引起气管软骨环破坏、消失,由纤维膜代替,或软骨环变细、变薄,弹性减弱,导致气管软化。发生率为 2.7%。

二、诊断

(1)结节性甲状腺肿常继发甲减症状,临床表现皮肤苍白或蜡黄、粗糙、厚而干、多脱屑,四肢冷,黏液性水肿。毛发粗,少光泽,易脱落,睫毛、眉毛稀少,是由于黏多糖蛋白质含量增加所致。甲状腺肿大,且为多结节型较大甲状腺肿,先有甲状腺肿以后继发甲减。心肌收缩力减退,心动过缓,脉率缓慢,窦性心动过缓,低电压 T 波低平,肠蠕动变慢,故患者厌食、便秘、腹部胀气、胃酸缺乏等。肌肉松软无力,肌痉挛性疼痛,关节痛,骨密度增高。跟腱反射松弛时间延长。面容愚笨,缺乏表情,理解、记忆力减退。视力、听力、触觉、嗅觉迟钝,反应减慢,精神失常,痴呆,昏睡等。性欲减退,阳痿,月经失调,血崩,闭经,易流产,肾上腺功能减退,呼吸、泌尿、造血系统均有改变。在流行区任何昏迷患者,若无其他原因解释都应考虑甲减症导致的昏迷。基础代谢率(BMR)-50%～-20%。除脑垂体性甲减症外,血清胆固醇值均有显著增高。甲状腺^{131}I 摄取率显著降低。血清 FT_3 值低于 3 pmol/L,FT_4 值低于 9 pmol/L。TSH 可鉴别甲减的原因是轻度甲减 TSH 值增高。若 FT_3 值正常、TSH 值升高,甲状腺处于代偿阶段。TSH 值低或对促甲状腺激素释放激素(TRH)无反应,为脑垂体性甲减。甲状腺正常,TSH 偏低或正常,对 TRH 反应良好,为下丘脑性甲减。血清甲状腺球蛋白抗体(ATG)、甲状腺微粒抗体(ATM)阳性反应为原发性甲减。有黏液性水肿可除外其他原因甲减。甲减症经 X 线检查心脏扩大、心搏缓慢、心包积液,为黏液性水肿型心脏病。心电图检查有低电压、Q-T 间期延长、T 波异常、心动过缓、心肌供血不足等。

(2)结节性甲状腺肿合并高血压除有血压增高、甲状腺肿大、压迫症状外,还有心悸、气短、头晕等,无眼球突出、震颤。收缩压≥23.1 kPa(160 mmHg),舒张压≥12.7 kPa(95 mmHg),符合二者之一者可诊断为结甲合并高血压症,血压完全恢复正常水平为痊愈,收缩压、舒张压其中一项在可疑高血压范围为好转。

(3)临床上以 X 线摄片检查结节性甲状腺肿钙化较为方便可靠,并能显示钙化形态。以往甲状腺钙化被认为是良性结节退化,由于乳头状癌也可发生钙化,故引起学者们的重视。甲状腺癌钙化率约 62.5%。良性肿瘤多呈斑片状、团块状、颗粒大、密度高、边缘清楚,圆形或弧形钙化表示肿块有囊性变。乳头状癌中有砂粒瘤形成,可发生在腺泡内或间质中,常见于乳头尖端,可能是乳头尖端组织发生纤维性变、透明样变。由于体液内外环境改变,表现为细胞外液相对碱性,降低了细胞呼吸,二氧化碳产物减少,可能改变钙、磷的浓度,产生钙盐沉积。近年来,提出糖蛋白理论,认为粘蛋白是一种糖蛋白,它对钙有很大亲和力,故甲状腺癌的钙化率相当高。钙化颗粒大小与肿瘤分化程度有关,颗粒越粗大肿瘤分化越好。砂粒样钙化为恶性肿瘤所特有,多是乳头状癌。粗大钙化中有 $1/10\sim1/5$ 是恶性肿瘤,其中滤泡癌占比例较大。髓样癌是粗大钙化、砂粒钙化混合存在。坚硬如石的钙化、骨化灶直接长期压迫磨损气管壁,致无菌坏死,引起气管软化。胸骨后的钙化影像可作为诊断胸内甲状腺的佐证之一。

(4)结节性甲状腺肿囊变率为 57.9%。由于长期缺碘,甲状腺组织过度增生、过度复原,发生血管改变,出血、坏死导致功能丧失,形成囊肿。囊肿越大,对甲状腺破坏也越大,是不可逆的退行性变。囊肿生长较快,结节内出血可迅速扩大产生周围器官压迫症状,以呼吸系统症状最显著。结节内急性出血囊肿发生都很突然,增长迅速,伴有疼痛、颈部不适,触之张力大,有压痛。B超检查为实性或囊性,在鉴别诊断上有肯定的价值。针吸细胞学检查、X线片均为重要诊断方法。

(5)结节性甲状腺肿合并血管瘤样退行性变的诊断,主要靠手术中观察、病理学检查。临床表现多种多样,常见有海绵状血管瘤样变、静脉瘤样变,手术前难以正确诊断。

三、治疗

(一)碘治疗

因长期严重缺碘的继发性病变,破坏甲状腺组织,导致机体代偿机能失调而发生甲减。由于机体碘摄入不足,产生甲状腺激素量不足,应当给予足量碘治疗,可获得治愈。必要时辅以甲状腺激素治疗,心脏病患者初治剂量宜小,甲状腺片 $20\sim40$ mg/d 或优甲乐 $50\sim100$ μg/d,根据治疗效果增加至甲状腺片 $80\sim240$ mg/d 或优甲乐 $100\sim300$ μg/d。治疗 $2\sim3$ 周症状消失后,再适当减少剂量以维持。结节性甲状腺肿合并高血压,手术前给利血平、甲巯咪唑 $3\sim5$ 天,手术后未用降压药者的有效率为 97.5%。手术后无效的患者,其高血压可能非结节性甲状腺肿所致。结节性甲状腺肿继发钙化用碘盐治疗,不能使甲状腺缩小反而会使钙化加重,非手术切除很难治愈。结节性甲状腺肿继发囊性变碘剂治疗无效,还有可能发生多种并发症,并有发生癌变可能性,感染发生率 3.18%,恶变率 $2\%\sim3\%$。结节性甲状腺肿继发血管瘤样变不能被碘剂、其他药物治愈,放疗也难以奏效。

(二)手术治疗

(1)由于结节性甲状腺肿多数为大小不等结节、囊肿坏死、化脓成瘘等致甲状腺组织损害,使甲状腺功能不足,可以通过手术将压迫甲状腺组织的无功能结节切除,清除炎性病变,剩余甲状腺组织可以复原。手术后辅以甲状腺片或优甲乐治疗,以弥补甲状腺功能不足,对残留的小结节也有抑制作用以预防复发。将压迫甲状腺的结节,损害甲状腺组织的脓肿、瘘管尽量切除干净,但必须最大限度保留甲状腺结节、脓肿周围的甲状腺组织。有些患者手术后可出现永久性甲减。近年来,采用带血管同种异体甲状腺移植、胎儿甲状腺组织移植,有一定效果。但是技术复杂,难以达到长远疗效,还是应用药物替代治疗为宜。

(2)结节性甲状腺肿继发钙化,不行手术切除难以治愈。若整个腺叶钙化或钙化位于气管壁处时,应行包括钙化全部甲状腺肿的大部分切除,不可将钙化灶挖出,钙化灶、腺肿部分切除,难免造成较大的、坚硬的、无法结扎缝合的渗血创面。结节性甲状腺肿的血管变化以动脉变性、钙化最常见,常为甲状腺动脉颗粒状钙盐沉积、内弹力膜断裂、毛细血管广泛玻璃样变。由于血管钙化、变脆、易断裂,手术中处理血管,尤其动脉不可过分用力钳夹,以防动脉被夹断。结扎动脉用线、用力要合适,以防割断钙化血管。

(3)结节性甲状腺肿继发囊性变,囊肿直径不超过 1 cm 可以观察,直径超过 3 cm 穿刺抽液治疗易复发可行手术切除,较大囊性结节 5%～23% 为恶性,故应尽早手术切除。手术方式的选择视具体情况而定,手术中要注意保留甲状腺后包膜,以避免切除甲状旁腺,损伤喉返神经。

(4)结节性甲状腺肿继发血管瘤样变选择手术切除是唯一的治疗方法。手术中应防止大出血,手术中应先谨慎结扎甲状腺主要动脉、静脉,然后做包膜内甲状腺次全切除,可避免切除肿瘤时出血较多的危险。

(王婷婷)

第五节 高碘性甲状腺肿

环境缺碘可引起甲状腺肿大,环境含碘过高也能使甲状腺肿大。高碘性甲状腺肿又称高碘致甲状腺肿,就是由于机体长期摄入超过生理需要量的碘所引起的甲状腺肿。大多数是服用高碘食物或高碘水所致,属于地方性甲状腺肿的特殊类型,也有长期服用含碘药物所致的甲状腺肿称为散发性高碘性甲状腺肿。

一、流行病学

(一)地方性高碘甲状腺肿

长期服用海产品或含碘量高的深井水引起的甲状腺肿,根据高碘摄入的途径,地方性高碘甲状腺肿可分为食物性及水源性两类。

1.食物性高碘甲状腺肿

含碘丰富的海产品,主要是海藻。国内的报道,山东日照县沿海居民常年服用含碘量较高的海藻类食物,其甲状腺肿发病率增高。广西北部湾沿海的居民高碘甲状腺肿,成人患病率高达7.5%,中小学生患病率为 38.4%,据了解系食用含碘量高的海橄榄嫩叶及果实所致。

2.水源性高碘性甲状腺肿

水源性高碘性甲状腺肿是我国首次于 1978 年在河北省黄骅市沿海居民中发现。该地区居民原来吃含碘量不高的浅井水时甲状腺肿的患病率不高,后来改吃含碘量较高的深井水后甲状腺肿患病率增高达 7.3%。此种高碘性甲状腺肿与海水无关,很可能是古代海洋中富碘的动、植物残体中的碘,经无机化溶于深层水中形成。除沿海地区外我国亦首次报道了内陆性高碘性甲状腺肿,新疆部分地区居民饮水含碘量高,居民高碘甲状腺肿患病率为 8.0%。山西省孝义市、河北高碑店市亦有饮用高碘水所致的甲状腺肿发病率增高的报道。内陆高碘甲状腺肿流行区域系古代洪水冲刷,含碘丰富的水沉积于低洼地区。

(二)散发性(非地方性)高碘甲状腺肿

母亲在妊娠期服用大量碘剂所生婴儿可患先天性甲状腺肿。甲状腺功能正常的人,长期接受药理剂量的碘化物,如含碘止咳药物,则有 3%～4% 的人可发展为有或无甲状腺功能低下(甲低)的甲状腺肿。综合国内外报道,应用碘剂(含碘药物)后出现甲状腺肿时间短,一般数周,长者达 30 年,年龄自新生儿到 70 余岁,但半数以上为 20 岁以下年轻人,每天摄碘量为 1～500 mg。

二、发病机制

碘过多引起甲状腺肿大的机制,目前所知甚少。一般认为主要由于碘阻断效应所致。无论是正常人或各种甲状腺疾病患者,给予大剂量的无机碘或有机碘时,可以阻止碘离子进入甲状腺组织,称为碘阻断现象。碘抑制了甲状腺内过氧化酶的活性,从而影响到甲状腺激素合成过程中原子碘的活化、酪氨酸的活化及其碘的有机化过程。甲状腺激素合成过程中,酪氨酸的碘化过程其酪氨酸与碘离子必须在过氧化酶的两个活性基上同时氧化才能结合,当碘离子过多时,过氧化酶的两个活性基,均被碘占据了。于是造成酪氨酸的氧化受阻,产生了碘阻断,不能形成一碘酪氨酸和二碘酪氨酸,进而使 T_3 及 T_4 合成减少。另外碘还有抑制甲状腺分泌(释放)甲状腺素的作用。其机制至今未完全阐明,有两种学说,一般认为过量的碘化物抑制谷胱甘肽还原酶,使甲状腺组织内谷胱甘肽减少,影响蛋白水解酶的生成,因而抑制了甲状腺素的释放。另有人认为是由于过量的碘化物抑制了甲状腺滤泡细胞内第二信使 cAMP 的作用所致,并提出这种作用的部位是在细胞膜上腺苷酸环化酶的激活。甲状腺素合成和释放的减少,反馈地使脑腺垂体分泌更多的 TSH,使甲状腺增生、肥大,形成高碘性甲状腺肿。

需要指出的是,碘阻断及碘对甲状腺分泌甲状腺素的抑制作用都是暂时的,而且机体可逐渐调节适应,这种现象称为"碘阻断的逸脱"。因此,我们见到许多甲状腺功能正常而患其他疾病的患者需要服用大量碘剂时,大多数并不产生甲状腺肿大,而且血中甲状腺素的水平也在正常范围。多数人认为在甲状腺本身有异常的患者,如慢性淋巴细胞性甲状腺炎(桥本甲状腺炎)、甲亢合并有长效甲状腺素(LATs)、甲状腺刺激抗体、抗微粒体抗体或甲状腺抑制抗体存在时,以及一些未知的原因,机体对碘阻断和对甲状腺分泌甲状腺素的抑制作用失去了适应能力,则可导致甲状腺功能减退症状的发生及引起"碘性甲状腺肿",即"高碘性甲状腺肿"。

三、病理表现

高碘性甲状腺肿,腺体表面光滑,切面呈胶冻状,琥珀色,有的略呈结节状。光镜下见甲状腺滤泡明显肿大,上皮细胞呈柱状或上皮增生 2～4 层,有新生的筛孔状小滤泡。有的滤泡上皮断裂,滤泡融合、胶质多,呈深红色,上皮扁平。用小鼠成功地复制高碘性甲状腺肿的动物模型,电镜下可见极度扩大的泡腔中有中等电子密度的滤泡液,滤泡上皮细胞扁平,核变形,粗面内质网极度扩张,线粒体肿胀,溶酶体数量增多,细胞微绒毛变短且减少。

四、临床表现

高碘性甲状腺肿的临床表现特点为甲状腺肿大,绝大多数为弥漫性肿大,常呈 Ⅰ～Ⅱ 度肿大。两侧大小不等,表面光滑,质地较坚韧,无血管杂音,无震颤,极少引起气管受压的表现,但新生儿高碘性甲状腺肿可压迫气管,重者可致窒息而死。高碘性甲状腺肿可继发甲亢,部分患者亦可出现甲状腺功能减退症状,但黏液性水肿极少见。

实验室检查:尿碘高,24 小时甲状腺摄碘率低,常在 10% 以下。过氯酸钾释放试验阳性(>10%)。血浆无机碘及甲状腺中碘含量均显著增高。血清中 T_3 稍高或正常,T_4 稍低或正常,T_3/T_4 比值增高。血清 TSH 测定大多数在正常范围,只有部分增高。

五、诊断

对有甲状腺肿大表现,有沿海地区或长期服用海产品或含碘高的深井水或含碘药物史,甲状腺摄碘率下降,过氯酸钾释放试验阳性,尿碘高即可诊断。

六、预防和治疗

对散发性高碘甲状腺肿,尽量避免应用碘剂或减少其用量并密切随访。对地方性高碘性甲状腺肿,先弄清楚是食物性还是水源性。对食物性者改进膳食,不吃含碘高的食物;对水源性者应离开高碘水源居住,或将高碘水用过滤吸附、电渗析法降碘后饮用。

治疗上一般多采用适量的甲状腺素制剂,以补充内生甲状腺素的不足,抑制过多的 TSH 分泌,缓解甲状腺增生。常用剂量:甲状腺素片,每次 40 mg,每天 2~3 次,口服。或左甲状腺素片(优甲乐)50~150 μg,每天 1 次,口服,可使甲状腺肿缩小或结节缩小,疗程 3~6 个月。停药后如有复发可长期维持治疗。

对腺体过大产生压迫症状,影响工作和生活,或腺体上有结节疑有恶性变或伴有甲亢者,应采用手术治疗。术后为防止甲状腺肿复发及甲状腺功能减退可长期服用甲状腺素。对有心血管疾病的患者及老年人应慎重应用甲状腺制剂。

(王婷婷)

第六节　甲状腺腺瘤

一、病因

甲状腺腺瘤(简称甲瘤)是甲状腺组织的一种良性内分泌肿瘤,甲状腺局灶(小叶)区域增生,可以扩大并伴有进行性生长成为腺瘤。这种腺瘤,虽然开始依赖 TSH,但最终达到自主性生长。一个良性腺瘤伴有大小不同、组织学表现各异的滤泡细胞,分为滤泡状、乳头状囊性腺瘤及大滤泡状腺瘤。这些病变是腺瘤性甲状腺肿的多样性变化而不是各自特殊疾病。

二、诊断

甲瘤诊断的重要性在于如何从甲状腺结节中将甲瘤鉴别出来并排除甲癌。即使有经验的医师,采取常规检查、触诊、^{131}I 甲状腺扫描等,诊断不符合率可达 23.6%。单发、多发结节的判断,临床、手术、病理之间误差率也在 37.5%~50.0%。因此,提高甲瘤诊断符合率,正确判断单发、多发、囊性、实性,对治疗有重要意义。近 10 年来诊断技术的发展,已使甲瘤诊断,甲瘤、甲癌的鉴别诊断水平大有提高。B 超诊断甲状腺肿块囊性、实性结节正确率达 100%,单发、多发结节正确率达 99.4%,可显示 0.5 cm 以上病变,对鉴别甲瘤、甲癌有帮助,诊断甲瘤符合率达 94.0%。甲瘤为瘤体形态规则、边界清楚、有完整包膜,内部为均质低回声,不完全囊性图像,图像囊、实相间提示甲癌可能性为 27.5%,完全囊性均为良性病变,部分囊性甲瘤 82.35%,甲癌 11.75%。B 超在定性诊断方面不及针吸活检,故不能作为最终诊断,可作为筛选性检查。针吸活检(FNA)未见有针道癌转移的报道,并发症也极少,临床应用日趋广泛。FNA 诊断甲瘤、甲癌准确率为 90%,冰冻切片为 95%,两者无显著差异。FNA 假阳性率为 0~3.3%,假阴性率为 1%~10%。造成假阴性的原因有针头未穿刺到癌灶部位,以及单从细胞学角度不易鉴别甲瘤与甲癌。若固定专人抽吸、专人看片、若见到异型细胞及滤泡样瘤细胞要反复穿刺检查,可提高 FNA 的诊断符合率。FNA 作为一种补充诊断技术,还需结合临床与其他检查综合判断。冰冻切片与针吸活检鉴别甲瘤、甲癌的可信性均在 90%左右。FNA 有假阴性和假阳性结果,而 FS 无假阳性结果,假阴性率为 5%。FS 可作为 FNA 的一种补充。甲状腺扫描可了解甲状腺肿块的功能和形态,而不能定性诊断。甲状腺淋巴造影为侵入性检查,准确率为 70%,且有并发症,已很少应用。甲癌的红外热象图表现为高温结节。流式细胞分析技术,分析 DNA 含量、倍体情况有助于鉴别,但技术要求太高不易推广。总之,在众多的甲瘤诊断技术中,FNA 为一种快速、安全、有效的诊断技术,优于其他检查。

三、治疗

甲瘤治疗涉及诊断的可靠性和病因等问题。过去认为 TSH 的慢性刺激是导致甲瘤增长的主要原因,甲状腺素可阻断其刺激达到治疗目的。但治疗效果并非理想,因为并不能改变甲瘤的自然病程,表明 TSH 刺激并不是导致甲瘤增长的主要原因。在激素治疗中甲瘤增大要警惕甲癌可能,甲瘤与甲状腺炎性疾病难以鉴别时,可试用激素治疗 1~3 个月。甲状腺单纯性囊肿可应用囊肿针吸注射治疗,利用刺激性药物造成囊内无菌性炎症,破坏泌液细胞,达到闭塞、硬化囊肿的目的。常用硬化药物有四环素、碘酊、链霉素加地塞米松等。由于非手术治疗效果不确切,部分甲瘤可以恶变为甲癌,而手术切除效果确切,并发症少,所以多数学者推荐手术切除。腺瘤摘除可避免作过多的甲状腺体切除便于基层开展,由于隐匿性甲癌发生率日渐增多可达 15.7%,加上诊断技术的误差,若仅行腺瘤摘除,手术后病检为甲癌时则需再次手术,也要增加手术并发症。另外,腺瘤摘除手术后有一定复发率,尤其是多发腺瘤。因此,持腺瘤摘除观点者已逐渐减少。从基层医院转来需再次手术的患者看,在基层医院作腺瘤摘除的人不在少数。现在多数学者推荐做腺叶切除术,这样可避免因手术不彻底而行再次手术,腺瘤复发率极低。即使手术后发现为甲癌,大多数情况下腺叶切除已充分包括了整个原发癌瘤,可视为根治性治疗。部分学者推荐同时切除甲状腺峡部腺体,如因多中心性癌灶对侧腺叶需要再次手术时,可不要解剖气管前区。折中观点认为,甲瘤伴囊性变或囊腺瘤,发生甲癌的可能性低,浅表囊腺瘤可行腺瘤摘除,而对实性甲瘤则行腺叶切除。不论怎样还是行保留后包膜的腺叶切除为宜。单侧多发甲瘤行腺叶切除,双侧多发甲瘤行甲状腺次全切除,多发甲瘤也有漏诊甲癌可能,应予注意。自主功能性甲瘤宜行腺叶切除,因为有恶变成癌的可能。巨大甲瘤并不多见。瘤体上达下颌角,下极可延伸至胸骨后,两侧叶超过胸锁乳突肌后缘。手术中出血多,操作困难,可能损伤周围重要结构。因此,手术中应注意:采用气管内插管麻醉,切口要足够大,避免损伤颈部大血管;胸骨后甲状腺的切除可先将上部切除,再将手指向外侧伸入胸骨后将腺体托出,直视下处理下极血管,切除全部腺体,可不必切开胸骨;缝合腺体背面包膜时不宜过深,以避免损伤喉返神经;对已存在气管软化、狭窄者,应做预防性气管切开或悬吊。巨大腺瘤切除后常规行气管切开,对手术后呼吸道管理颇有好处。妊娠期甲瘤少见,除非必要手术应推迟到分娩以后。

(王婷婷)

第七节　甲状腺癌

甲状腺癌是最常见的内分泌系统恶性肿瘤,内分泌恶性肿瘤中占 89%,占内分泌恶性肿瘤病死率的 59%,占全身恶性肿瘤的 0.2%(男性)~1%(女性),约占甲状腺原发性上皮性肿瘤的 1/3。国内的普查报道,其发生率为 11.44/10 万,其中男性为 5.98/10 万,女性为 14.56/10 万。甲状腺癌的发病率一般随年龄的增大而增加,女子的发病率约较男子多 3 倍,地区差别亦较明显,一般在地方性甲状腺肿的流行区,甲状腺癌的发病率较高,而在地方性甲状腺肿的非流行区则甲状腺癌的发病率相对较低。近年来统计资料显示,男性发病率有逐渐上升的趋势,可能与外源性放射线有关。甲状腺癌的发病率虽不是很高,但由于其在临床上与结节性甲状腺肿、甲状腺腺瘤等常难以鉴别,在具体处理时常感到为难,同时,在诊断明确的甲状腺癌进行手术时,究竟应切除多少甲状腺组织,以及是否行颈淋巴结清扫及方式等方面尚存在诸多争议。

一、病因

与其他肿瘤一样,甲状腺癌的发生与发展过程至今尚未完全清楚。现代研究表明,肿瘤的发生与原癌基因序列的过度表达、突变或缺失有关。在甲状腺滤泡细胞中有多种原癌基因表达,对细胞生长及分化起重要作用。最近从人甲状腺乳头状癌细胞中分离出所谓 *ptc* 癌基因,被认为是核苷酸序列的突变,有研究发现,*ptc* 癌基因位于Ⅱa 型多发性内分泌瘤(MEN-Ⅱa)基因染色体 11 的近侧长臂区,其机制尚不清,*ptc* 基因仅出现于少数甲状腺乳头状癌。*H-ras*、*K-ras* 及 *N-ras* 等癌基因的突变形式已被发现于多种甲状腺肿瘤。在髓样癌组织中发现高水平的 *H-ras*、*c-myc* 及 *N-myc* 等癌基因的表达,*p53* 多见于伴淋巴结或远处转移的甲状腺癌灶,但这些癌基因也可在其他癌肿或神经内分泌疾病中被检出。实际上甲状腺癌的发生和生长是复杂的生物过程,受不同的癌基因和多种生长因子的影响,同时还有其他多种致癌因素的作用。已知的可能致甲状腺癌的因素包括以下几种。

(一)缺碘

缺碘一直被认为与甲状腺的肿瘤发生有关,但这种观点在人类始终未被证实。一些流行病学调查资料提示,甲状腺癌不仅在地方性甲状腺肿地区较多发,即使沿海高碘地区,亦较常发。地方性甲状腺肿地区所发生的多为甲状腺滤泡或部分为间变癌,而高碘地区则多为乳头状癌;同时在地方性甲状腺肿流行区,食物中碘的增加降低了甲状腺滤泡癌的发病率,但乳头状癌的发病却呈上升趋势,其致癌因素有待研究。

(二)放射线的影响

放射线致癌的机制被认为是放射线诱导细胞突变,并促使其生长,在亚致死量下可杀灭部分细胞而致减少 TSH 分泌,反馈到脑垂体的促甲状腺细胞,增加 TSH 的产生,从而促进具有潜在恶性的细胞增殖、恶变。放射线作为致甲状腺癌的因素之一,已经广为接受。放射线致癌与放射方式有关,放射线致癌皆产生于 X 线外照射之后;从放疗到发病的时间不一,有报道最短为 2 年,最长 14 年,平均 8.5 年。

(三)家族因素

在一些甲状腺癌患者中,可见到一个家庭中一个以上成员同患甲状腺乳头状癌者,Stoffer 等报道,甲状腺乳头状癌家族中 3.5％～6.2％同患甲状腺癌;而甲状腺髓样癌,有 5％～10％甚至 20％有明显家族史,是常染色体显性遗传,多为双侧肿瘤。

(四)甲状腺癌与其他甲状腺疾病的关系

这方面尚难肯定。近年关于其他甲状腺病合并甲状腺癌的报道很多,据统计甲状腺腺瘤有 4％～17％可以并发甲状腺癌;一些甲状腺增生性病变,如腺瘤样甲状腺肿和功能亢进性甲状腺肿,分别有约 5％及 2％合并甲状腺癌。另有报道,桥本甲状腺炎的甲状腺间质弥漫性局灶性淋巴细胞浸润超过 50％的患者易伴发甲状腺乳头状癌。但甲状腺癌与甲状腺疾病是否有因果关系尚需进一步研究。

二、病理和临床表现

甲状腺癌按细胞来源可分为滤泡源性甲状腺癌和 C 细胞源性甲状腺癌两类。前者来自滤泡上皮细胞,包括乳头状癌、滤泡状癌和未分化癌等类型;后者来自滤泡旁(C)细胞,称甲状腺髓样癌。乳头状癌和滤泡状癌又可归于“分化性癌”,与未分化癌相区别。不同类型的甲状腺癌,其生物学行为包括恶性程度、发展速度、转移规律和最终预后等有较大差别,且病理变化和临床联系密切。

(一)乳头状癌

1.病理

乳头状癌为甲状腺癌中最常见类型,一般占总数的 75％。此外,作为隐性癌,在尸检中屡被发现,一般占尸检的 6％～13％,表明一定数量的病变可较长时期保持隐性状态,而不发展为临床癌。乳头状癌根据癌瘤大小、浸润程度,分隐匿型、腺内型和腺外型三大类型。

小的隐匿型(直径≤1 cm),病变局限,质坚硬,呈显著浸润常伴有纤维化,状似“星状瘢痕”,故又称为隐匿硬化型癌,常在其他良性甲状腺疾病手术时偶尔发现。

大的直径可超过 10 cm,质硬或囊性感,肿瘤呈实质性时,切面粗糙、颗粒状,灰白色,几乎无包膜,半数以上可见钙化的砂粒体。镜下癌组织由乳头状结构组成,乳头一般皆细长,常见三级以上分支,有时亦可粗大,间质水肿。乳头的中心为纤维血管束,覆盖紧密排列的单层或复层立方或低柱状上皮细胞。细胞大小不均匀,核间变一般不甚明显。

乳头状癌最重要的亚型是乳头状微小癌、滤泡状癌及弥漫性硬化型癌。新近的 WHO 分型,将乳头状微小癌代替隐匿型癌。该型指肿瘤直径<1 cm。其预后好,很少发生远处转移。

对甲状腺乳头状癌的病理组织学诊断标准,近年已基本取得一致意见,即乳头状癌病理组织中,虽常伴有滤泡癌成分,有时甚至占较大比重,但只要查见浸润性生长且有磨砂玻璃样核的乳头状癌结构,不论其所占成分多少,均应诊断为乳头状癌。

2.临床表现

甲状腺乳头状癌好发于 20～40 岁,儿童及青年人常见,女性发病率明显高于男性。70％儿童甲状腺癌及 50％以上成人甲状腺癌均属此型。肿瘤多为单发,亦有多发,不少病例与良性肿瘤难以区别,无症状,病程长,发展慢。肿瘤质硬,不规则,表面不光滑,边界欠清,活动度较差。呈腺内播散而成多发灶者可达 20％～80％。淋巴转移为其特点,颈淋巴结转移率为 50％～70％,而且往往较长时间局限于区域淋巴结系统。病程后期可发生血行转移。肺和其他远处转移少于 5％。有时颈淋巴结转移可作为首发症状。由于肿瘤生长缓慢,早期常可无症状,若癌组织侵犯周围组织,则出现声音嘶哑、呼吸困难、吞咽不适等症状。

(二)滤泡状癌

1.病理

滤泡状癌占全部甲状腺癌的 11.6％～15.0％,占高分化癌中第二位。大体形态上,当局部侵犯不明显时,多不易与甲状腺腺瘤区别。瘤体大小不一,圆形或椭圆形,分叶或结节状,切面呈肉样,褐红色,常被结缔组织分隔成大小不一的小叶。中心区常呈纤维化或钙化。较大的肿瘤常合并出血、坏死或静脉内癌栓。

镜下本型以滤泡状结构为其主要组织学特征,瘤细胞仅轻或中度间变,无乳头状形成,无淀粉样物。癌细胞形成滤泡状或腺管状,有时呈片状。最近,世界卫生组织病理分类将胞浆内充满嗜酸性红染颗粒的嗜酸性粒细胞癌亦归入滤泡癌中。

滤泡状癌多见于中老年女性,病程长,生长慢,颈部淋巴转移较少。而较早出现血行转移,预后较乳头状癌差。

2.临床表现

此癌 40～60 岁多见。与乳头癌相比,男性患病相对较多,男与女之比为 1∶2,患病年龄以年龄较大者相对为多。一般病程较长,生长缓慢,少数近期生长较快,常缺乏明显的局部恶性表现,肿块直径一般为数厘米或更大,多为单发,少数可为多发或双侧,实性、硬韧、边界不清,较少发生淋巴结转移,血行转移相对较多,主要转移至肺,其次为骨。

(三)甲状腺髓样癌

在胚胎学上甲状腺滤泡旁细胞与甲状腺不是同源的。甲状腺髓样癌起源于甲状腺滤泡旁细胞,故又称滤泡旁细胞癌或 C 细胞癌,可分泌降钙素,产生淀粉样物质,也可分泌其他具有生物活性物质,如前列腺素、5-HT、促肾上腺皮质激素、组胺酶等。

甲状腺髓样癌分为散发型(80％～90％)、家族型(8％～14％)及多发性内分泌瘤(少于10％)三种。甲状腺髓样癌可以通过常染色体显性遗传发展为不同的类型。甲状腺髓样癌是甲状腺癌的一个重要类型,较少见,恶性度中等,存活率小于乳头状瘤,而远大于未分化癌。早期诊断、治疗可改善预后,甚至可以治愈。甲状腺髓样癌的发病率占甲状腺癌的 3％～10％,女性较多,中位年龄在 38 岁左右,其中散发型年龄在 50 岁;家族型年龄较轻,一般不超过 20 岁。

其发病机制、病理表现及临床表现均不同于一般甲状腺癌,独成一型。

1.病理

瘤体一般呈圆形或卵圆形,边界清楚,质硬或呈不规则形,伴周围甲状腺实质浸润,切面灰白色、浅色、淡红色,可伴有出血、坏死、纤维化及钙化,肿瘤直径平均 3～4 cm,小至数毫米,大至10 cm。镜下癌细胞多排列成实体性肿瘤,偶见滤泡,不含胶样物质。癌细胞呈圆形或多边形,体积稍大,大小较一致,间质有多少不等的淀粉样物质,番红花及刚果红染色皆阳性。淀粉样物质为肿瘤细胞产生的降钙素沉积,间质还可有钙沉积,似砂粒体,还有少量浆细胞和淋巴细胞,常见侵犯包膜和气管。在家族性甲状腺髓样癌中,总是呈现双侧肿瘤且呈多中心,大小变化很大,肿瘤具有分布在甲状腺中上部的特点。在散发性甲状腺髓样癌中一般局限于一叶,双侧多中心分布者低于 5％。

2.临床表现

所有的散发型甲状腺髓样癌及多数家族型甲状腺髓样癌都有临床症状和体征。通常甲状腺髓样癌表现为颈部肿块,70%～80%的散发型患者,因触及无痛性甲状腺结节而发现,近10%的结节可侵及周围组织出现声嘶、呼吸困难和吞咽困难。临床上男女发病率大致相仿。家族型为一种常染色体显性遗传性疾病,属多发性内分泌肿瘤Ⅱ型(MEN-Ⅱ),它又分为Ⅱa型和Ⅱb型,占10%～15%,发病多在30岁左右,往往累及两侧甲状腺。临床上大多数为散发型,发病在40岁以后,常累及一侧甲状腺。MTC恶性程度介于分化型癌与未分化型癌之间,早期就发生淋巴结转移。临床上,MTC常以甲状腺肿块和淋巴结肿大就诊,由于MTC产生的5-HT和前列腺素的影响,约1/3的患者可发生腹泻和面部潮红的类癌综合征。本病可合并肾上腺嗜铬细胞瘤,多发性唇黏膜神经瘤和甲状腺瘤等疾病。有B型多发性内分泌瘤(MEN-Ⅱ)和髓样癌家族史患者,不管触及甲状腺结节与否,应及时检测基础的五肽胃泌素激发反应时血清降钙素水平,以早期发现本病,该值明显升高时常强烈提示本病存在。此外,甲状腺结节患者伴CEA水平明显升高,也应考虑此病存在可能,甲状腺结节细针穿刺活检或淋巴结活检常可作出明确诊断。

(四)甲状腺未分化癌

未分化癌为甲状腺癌中恶性程度最高的一种,较少见,占全部甲状腺癌的5%～14%,主要是指大细胞癌、小细胞癌和其他类型癌(鳞状细胞癌、巨细胞癌、腺样囊性癌、黏液腺癌及分化不良的乳头状癌、滤泡状癌等)。未分化癌以老年患者居多,中位年龄为60岁,女性中常见的是小细胞弥漫型,男性常是大细胞型。

1.病理

未分化癌生长迅速,往往早期侵犯周围组织。肉眼观癌肿无包膜,切面呈肉色、苍白,并有出血、坏死。镜下组织学检查未分化癌可分为大细胞型及小细胞型两种。前者主要由巨细胞组成,但有梭形细胞,巨细胞体积大,奇形怪状,核大、核分裂多;后者由圆形或椭圆形小细胞组成,体积小、胞浆少、核深染、核分裂多见。有资料提示表明,有的未分化癌中尚可见残留的形似乳头状或滤泡状的结构,提示这些分化型的甲状腺癌可能转变为未分化癌,小细胞型分化癌与恶性淋巴瘤在组织学上易发生混淆,可通过免疫过氧化酶染色作出鉴别。

2.临床表现

该病发病前常有甲状腺肿或甲状腺结节多年,在巨细胞癌此种表现尤为明显。肿块可于短期内急骤增大,发展迅速,形成双侧弥漫性甲状腺巨大肿块,质硬、固定、边界不清,往往伴有疼痛、呼吸或吞咽困难,早期即可出现淋巴结转移及血行播散。细针吸取细胞学检查可作出诊断,但需不同位置穿刺,因癌灶坏死、出血及水肿会造成假阴性。

三、诊断

声嘶、吞咽困难、哮喘、呼吸困难和疼痛是常见的症状。甲状腺癌的诊断是一个困难而复杂的问题,临床上甲状腺癌多以甲状腺结节为主要表现,而甲状腺多种良性疾病亦表现为甲状腺结节,两者之间无绝对的分界线。对一个甲状腺结节患者,在诊断的同时始终存在着鉴别诊断的问题,首先要确定它是非癌性的甲状腺结节、慢性甲状腺炎或良性腺瘤,还是甲状腺癌;其次由于不同的甲状腺癌、同种甲状腺癌的不同分期其治疗方法及预后差异很大,诊断时还要决定它是哪种甲状腺癌及它的病期(包括局部生长情况、淋巴结转移范围和有无远处转移)。由于目前所具备的辅助检查绝大多数为影像学范围,对甲状腺癌的诊断并无绝对的诊断价值,而细胞组织学检查虽有较高的诊断符合率,但患者要遭受一定的痛苦,且因病理取材、检验师的实践经验等影响,存在一定的假阴性。故而,常规的询问病史、体格检查更显出其重要性。通过详细地询问病史、仔细体检获得一个初步的诊断,再结合必要的辅助检查以取得进一步的佐证是诊断甲状腺癌的正确思路。

(一)诊断要点

1.临床表现

患者有甲状腺结节性肿大病史,如有下述几点临床表现者,应考虑甲状腺癌的可能:①肿块突然迅速增大变硬。②颈部因其他疾病而行放射治疗者,尤其是青少年。③甲状腺结节质地硬、不平、固定、边界不清、活动差。④有颈部淋巴结肿大或其他组织转移。⑤有声音嘶哑、呼吸困难、吞咽障碍。⑥长期水样腹泻、面色潮红、伴其他内分泌肿瘤。

2.辅助检查

进一步明确结节的性质可行下列检查。

(1)B超检查:应列为首选。B超探测来区别结节的囊性或实性。实性结节形态不规则、钙化、结节内血流信号丰富等则恶性可能更大。

(2)核素扫描:对实性结节,应常规行核素扫描检查,如果为冷结节,则有10%～20%可能为癌肿。

(3)X线检查:主要用于甲状腺癌转移的发现、定位和诊断。在甲状腺内发现砂粒样钙化灶,则提示有恶性的可能。

(4)针吸细胞学检查:诊断正确率可高达60%以上,但最终确诊应由病理切片检查来决定。

(5)血清甲状腺球蛋白测定:采用放射免疫法测定血清中甲状腺球蛋白(Tg),在分化型腺癌其水平明显增高。

实际上,部分甲状腺结节虽经种种方法检查,仍无法确定其良恶性,需定期随访、反复检查,必要时可行手术探查,术中行快速冰冻病理学检查。

(二)甲状腺癌的临床分期

甲状腺癌的临床分期以往较杂,现统一采用国际抗癌学会关于甲状腺癌的TNM临床分类法,标准如下。

1.T——原发癌肿

T_0:甲状腺内无肿块触及。

T_1:甲状腺内有单个结节,腺体本身不变形,结节活动不受限制,同位素扫描甲腺内有缺损。

T_2:甲状腺内有多个结节,腺体本身变形,腺体活动不受限制。

T_3:甲状腺内肿块穿透甲状腺包膜,固定或侵及周围组织。

2.N——区域淋巴结

N_0:区域淋巴结未触及。

N_1:同侧颈淋巴结肿大,能活动。

N_{1a}:临床上认为肿大淋巴结不是转移。

N_{2b}:临床上认为肿大淋巴结是转移。

N_2:双侧或对侧淋巴结肿大,能活动。

N_{2a}:临床上认为肿大淋巴结不是转移。

N_{2b}:临床上认为肿大淋巴结是转移。

N_3:淋巴结肿大已固定不动。

3.M——远处转移

M_0:远处无转移。

M_1:远处有转移。

根据原发癌肿、淋巴结转移和远处转移情况,临床上常把甲状腺癌分为四期。

Ⅰ期:$T_{0\sim2}N_0M_0$(甲状腺内仅一个孤立结节)。

Ⅱ期:$T_{0\sim2}N_{0\sim2}M_0$(甲状腺内有肿块,颈淋巴结已肿大)。

Ⅲ期:$T_3N_3M_0$(甲状腺和颈淋巴结已经固定)。

Ⅳ期:$T_xN_xM_1$(甲状腺癌合并远处转移)。

四、治疗

甲状腺癌除未分化癌外,主要的治疗手段是外科手术。其他,如放射治疗、化学治疗、内分泌治疗和中医中药治疗等,仅是辅助性治疗措施。

(一)手术治疗

1.乳头状腺癌

手术切除是最佳方案。手术是分化型甲状腺癌的基本治疗方法,术后辅助应用核素,甲状腺素及外照射等综合治疗。手术能根治性切除原发灶和转移灶,达到治愈目的。甲状腺乳头状腺癌为临床上最常见的高分化型腺癌,具有恶性程度低、颈淋巴结转移率高等特点,在根治性切除的原则下,应兼顾功能与美观。手术治疗包括 3 个方面。

(1)原发灶切除范围:目前尚存在争论,主要是行甲状腺全切除或腺叶加峡部切除。

主张全切除的主要理由:①对侧多中心或微小转移灶可达 20%～80%,全切除可消除潜在复发。②有利于术后放射性碘检测复发或转移灶并及时治疗。③全切除可避免 1% 高分化癌转变为未分化癌。④全切除可增加甲状腺球蛋白检测复发或转移灶的敏感性。

持反对观点者认为,全切除会增加手术后并发症,喉返神经损伤及甲状腺功能减退发生率可高达 23%～29%,其次对侧微小转移灶,可长期处于隐匿状态,未必发展成临床肿瘤,一旦复发再切除也不影响预后。

目前多数学者认为,病灶限于腺叶内,对侧甲状腺检查无异常,行患侧腺叶、峡部加对侧次全切除,疗效与全切除术差不多,而术后并发症明显减少,是比较合理的术式。这种术式优点是可以避免因全甲状腺切除后所引起的永久性甲状腺功能减退的后遗症,又可减少或避免喉返神经及甲状旁腺损伤机会。如术中探查患侧腺叶已累及对侧或双侧腺叶均存在病灶,则改行甲状腺全切除术。Sarde 等报道,采用甲状腺近全切除术,喉返神经及甲状旁腺损伤发生率明显降低至 4% 和 3.2%,或许是取代全切除术的一种较好的术式。

(2)颈淋巴结切除:乳头状腺癌颈淋巴结转移率可达 50%～70%。淋巴结转移是否影响预后曾有不同看法。甲状腺癌协作组大宗病例表明,淋巴结转移影响预后。颈淋巴结阳性的患者行颈淋巴结清扫已达成共识。以往很多人主张包括原发灶在内的经典式颈淋巴结清扫术,曾作为根治性手术的一个重要组成部分,通过实践目前已被改良或功能性颈清扫术所取代。因这种手术同样能达到治疗目的,且能兼顾功能与美容,特别为年轻女子所乐于接受。但胸锁乳突肌、副神经和颈内静脉三者究竟能保留多少,则需视肿瘤大小、局部浸润和淋巴结转移等情况而定。颈淋巴结的清扫范围主要包括气管旁(气管食管沟或胸骨柄上区)及颈内静脉区淋巴结链。对乳头状腺癌无淋巴结转移的患者,预防性颈淋巴结清扫并不能改善预后,国内外多数学者均不主张采用。

近年来大宗回顾性研究资料提示,预防性颈淋巴结清扫组和对照组的预后无明显差异,甲状腺乳头状癌的淋巴结转移趋向局限在淋巴结内,即使以后发现淋巴结肿大时再手术,也不影响预后。

(3)对局部严重累及的乳头状癌的处理:有些乳头状癌局部浸润广泛,可累及气管、食管、喉返神经、双侧颈内静脉等。如患者全身情况允许,应争取行扩大手术。如双侧喉返神经受侵,可将入喉端找出与迷走神经中的喉返束直接吻合,效果良好。如气管侵累,要根据侵累范围,行全喉或部分气管切除修补。一侧颈内静脉受累,可予以切除;若双侧受累、确实无法保留,则一侧颈内静脉切除后行静脉移植,也可采用保留双侧颈外静脉代替颈内静脉回流。如果 CT 或 MRI 证实上纵隔有肿大淋巴结,也可将胸骨劈开至第二肋间平面,显露上纵隔再沿颈内静脉向下解剖,把部分胸腺和纵隔淋巴结一并切除。有时癌肿和气管固定,或累及食管肌层,只要未破坏气管壁和侵入食管腔内,可将癌肿从气管前筋膜下钝性剥离,并将食管肌层切除,这样处理仍可取得满意效果。

2.滤泡性腺癌

原发癌的治疗原则基本上同乳头状癌,颈淋巴结的处理与乳头状癌不同,因本型甚少发生淋巴结转移,所以除临床上已出现颈淋巴结转移时需行颈淋巴结清除术外,一般不做选择性颈淋巴结清扫术。

3.髓样癌

MTC 对放疗和化疗均不敏感,主要采取外科治疗。彻底手术是一种行之有效的办法,不少患者可因此治愈。采取甲状腺全切除,加淋巴结清扫术,但散发性甲状腺髓样癌也可根据探查情况行患侧腺叶加峡部切除。由于髓样癌隐匿性淋巴结转移癌发生率较高,即使无淋巴结转移也应做根治性颈淋巴结清扫;至于采取传统性或功能性颈清扫术,需视病灶及淋巴结浸润和转移程度而定。术中同时探查甲状旁腺,肿大时应予切除。术前发现合并嗜铬细胞瘤者,应先行肾上腺切除,否则术中会继发高血压,影响手术顺利进行,术后应定期复查血清降钙素、癌胚抗原,并做胸部 X 线片、CT、MRI 等检查以早期发现颈部、前纵隔淋巴结和其他脏器的复发或转移。

4.未分化癌

由于恶性程度高,就诊时多属晚期,已无手术指征,近年也采用手术、化疗、放疗等联合治疗本病。目前在延长存活率上尚无明显改善。但对局部控制癌肿还是有效的,可以降低死于局部压迫或窒息的危险。

(二)外放射治疗

不同病理类型的甲状腺癌放射治疗的敏感度不同,其中尤以未分化癌最为敏感,而其他类型癌较差。未分化癌由于早期既有广泛浸润或转移,手术治疗很难达到良好的疗效,因而放射治疗为其主要的治疗方法。即使少数未分化癌患者做手术治疗,也仅可达到使肿瘤减量的目的,手术后仍可继续放射治疗,否则复发率较高。部分有气管阻塞的患者,只要条件允许,仍可行放射治疗。分化型腺癌首选手术根治而无须放疗。对无法完全切除的髓样癌,术后可行放疗,虽然本病放疗不甚敏感,但放射治疗后,肿瘤仍可缓慢退缩,使病情得到缓解,有的甚至完全消除。甲状腺癌发生骨转移并不多见,局部疼痛剧烈,尤其在夜间。放射治疗可迅速缓解其症状,提高患者生活质量。

(三)放射性碘治疗

手术后应用放射性碘治疗可降低复发率,但不延长生命。应用放射性碘治疗甲状腺癌,其疗效完全视癌细胞摄取放射性碘的多少而定;而癌细胞摄取放射性碘的多少,多与其分化程度成正比。未分化癌已失去甲状腺细胞的构造和性质,摄取放射性碘量极少,因此疗效不良;对髓样癌,放射性碘也无效;分化程度高的乳头状腺癌和滤泡状腺癌,摄取放射性碘量较高,疗效较好;特别适用于手术后 45 岁以上的高危患者、多发性乳头状腺癌癌灶、包膜有明显侵犯的滤泡状腺癌及已有远处转移者。

如果已有远处转移,对局部可以全部切除的腺体,不但应将患者的腺体全部切除,颈淋巴结亦应加以清除,同时还应切除健叶的全部腺体。这样才可用放射性碘来治疗远处转移。腺癌的远处转移,只能在切除全部甲状腺后才能摄取放射性碘。但如果远处转移摄取放射性碘极微,则在切除全部甲状腺后,由于垂体前叶促甲状腺激素的分泌增多,反而促使远处转移的迅速发展。对这种试用放射性碘无效的病例,应早期给予足够量的甲状腺素片,远处转移可因此缩小,至少不再继续迅速发展。

(四)内分泌治疗

分化型甲状腺癌做次全、全切除者应该口服甲状腺素,以防甲状腺功能减退及抑制 TSH。乳头状和滤泡状癌均有 TSH 受体,TSH 通过其受体能影响分泌型甲状腺癌的功能及生长,一般剂量掌握在保持 TSH 低水平,但以不引起甲亢为宜。一般用甲状腺片每天 $80\sim120$ mg,也可选用左甲状腺素片每天 100 μg,并定期检测血浆 T_3、T_4、TSH,以此调整用药剂量。甲状腺癌对激素的依赖现象早已被人们认识。某些分化性的甲状腺癌可受 TSH 的刺激而生长,故 TSH 可促使残留甲状腺增生、恶变,抑制 TSH 的产生,可减少甲状腺癌的复发率。任何甲状腺癌均应长期用抑制剂量的甲状腺素作维持治疗。对分化好的甲状腺癌尤为适用,其可达到预防复发的效果。即使是晚期分化型甲状腺癌,应用甲状腺素治疗,也可使病情有所缓解,甚至在治疗后病变消退。

(五)化学治疗

近年来化学治疗的疗效有显著提高。但至今尚缺少治疗甲状腺癌的有效药物,故而化疗的效果尚不够理想。目前临床上主要用化疗治疗复发者和病情迅速进展的病例。对分化差或未分化的甲状腺癌,尚可选作术后的辅助治疗。曾用于甲状腺癌的单药有多柔比星(阿霉素)、放线菌素 D(更生霉素)、甲氨蝶呤等。单药治疗的效果较差,故现常采用联合化疗,以求提高疗效。

五、预后

甲状腺癌的生物学行为存在巨大差异,发展迅速的低分化癌,侵袭性强,可短期致人死亡,而发展缓慢的高分化癌患者往往可长期带瘤生存。高分化型甲状腺癌,特别是乳头状癌术后预后良好,弥漫性硬化型乳头状癌预后较差,有时呈侵袭性。因此,不能认为甲状腺乳头状癌的临床过程总是缓和的,各种亚型的组织学特点不同,其生物学特性有显著差异。对甲状腺癌预后的判断,常采用年龄、组织学分级、侵犯程度(即肿瘤分期)和大小分类方法及其他预测肿瘤生物学行为的指标。①癌瘤对放射性碘摄取能力:乳头状、滤泡状或乳头滤泡混合型癌能摄取碘者比不能摄取的预后要好。②腺苷酸环化酶对 TSH 有强反应的癌其预后似较低反应者好。③癌瘤 DNA 呈双倍体比异倍体预后要好。④癌瘤细胞膜表皮生长因子(EGF)受体结合 EGF 的量越高,预后越差。

(王婷婷)

第三章　甲状旁腺疾病

第一节　原发性甲状旁腺功能亢进症

一、甲状旁腺功能亢进症分类

甲状旁腺功能亢进症(简称甲旁亢)可分为原发性、继发性、三发性和假性四类。

(一)原发性甲旁亢

原发性甲旁亢是由于甲状旁腺本身病变引起的甲状旁腺激素(PTH)合成、分泌过多。

(二)继发性甲旁亢

继发性甲旁亢是由于各种原因所致的低钙血症,刺激甲状旁腺,使之增生肥大,分泌过多的PTH所致,见于肾功能不全、骨质软化症和小肠吸收不良或维生素 D 缺乏与羟化障碍等疾病。

(三)三发性甲旁亢

三发性甲旁亢是在继发性甲旁亢的基础上,由于腺体受到持久和强烈的刺激,部分增生组织转变为腺瘤伴功能亢进,自主地分泌过多的 PTH,常见于肾脏移植后。

(四)假性甲旁亢

假性甲旁亢是由于某些器官,如肺、肝、肾和卵巢等的恶性肿瘤,分泌 PTH 多肽物质,致血清钙增高。

二、病因及病理

原发性甲状旁腺功能亢进症(简称原发性甲旁亢)是由于甲状旁腺本身病变引起的甲状旁腺素合成、分泌过多,从而引起钙、磷和骨代谢紊乱的一种全身性疾病,表现为骨吸收增加的骨骼病变、泌尿系统结石、高钙血症和低磷血症等。其病理表现如下所述。

(一)甲状旁腺腺瘤

甲状旁腺腺瘤大多单个腺体受累,少数有 2 个或 2 个以上腺瘤。2 个腺体异常,2 个腺体正常的情况不到 3%,多发性腺瘤为 1%～5%。病变腺体中会存在部分正常组织或第二枚腺体正常者,可诊断为腺瘤。腺瘤大小相差悬殊。偶尔病变腺体很大,但血清钙及 PTH 不高,这种腺体通常有囊性变。腺瘤常呈椭圆形、球形或卵圆形。色泽特点似鲜牛肉色,切除时呈棕黄色。

（二）甲状旁腺增生

原发性增生占 7%～15%。所有腺体都受累（不论数目多少），但可以某腺体增大为主。原发性增生有两种类型，即透明主细胞和主细胞增生。肉眼所见腺体呈暗棕色，形状常不规则，有伪足。镜下所见腺体主要由大量透明细胞组成，偶尔含主细胞。主细胞或水样透明细胞增生亦伴有间质脂肪、细胞内脂质增多，常保存小叶结构，手术至少要活检一个以上的腺体，若第二枚腺体也有病变，则能确立原发性增生的诊断；相反如第二枚腺体正常，则增大的腺体为腺瘤。本病并非四枚腺体都同样大小，某些腺体可明显增大，某些腺体可仅稍大于正常。仅根据大小来确定甲状旁腺是否正常并不可靠。

（三）甲状旁腺腺癌

甲状旁腺腺癌少见。细胞排列成小梁状并为厚的纤维索所分割，细胞核大，深染，有核分裂相，镜下可见有丝分裂及无细胞小梁，伴有大的多形性主细胞。甲状旁腺癌呈典型的灰白色，坚硬，可有包膜和血管的浸润或局部淋巴结和远处转移（以肺部最常见，其次为肝和骨骼）。手术时可见结节周围有明显的局部反应，喉返神经、食管及气管常遭侵犯。若怀疑癌肿者不得采取切开活检。偶见甲状旁腺癌有较强的侵袭性，在首次手术时已发现有远处转移。在癌肿中有丝分裂象的增多和腺体基质纤维化的增加可能比肿瘤的浸润表现得更为明显。

（四）骨骼病理

早期仅有骨量减少，以后骨吸收日渐加重，可出现畸形、骨囊性变和多发性病理性骨折，易累及颅骨、四肢长骨和锁骨等部位。镜下见骨内膜和骨外膜的骨吸收部位增多，破骨细胞数量增加，骨皮质哈佛管腔变大且不规则，骨皮质明显变薄。骨形成部位也增多，矿化骨体积减小，但矿化沉积速率仅轻度下降。病程长和/或病情重者，在破坏的旧骨与膨大的新骨处形成囊肿状改变，囊腔中充满纤维细胞、钙化不良的新骨及大量毛细血管，巨大多核的破骨细胞衬于囊壁，形成纤维性囊性骨炎，较大的囊肿常有陈旧性出血而呈棕黄（棕色瘤）色。

三、临床表现

悲叹、呻吟、结石和骨病（moans，groans，stones and bones，4S）是本病的典型症状。以往的甲旁亢（PT）主要是骨骼和泌尿系统病变，患者可有多种症状和体征，包括复发性肾石病、消化性溃疡、精神改变及广泛的骨吸收。目前，大多数患者在发现时没有症状或诉说的症状相当含糊。精神神经的症状较前多见（尤其在老年病例）。约50%无症状 PT 患者只表现为血清钙、磷生化改变和血 PTH 升高。具有显著高钙血症的患者可表现出前述高钙血症的症状和体征。

临床症状可分为高血清钙、骨骼病变和泌尿系统等三组，可单独出现或合并存在。一般，进展缓慢，常数月或数年才引起患者的注意，甚至不能叙述明确的发病时间。在极少数情况下，该病可以突然发病，患者可有严重的并发症，如明显的脱水和昏迷（高钙血症性甲状旁腺危象）。

（一）高钙血症

正常情况下，与正常的血清钙水平对应的是正常的 PTH 水平。并且，低血清钙常伴有 PTH 升高，而高血清钙常伴 PTH 降低。PT 时 PTH 升高，但血清钙亦高。血清钙增高所引起的症状可影响多个系统。中枢神经系统方面有淡漠、消沉、性格改变、反应迟钝、记忆力减退、烦躁、过敏、多疑多虑、失眠、情绪不稳定和老加速等。偶见明显的精神症状，如幻觉、狂躁，甚至昏迷。某些患者在甲状旁腺切除后，神经精神表现可逆转。近端肌无力、易疲劳和肌萎缩亦可完全消失，一般无感觉异常。消化系统表现一般不明显，可有腹部不适及胃和胰腺功能紊乱。高血清钙致神经肌肉激惹性降低,胃肠道平滑肌张力降低,蠕动缓慢,引起食欲缺乏、腹胀和便秘,可有恶心、呕吐、反酸和上腹痛。高血清钙可刺激促胃液素分泌,胃酸增多,10%～24%患者有消化性溃疡,随着手术治疗后高血清钙症被纠正,高胃酸、高促胃液素血症和消化性溃疡亦缓解。钙离子易沉着于有碱性胰液的胰管和胰腺内,激活胰蛋白酶原形成胰蛋白酶,5%～10%患者有急性或慢性胰腺炎作。临床上慢性胰腺炎为甲旁亢的一个重要诊断线索,一般胰腺炎时血清钙降低,如患者血清钙正常或增高应追查是否存在甲旁亢。高血清钙还可引起心血管症状,如心悸、气短、心律失常、心力衰竭及眼部病变(如结合膜钙化颗粒、角膜钙化及带状角膜炎)等。

(二)骨骼系统表现

1.骨骼广泛脱钙

骨骼受累的主要表现为广泛的骨关节疼痛,伴明显压痛。绝大多数患者有脱钙,骨密度低的情况。开始症状是腰腿痛,逐渐发展到全身骨及关节,活动受限,严重时不能起床,不能触碰,甚至在床上翻身也引起难以忍耐的全身性疼痛。轻微外力冲撞可引起多发性病理性骨折,牙齿松动脱落,重者可出现骨畸形,如胸廓塌陷变窄、椎体变形、骨盆畸形、四肢弯曲和身材变矮。有囊样改变的骨骼常呈局限性膨隆并有压痛,好发于颌骨、肋骨、锁骨外 1/3 端及长骨。易误诊为有巨细胞瘤,该处常易发生骨折。病程长、肿瘤体积大及发病后仍生长发育的儿童或妊娠哺乳者骨病变更为严重。骨髓被纤维结缔组织填充而出现继发性贫血和白细胞计数减少等。80%以骨骼病变表现为主或与泌尿系统结石同时存在,但亦可以骨量减少和骨质疏松为主要表现,而纤维性囊性骨炎罕见。

2.骨质软化

骨质软化呈广泛性骨密度减低,程度不等,重者如软组织密度,骨皮质变薄、骨髓腔增大。骨小梁模糊不清,同时可合并长骨弯曲变形、三叶骨盆,双凹脊椎,胸部肋骨变形,致胸廓畸形,可有假骨折线形成。

3.骨膜下骨质吸收

骨膜下骨质吸收常发生于双手短管状骨,表现为骨皮质外缘呈花边状或毛刺状,失去骨皮质缘的光滑锐利外观,严重者呈局限性骨缺损。骨皮质内缘亦可有类似改变,为骨内膜下骨质吸收的表现。骨膜下骨质吸收是甲旁亢的可靠征象,但要注意以下两点:①轻型或早期患者可无此表现;②继发性甲旁亢(特别是肾性骨营养不良症)可有此种表现,诊断时应加以排除。

骨质吸收亦可见于关节软骨下、锁骨近端或远端的软骨下骨、后肋上、下缘骨膜下及指(趾)末节丛状部等处。掌指骨骨膜下骨质吸收以摄放大像(小焦点 0.3 mm)或普通照片用放大镜观察显示更清楚。

4.骨囊性病变

骨囊性病变包括破骨细胞瘤(或棕色瘤)和皮质囊肿。前者为较大的骨质密度减低区,圆形或不规则形,与正常骨分界清楚,可发生于骨盆骨,甚至长骨、下颌骨和肋骨等处,直径为 2～8 cm,常为多发。手术切除甲状旁腺腺瘤后,此种病变可以消退,仅在原囊壁处残留条状高密度影。皮质囊肿为骨皮质膨起的多发小囊性改变。棕色瘤为甲旁亢的特异表现,具有较高的诊断价值,但常被误诊为骨巨细胞瘤、骨囊肿或骨纤维异常增生症。棕色瘤发生在骨软化的背景上,常呈分叶状,发生在长骨骨干呈多发性,有时棕色瘤巨大,伴骨折。当甲旁亢的病因去除后,棕色瘤可消失。这些特点可与骨肿瘤或骨的肿瘤样病变相区别。

5.颅骨颗粒状改变

在骨密度减低的情况下,颅骨出现大小不等、界限不清的颗粒状高密度影,使颅骨呈现密度不均的斑点状,并夹杂小圆形低密度区,以额骨明显。颅骨外板模糊不清。

6.病理性骨折

骨折往往发生在骨棕色瘤部位,有时表现为明显弯曲变形,有如小儿的青枝骨折,常见为四肢长骨、肋骨、脊椎骨、锁骨和骨盆骨,常为反复多发骨折,骨折处有骨痂生成。

7.牙周硬板膜消失

牙周硬板膜为牙的骨衣,为高密度白线样结构围绕在牙根周围,甲旁亢患者此膜消失。此征象并非本病的特征性表现,畸形性骨炎、佝偻病和维生素 D 缺乏症亦可有此表现。

(三)泌尿系统表现

长期高钙血症可影响肾小管的浓缩功能,同时尿钙和磷排量增多,因此,患者常有烦渴、多饮和多尿。可反复发生肾脏或输尿管结石,表现为肾绞痛或输尿管痉挛的症状,血尿或砂石尿等,也可有肾钙盐沉着症。结石一般由草酸钙或磷酸钙组成。结石反复发生或大结石形成可以引起尿路阻塞和感染,一般手术后可恢复正常,少数可发展为肾功能不全和尿毒症。肾钙质沉着也可引起肾功能下降和磷酸盐滞留。原发性甲旁亢患者肾石病的发生率国外为 57%～90%(国内为41%～49%)。单纯肾石病而无骨病变的甲旁亢患者甚少见。

(四)软组织钙化(肌腱、软骨等处)

软组织钙化可引起非特异性关节痛,常先累及手指关节,有时主要在近端指间关节,皮肤钙盐沉积可引起皮肤瘙痒。新生儿出现低钙性手足抽搐应检查其母有无甲旁亢。软骨钙质沉着病和假痛风在原发性甲旁亢中较常见。对这些患者要仔细筛选。偶尔假痛风可以作为本病的首发表现。在老年人中常存在有其他疾病(如高血压、肾功能减退、抑郁症),选择手术治疗要慎重。

(五)特殊临床类型

1.急性型

少数甲旁亢发病急剧或病程凶险,血清钙迅速升高达 4.25 mmol/L 伴肾功能不全。患者食欲极差,还出现顽固性恶心、呕吐、便秘、腹泻或腹痛、烦渴、多尿、脱水、氮质血症、虚弱无力、易激惹和嗜睡,最后高热、木僵、抽搐和昏迷,病死率达 60%。

2.无症状型

约 1/3 患者属此型,或仅有一些非本病特有的症状,经检查血清钙而发现本病。有些婴儿因低钙性搐搦症而发现为本病。

3.自发缓解型

甲状旁腺腺瘤发生梗死,PTH 分泌锐减,高血清钙症状消失或有暂时性甲旁减症状,血、尿的钙和磷水平恢复正常,但仍有纤维囊性骨炎表现。

4.儿童型

儿童型少见,多数为腺瘤。临床表现模糊,如乏力、生长延缓、反复恶心、呕吐和性格改变等。关节炎较多见,肾结石及消化性溃疡较多,血清钙水平较高。3/4 病例血清钙在 3.75 mmol/L(15 mg/dL)以上。

5.母亲型

原发性甲旁亢不影响妇女受孕,但妊娠对母亲和胎儿均不利。母亲高钙血症导致新生儿血清钙低的情况罕见。患有甲旁亢的母亲,其产儿有低钙血症。而有家族性良性高钙血症母亲的婴儿也有低钙血症的报道。新生儿的低钙血症是源自患无症状型甲状旁腺瘤的母亲所致,妊娠期的甲旁亢患者胎儿病死率达 17%(1/6),并可危及母亲的安全。妊娠的甲旁亢患者手术治疗时机应在孕 6 个月时较安全合适。对母亲和胎儿造成死亡危险的因素是严重的高钙血症。

在妊娠期间,高血清钙有所下降,给本病的诊断带来一定困难,但羊水中总钙和离子钙仍明显升高。其分娩的新生儿易发生低钙性搐搦症。如忽视妊娠期营养补充或合并有慢性腹泻、吸收不良等情况时,母亲易伴发维生素 D 缺乏症。另外,妊娠期遇有应激情况时,又极易加重甲旁亢病情甚至导致高血清钙危象的发生。

6.正常血清钙型

患者血清总钙正常,但离子钙升高。这些患者的病情多较轻,有些患者可能合并有佝偻病或骨软化症,故血清钙可正常。

7.多发性内分泌肿瘤综合征(MEN)

MEN-Ⅰ型中约有 4/5 患者,MEN-Ⅱ型中约有 1/3 患者伴有甲状旁腺腺瘤或增生。其临床表现依累及的内分泌腺而异。

8.青少年型

长骨的干骺端钙化过度,类骨质钙化不良,其表现与佝偻病类似,常发生四肢弯曲畸形和青枝骨折。本型的血、尿生化检查所见与一般原发性甲旁亢相同。

四、诊断

(一)基本诊断依据

原发性甲旁亢的诊断主要依靠临床和实验室资料。临床上遇有以下情况者,应视为本病的疑诊对象。

(1)屡发性、活动性泌尿系统结石或肾钙盐沉积症者。

(2)原因未明的骨质疏松,尤其伴有骨膜下骨皮质吸收和/或牙槽骨板吸收及骨囊肿形成者。

(3)长骨骨干、肋骨、颌骨或锁骨巨细胞瘤,特别是多发性者。

(4)原因未明的恶心、呕吐,久治不愈的消化性溃疡,顽固性便秘和复发性胰腺炎者。

(5)无法解释的精神神经症状,尤其是伴有口渴、多尿和骨痛者。

(6)阳性家族史者及新生儿手足搐搦症者的母亲。

(7)长期应用抗惊厥药或噻嗪类利尿剂而发生较明显的高血清钙症者。

(8)高尿钙伴或不伴高钙血症者。

(二)定位诊断

PT 的定位诊断对于 PT 的手术治疗非常重要。诊断方法包括 B 超、CT、MRI、数字减影血管造影和核素扫描等。对有经验的外科医师第一次手术探查的成功率可达 90%～95%。第一次颈部探查前的定位诊断主要是仔细的颈部扣诊,符合率约为 30%。高分辨 B 超可显示甲状旁腺腺瘤,其阳性率也较高。如第一次手术失败,则再次手术前的定位诊断尤其重要。

1.颈部超声检查

B 超(10 Hz)可显示较大的病变腺体,定位的敏感性达 89%,阳性正确率达 94%。假阴性的原因是位置太高或太低,或藏在超声暗区,腺体太小等。检查时,患者取仰卧位,颈部后伸,肩部垫枕,做纵切面及横切面检查,对每枚腺体做 3 个方位测定。有时颈部斜位、头转向左或右侧,可帮助显露腺体。

2.放射性核素检查

(1)^{123}I 和 ^{99m}Tc-sestamibi 减影技术可发现 82% 的病变。

(2)^{99m}Tc和^{201}Tl双重核素减影扫描(与手术符合率可达92%)可检出直径>1 cm的病变,对于甲状腺外病变也特别敏感,阳性率为83%,敏感性为75%。

3.颈部和纵隔CT检查

颈部和纵隔CT能发现纵隔内病变,对位于前上纵隔腺瘤的诊断符合率为67%。可检出直径>1 cm的病变。对手术失败的病例,可利用高分辨CT检查以排除纵隔病变。

4.选择性甲状腺静脉取血测免疫反应性甲状旁腺激素(iPTH)

血iPTH的峰值点反映病变甲状旁腺的位置,增生和位于纵隔的病变则双侧甲状腺上、中、下静脉血的iPTH值常无明显差异。虽为创伤性检查,但特异性强、操作较易,定位诊断率为70%~90%。国内用此方法定位正确率为83.3%。

5.选择性甲状腺动脉造影

选择性甲状腺动脉造影对其肿瘤染色的定位诊断率为50%~70%。动脉造影可能发生严重的并发症,主要为短暂的脊髓缺血或脊髓损伤的危险性,有报道发生偏瘫、失明。因此,这项检查应慎用,造影剂的剂量不可过大、浓度不可过高和注射速度不可过快。手术探查前1小时静脉滴注亚甲蓝5 mg/kg,可使腺体呈蓝色,有助于定位。再次探查的病例,亦可选择有创性检查方法:①静脉插管,在两侧不同水平抽血查PTH;②动脉造影,可显示增大的腺体,有70%~85%患者可定位。

(三)诊断标准

(1)具备以下第①~⑧项即可诊断:①血清钙经常>2.5 mmol/L,且血清蛋白无显著变化,伴有口渴、多饮、多尿、尿浓缩功能减退、食欲缺乏、恶心、呕吐等症状;②血清无机磷低下或正常下限(<1.13 mmol/L);③血氯上升或正常上限(>10⁶ mmol/L);④血ALP升高或正常上限;⑤尿钙排泄增加或正常上限(>200 mg/d);⑥复发性两侧尿路结石,骨吸收加速(广泛的纤维囊性骨炎,骨膜下骨吸收,齿槽硬线消失,病理骨折,弥漫性骨量减少);⑦血PTH增高(>0.6 µg/L)或正常上限;⑧无恶性肿瘤。若偶然合并恶性肿瘤,则手术切除后上述症状依然存在。

(2)具备以下第①~③项及第④项中的a即可诊断,兼有第④项b及第⑤项可确诊,第⑥项可作为辅助诊断。①周身性骨质稀疏,以脊椎骨及扁平骨最为明显;②颅骨内外板模糊不清,板障增厚呈毛玻璃状或颗粒状改变;③纤维囊性骨炎样改变,可成网格状及囊状改变;④骨膜下骨吸收:a.皮质的外缘密度减低或不规则缺失,呈花边状或毛糙不整,失去原有清晰的边缘;b.指骨骨膜下骨吸收最为典型,尤常见中指中节骨皮质外面吸收,出现微细骨缺损区;⑤软骨下骨吸收,锁骨外端、耻骨联合等处;⑥常伴有异位钙化及泌尿系统结石。

五、鉴别诊断

原发性甲状旁亢与下列疾病的诊断进行鉴别。

(一)高钙血症

1.多发性骨髓瘤

多发性骨髓瘤可有局部和全身性骨痛、骨质破坏及高钙血症。通常球蛋白、特异性免疫球蛋白增高、血沉增快和尿中本-周(Bence-Jones)蛋白阳性,骨髓可见瘤细胞。血碱性磷酸酶(ALP)正常或轻度增高,血PTH正常或降低。

2.恶性肿瘤

(1)肺、肝、甲状腺、肾、肾上腺、前列腺、乳腺和卵巢肿瘤的溶骨性转移。骨骼受损部位很少在肘和膝部位以下,血磷正常,血 PTH 正常或降低,临床上有原发肿瘤的特征性表现。

(2)假性甲旁亢(包括异位性 PTH 综合征),患者不存在溶骨性的骨转移癌,但肿瘤(非甲状旁腺)能分泌体液物质引起高血清钙。假性甲旁亢的病情进展快,症状严重,常有贫血。体液因素包括 PTH 类物质、前列腺素和破骨性细胞因子等。

3.结节病

结节病有高血清钙、高尿钙、低血磷和 ALP 增高,与甲旁亢颇相似,但无普遍性骨骼脱钙,血浆球蛋白升高,血 PTH 正常或降低。类固醇抑制试验有鉴别意义。

4.维生素 A 或 D 过量

有明确的病史可供鉴别,此症有轻度碱中毒,而甲旁亢有轻度酸中毒。皮质醇抑制试验有助鉴别。

5.甲状腺功能亢进症

由于过多的 T_3 使骨吸收增加,约 20% 的患者有高钙血症(轻度),尿钙亦增多,伴有骨质疏松。鉴别时甲状腺功能亢进症临床表现容易辨认,PTH 多数降低、部分正常。如果血清钙持续增高,血 PTH 亦升高,应注意甲状腺功能亢进症合并甲旁亢的可能。

6.继发性甲旁亢

继发性甲旁亢原因很多,主要有以下几条。

(1)各种原因引起低血清钙和血磷高,皆可刺激甲状旁腺增生、肥大,分泌过多的 PTH。如慢性肾功能不全、维生素 D 缺乏,胃、肠道及肝胆、胰疾病,长期磷酸盐缺乏和低磷血症等。

(2)假性甲状旁腺功能减退(由于 PTH 效应器官细胞缺乏反应,血清钙过低、血磷过高),刺激甲状旁腺,使 iPTH 增高。

(3)降钙素过多,如甲状腺髓样癌分泌降钙素过多。

(4)其他原因,如妊娠、哺乳和皮质醇增多症等。

7.三发性甲旁亢

三发性甲旁亢是在继发性甲旁亢的基础上,甲状旁腺相对持久而强烈的刺激反应过度,增生腺体中的一个或几个可转变为自主性腺瘤,引起高钙血症。本病仅在久病的肾衰竭患者中见到。

8.假性甲旁亢

假性甲旁亢是由全身各器官,特别是肺、肾、肝等恶性肿瘤引起血清钙升高,并非甲状旁腺本身病变,常有原发恶性肿瘤的临床表现,短期内体重明显下降、血清 iPTH 不增高。

9.良性家族性高钙血症

在年轻的无症状患者或血 PTH 仅轻度升高者,高钙血症很可能是家族性低尿钙性高钙血症而不是原发性甲旁亢。但该病较少见,为常染色体显性遗传,无症状,高血钙,低尿钙小于2.5 mmol/24 h(100 mg/24 h),血 PTH 正常或降低。

(二)骨骼病变

1.骨质疏松症

血清钙、磷和 ALP 都正常,骨骼普遍性脱钙。牙硬板、头颅和手等 X 线无甲旁亢的特征性骨吸收增加的改变。

2.骨质软化症

血清钙、磷正常或降低,血 ALP 和 PTH 均可增高,尿钙和磷排量减少。骨 X 线有椎体双凹变形、假骨折等特征性表现。

3.肾性骨营养不良

骨骼病变有纤维性囊性骨炎、骨硬化、骨软化和骨质疏松四种。血清钙降低或正常,血清磷增高,尿钙排量减少或正常,有明显的肾功能损害。

4.骨纤维异常增生症(Albright 综合征)

骨 X 线平片似纤维性骨炎,但只有局部骨骼改变,其余骨骼相对正常,临床有性早熟及皮肤色素痣。

(三)正常血清钙型原发性甲旁亢

现认为没有真正的正常血清钙性甲旁亢,这种病例可能发生在下列诸种情况中。

1.早期或轻型甲旁亢

早期或轻型甲旁亢只有血清钙离子的升高,或者 PTH 呈间歇性分泌状态,故其血清钙表现为间歇性增高,只有多次化验检查,才能发现血清钙升高。

2.钙和/或维生素 D 摄入不足

钙和/或维生素 D 摄入不足并发佝偻病或成人骨质软化症,此时 X 线平片也很少发现纤维囊性骨炎的特点,造成 X 线平片上的诊断困难。

3.病程长而严重的代谢性骨病患者

骨钙储存量已很少,即使在大量 PTH 的动员作用下,也难以有足量矿物质释放出来。此时表现为血清钙水平正常,而血清磷很低,与肾小管疾病所致低磷酸盐血症难以鉴别。但 2 和 3 两种情况在补充足量的钙及维生素 D 后,仍可出现高钙血症。

(四)原发性甲旁亢伴外胚层来源器官畸形

马方综合征患者兼有四肢长、蜘蛛样指(趾)、颚弓高、晶体脱位、漏斗胸、躯干瘦长、驼背及脊柱侧弯等骨骼畸形。可伴发外胚层来源器官的组织增生或肿瘤,如结节性硬化症多发性神经纤维瘤等。

(五)原发性甲旁亢伴某些免疫紊乱疾病

如副蛋白血症、单克隆 γ 病等。有报道用原发性甲旁亢患者的血浆可使正常人的 B 细胞增多,手术切除甲状旁腺腺瘤后,此效应消失,可能是患者的甲状旁腺产生了一种物质,兴奋了淋巴细胞的免疫能力。

(六)肾石病

本病尚需与肾石病鉴别,结石多为一侧,通常是草酸钙或磷酸钙结石。尿酸结石或胱氨酸盐结石较少见而且 X 线不显影。原发性甲旁亢者的结石在双侧肾盂中常呈鹿角形,且反复发作。

六、治疗

(一)一般治疗

1.多饮水

限制食物中钙的摄入量,如忌饮牛奶、注意补充钠、钾和镁盐等,并禁用噻嗪类利尿剂、碱性药物和抗惊厥药物。慢性高血清钙者,可口服 H_2 受体拮抗剂,如西咪替丁(甲氰咪胍),0.2 g,3 次/天;或肾上腺能阻滞剂,如普萘洛尔 10 mg,3 次/天;必要时加用雌激素、孕激素或结合雌激素治疗。

2.降钙素

鲑鱼降钙素 4~8 U/kg,肌内注射,每 6~12 小时 1 次,或酌情增减剂量。降钙素为人工合成的鲑鱼降钙素,每次 50~100 U,肌内注射,每天或隔天 1 次。依降钙素为合成的鳗鱼降钙素益钙宁,每支 20 U,每周肌内注射 1 次,既可以抑制骨吸收,与二磷酸盐共用时还可急速降低血清钙。

3.磷酸盐

磷酸盐常用制剂有多种,可根据需要选用,如磷酸钠或磷酸钾,1~2 g/d。如血清钙升高较明显,宜用中性磷酸盐溶液治疗。中性磷酸盐溶液含磷酸氢二钠($Na_2HPO_4 \cdot 12H_2O$)和磷酸二氢钾($KH_2PO_4 \cdot 2H_2O$)。配制方法:磷酸氢二钠 96.3 g,磷酸二氢钾 10.3 g,混合后加水至 500 mL(每 10 mL 含元素磷215 mg),每天口服 30~60 mL。近年来发现,二磷酸酯与内生焦磷酸盐的代谢关系密切,二磷酸酯与骨组织的亲和力大,并能抑制破骨细胞的功能,可望成为治疗本病的较佳磷酸盐类。其中,应用较多的有羟乙二磷酸盐(EHDP)和双氯甲基二磷酸盐(Cl_2MDP)。据报道,其疗效和耐受性均优于中性磷酸盐。应用磷酸盐治疗期间,应注意肾功能变化和导致异位钙化的可能。

(二)高血清钙危象的治疗

1.高血清钙危象的临床特点

血清钙>3.75 mmol/L(15 mg/mL)时,可发生高血清钙危象,若抢救不及时,常突然死亡。如血清钙>3.75 mmol/L,即使无症状或症状不明显,亦应按高血清钙危象处理。在高血清钙患者出现恶心、呕吐,应警惕发生危象可能。

2.高血清钙危象的诊断

诊断 PT 高血清钙危象要有 3 个条件:①存在 PT;②血清离子钙水平>1.87 mmol/L(正常人血清离子钙水平为 1.18 mmol/L±0.05 mmol/L,甲旁亢血清离子钙水平≥1.28 mmol/L);③临床出现危象症状。

3.高血清钙危象的治疗

(1)输液:高血清钙危象者因畏食、恶心、呕吐常伴有脱水,加重高血清钙及肾功能不全,故迅速扩充血容量至关重要。恢复血容量、增加尿量和促使肾脏排钙,静脉输注生理盐水,补充钠盐,产生渗透性利尿作用,随着尿钠的排出,钙也伴随排出体外。需输注大量 5%葡萄糖生理盐水,输液量控制在每 4 小时 1 000 mL。第 1 天需输注生理盐水 4~8 L,最初 6 小时输入总量的 1/3~1/2,小儿、老年人及心、肾和肺衰竭者应慎用,并将部分生理盐水用 5%葡萄糖液代替。

(2)利尿:血清钙过高,每天尿量过少者在补充血容量后予以利尿,使尿量保持在 100 mL/h 以上。可选用呋塞米 20~40 mg,3~4 次/天,或 40~100 mg 静脉注射。呋塞米能提高大量输液的安全性,既可避免发生心力衰竭、肺水肿,又可抑制肾小管重吸收钙,有利于降低血清钙,利尿排钙。亦可选用其他利尿剂,如依地尼酸(利尿酸钠)50~200 mg 静脉推注等,血清钙过高患者每 1~2 小时可以重复注射。但应避免使用噻嗪类利尿剂。利尿仅能暂时降低血清钙,故应与其他治疗措施结合使用。

(3)补充电解质:每天监测血、尿电解质,以决定钠、钾、镁的补充量。治疗期间应每 4~6 小时测定血清钙、镁、钠和钾,注意维持电解质平衡。一般情况下,每排尿 1 000 mL 需补充 20 mmol/L 氯化钾和 500 mmol/L 氯化钠。

(4)磷酸盐:每 6 小时口服 1 次,每次 20~30 mL,可供 230~645 mg 元素磷,使血清钙下降。如果急需降低血清钙,可静脉注射中性磷溶液,其配方为 Na_2HPO_4 0.081 g分子,KH_2PO_4 0.019 g 分子,加蒸馏水到 1 000 mL,每升含磷元素 3.1 g,常用量为每 6~8 小时静脉输入 500 mL。血清磷高于 0.97 mmol/L(3 mg/dL)者慎用,静脉注射过量磷酸盐可引起严重低血清钙。口服磷酸盐时禁服抗酸剂,以防与磷酸盐结合而妨碍吸收。若降低血清钙的效果不佳,可改用磷酸盐灌肠或静脉滴注。应用期间要监测血清钙磷和肾功能,防止低钙血症和异位钙化的发生。

(5)依地酸二钠(EDTA 钠盐):仅在严重高血清钙或一般治疗无效时应用,常用量 50 mg/kg,加入 5%葡萄糖液 500 mL 中静脉滴注,4～6 小时滴完。亦可用硫代硫酸钠 1.0 g 加入生理盐水 100 mL 中静脉滴注,紧急情况下可直接以 5%浓度静脉推注。输液过程中要监测血清钙。

(6)二氯甲酯(二磷酸酯):可抑制破骨细胞活性,降低血清钙,对 PTH 或 cAMP 水平无影响,可口服或静脉注射,1 600 mg/d 或 1～5 mg/kg。

(7)西咪替丁(甲氰米胍):慢性 PT 高血清钙者可用西咪替丁治疗,用于急性原发性甲旁亢危象,西咪替丁 200 mg 每 6 小时 1 次,可阻止 PTH 的合成和/或释放,降低血清钙,也可作为甲旁亢患者手术前的准备,或不宜手术治疗的甲状旁腺增生患者,或甲状旁腺癌已转移或复发的患者。服用西咪替丁后血浆肌酐上升,故肾功能不全或肾病继发甲旁亢高血清钙患者要慎用。

(8)透析:首选血液透析,无条件时亦可采用腹膜透析,但必须采用无钙透析液。

(9)普卡霉素(光辉霉素):降低血清钙作用可能与减缓肠钙吸收、抑制 PTH 对骨骼的溶解作用,或与抗肿瘤作用有关。常用量 10～25 μg/kg,用适量生理盐水稀释后静脉滴注,若 36 小时后血清钙下降不明显,可再次应用。每周 1～2 次,用药后 2～5 天血清钙可降到正常水平。长期使用时,每周不得超过 2 次,必要时可与其他降血清钙药同用。应用期间,必须严密观察血清钙、磷变化和本药对骨髓、肝和肾等的毒性作用。此药为抗癌药,可抑制骨髓,对肝、肾毒性大,应慎用。

(10)糖皮质激素:病情允许时可口服,紧急情况下可用氢化可的松或地塞米松静脉滴注。

(11)降钙素:有助于降低血清钙,理论上 12 小时内可用 400～1 000 U。实际降钙素的剂量应根据病情、药源及经济情况,并结合患者对大量输液及利尿剂的反应而定。

(12)急诊手术:甲状旁腺危象多数是腺瘤所致,且一般病程较晚,肿瘤体积较大,易定位,因而更趋向于作单侧探查。手术时机掌握在血清钙下降到相对安全的水平,或血清钙上升停止而开始下降,患者全身情况可以耐受手术时,施行急诊手术,一般效果良好。

(13)其他疗法:其他疗法有如下几种。①放射性保护有机磷制剂:WR-2721 具有迅速降低 PTH 分泌的作用,但有较明显的不良反应。②无升高血清钙的维生素 D 制剂:在慢性肾功能不全所致的甲旁亢中有较好的疗效,亦可用于 PT 的治疗。另外,PT 患者体内存在高 PTH、低 25-(OH)D$_3$ 现象,提示 PT 患者伴有维生素 D 不足或缺乏。③二磷酸盐类:虽可迅速降低血清钙,但 3 个月后血清钙回升。④乙醇注射疗法:在 B 超引导下,将乙醇注入甲状旁腺腺瘤,在 36 小时或 24 小时内血清钙可以降到正常。每 24 小时可注射 1～3 次,在高血清钙危象时更显有用,但长期疗效尚有待观察。⑤钙感受器激动剂。NPSR-568 已用于 PT 的治疗,但尚需进一步观察临床疗效。

(三)手术治疗

1.手术指征

(1)对所有明显高血清钙者(若无禁忌证),均应作颈部探查,理由如下:①可以明确诊断;②难以预料靶器官损害;③该病会导致骨质改变加速,特别是老年妇女;④26%患者在 10 年内可发生并发症;⑤手术安全,手术成功率高达 95%以上。

(2)无症状的原发性甲旁亢需手术治疗的指征。一般认为,无症状而仅有轻度高钙血症的原发性甲旁亢病例需随访观察,如有以下情况则需手术治疗:①骨吸收病变的 X 线表现;②肾功能减退;③活动性尿路结石;④血清钙水平≥3 mmol/L(12 mg/dL);⑤血 iPTH 较正常增高 2 倍以上;⑥严重的精神病、溃疡病、胰腺炎和高血压等。

2.手术方式

X 线引导下的甲状旁腺切除术可以治愈 95% 的患者,并大大降低了老式手术方式的危险性,故用福善美增加骨钙而放弃手术治疗的做法不妥。

(1)手术优点:X 线引导下的微创性甲状旁腺切除术是近年来开展的新技术,可在局麻下施行。它的优点:①术前已知 4 个腺体中哪一个活性较高;②创伤小,对侧不受影响;③麻醉方式多为局麻;④切口只有 2.5 cm,为时 25 分钟(常规 1～2 小时),术后即可进食,第 2 天即可恢复日常工作;⑤耐受性好;⑥治愈率为 99%～100%(常规手术为 90%～96%);⑦价格低廉;⑧甲旁减的风险为零,术后并发症少。但适宜本手术治疗的患者只包括扫描证实为单个腺瘤的原发性甲旁亢患者(85%～90% 的患者属于此类)。

(2)术前准备:对已确诊者,按一般术前处理即可。血清钙明显升高者,应先行内科治疗,将高血清钙控制在安全范围内,并加强支持治疗,改善营养,纠正酸中毒。其中要特别注意中性磷酸盐的补充,以增加骨盐沉积,缩短术后骨病和血生化的恢复时间。高钙血症易导致严重的心律失常,除采用有效措施降低血清钙外,还应根据病情和心律失常的性质给予相应治疗。

(3)手术步骤:手术常选用全身麻醉,横形切开颈部切口。在中线分离带状肌后,选择一叶甲状腺并向内侧翻转。清除甲状腺叶下方的组织直至气管以显示喉返神经和甲状腺下动脉。在大多数患者,喉返神经位于气管食管沟内,较少见的也可位于气管旁;在气管前侧方常见但特别容易造成损伤。喉返神经也可在颈部直接发出而不像往常那样环绕右锁骨下动脉。喉上神经外支是声带张力最重要的神经,它通常紧邻甲状腺上极血管束的内侧。游离甲状腺时应小心操作以免损伤该神经。可能存在 4 个以上的甲状旁腺,因此,颈部探查需要非常耐心。由于冰冻切片有助于判定甲状旁腺而需要一名有经验的病理学家的帮助。上甲状旁腺较易发现,通常位于甲状腺背侧表面的上 2/3 水平。下甲状旁腺较上甲状旁腺大,且位置常不固定,正常情况下可存在于自甲状腺上 1/2 水平至深入纵隔内。下甲状旁腺较上甲状旁腺位置更靠前。如果上甲状旁腺已被发现则应仔细检查另一侧的胸腺蒂并切除。从颈部切口可切除绝大多数位于纵隔内的甲状旁腺腺瘤。

(4)术中注意事项:①术中应做好高血清钙危象的抢救准备工作,包括各种降血清钙药物,进行血清钙、磷和心电图监测。②术中均应仔细探查所有的甲状旁腺,如属腺瘤,不论单发或多发,应全部切除,仅保留一枚正常腺体;如属增生,常为多枚腺体同时累及,故宜切除其中的三枚,第四枚切除 50% 左右,然后取小部分做甲状旁腺自体移植;如属异位腺瘤,多数位于纵隔,可沿甲状腺下动脉分支追踪搜寻。有时异位甲状旁腺包埋在甲状腺中,应避免遗漏。如属腺癌,则应做根治术。③首次手术未能发现病变而进行的二次颈部探查难度极大,所以应在首次手术时细心操作以避免二次手术。如果需二次手术,不仅甲状旁腺组织辨别更为困难,而且也更易损伤喉返神经。

3.术后处理

(1)手术成功:血磷常迅速恢复正常,血清钙和血 PTH 则多在术后 1 周内降至正常。伴有明显骨病者,由于术后钙、磷大量沉积于脱钙的骨组织,故术后数天内可发生手足搐搦症。有时血清钙迅速下降,可造成意外,故必须定期检查血生化指标。轻度低钙血症经钙盐补充和维生素 D 治疗可纠正,较重者应给予活性维生素 D 制剂如 $1\alpha-(OH)D_3$ 或 $1,25-(OH)_2D_3$。如低钙症状持续 1 个月以上,提示有永久性甲旁低。

(2)手术失败:患者如术后症状无缓解,血清钙和血 PTH 于 1 周后仍未能纠正,提示手术失败。常见原因:①腺瘤为多发性,探查中遗漏了能自主分泌 PTH 的腺瘤,被遗漏的腺瘤可能在甲状腺、食管旁、颈动脉附近甚至纵隔;②甲状旁腺有五枚以上,腺体切除相对不足;③甲状旁腺癌复发或已有远处转移;④非甲状腺来源的异位 PTH 综合征(假性甲旁亢)。

(3)术后低钙血症:甲状旁腺手术后可出现低钙血症,轻者手足和面部发麻,重则手足搐搦。一般术前 ALP 很高,又有纤维性囊性骨炎者则术后会有严重的低钙血症,常降至 1.75 mmol/L(7 mg/dL),甚至 1 mmol/L(4 mg/dL)。

引起低钙血症的原因:①骨饥饿和骨修复,切除病变的甲状旁腺组织后,血中 PTH 浓度骤降,大量钙和磷迅速沉积于骨中,致血清钙降低;②甲状旁腺功能减退,切除功能亢进的甲状旁腺组织后,剩余的甲状旁腺组织的功能受到长期高血清钙的抑制而功能减退(多数为暂时性);③由于部分骨骼或肾对 PTH 作用的抵抗,发生于原发性甲旁亢合并有肾衰竭、维生素 D 缺乏、肠吸收不良或严重的低镁血症。如有持续性和顽固性低钙血症,应想到同时存在低镁血症(血清镁<0.5 mmol/L,即 1.0 mEq/L)的可能。镁 40~60 mmol(80~120 mEq)静脉滴注 8~12 小时,或 20% 硫酸镁分次深部肌内注射。如低钙血症由于低镁血症所致,当补充镁后,通常在 24~48 小时之内血清钙恢复正常。当 PTH 恢复正常分泌率,激素的周围反应也转正常。

低钙血症的症状:可开始于术后 24 小时内,血清钙最低值出现在手术 2~3 天后,可出现手足搐搦,持续 1~2 天甚至 3~4 个月。但这种现象不一定损伤了甲状旁腺,可因骨骼的"钙饥饿"状态,术后钙质向骨基质内沉积而引起低血清钙。大部分患者在 1~2 个月内血清钙可恢复至 2 mmol/L(8 mg/dL)以上。血磷浓度于术后近期进一步降低,尿磷排量甚少。

低钙血症的治疗:一般于低钙血症症状出现时,立即口服乳酸钙或葡萄糖酸钙(相当于元素钙 1~3 g)。口服 10% 氯化钙溶液,每数小时服 10 mL 亦可逐渐恢复。手足抽搐明显者可以缓慢静脉注射 10% 葡萄糖酸钙 10~20 mL,有时需要补充镁盐以缓解肌肉抽搐。难治顽固性低钙血症可以静脉滴注葡萄糖酸钙[溶于 5% 或 10% 葡萄糖液内,钙可按 0.5~3.0 mg/(kg·h)给予],常可缓解症状和体征,补充钙量是否足够,视神经肌肉应激性和血清钙值两方面而定。同时补充维生素 D_2 或维生素 D_3,开始剂量每天 3 万~5 万单位,以后酌情减少用量。1α-$(OH)D_3$ 和 $1,25$-$(OH)_2D_3$ 可在 24~96 小时内使血清钙升达正常,当合并有肾功能损害时,应优先采用此类药物。手术后完全恢复骨的正常矿化可能要 1~2 年,应持续补充钙剂及适量维生素 D 直至 X 线摄片骨密度正常后,才可停药。

七、预后

血清钙水平是极好的指标,可证明手术是否成功。手术结果一般在手术后可以立即判断出来。如术中未发现病变腺体,术后仍持续存在高血清钙;如腺瘤或癌肿已切除,在术后 24~48 小时内血清钙会下降 2~3 mg,然后在 3 天后恢复正常。手术切除病变的甲状旁腺组织后 1~2 周,骨痛开始减轻,6~12 个月明显改善。骨结构明显修复需 1~2 年或更久。如术前活动受限者,大都术后 1~2 年可以正常活动并恢复工作。手术成功切除则高钙血症纠正,不再形成新的泌尿系统结石。X 线检查显示有骨改变及 ALP 升高者,术后血清钙下降会更加严重,低血清钙重而持续时间长,需给予数周至数月或更久的钙及维生素 D 治疗。

PT 手术并发症很少,偶可发生甲状腺功能亢进症、胰腺炎,原因尚不清楚。胰腺炎临床表现很重。约 1/2PT 患者手术后出现低血清镁,由于长期低血清钙合并低血清镁,使这种并发症的处理极为复杂。

(王婷婷)

第二节　继发性甲状旁腺功能亢进症

继发性甲状旁腺功能亢进症(SHPT)简称继发性甲旁亢,是指在慢性肾功能不全、肠吸收不良综合征、Fanconi 综合征和肾小管酸中毒、VD 缺乏或抵抗,以及妊娠、哺乳等情况下,甲状旁腺长期受到低血钙、低血镁或高血磷的刺激而分泌过量的 PTH,以提高血钙、血镁和降低血磷的一种慢性代偿性临床综合征。伴有不同程度的甲状旁腺增生,但并非甲状旁腺本身疾病所致。

一、诊断

慢性肾衰竭及肌酐清除率<40 mL/分钟者均有不同程度的 SHPT,一般诊断不难,肾衰竭患者有 PTH 增高时即可诊断。骨痛和病理性骨折是重症 SHPT 的主要表现,但 SHPT 的多数症状及体征仅见于晚期肾衰竭患者;而在肾衰竭早期就有 SHPT 的生化改变。慢性肾衰竭开始时血钙正常或稍低,而血磷增高;有时血磷可正常或降低,这取决于饮食中钙、磷的摄取。以后,血磷及 ALP 升高,PTH 增高,钙升高,发生皮质下骨吸收及纤维囊性骨炎。

二、治疗

本病主要是针对原发病,并力图去除刺激 PTH 分泌的因素。治疗包括内科治疗和手术治疗,内科治疗的目的是纠正代谢紊乱,使血钙、磷和 PTH 浓度保持于正常范围内。一些人主张在发生严重的 SHPT 症状前,就给予适当治疗可使多数患者避免手术。一般,慢性肾衰竭患者当肌酐清除率约 40 mL/min 时,即应开始预防继发性甲旁亢的发生。

(一)内科处理

1.一般治疗

原发病的处理要积极保护肾功能,去除诱发肾功能进一步损害的因素,避免应用对肾脏有毒性的药物,必要时采用血液透析及肾移植。治疗影响 VD 吸收的消化系统疾病。对卧床者,要增加户外活动。尽可能减少糖皮质激素的用量,并缩短用药间期。

2.低磷饮食

每天磷摄取量保持在 0.6～0.9 g。

3.补充钙和维生素 D 制剂

元素钙摄入量应达到 1.2～1.5 g/d;对肾功能不全引起的继发性甲旁亢,宜选用骨化三醇 [1,25-(OH)$_2$D$_3$],0.25～2.0 μg/d。

(二)甲状旁腺切除术

SHPT 的病理基础是甲状旁腺增生,手术采取甲状旁腺次全切除,或全切除后自体移植。

(王婷婷)

第三节 甲状旁腺功能减退症

一、概述

甲状旁腺功能减退症(简称甲旁减)是由于血中甲状旁腺激素(PTH)缺乏或 PTH 不能充分发挥其生物效应所致。主要改变是骨吸收障碍,骨钙释放受阻,肾小管重吸收钙减少,因而尿钙排出增多;同时肠道吸收钙也减少,最终导致血钙降低。甲状旁腺至靶组织细胞之间任何一个环节的缺陷,均可引起甲状旁腺功能减退。根据病理生理分为血清免疫活性 PTH(iPTH)减少、正常和增多性甲状旁腺功能减退症。临床上也可分为继发性、特发性和假性甲状旁腺功能减退症,其中以继发性甲状旁腺功能减退症较为常见,最多见者为甲状腺手术时误伤甲状旁腺所致;也可因甲状旁腺增生,手术切除腺体过多引起本病;因甲状腺功能亢进而作放射性碘治疗,或恶性肿瘤转移至甲状旁腺而导致本病者较少见。特发性甲状旁腺功能减退症属自身免疫性疾病,可单独存在,也可与其他内分泌腺功能减退合并存在。假性甲状旁腺功能减退症少见。

二、诊断依据

(一)病史

(1)由甲状腺或甲状旁腺手术引起者,一股起病较急,常于术后数天内发病,少数也可于术后数月开始逐渐起病。

(2)特发性者以儿童常见,也可见于成人。

(3)症状的轻重取决于低血钙的程度与持续时间。①神经肌肉应激性增加的表现:早期可仅有感觉异常、四肢麻木、刺痛和手足僵硬。当血钙明显下降(血总钙<1.80 mmol/L)时,常可出现典型的手足搐搦。发作时先有口周、四肢麻木和刺痛,继之手足僵硬,呈双侧对称性手腕及掌指关节屈曲,指间关节伸直,拇指内收,其余四指并拢呈鹰爪状;此时,双足常呈强直性伸展,足背呈弓形;严重时可累及全身骨骼肌和平滑肌,发生喉痉挛、支气管痉挛,甚至呼吸困难、发绀及窒息等。如累及心肌可发生心动过速等。②患者发作时可表现为精神异常,如兴奋、焦虑、恐惧、烦躁不安,幻想、妄想和定向力失常等。慢性发作的患者,常有记忆力及智力减退。③除以上典型的发作表现外,部分患者可表现为局灶性癫痫发作,或类似癫痫大发作,甚至也可发展为癫痫持续状态。也有部分患者表现为舞蹈症。④发作常因寒冷,过劳、情绪激动等因素而诱发,女性在月经前后也易发作。

(二)查体

(1)病程较长者,多可发现皮肤粗糙、色素沉着,毛发脱落,指(趾)甲脆裂等改变。仔细检查眼晶状体,可发现不同程度白内障。小儿患者多有牙齿钙化不全、牙釉质发育不良,生长发育障碍,贫血等。

(2)神经肌肉应激性增高,常用下述方法检查。①面神经叩击试验(佛斯特征):检查者用中指弹击耳前面神经外表皮肤,可引起同侧口角、鼻翼抽动,重者同侧面肌亦可有抽动(弹击点应为自耳垂至同侧口角连线的外 1/3 与内 2/3 交界点);②束臂加压试验(陶瑟征 Trousseau 征):将血压计袖带包绕于上臂,将血压计气囊充气,使血压维持在收缩压与舒张压之间2～3分钟,同侧出现手搐搦为阳性。

上述试验有助于发现隐性搐搦。

(三)实验室及辅助检查

(1)血清钙降低,总钙<1.8 mmol/L,血清游离钙≤0.95 mmol/L,可出现症状。

(2)多数患者血清无机磷增高,可达1.94 mmol/L,不典型的早期病例,血磷可以正常。

(3)血清碱性磷酸酶正常或稍低。

(4)血清免疫活性PTH(iPTH)浓度,多数低于正常,也可在正常范围。

(5)尿钙、磷均下降。

(6)尿cAMP和羟脯氨酸减少。

(7)心电图:可呈现QT间期延长,T波异常等低血钙表现。

(8)脑电图:表现为阵发性慢波,单个或多数极慢波。过度换气常可诱发异常脑电波。发作间歇期脑电图也可正常。

(9)X线检查:头颅X线片或CT,可见基底节钙化,骨质也较正常致密。骨骼X线片可见骨密度增加,牙周硬板加宽和长骨骨膜下新骨形成。

三、诊断及鉴别诊断

凡有反复发作手足搐搦伴低血钙者,均应疑及本病。甲状腺或甲状旁腺手术后发生者,诊断较易,特发性者,常由于起病缓慢,症状隐匿易被忽略,或被误诊为神经官能症、癫痫、脑风湿病、癔症、精神病及智力发育不全等。但如能多次测定血、尿钙及磷,则大多数可获确诊。诊断的主要依据有以下几点。

(1)慢性反复发作的手足搐搦,且排除呼吸性或代谢性碱中毒、低血钾、低血镁及癔症。

(2)低血钙、高血磷。

(3)除低血钙的其他原因,如肾功能不全、慢性腹泻、低蛋白血症和维生素D缺乏及碱中毒等。

(4)除外佝偻病及软骨病。

(5)血清iPTH多数显著低于正常。

四、防治

(一)手术操作应仔细

当进行甲状腺、甲状旁腺或颈部其他手术时,应细致操作,避免切除或损伤甲状旁腺及血运,防治甲旁减的发生。

(二)搐搦发作时的处理

立即静脉注射10%葡萄糖酸钙10 mL,每天1～3次。对有脑损伤、喉痉挛、惊厥的严重患者,可在静脉注射后采用10%葡萄糖酸钙60～70 mL,加入5%～10%葡萄糖液500～1 000 mL中,静脉滴注维持。如搐搦发作仍频繁,可辅以镇静剂、苯妥英钠等。

如属于术后暂时性甲旁减,一般在数天或1～2周可渐恢复,只需补钙,不需过早补充维生素D制剂。如症状持续1月以上且血钙低,则考虑为永久性甲旁减,需补充维生素D。

（三）间歇期的处理

1.饮食

高钙、低磷饮食。

2.钙剂应长期口服

以元素钙为标准，每天需 $1.00\sim1.58\ \mu g$，如葡萄糖酸钙、乳酸钙、氯化钙和碳酸钙中分别含元素钙 9%、13%、27% 和 40%。氯化钙对胃的刺激性大，应加水稀释后服。碳酸钙在小肠内转换为可溶性钙后方可吸收，易导致便秘。钙剂宜每天分 3～4 次咬碎后服下。

3.维生素 D 及其衍生物

维生素 D_2 每天 5 万～10 万单位或维生素 D_3 30 万单位肌内注射，1/2～1 个月注射 1 次；也可用双氢速甾醇（AT10），每毫升含 1.25 mg，每天 1 次，口服，以后渐增，每周根据血、尿钙调整，当血钙达 2.0 mmol/L 即不再增加。其作用较维生素 D_2 或维生素 D_3 强，一般从小剂量开始，如 0.3 mg/d。如效果仍不佳，血钙仍低可用 $1,25(OH)_2D_3$（骨化三醇）$0.25\ \mu g$，每 2 天加 $0.25\ \mu g$，最大可用至 1.0 μg/d。上述维生素 D 制剂过量，均可引起血钙过高症，导致结石及异位钙化，故在用药期间应每月或定期复查血钙、磷及尿钙，调整药量维持血钙在 2.0～2.5 mmol/L 为宜。

4.氯噻酮

每天 50 mg，口服，配合低盐饮食，可减少尿钙排出，提高血钙水平。

5.其他

血磷过高者，应辅以低磷饮食，或短期用氢氧化铝 1.0 g，每天 3 次，口服。少数患者经上述治疗后血钙正常，但仍有搐搦发作，应疑及同时有低镁血症的可能，经血镁测定证实后可肌内注射 25% 硫酸镁 5 mL，每天 2 次，必要时也可用 50% 硫酸镁 10 mL，加入 5% 葡萄糖盐水 500 mL 中，静脉滴注。需注意监测血镁，以防过量。

6.甲状旁腺移植

近年有报告采用同种异体或胎儿甲状旁腺移植治疗本症，并于近期取得一定疗效，但其远期疗效尚需进一步研究。

（王婷婷）

第四节　钙受体病与甲状旁腺激素抵抗综合征

钙受体（calcium receptor，CaR）又称钙感受器（calcium sensor，CaS）或钙感受器受体（calcium-sensing receptor，CaSR），是一种以细胞外液钙离子为配体的受体蛋白。由于 CaR 是一种细胞外液钙离子浓度信号（相当于循环内分泌激素）的受体，CaR 病主要包括由于 CaR 基因突变所致的一组临床疾病，如家族性低尿钙性高钙血症、新生儿重症甲旁亢、遗传性高尿钙性低钙血症；PTH 抵抗综合征主要包括假性甲旁减和假-假性甲旁减。

一、家族性低尿钙性高钙血症和新生儿重症甲旁亢

家族性低尿钙性高钙血症（familial hypocalciuric hypercalcemia，FHH）和新生儿重症甲旁亢（neonatal severe hyperparathyroidism，NSHPT）的病因与 CaR 功能障碍有关。FHH 为常染

色体显性或隐性遗传性疾病,其遗传缺陷是 CaR 发生突变或缺失。由于 CaR 结构与功能发生障碍,细胞外液中的 Ca^{2+} 变化不能通过 CaR 调节 PTH 的合成和分泌,从而导致 PTH 对钙浓度变化失敏或无反应。这些患者常有高钙血症,伴轻度高镁血症,血 PTH 正常或轻度升高,尿钙排出量低(尿 Ca^{2+}/尿肌酐清除率比值<0.01,尿钙<2.5 mmol/24 h),CT 和维生素 D_3 正常,且无临床症状。患者常伴软骨钙化和急性胰腺炎等并发症。有的病例可伴有遗传性间质性肺病。NSHPT 多表现为严重高钙血症,骨矿化不良,多发性骨折和骨畸形。由于 FHH 患者的后代常有 SNHPT 表现,所以一般认为,NSHPT 是 FHH 纯合子的一种表现型。现已发现的突变类型主要为胞膜外区的错义突变(如天冬氨酸和谷氨酸位点)。由于分子结构变化,钙结合位点减少或亲和力下降,导致细胞外 Ca^{2+} 的"调定点"(set-point)右移,Ca^{2+} 浓度调定点升高,肾小管钙重吸收显著增加,血钙升高,尿钙减少。肾小管重吸收钙增加是 FHH 的重要特征,也是导致血钙升高和尿钙下降的重要原因,但其发病机制未明。肾小管上皮细胞膜的 *CaR* 突变使细胞外液 Ca^{2+} 浓度上升,肾曲小管腔内钙不断被过度重吸收。也有部分病例的病情较轻,常具有自限性,呈散发性分布。此外,影响 NSHPT 表现型的因素很多,如突变基因量、突变的部位和严重性、宫内时期的细胞外钙浓度(如母亲为高钙血症,患儿的病情相对较轻)、骨和肾对过量 PTH 刺激的敏感性等。因此,FHH(*CaR* 基因突变杂合子表现型)和 NSHPT(*CaR* 基因突变纯合子表现型)事实上同为 *CaR* 缺陷性代谢性骨病,在这种疾病谱中,临床表现可轻可重,具有自限性,轻者无症状,而重者可出现致命性高钙血症与肾损害不等。本病主要依赖 *CaR* 基因突变分析确立诊断。FHH 和 NSHPT 可表现为弥漫性甲状旁腺增生或甲状旁腺腺瘤,一般不会发生癌变。如为腺瘤,瘤外的甲状旁腺组织仍增生,手术切除后病情不见缓解为本综合征的另一特点。

血钙升高不明显者可用激发试验协助诊断。

本病治疗困难,手术切除增生甲状旁腺的效果亦差。术后常发生甲旁减。如血钙仍明显升高,需考虑做甲状旁腺次全切除。术后用口服钙剂和维生素 D 治疗以维持正常血钙。

二、遗传性高尿钙性低钙血症

对 13 个家族的遗传性低钙血症患者的调查结果表明,常染色体显性遗传性低钙血症患者存在有 CaR 基因的突变,多数患者无临床症状,部分有手足搐搦,多为自发性,主要发生于新生儿期和 3 岁以前儿童。

血钙下降(血总钙 1.5～2.0 mmol/L)伴低镁血症和高尿钙症,血 PTH 多正常。尿钙增多是由于 CaR 有激活性突变,肾小管 Ca^{2+} 的重吸收明显减少所致,患者的尿浓缩功能障碍。用维生素 D 治疗后,尿钙显著增多,甚至发生肾结石症和肾功能损害。停止维生素 D 治疗后,肾功能可恢复,但肾结石症无改善,重症患者有口渴和多尿。现已发现和鉴定了 10 余种钙感受器突变类型,突变点多位于胞膜外区。与 FHH 和 NSHPT 相反,这类基因突变使钙浓度的调定点左移(下降),CaR 的功能增强(兴奋型基因突变),在较低的细胞外液 Ca^{2+} 浓度条件下即兴奋三磷酸肌醇(IP3),抑制 PTH 分泌,导致低钙血症。本症应与甲旁减鉴别。前者用过量维生素 D 治疗易导致肾损害和肾结石症。

三、甲状旁腺激素抵抗综合征

甲状旁腺激素抵抗综合征是由于外周靶细胞对 PTH 有抵抗而导致的一种遗传性疾病,由 Albright 最早发现,又称为假性甲状旁腺功能减退症(pseudohypoparathyroidism,PSHP 或

PHP）。本病是一种先天性疾病，是常染色体或 X 性联遗传缺陷病。患者具有甲状旁腺功能低下低钙血症的生化特点，此外，尚有 4 个特点：①PTH 的靶组织对之不发生反应，PTH 分泌合成不是减少了，而使正常或代偿性增生；甲状旁腺不是萎缩或消失，常常是代偿性增生；②大部分患者是骨、肾对 PTH 无反应，部分患者只有骨或肾无反应；③患者常有躯体的先天发育异常，称为 Albright 遗传性骨病，其特点是侏儒、脸圆、粗短身材、拇指及第 4、第 5 掌骨或跖骨短矬及智力低。患者也可没有躯体畸形，常见皮下或颅内的软组织异位钙化；④注射有活性的 PTH 不能矫正血、尿钙磷的不正常。

（一）病理生理

PTH 对靶组织的作用需通过 PTH 受体-鸟嘌呤核苷酸结合蛋白（G 调节蛋白，GNBG）-腺苷酸环化酶（cAMP）系统进入靶组织内，再经蛋白激酶，底物磷酸化等程序才完成。因此，靶细胞内外的应答是肽激素发生效能的必要条件。由于应答过程中不同阶段的缺陷，假性甲旁减分为 I 型和 II 型。

1.假性甲旁减 I 型

不能合成 cAMP，给以有活性的外源性 PTH 不能测出血尿中 cAMP 浓度升高，又分为 I a 型和 I b 型。

PHP I a 型：G 调节蛋白活性不足。G 调节蛋白也是多种肽激素发挥生理作用所依赖的，因此 I a 型患者还常常伴有其他肽激素的靶器官不反应症，包括 TSH 不敏感（表现为甲状腺功能减退）、ACTH 不敏感（常无临床表现），以及 GnRH 不敏感（闭经）、ADH 不敏感（尿浓缩功能不佳或尿崩症）等。I a 型都有 Albright 遗传性骨病。

PHP I b 型：形态正常，没有遗传性骨病，只有对 PTH 抵抗。G 调节蛋白正常，活性 PTH 不能引起 cAMP 增高，认为是 PTH 受体的缺陷。

2.假性甲旁减 II 型

PTH 作用于肾脏细胞可形成 cAMP，但 cAMP 未能形成肾脏的排磷效应，因而有高磷血症和低钙血症。患者尿中 cAMP 常高于正常。患者无特殊体型，但有低血钙症所导致的手足搐搦和其他症状、体征，故与特发性甲旁减很相似。

假-假性甲旁减（PPHP）是一种遗传性疾病。多数认为是性连锁显性遗传，但亦有人认为属于常染色体显性或隐性遗传。一个家族也可出现 PHP 与 PPHP，因此认为 PHP 与 PPHP 有相同的发病机制，在一个广谱的症状群中有不同的表现。患者身材矮胖，圆面，短指（趾）畸形，皮下钙化斑与假性甲旁减相同。但是甲状旁腺功能检查均属正常，血/尿钙磷正常，对注射外源性 PTH 的反应与正常人反应亦相同。有的患者在随诊观察中或身体需要钙量增加时，血尿生化可转变成为真正的假性甲旁减表现。本病无需特殊治疗。只需随访血钙变化。因无低钙血症，故无需用维生素 D 或其衍生物及钙剂治疗。

（二）临床类型

不同靶器官对 PTH 的不反应性和程度都可以不同，其病理生理改变及临床也各异。骨、肾都对 PTH 不发生反应，是较多见而且典型的低血钙、高血磷，血尿中羟脯氨酸、骨钙素、钙磷镁都低。

肾对 PTH 不反应，而骨反应正常型：是 PHP 中的一种特殊类型，较少见。患者的肾脏对 PTH 无反应，排磷减少，因而有高磷血症。PTH 亦不能使肾脏产生 1,25-$(OH)_2D_3$，因而肠道吸收钙减少，导致低钙血症。低钙血症引起 PTH 分泌增加，引起纤维囊性骨炎，称为假性甲状旁腺功能减退-功能亢进症。是否有骨对 PTH 不反应，而肾反应正常，尚不完全确定，临床上也不易诊断。

(三)治疗

其与甲旁减相似，低血钙的纠正较容易，用生理剂量或稍大剂量的维生素 D 或其活性代谢物可奏效。少部分患者增加钙摄入量，或使血循环中钙离子浓度稍高之后，即可通过提高靶细胞内钙离子浓度促成 PTH 发挥生理效能。假性甲旁减Ⅰa型如伴有甲状腺功能减低或性功能低下者，同时用替代治疗。

（王婷婷）

第四章 糖 尿 病

第一节 糖尿病的病因与发病机制

一、T1DM 病因与发病机制

目前认为,T1DM 的病因与发病机制与遗传因素、环境因素及自身免疫因素均有关。遗传在 T1DM 的发病中有一定作用。对 T1DM 同卵双生子长期追踪的结果表明,发生糖尿病的一致率可达 50%;然而从父母到子女的垂直传递率却很低,如双亲中 1 人患 T1DM,其子女患病的风险率仅 2%~5%。

遗传学研究显示,T1DM 是多基因和多因素共同作用的结果。现已发现,与 T1DM 发病相关的基因位点至少有 17 个,分别定位于不同的染色体。目前认为,人组织相容性抗原(HLA)基因(即 *T1DM1* 基因,定位于染色体 6p21)是主效基因,其余皆为次效基因。90%~95%的 T1DM 患者携带 HLA-DR3、HLA-DR4或 HLA-DR3/HLA-DR4 抗原,但 HLA-DR3 和 HLA-DR4 抗原携带人群只有 0.5%发生 T1DM。这提示HLA-DR3和 HLA-DR4 是 T1DM 发生的遗传背景,而 HLA-DQ 位点则为 T1DM 易感的主要决定因子。

(一)遗传因素分为主效基因和次效基因

家系调查发现 T1DM 患者中的单卵双生子糖尿病发生的一致率为 30%~50%。同卵双生子随时间延长,其 β 细胞自身免疫反应的一致性约为 2/3。同卵双生子如果 T1DM 是在 15 岁以后发病,则与非同卵双生子的一致率相似,如果在 10 岁以前发病,则前者的一致率比后者高。一般而言,T1DM 在儿童期发病时的年龄越小,则遗传因素在发病中所起的主导作用越大。

HLA 易感基因在 T1DM 发病中的作用不足 50%;家系研究也显示,单卵双生子 T1DM 的一致率为 30%~50%,而在 T2DM 一致率为 100%;T1DM 亲属发生 T1DM 的机会显著高于一般人群,但垂直传递率不高,提示 T1DM 发病中有遗传因素的参与。T1DM 的遗传为多基因性,至今已有 20 多个位点定位在染色体,其中研究得较为深入的易感位点主要是组织相容性复合体(MHC),在人类为 HLA,位于 6p,其等位基因为共显性,T1DM 的遗传主要通过 HLA。HLA 的 A、B 和 C 抗原为 Ⅰ 类抗原,而 HLA 的 D 抗原为 Ⅱ 类抗原,HLA-TNF-α、TNF-β、补体 C_2、补体 C_4 及 21-羟化酶为 Ⅲ 类抗原。HLA3 类抗原的基因都与 T1DM 的发病有关,其中 HLA-Ⅱ 类抗原基因（包括 DR、DQ 和 DP 等位基因点）与 T1DM 发生的关系更为密切。T1DM 中 40% 的遗传易患性由 HLA 部位的主要基因决定。

(二)遗传易患性由 *HLA* 基因控制

双生儿研究显示同卵双生子发病的一致率为 50%。家族研究发现 T1DM 兄妹积累发病率 20 倍于无家族史人群。一般认为 T1DM 的遗传易患性系第 6 对染色体上的 *HLA* 基因所控制，T1DM 单体型已确定的共有 39 种，与这些单体型相关的绝对危险性是 25～210，其中单体型 A1、C1、B56、DR4 和 DQ8 具有非常高的绝对危险性。在芬兰，DR4 和 DQ8 的基因频率高于世界其他人群，这可能是芬兰糖尿病发病率高的原因之一。据估算，遗传因素可解释芬兰 T1DM 75% 的危险性，其他可能的环境因素为母乳喂养时间短、早期加用牛奶、亚硝酸盐和咖啡的大量摄入等，也可能是遗传易感个体 T1DM 的触发因素。引起 T1DM 发病的个体变异因素还有应激（包括精神应激和社会应激）事件，可能通过升高相关激素的水平，导致对内源性胰岛素需求量的增加，在 β 细胞已经部分破坏的个体中加速其糖尿病的发生。

通过基因组筛选，已发现数个 T1DM 的易感基因。根据易感基因的强弱和效应主次，将 *T1DM1* 基因（或称 *IDDM1*，即 *HLA* 基因，定位于 6p21）定为 T1DM 的主效基因。*T1DM1* 基因主要为 HLA-Ⅱ DQ 和 DR 的编码基因，其中 DQA1 * 0301-B1 * 0302（DQ8）和 DQA1 * 0501-B1 * 0201（DQ2）与 T1DM 的易患性相关，DQA2 * 0102-B1 * 0602（DQ6）与 T1DM 的保护性相关。同样，DR3 和 DR4 也与易患性相关，DR2 与保护性相关。近年来，我国不同地区对 *HLADQ* 基因型与 T1DM 的关系进行了研究。有学者报道 *DQA2 * 0501*、*DQA1 * 301*、*DQB2 * 201* 和 *DRB1 * 0301* 为中国北方人 T1DM 的易患性基因，*DQA1 * 0103* 和 *DQB1 * 0601* 为 T1DM 保护性基因；也有学者报道湖南地区汉族 T1DM 的易患性与 *DQB1 * 0201* 和 *0303* 基因频率增加有关，保护性与 *DQB1 * 0301* 减少有关。国际人类基因组研究的开展为多基因常见病全基因组连锁作图创造了条件，T1DM 的多基因遗传系统已初步揭示，至少包括 IDDM1/HLA、IDDM2/胰岛素 5'VNTR 以及新基因 *IDDM3～IDDM13* 和 *IDDM15*。此外，有可能连锁但尚未给予正式命名的标志位点有 GCK3、DIS1644-AGT 和 DXS1068 等。

T1DM 易感基因非 HLA 定位研究虽无一致性结论，但进展很快。与 T1DM 相关的基因位点除在 HLA 上外，还与胰岛素、CTLA4（Thr17Ala）、细胞黏附分子 1（ICAM1，Lys469Glu）、γ-干扰素（IFNγ，CA repeat 和 intron 1）、免疫球蛋白重链可变区 2-5B（IGHV25 和 Allele3.4）、白细胞介素受体 1 型（IL1R1 和 PstLRLFP）、白细胞介素 12B（3'UTR allele 1）、白细胞介素-6（IL-6 和-174C/G）、NEUROD1（neurogenic differentiation 1 和 Ala45Thr）、L-选择素（SELL 和 T688C）、维生素 D 受体（VDR，Bsml 和 Apal RELPs）和 WFS1（wolframin，Arg456His）等基因位点有关。通过对 HLA 和非 HLA 易感基因的筛选有望更早地确定 T1DM 的高危对象。

糖代谢相关的调节因子单基因突变也是 T1DM 的重要原因，这类糖尿病包括了许多遗传综合征（如 Wolcott-Rallison 综合征）和非遗传性糖尿病，如 *KCNJ11* 突变、*ABCC8* 突变、胰岛素基因突变、葡萄糖激酶（glucokinase gene，GCK）突变、*PDX1* 突变、*PTF1A* 突变、*GLIS3* 突变和 *FOXP3* 突变等。

(三)体液免疫和细胞免疫参与病理过程

T1DM 是一种由 T 细胞介导的，以免疫性胰岛炎和选择性胰岛 β 细胞损伤为特征的自身免疫性疾病。T 细胞的中枢或周围耐受紊乱可能与自身免疫型糖尿病有关，胰岛素可能作为自身抗原触发自身免疫反应。对 HLA 基因在 T1DM 发病中的作用提出了两个假说。第一个假说与三元体复合物有关,假设 T1DM 的危险性由 HLA Ⅱ类抗原与抗原肽结合决定,即在 T 细胞和抗原呈递细胞(以及靶细胞)形成了一个以 T 细胞受体(TCR)、抗原肽和 HLA 为主要成分的抗原,即 TCR-抗原-HLA 三分子复合结构。在构成三元体的三类分子之间,即抗原-TCR、抗原-MHC 以及 MHC-TCR 之间都出现了相互作用的结合部位、成分或活性中心。

三元体启动特异性免疫识别,最终激活 T 细胞,自身组织通过自身耐受使自身抗原所在靶组织免遭攻击和排斥,其中 T 细胞参与耐受的机制主要有 3 种:①克隆清除。②克隆失活或静止。③主动抑制。第 2 个假说认为 HLA 具有与 T1DM 相同的背景,HLA 与某种疾病有关联,但并不意味着携带某一抗原就一定患某病,HLA 抗原一般不致病,而仅仅是一种遗传标志,HLA 可能与某一有关基因相关联。环境因素在具有遗传易患性的人群中可能促进或抑制其自身免疫反应的作用。环境因素中的病毒感染、特殊化学物质,以及可能的牛奶蛋白、生活方式及精神应激等与 T1DM 发病的关系较密切。与 T1DM 发病有关的病毒有风疹病毒、巨细胞病毒、柯萨奇 B_4 病毒、腮腺炎病毒、腺病毒,以及脑炎、心肌炎病毒等,这些病毒多属于微小型病毒。

在环境和免疫因素中,病毒感染最为重要。很多病毒(柯萨奇病毒、腮腺炎病毒、脑炎心肌炎病毒、反转录病毒、风疹病毒、巨细胞病毒和 EB 病毒等)都可引起 T1DM。病毒可直接破坏胰岛 β 细胞或激发细胞介导的自身免疫反应,从而攻击胰岛 β 细胞。进入体内的病毒立即被巨噬细胞吞饮,病毒蛋白残体和 HLA Ⅰ类抗原均在巨噬细胞表面表达,故巨噬细胞就成为抗原呈递细胞。这种表达是致敏淋巴细胞识别的标记,T 细胞被激活。

1.病毒感染致自身免疫

目前仍不清楚。有学者研究发现胰岛自身抗原中的 CPH 与柯萨奇病毒的外壳蛋白及 HLA-DQ 3.2 分子 B 链结构相似,因而提出 T1DM 发病的分子模拟理论。该理论认为:当病毒与宿主蛋白质的抗原决定簇类似但又不完全相同时,不仅能激发交叉免疫反应,还能改变免疫耐受性,甚至导致自身免疫性疾病。后又有研究发现,柯萨奇病毒的 B2-C 蛋白与 GAD 的部分片段氨基酸序列相似,因此认为某些病毒感染后所致 T1DM 可能通过上述分子模拟理论机制诱导自身免疫反应。但如使 NOD 小鼠感染淋巴性脑脉络炎病毒(LCMV)则可消除自身免疫反应,理论上可用来预防 T1DM,保护胰岛 β 细胞。

2.胰岛 β 细胞自身免疫损伤

激活的 T 细胞可能通过下列几个途径造成胰岛 β 细胞的自身免疫性损伤:①激活的 T 细胞增殖和分化,成为胰岛 β 细胞的细胞毒,破坏 β 细胞。②激活的 T 细胞使 Th 淋巴细胞分泌针对相应抗原的各种抗体。③激活的 T 细胞释放多种免疫因子,在 β 细胞自身免疫损伤中起重要作用。如白细胞介素-1(IL-1)能抑制 β 细胞分泌胰岛素;IL-1β 可使一氧化氮(NO)和氧自由基的生成增加并损伤 β 细胞;肿瘤坏死因子(TNF)和 γ 干扰素两者的共同作用又诱导 β 细胞表面的 HLA Ⅱ类抗原表达。同时,具有 Ⅱ类抗原的巨噬细胞也成为 β 细胞自身组分的抗原呈递细胞,引起胰岛 β 细胞自身免疫性炎症的进一步恶化。经上述各种细胞因子和免疫因子的协同作用,胰岛 β 细胞被大量破坏,引发和加重糖尿病。

3.自身免疫导致 T1DM

根据现有的研究结果,可认为 T1DM 是自身免疫性内分泌病,是一种发生于胰岛 β 细胞的器官特异性自身免疫病,体液免疫和细胞免疫都参与其病理过程。其主要依据如下:①T1DM 与 HLA Ⅱ类抗原(D 区)相关联,Ⅱ类抗原与自身免疫疾病有关。②T1DM 可同时伴发其他免疫紊乱性内分泌疾病,如慢性淋巴细胞性甲状腺炎、Graves 病、特发性肾上腺皮质功能不全及其他免疫性疾病,如恶性贫血、重症肌无力和白癜风等。③T1DM 家族成员中也患有自身免疫性疾病,如类风湿关节炎和系统性红斑狼疮等。④人类和动物 T1DM 早期胰岛有淋巴细胞浸润(免疫性胰岛炎),与其他自身免疫性疾病的淋巴细胞浸润相似。⑤在临床糖尿病发病前后的血清中存在自身免疫性抗体,如在 Vacor 中毒存活伴发糖尿病的患者、致糖尿病病毒感染后的患者,以及由链佐星所制备的糖尿病大鼠体内均发现这些抗体。T1DM 可有下列胰岛细胞自身抗原:谷氨酸脱羧酶(GAD)、胰岛素、胰岛素受体、牛血清蛋白、葡萄糖转运体、热休克蛋白 $65×10^3$D 和 $52×10^3$D 自身抗原,胰岛细胞抗原 $12×10^3$ 和 $512×10^3$、$150×10^3$D 自身抗原,$38×10^3$D 自身抗原及羧基肽酶 H 等,这些自身抗原可产生相应的自身抗体,如胰岛素抗体(IAA)、谷氨酸脱羧酶抗体(GAD 抗体)、胰岛细胞抗体(ICA)、酪氨酸磷酸酶蛋白抗体(ICA512 和 IA-2)等。⑥免疫学指标,如 GAD 抗体、ICA 抗体及 IAA 抗体等对 T1DM 的发病有预测价值,特别是多种胰岛自身抗体的联合检测可增加对 T1DM 的预测价值。⑦免疫抑制剂能防止 T1DM 的发生。但是,世界各地均有大量报道,在 T1DM 中,有少数患者无体液免疫紊乱的依据(根据美国 DM 协会的分类标准,这些患者称为 1b 型糖尿病)。经反复检查未能测出抗胰岛细胞抗体、抗胰岛素抗体和抗 GAD 抗体。抗甲状腺过氧化物酶(TPO)抗体、抗甲状腺球蛋白抗体、抗 21-羟化酶抗体及抗胃壁细胞抗体等也均为阴性,其发病病因有待进一步研究。

胰岛 β 细胞自饮是机体清除凋亡的细胞核其细胞残片的一种重要功能。胰岛素抵抗或出现其他病理情况时,β 细胞的自饮活性增强,过度的胰岛 β 细胞自饮有可能导致糖尿病。

(四)病毒、化学物质、食物蛋白激发自身免疫性胰岛损伤

1.病毒感染

已发现腮腺炎病毒、柯萨奇 B₄ 病毒、风疹病毒、巨细胞病毒、心肌炎病毒及肝炎病毒等与 T1DM 的发病有关。其发病机制可能是:①病毒直接破坏胰岛 β 细胞,并在病毒损伤胰岛 β 细胞后激发自身免疫反应,后者进一步损伤 β 细胞。②病毒作用于免疫系统,诱发自身免疫反应。在这些发病机制中,可能都有遗传因素参与,使胰岛 β 细胞或免疫系统易受病毒侵袭,或使免疫系统对病毒感染产生异常应答反应。病毒感染诱发自身免疫反应的机制可能与病毒抗原和宿主抗原决定簇的结构存在相同或相似序列有关。

2.致糖尿病物质

对胰岛 β 细胞有毒物质或药物(如 Vacor、四氧嘧啶、链佐星和喷他脒等)作用于胰岛 β 细胞,导致 β 细胞破坏。如 β 细胞表面是 T1DM 的 HLA-DQ 易感基因,β 细胞即作为抗原呈递细胞而诱发自身免疫反应,导致选择性胰岛 β 细胞损伤,并引发糖尿病。

3.饮食蛋白质

有报道认为,牛奶喂养的婴儿发生 T1DM 的风险高,可能是牛奶与胰岛 β 细胞表面的某些抗原相似所致。"分子模拟机制"认为,当抗原决定簇相似而又不完全相同时,能诱发交叉免疫反应,破坏免疫耐受性,激发自身免疫反应,甚至产生自身免疫性病变。牛奶蛋白只对携带 HLA DQ/DR 易感基因的个体敏感,引发的自身免疫反应使胰岛 β 细胞受损,进而导致 T1DM。

Porch 和 Johnson 等报道缺乏母乳喂养和食入过多牛奶与 T1DM 的发病率增高有关。Karjalainen等发现新发 T1DM(142 例)儿童血清中抗 BSA 抗体增高。具有免疫原性的 BSA 抗体,只对具有 HLA-DR 或 DQ 特异性抗原易感基因的患者敏感,引发胰岛 β 细胞抗原抗体反应,致 β 细胞受损而引发 T1DM。Savilahti 等报道,芬兰 706 例新发 T1DM 患者中,105 例 7 岁以下的患儿和 456 例 3～14 岁非 T1DM 患儿血清中有抗牛奶蛋白 IgA、IgG 抗体及抗 β-乳球蛋白

(β-Ig)抗体。<3 岁的患儿,血清中 IgA、IgG、β-Ig 和 IgG 增高;>3 岁的患儿,血清 IgA、β-Ig 和 IgG 增高;患儿同胞中血清 IgA 增高,有 14 例为 T1DM,故认为牛奶蛋白可激发 T1DM 患者的免疫反应而致病。牛血清蛋白为牛奶的主要成分,其表位152~168 氨基酸与 HLA Ⅱ 类分子抗原的 B 链(DR 和 DQ)的同源性高,它与胰岛 β 细胞表达的热休克蛋白间也有高度同源性。牛血清蛋白表位 ABBOS 抗原与热休克蛋白 $69 \times 10^3 D$ 间相互作用,符合分子模拟理论。但迄今为止,牛奶蛋白作为 T1DM 的始发因素仍存在争论。

(五)自身免疫性 β 细胞凋亡引起 T1DM

细胞凋亡在正常组织细胞死亡和一系列疾病中均起作用。在体外分离的大鼠 β 细胞和人类胰岛细胞肿瘤来源的 β 细胞株都有细胞凋亡的形态学改变。杀鼠药(rodenticide)制备的糖尿病模型可检测到 β 细胞的凋亡。T1DM 动物模型 NOD 小鼠的 β 细胞凋亡研究发现,在雌性 NOD 小鼠(3 周龄)即可检测到凋亡的 β 细胞,是最早的和唯一的细胞死亡方式,先于胰岛的淋巴细胞浸润,这表明 β 细胞凋亡在自发或诱发的 T1DM 发病中起着一定的作用,且可以用来解释临床显性糖尿病前有很长的糖尿病前期阶段。一般认为,细胞凋亡不产生免疫反应,但新近的资料提示 β 细胞凋亡与 T1DM 在免疫方面有一定关系:①凋亡细胞表面存在自身反应性抗原。②可活化树突细胞,引发组织特异性细胞毒 T 细胞的产生。③诱导自身抗体的生成。这说明,在特定条件下,生理性细胞凋亡也可诱发免疫反应。

糖尿病母亲分娩的婴儿发生糖尿病的概率为正常婴儿的 2~3 倍,可能与体内的花生四烯酸、肌醇(内消旋型)和前列腺素代谢失常等有关。这些代谢紊乱使进入胎儿体内的葡萄糖增多,产生氧自由基,导致胎儿胰岛发育障碍。烟熏食品中含亚硝酸氨可能与 T1DM 的发生有关。应激可促使对抗胰岛素的激素,如生长激素、催乳素、胰高血糖素和儿茶酚胺等,间接影响免疫调节功能和炎症反应,从而影响自身免疫病的发生。因此目前认为,T1DM 是一种以抗原呈递细胞和 T 细胞为介导的自身免疫性疾病,其特征如下:①T1DM 的发病依赖于 T 细胞(CD4$^+$ 和 CD8$^+$)所表达的抗 β 细胞抗原反应。②CD8$^+$ T 细胞是启动自身免疫反应所必需的,而激活的 CD4$^+$ T 细胞是引起 T1DM 所必需的。③前炎性细胞因子是 β 细胞凋亡的中介因子。

胰岛 β 细胞破坏可分为二期。①启动期:环境因素在 IL-1、TNF-α 和 IFNγ 等免疫因子的介导下,启动胰岛 β 细胞损伤。②持续(扩展)期:若胰岛 β 细胞表面存在 T1DM 的抵抗基因,β 细胞就不易成为抗原呈递细胞;相反,若存在易感基因,β 细胞就很可能成为抗原呈递细胞,并将 β 细胞损伤后释放的抗原直接(或经巨噬细胞摄取和处理后)呈递给激活了的 T 细胞。活化的 T 细胞大量增殖,分化成细胞毒性细胞并释放多种细胞因子;其中 IL-2 可刺激 B 淋巴细胞产生特异性抗体,IFNγ 则激活自然杀伤细胞。在细胞介导的免疫应答进程中,胰岛 β 细胞作为自身抗原,导致选择性 β 细胞损伤,并形成恶性循环;当80%~90%的 β 细胞被破坏时,出现临床 T1DM。

二、T2DM 的病因与发病机制

目前认为,T2DM 是一种遗传和环境因素共同作用而形成的多基因遗传性复杂疾病,其特征为胰岛素抵抗、胰岛素分泌不足和肝糖输出增多。调节代谢和胰岛素抵抗的新途径有 FGF21、脂联素和 PPARr 系统。FGF19、FGF21 和 FGF23 是体内矿物质和其他物质代谢调节的关键因子。α-klotho-1(α-K1)、FGF23、1,25-(OH)$_2$D 和 PTH 形成矿物质调节网络,而 FGF19 和胆酸调节体内酸碱和胆固醇代谢。在脂肪组织中,FGF21 具有 klotho 依赖和非

klotho 依赖的两条途径,调节能量代谢。

大多数 T2DM 为多个基因和多种环境因素共同参与并相互作用的多基因、多环境因素复杂病,一般有以下特点:①参与发病的基因多,但各参与基因的作用程度不同;起主要作用者为主效基因,作用较小者为次要基因,即各个基因对糖代谢的影响程度与效果不同,各基因间可呈正性或负性交互作用。②不同患者致病易感基因的种类不同,非糖尿病者也可有致病易感基因,但负荷量较少。③各易感基因分别作用于糖代谢的不同环节。这些特点赋予 T2DM 的异质性,给遗传学病因研究带来极大障碍。

(一)T2DM 具有多基因遗传背景

胰岛素抵抗和胰岛 β 细胞功能缺陷(胰岛素分泌不足)是 T2DM 的基本特征,研究导致两方面缺陷的候选基因功能和致病原理,是探讨 T2DM 发病机制的重要途径。2007 年以来,糖尿病的全基因组关联分析研究结果不仅肯定了 *PPARγ*、*KCNJ11* 和 *TCF7L2* 基因与 T2DM 的相关性,还发现了多个新的与 T2DM 相关的基因。到目前为止,随着多个 GWAS 研究结果的陆续发表和对多个 GWAS 研究数据的综合分析,人们已经发现了近 40 个新的 T2DM 的基因和数个和 T2DM 相关性状(如体重、血糖及 HbA_{1c})的基因,并发现 *TCF7L2* 基因的致病作用最大,但迄今尚未发现主效基因。T2DM 有明显的遗传易患性,并受到多种环境因素的影响,其发生的核心问题是胰岛素,胰岛素的主要功能是促进脂肪分解、抑制肝糖输出及增加肌肉组织对葡萄糖的摄取。当患者出现糖尿病的时候,一方面有 β 细胞功能紊乱,另一方面患者还可能存在不同程度的胰岛素抵抗,两者不同程度地影响胰岛素的功能。两方面的缺陷在不同的个体表现可轻重不一。因而,T2DM 个体之间存在明显的异质性。

遗传因素在 T2DM 的病因中较 1 型糖尿病明显。同卵双生子患 T2DM 一致率为 90%,双亲中 1 人患 T2DM,其子女患病的风险率为 5%~10%;父母皆患病的子女中,5% 有糖尿病,12% 有 IGT。表现在:①家系调查发现 T2DM 38% 的兄妹和 1/3 的后代有糖尿病或糖耐量异常。据报道,我国 25 岁以上糖尿病患者群中糖尿病家族史阳性率为 14%,正常人群是 7.4%;糖尿病患者群中父亲和母亲糖尿病家族史阳性率无差异;有糖尿病家族史的糖尿病者发病年龄早,2/3 均在 54 岁以前发病。起病早的 T2DM 患者家族史较多见,40 岁前起病的 T2DM 患者的双亲及同胞的患病率明显高于 40 岁或以后起病者。有学者对 T2DM 和家系胰岛素分泌功能的研究发现 T2DM 家系中,各成员均存在高胰岛素血症,一级亲属胰岛 β 细胞初期分泌功能代偿性增强,以维持正常的糖耐量。②双生子患病一致率研究发现,T2DM 双生子中 58% 有糖尿病,追踪 10 年其余大部分人也发生糖尿病。同卵双生子中,T2DM 的发病率可达 70%~80%。③糖尿病患病率有明显的种族和地域差异,从患病率几近 0 的巴布亚新几内亚到患病率最高的美国亚利桑那州的 Pima 印第安人及西南太平洋密克罗尼西亚群岛的 Nauru 人。35 岁以上的 Pima 印第安人中 50% 以上患 T2DM。生活方式现代化使这两种人 T2DM 的患病率急剧增加。在年龄>60 岁的 Caucasians 白人中,T2DM 的患病率大约为 10%。在年龄>60 岁的纯种 Nauru 人中,T2DM 的患病率大约为 83%,在混血儿中则大约为 17%。

参与发病的遗传因素不止 1 个,可能多达数十个,已经发现许多与 T2DM 相关的候选基因。每个基因参与发病的作用大小不一,大多数基因的作用很小,甚至是微效的,称之为次效基因;但有 1 个或几个基因的作用呈明显的主效效应,为主效基因。每个基因只赋予个体对 T2DM 某种程度的易患性。

遗传因素参与 T2DM 发病的机制:①"节俭基因型"假说提出,人类进化过程中所选择的"节俭基因型",有利于食物充足时促进脂肪堆积和能量储存,以供经常发生的天灾饥荒时食物短缺时耗用。人类中具有在进食后能较多地将食物能量以脂肪形式储存起来的个体,就较易耐受长期饥饿而生存下来。通过自然选择,这种有"节俭基因型"的个体在人类进化中,有利于在逆境中生存而被保留下来。但是到了食品供应充足的现代社会,有"节俭基因型"个体就易出现肥胖、胰岛素抵抗和糖尿病,也就是说在体力活动减少和热量供应充足的情况下,节俭基因成了肥胖和T2DM的易感基因。②"共同土壤"假设认为这些疾病有各自不同的遗传和环境因素参与发病,但还可能有共同的遗传及环境因素基础。③糖尿病并发症,尤其是糖尿病性肾病和糖尿病性视网膜病的发生也存在有别于糖尿病的遗传因素的参与。糖尿病性肾病和视网膜病变代表糖尿病微血管病变,存在明显的家族聚集倾向,家族内双生子、同胞及患者亲属之间上述并发症发生的一致率高。

(二)肥胖、不合理膳食、体力活动不足、儿童低体重、GLP-1 不足诱发 T2DM

流行病学研究表明,肥胖、高热量饮食、体力活动不足和增龄是 T2DM 的主要环境因素,有高血压、血脂谱紊乱、IGT 或 IFG 者的 T2DM 患病风险增加。在这些环境因素中,肥胖居于中心地位。

1.肥胖

在 T2DM 中,肥胖被认为是重要的环境因素。具有 T2DM 遗传易患性的个体中,肥胖有使 T2DM 呈现的作用。而且,肥胖的 T2DM 体重减轻后,糖尿病的临床症状可减轻甚至糖耐量也可恢复正常,这是不争的事实。流行病学研究显示,肥胖和体力活动不足是 T2DM 的重要危险因素;肥胖和超重是发展中国家糖尿病患病率急剧攀升的主要原因;肥胖患者存在高胰岛素血症和胰岛素抵抗,胰岛素调节外周组织对葡萄糖的利用率明显降低,周围组织对葡萄糖的氧化和利用障碍,胰岛素对肝糖生成的抑制作用降低,非酯化脂肪酸(FFA)升高;高水平的 FFA 可刺激 β 细胞分泌胰岛素增多而产生高胰岛素血症,并损害胰岛 β 细胞功能;FFA 可明显抑制 β 细胞对葡萄糖刺激的胰岛素分泌;FFA 升高可能使胰岛 β 细胞中脂酰辅酶 A 升高,后者为甘油三酯(TG)合成的原料,胰岛 β 细胞中脂质的增加可能影响其分泌胰岛素的功能。肥胖患者存在明显的高胰岛素血症,高胰岛素血症降低胰岛素与受体的亲和力。亲和力降低,胰岛素的作用受阻,引发胰岛素抵抗,需要 β 细胞分泌和释放更多的胰岛素,又引发高胰岛素血症。如此呈糖代谢紊乱与 β 细胞功能不足的恶性循环,最终导致 β 细胞功能严重缺陷,引发 T2DM。

(1)中心型肥胖:在肥胖中,中心型肥胖是促发 T2DM 的一个重要因素。中心型肥胖即腹型肥胖,腹内脂肪与全身脂肪的比值升高,临床用腰、髋比值(WHR)估计。内脏脂肪蓄积引发胰岛素介导的葡萄糖清除率明显降低,促进胰岛素抵抗,导致脂代谢紊乱和高血压。体重除受遗传因素(如 *ob* 基因和 *PPARγ* 基因等)的控制外,还受环境因素的影响。Hales 等用节俭基因型假说来解释这种现象,该假说认为,长期生活在食物匮乏条件下的人群高度表达有利于生存的节俭基因,将体内的剩余营养物质以脂肪形式贮存下来,供饥荒时使用;当这些人群进入体力活动少和热量供给充足过剩的现代社会后,节约基因不能及时适应生活方式的快速改变,转变成肥胖和T2DM 的易感基因。当摄入高热量、饮食结构不合理(高脂肪、高蛋白和低碳水化合物)和体力活动不足时,易导致肥胖,肥胖再降低胰岛素敏感性,促进糖尿病的发生。食物摄入过量和缺少运动是导致肥胖的主要环境因素,特别是在有"节俭基因型"的个体。

(2)棕色组织:患 T2DM 的日本人和中国人 30％有肥胖,北美人 60％～70％存在肥胖,Pima 印第安人和南太平洋的 Nauru 和 Samoa 人几乎全部伴有肥胖。流行病学调查显示,肥胖者的外周组织胰岛素受体数目减少、葡萄糖氧化利用或非氧化利用障碍、胰岛素对肝糖输出的抑制作用降低和游离脂肪酸代谢增高均可影响葡萄糖的利用,需分泌更多的胰岛素代偿缺陷。虽然肥胖者均存在胰岛素抵抗,但内脏型肥胖较外周肥胖、脂肪细胞体积增大较数目增多更易发生胰岛素抵抗。在遗传背景的影响下,长期而严重的胰岛素抵抗最终导致 β 细胞功能衰竭。

肥胖具有强烈的遗传背景,食欲、食量和摄食选择均受遗传因素的影响。当机体摄食或受寒冷刺激时,棕色脂肪分解产热,向体外散发热量。肥胖者的棕色脂肪细胞功能低下,进餐后的摄食诱导产热占总能量消耗的 9%,而体瘦者占 15%。体脂含量、体脂分布和脂肪细胞功能也主要由遗传因素决定,现已确定了数种肥胖相关基因及其相关蛋白。$β_3$ 肾上腺素能受体($β_3$AR)活性下降对内脏型肥胖的形成有重要作用,内脏脂肪中 $β_3$AR 的活性较皮下脂肪高,儿茶酚胺与 $β_3$AR 结合后启动蛋白激酶磷酸化,促进脂肪分解并发挥产热作用。$β_3$AR 活性降低时,通过减少棕色脂肪的产热作用而使白色脂肪分解减慢,造成脂肪蓄积与肥胖。

目前已经鉴定了数十种脂肪细胞因子,至少其中的部分因子与肥胖和 T2DM 相关:①脂肪细胞分化和增殖至少受转录因子 CAAT/增强子结合蛋白(CAAT/enhancer binding protein,C/EBP)和过氧化物酶增殖体活化受体-γ(peroxisome proliferator-activated Receptor-γ,PPAR-γ)的调节,PPAR-γ 基因突变可导致严重肥胖。②脂肪细胞合成和分泌瘦素(leptin),其与下丘脑受体结合后抑制神经肽 Y(neuropeptide Y,NPY)基因转录,使下丘脑弓状核神经元合成的 NPY 减少,抑制食欲,减少热量摄入,提高机体代谢率,减少脂肪堆积,故瘦素缺乏或抵抗是肥胖的另一个原因。③食欲素有食欲调节作用,而食欲素 A 是拮抗瘦素的主要因子。④内脏脂肪素可结合并激活胰岛素受体,模拟胰岛素作用,降低血糖,并促进脂肪细胞分化、合成及积聚。⑤内脏脂肪素、抵抗素与肥胖及胰岛素抵抗的关系有待进一步研究。

(3)脂毒性:脂毒性在 T2DM 及其并发症的发病中有重要作用。血脂紊乱时,血浆游离脂肪酸(free fatty acid,FFA)长期升高导致脂肪酸和 TG 在非脂肪组织(胰岛 β 细胞、骨骼肌、心脏和肝脏等)沉积。脂肪酸特别容易发生氧化损伤,形成高反应性的脂质过氧化物(活性氧,reactive oxygen species,ROS),导致胰岛素抵抗、T2DM 及其慢性并发症。

ROS 具细胞毒性,可导致蛋白质和 DNA 的自由基损伤,其后果为:①促进胰岛 β 细胞凋亡。②抑制骨骼肌胰岛素信号传导和 GLUT4 的生成与转位。③激活丝氨酸激酶抑制蛋白激酶 β(IKK-β)/NF-κB 旁路,介导胰岛素抵抗。④引起心脏功能障碍和脂肪肝。

过多脂肪异位储积于肝脏、肌肉、脾脏、胰腺和其他内脏器官,在脂肪细胞因子和内分泌激素的作用下,脂解增加,血 TG 升高,肝游离脂肪酸释放增多,最终引起胰岛素抵抗和 T2DM。内脏脂肪蓄积引发胰岛素介导的葡萄糖清除率降低,促进胰岛素抵抗,导致脂代谢紊乱、高血压、糖耐量减低或糖尿病。

2.不合理饮食

高脂肪膳食与肥胖、血糖水平和糖尿病的患病率密切相关,富含纤维和植物蛋白的膳食有预防糖尿病的作用,食糖并不增加糖尿病的患病率。脂肪摄入过多是 T2DM 的重要环境因素之一。食物中不同类型的脂肪酸对胰岛素抵抗产生不同的影响。脂肪酸是构成人体脂肪和类脂(磷脂、糖脂和类固醇等)的基本物质,根据碳氢链中双键的有无,将脂肪酸分为不含键的饱和脂肪酸(SFA)和含有双键的不饱和脂肪酸;不饱和脂肪酸又可根据其所含双键的多少分为仅含1个双键的单不饱和脂肪酸(MuFA)和含 1 个以上双键的多不饱和脂肪酸(PuFA);PuFA 又可根据最靠近碳原子双键的位置进一步分为 ω-3(omega-3)和 ω-6(omega-6)等系列脂肪酸。所谓

ω-3 系列 PuFA 就是指从脂肪酸碳链甲基端算起,第 1 个双键出现在第 3 位碳原子上的 PuFA。食物中脂肪主要指各种植物油和动物脂肪。食物中 SFA 主要存在于动物脂肪、肉及乳脂中,植物油中含量极少。MuFA 主要为油酸(18 碳 1 烯酸),在橄榄油中含量最多(84%)。ω-6 系列 PuFA(简称 ω-6 脂肪酸)富含于植物油中。主要成分为亚油酸(18 碳乙烯酸)和由此转化而来的花生四烯酸(AA,20 碳 4 烯酸)。ω-3 系列 PuFA(简称 ω-3 脂肪酸)主要成分为亚麻酸(18 碳 3 烯酸)、EPA(20 碳 5 烯酸)和 DHA(20 碳 6 烯酸)。亚麻酸主要存在于亚麻油中(高达 50%),因其独特的气味难为食用者接受,因此,它不是人类亚麻酸摄入的主要来源,其他植物油如豆油和玉米油等含程度不同的亚麻酸。除亚麻酸在体内能转化少量 EPA 和 DHH 外,EPA 和 DHH 主要来源于深海鱼类(鱼油和鱼内脏中)。多因素分析发现空腹胰岛素水平与脂肪和 SFA 摄入量呈正相关,与 MuFA 和 PuFA 摄入无相关。提示饮食中合理减少脂肪和 SFA 摄入将有助于预防糖尿病。美国 ADA 推荐:饮食中脂肪酸摄入标准是脂肪供能在总热能中应低于 30%,其中 SFA<10%,PuFA<10%,MuFA<10%。

食用水溶性纤维可在小肠表面形成一种高黏性液体,包被糖类,从而对肠道的消化酶形成屏障,延缓胃排空,从而延缓糖的吸收。食用水溶性纤维可被肠道菌群水解,在肠道中形成乙酸盐和丙酸盐,这些短链脂肪酸可吸收入门静脉,并在肝脏刺激糖酵解,抑制糖异生,促进骨骼肌葡萄糖转运蛋白 4(GLUT4)表达。此外,水溶性纤维尚可减少胃肠激素的分泌,而胃肠激素刺激胰岛分泌胰岛素,因此,高纤维饮食可改善胰岛素抵抗和降低血糖。高果糖摄取可以增加血浆 C 肽浓度,每天用 66% 的果糖喂养大鼠 2 周,其骨骼肌和肝脏中的胰岛素受体数和胰岛素受体 mRNA 比标准食物喂养大鼠明显降低,而血压和血浆 TG 明显增加。食物中锌和铬的缺乏,可使糖耐量减低,T2DM 的发病率增加。酗酒也可引发糖尿病。

3.体力活动不足

流行病学调查发现,强体力劳动者发生 T2DM 者远低于轻体力劳动或脑力劳动者。运动可改善胰岛素敏感性。用葡萄糖钳夹技术研究表明,即使运动不伴体重下降,血浆胰岛素水平和胰岛素释放面积也降低,葡萄糖清除率增加。运动可使胰岛素与其受体的结合增加,从而改善胰岛素抵抗和胰岛素作用的敏感性,而且适当的运动还有利于减轻体重,改善脂质代谢。

4.低体重儿

"成年疾病的胎儿(早期)来源假说"认为,环境因素或营养因素作用于生命体早期,编制出疾病状况(如高血压、胰岛素抵抗、肥胖和代谢综合征等)。流行病学和实验动物证实,宫内生长迟缓(intrauterine growth retardation,IUGR)的低体重儿与成年 T2DM 胰岛 β 细胞功能受损和胰岛素抵抗相关。

5.肠促胰素分泌缺陷

肠促胰素是一类肠源性激素,包括胰高血糖素样肽 1(GLP-1)和葡萄糖依赖性促胰岛素多肽(GIP)等。由胃肠道 L 细胞生成的 GLP-1 和由 K 细胞生成的 GIP 都具有葡萄糖浓度依赖性胰岛素分泌的刺激作用(肠促胰素效应),其作用途径是 1 型味觉受体(taste type 1 receptor,T1R),其配体是甜蛋白 brazzein。GLP-1 的降糖效应至少来自以下 4 个方面:①促进胰岛素分泌,增加胰岛素合成,减少 β 细胞凋亡并促进其增殖,增加 β 细胞数量。②减少 α 细胞的胰高血糖素分泌。③作用于脂肪、肌肉和肝脏,增加葡萄糖摄取,减少肝糖原输出,协同胰岛素降低血糖。④作用于中枢的食欲控制系统,增加饱感,延缓胃排空,减少摄食,间接降低血糖。GLP-1 作用于血糖去路和来源多个靶点的降血糖效应是独特的。但是,T2DM 患者口服与静脉葡萄糖刺激下的胰岛素分泌差值显著降低,即肠促胰素效应明显减弱,其主要原因是肠促胰素分泌减少和作用缺陷。

(三)胰岛素抵抗存在于多个环节

胰岛素抵抗(insulin resistance,IR)在 T2DM 发生中处于核心地位(图 4-1)。IR 和 β 细胞分泌缺陷是 T2DM 发病机制的两个主要环节。IR 是 T2DM 的特征之一,在出现临床高血糖前就已经存在。IR 的概念是机体对一定量(一定浓度)胰岛素的生物效应减低,主要指机体胰岛素介导的葡萄糖摄取和代谢能力减低,包括胰岛素的敏感性下降和反应性下降。胰岛素在调节机体葡萄糖稳态中起关键作用,其主要的效应器官是肝脏、骨骼肌及脂肪组织。胰岛素主要的生理效应包括其介导葡萄糖的摄取及处置(糖的氧化及贮存)、促进蛋白质合成、促进脂肪合成、抑制糖异生、抑制脂肪分解及酮体生成等。IR 可发生于组织器官水平(骨骼肌、脂肪、肝脏和血管内皮),也发生于亚细胞及分子水平(胰岛素受体前、受体和受体后)。

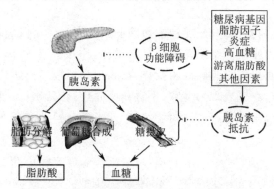

图 4-1 胰岛素抵抗在 T2DM 发生中的地位

1.胰岛素受体前抵抗

引起胰岛素受体前抵抗的原因有胰岛素分子结构异常、胰岛素抗体、胰岛素降解加速和拮抗激素增多等。胰岛素基因突变可产生结构异常的胰岛素,使胰岛素的生物活性下降或丧失,如 Chicago 胰岛素(PheB$_{25}$Leu)、Los Angeles 胰岛素(PheB$_{24}$Ser)、Wakayma 胰岛素(ValA3Leu)、Providence 胰岛素(HisB10Asp)以及 Tokyo 胰岛素原(Arg65His)。内源性或外源性胰岛素抗体形成,可干扰胰岛素与受体的正常结合。后者常见于注射纯度低的动物胰岛素时,抗体形成的高峰时期是注射胰岛素后 3～4 个月。胰岛素抗体是否影响胰岛素发挥其正常功能与抗体的胰岛素识别位点密切相关。在胰岛素抗体中,只有当抗体的胰岛素识别位点与胰岛素的受体结合区域相重叠时,才会有阻断胰岛素的作用;在携带胰岛素抗体的糖尿病患者中,胰岛素抗体的胰岛素识别位点对最终是否发生胰岛素抵抗起重要作用。胰岛素受体前抵抗还可由于胰岛素降解加速引起。一些药物如糖皮质激素、生长激素(GH)、苯妥英钠、IFN-γ、IFN-α 等及其他应激激素分泌过多(如感染、创伤、手术、酮症酸中毒、Cushing 综合征和肢端肥大症等)均可导致受体前抵抗。

2.胰岛素受体缺陷

胰岛素受体缺陷包括胰岛素受体功能与结构的异常。其功能异常包括胰岛素受体数目减少及亲和力下降导致与胰岛素结合减少;其结构异常多为胰岛素受体基因(IRG)突变,致使受体功能完全丧失或部分丧失。1988 年以来,已发现 50 余个突变位点,按其对受体功能影响的不同可分为 5 类。

(1) Ⅰ类抵抗：IRG 的外显子 2、内含子 4 和外显子 5 拼接点的无义突变所导致的胰岛素受体合成障碍。临床上见于婴儿多诺霍综合征，为严重的 IR，婴儿罕见存活至 1 岁以上。

(2) Ⅱ类抵抗：受体蛋白翻译后加工和分子折叠障碍，其结果使受体不能从细胞的粗面内质网及高尔基体转位至细胞膜，故而膜受体数目减少，其突变点主要在 α 亚基 N 端以 Gly 为中心的重复序列处。

(3) Ⅲ类抵抗：为受体亲和力下降，胰岛素与其受体的结合降低。突变点有 3 处，均在膜外区域（Asn15Lys、Arg735Ser 及 Ser323Leu）。

(4) Ⅳ类抵抗：受体 β 亚基酪氨酸激酶活性降低，导致 β 亚基自身磷酸化作用障碍，因而穿膜信号传导障碍，已发现突变基因位点 10 余个。

(5) Ⅴ类抵抗：基因突变导致受体降解加速。突变位点在 α 亚基 Lys460Gln 及 Asn462Ser 处。但是，以上所述的胰岛素受体缺陷所致的糖尿病均属于特殊类型，通常的 T2DM 与胰岛素受体缺陷无明显关系。

将小鼠不同组织的胰岛素受体敲除发现，敲除肝胰岛素受体小鼠表现出严重的胰岛素抵抗、肝功能受损和糖耐受异常；在肌肉组织敲除胰岛素受体，小鼠表现为中等度的肥胖，没有胰岛素抵抗和糖耐量受损；在脂肪组织敲除胰岛素受体，则表现为消瘦和寿命延长，没有糖耐量受损；在神经细胞敲除胰岛素受体，小鼠表现为多食、不育和肥胖，没有糖耐量受损；在胰岛 β 细胞敲除胰岛素受体，表现为胰岛素分泌缺陷，有糖耐量受损。这主要与胰岛素在不同组织器官的作用存在差别有关。

3.胰岛素受体后缺陷

系指胰岛素与受体结合后信号向细胞内传递所引起的一系列代谢过程，即所谓胰岛素受体的"下游事件"，包括信号传递和放大、蛋白质-蛋白质交联反应、磷酸化与脱磷酸化，以及酶促级联反应等多种效应的异常。

(1)葡萄糖转运蛋白异常：肌肉和脂肪细胞对胰岛素刺激的葡萄糖摄取主要通过对胰岛素敏感的 GLUT4 来进行。在基础状态下，细胞表面 GLUT4 很少，在胰岛素刺激下，胰岛素受体酪氨酸磷酸化信号的内传使胰岛素受体底物-1（IRS-1）磷酸化，从而活化磷脂酰肌醇-3-激酶（PI$_3$-K）激酶，触发富含 GLUT4 的小泡以胞吐形式由内核体（endosome）经由高尔基复合体向细胞表面转位，因而细胞表面 GLUT4 增多，组织对葡萄糖摄取增加。当 GLUT4 基因突变时，GLUT4 合成及转位均受阻。在 T2DM、肥胖症或高血压中，均发现有 GLUT4 募集及转位障碍，从而使肌细胞的葡萄糖摄取明显减少。GLUT2 合成异常可造成肝摄取葡萄糖减少，肝胰岛素抵抗和 β 细胞对葡萄糖感受性降低，胰岛素分泌减少。

(2)细胞内葡萄糖磷酸化障碍：研究证明，非肥胖 T2DM 患者肌细胞内的葡萄糖 6-磷酸（G-6-P）浓度明显降低，葡萄糖磷酸化的速率降低约 85%，同时伴 GLUT4 转位的缺陷，即使 GLUT4 正常后，糖磷酸化异常仍未能恢复。导致葡萄糖磷酸化障碍的原因是己糖激酶 Ⅱ（HKⅡ）活性降低。而此酶活性降低又受糖原合成酶及丙酮酸脱氢酶活性降低的影响。

(3)线粒体氧化磷酸化（OXPHOS）障碍：OXPHOS 障碍可致能量产生障碍和胰岛素刺激的糖原合成减少。

(4)IRS-基因变异：正常情况下，胰岛素与受体结合后信号向细胞内传导，首先由 IRS-1 介导，IRS-1 起着承前启后的作用。细胞内许多含 SH$_2$ 的蛋白质与 IRS-1 分子上磷酸化的酪氨酸残基结合，如 PI$_3$-K 的 85×10^3D 亚基与其结合后，可激活此酶的催化亚基（110×10^3D）。这样经过许多酶促反应而使蛋白磷酸酶-1磷酸化(活化),其结果是与糖原代谢相关的两个关键酶(糖原合酶与磷酸化酶激酶)脱磷酸化。前者脱磷酸化使酶活化而刺激糖原合成;后者脱磷酸化则使其失活,从而抑制糖原分解,其净效应为糖原合成增多,血糖维持正常。若*IRS-I*基因(定位于2q36-37)突变,可使IRS-1酪氨酸磷酸化减弱,而丝氨酸磷酸化增强,则可产生IR。业已发现IRS-1基因有4种突变与T2DM关联,它们分别是Ala513Pro、Gly819Arg、Gly972Arg及Arg1221Gys。目前已了解几种IRS丝氨酸激酶与胰岛素受体后信号传递有关,如丝裂原蛋白激酶(MAPK)、c-Jun-N末端激酶(JNK)、非经典蛋白激酶C(PKC)和PI_3-K等。细胞因子信号抑制物(suppressor of cytokine signalling,SOCS)竞争性抑制IRS-1酪氨酸磷酸化和减少IRS与调节亚单位p85的结合导致胰岛素抵抗。新近的研究发现SOCS3也通过泛素(ubiquitin)介导的降解途径,加速IRS-1/2的降解。另外,在T2DM患者还发现了几种*IRS-1*基因多态性较一般人群常见。研究得较多的是Gly972精氨酸多态性,1项丹麦的研究观察到这种多态性频率在正常人为5.8%,而在T2DM患者为10.7%。

4.内质网应激

内质网应激在糖尿病的病因中,内质网应激起了重要作用,尤其是在β细胞凋亡和胰岛素抵抗中,内质网应激可能是最关键的环节。在β细胞中,蛋白的非折叠反应成分(components of the unfolded protein response,UPR)在生理条件下起着有利的调节作用,而在慢性应激时起着β细胞功能紊乱和凋亡的激发作用。β细胞的生理功能是在高血糖时,能敏感地分泌胰岛素;但在慢性高血糖和高脂肪酸的长期刺激下,β细胞变得十分脆弱,特别容易受损,使其成为细胞衰竭的重要因素。因此,在病理情况下,UPR转变成激发β细胞功能紊乱和凋亡前期的内质网应激反应物。内质网应激还是联系肥胖和胰岛素抵抗的病理因子。实验发现,摄入高脂饮食的肥胖动物在肝脏出现内质网应激,并通过JNK途径抑制胰岛素的信号传递。此外,内质网应激可引起以细胞因子(IL-1β和IFN-γ等)为介导的β细胞凋亡;而NO耗竭内质网中的储备钙,抑制内质网的钙摄取等又进一步加重内质网应激反应。

5.脂肪因子

目前研究发现,与IR有关的细胞因子有FFA、TNF-α、IL-6、瘦素、脂联素、抵抗素、visfatin、IL-1、IL-1Rα、IL-8、IL-10、IL-18、单核细胞趋化因子(MCP-1)、单核细胞迁移抑制因子(MIF)、TGF-β、C反应蛋白(CRP)和肿瘤坏死因子受体(TNFR)等。其中备受关注的是TNF-α、瘦素、脂联素、抵抗素以及新近发现的内脏脂肪素(visfatin)。

(1)FFA:T2DM常存在脂代谢紊乱,FFA增多。FFA增多可引起IR,其机制可能与FFA抑制外周血葡萄糖的利用和促进糖异生有关。FFA除对葡萄糖氧化途径有抑制作用外,对葡萄糖的非氧化途径即肌糖原合成也同样有抑制作用。FFA对葡萄糖的抑制作用呈时间依赖性和浓度依赖性,FFA诱导的葡萄糖氧化抑制发生较早,在脂肪输注1~2小时后即可看到;而对非氧化途径的抑制则要4小时以后才能出现。FFA在抑制外周葡萄糖利用的同时,还可刺激肝脏糖异生。高FFA状态下,脂肪酸氧化代谢增强,糖异生底物充足,糖异生反应活跃。过多的脂肪酸还通过影响PKC诱导的IRS-1磷酸化而干扰胰岛素的信号传导。

(2)TNF-α:在肥胖者血中,TNF-α升高。TNF-α诱发和加重IR的机制包括直接作用和间接作用。其直接作用:①TNF-α直接作用于培养中细胞的胰岛素信号传导系统,使GLUT4的表达减少。②TNF-α增强IRS-1和IRS-2的丝氨酸磷酸化,这些底物的丝氨酸磷酸化可引发胰岛素受体酪氨酸自身磷酸化的减少及受体酪氨酸激酶活力的降低。观察到TNF-α抑制红细胞膜胰岛素受体的自身磷酸化。③TNF-α 显著降低 IRS 蛋白与胰岛素受体相接的能力以及与下游转导途径(如 PI$_3$-K 和葡萄糖转运)的相互作用。其间接作用:①TNF-α 刺激脂肪细胞分泌瘦素,后者可引起 IR。②TNF-α 刺激脂肪分解,提高 FFA 水平,后者是引起 IR 的重要代谢因素。③TNFα 下调过氧化物酶增殖体(PPARγ)基因的表达,抑制 PPARγ 的合成和功能。④在 IR 状态下,TNF-α 可抑制脂联素的启动子活性,降低脂联素的表达。

(3)瘦素:在肥胖患者,血浆瘦素升高,并与 FPG 和体脂百分率密切相关,被认为是肥胖和 IR 的一个标志。瘦素的代谢效应与胰岛素的作用相拮抗,瘦素促进脂肪分解,抑制脂肪合成,刺激糖原异生。它调节糖和脂代谢的作用,独立于其抑制食欲和降低体重的作用。相当于肥胖者血瘦素水平的瘦素浓度可使 IRS-1 酪氨酸磷酸化减弱,并使 Grb2 与 IRS-1 的结合能力降低,影响胰岛素的信号传导。

(4)抵抗素:也是脂肪组织分泌的,其基因特异表达于白色脂肪组织。在遗传性和饮食诱导的肥胖小鼠,血清抵抗素显著升高,它也是联系肥胖、IR 和糖尿病的重要信号分子,而且下调抵抗素的表达是噻唑烷二酮类药物(TZD)发挥抗糖尿病效应的重要机制。但抵抗素在 IR 和 T2DM 发病中的确切地位还有待进一步阐明。

(5)脂联素:在动物模型和人体中,均已证实低脂联素血症与 IR 存在相关性。在脂肪萎缩的 IR 模型鼠中,联合应用生理浓度的脂联素和瘦素可完全逆转 IR,单用两者之一仅部分改善 IR。研究表明在肥胖和脂肪萎缩鼠模型中,脂联素降低均参与了 IR 的发生和发展。提示补充脂联素可能为 IR 和 T2DM 的治疗提供全新的手段。TZD 可拮抗 TNF-α 对脂联素启动子的抑制效应,增加脂联素的表达,改善 IR。

(6)visfatin:是新近发现的脂肪细胞因子,又称为前 B 细胞集落促进因子(PBEF),相对分子质量为 52 ×10^{3}D,在骨髓、肝脏和骨骼肌均有表达,在脂肪细胞系 3T3-L1 的分化过程中,PBEF 的基因表达和蛋白合成均增加。人血浆 PBEF 水平与腹部脂肪体积呈正相关。在 T2DM KKAy 小鼠和高脂饮食的 c57BL/6J 小鼠也发现血浆 PBEF 水平与内脏脂肪 PBEF 的 mRNA 水平呈正相关。这些结果提示内脏脂肪分泌大量的 PBEF,因此研究者又将其命名为 visfatin。整体实验证实 visfatin 有类似于胰岛素的降血糖作用。visfatin 还可激活胰岛素受体及其下游信号分子的磷酸化,但其作用方式不同于胰岛素。visfatin 与胰岛素两者间存在差异。研究发现小鼠血浆 visfatin 显著低于胰岛素水平,空腹时血浆 visfatin 只有血浆胰岛素水平的 10%,在饱腹时为 3% 左右。此外其血浆水平的变化受饥饿或进食的影响较小,但前炎症因子 TNF-α 和 IL-6 都诱导 visfatin 的基因表达。内脏脂肪素与 IR 的关系尚不清楚。

6.其他因素

引起 IR 的其他原因还有很多。Lautt 假设在肝中存在一种外周胰岛素敏感性的调节系统。餐后高血糖兴奋副交感神经,后者促使肝脏中的胰岛素致敏物质(hepatic insulin-sensitizing substance,HISS)释放。HISS 激活骨骼肌对葡萄糖的摄取。在 T2DM、肝脏疾病和肥胖等疾病时,存在由于 HISS 调节障碍所致的 IR。研究发现性激素结合蛋白(SHBG)可能也与 IR 有关。近年来的研究认为肾素血管紧张素(RAA)系统也与 IR 有关。血管紧张素-Ⅱ(AT-2)是 RAA 的重要效应分子,可能通过影响胰岛素信号通路、抑制脂肪形成、降低组织血流、促进氧化应激和激活交感神经系统等促进 IR 的发生。临床研究已显示,阻断 RAA 能改善胰岛素的敏感性,降低新发糖尿病的发生率,为 RAA 阻断剂在 T2DM 和代谢综合征等疾病中的应用提供了依据。

(四)多种因素引起 β 细胞受损

1.遗传因素

T2DM 的直系亲属和双生子糖尿病患者的另 1 位无糖尿病同胞也存在胰岛素分泌功能降低。因此，认为胰岛素分泌功能的降低可能与遗传有关。凡是参与葡萄糖识别、胰岛素加工或分泌的特异性蛋白基因突变均会导致 β 细胞功能紊乱。目前已发现少数这类信号蛋白的基因突变，包括葡萄糖激酶、线粒体 DNA、胰岛素及参与胰岛素加工的酶等。还有一些可能与 β 细胞功能缺陷有关的基因如 GLUT2、β 细胞表面的钾离 γ 通道蛋白和胰淀粉样蛋白（胰淀素）。

早期营养不良影响胰腺发育而导致胰岛细胞数目减少。胎儿、新生儿及婴儿期低体重是早期营养不良的反映，其后果是影响胰腺发育而导致胰岛细胞数目减少，在长期胰岛素抵抗重压下易发生 β 细胞功能衰竭。

2.高糖-高脂-胰淀粉样多肽毒性

高糖、高脂和胰淀粉样多肽毒性是胰岛 β 细胞功能受损的重要因素：①高血糖损伤胰岛：在胰岛 β 细胞，糖的氧化代谢将产生氧自由基，在正常情况下，这些物质能被过氧化氢酶和超氧化物歧化酶代谢。在高血糖状态下，β 细胞产生大量的氧自由基使 β 细胞的线粒体受损。②脂毒性损伤胰岛：脂毒性主要可能通过下列机制影响胰岛功能。FFA 浓度增加使胰岛素分泌增加，但在 24 小时后则抑制胰岛素的分泌；脂肪酸能增加 UCP-2 的表达，其结果是导致 ATP 形成减少，降低胰岛素的分泌；脂肪酸和 TG 诱导神经酰胺合成而导致胰岛 β 细胞的凋亡。③胰淀粉样多肽（IAPP）：近 90% 的胰岛内有淀粉样变，β 细胞减少，胰岛淀粉样变性是 T2DM 的特征性病理改变。IAPP 致 β 细胞受损的机制可能是淀粉样纤维在 β 细胞和毛细血管间沉积，嵌入细胞膜，损害了细胞膜对葡萄糖的感知和胰岛素的分泌。

β 细胞的数量是决定胰岛素分泌量的关键因素。研究显示，长期慢性高血糖下调胰岛 β 细胞上葡萄糖激酶的表达，使葡萄糖激酶与线粒体的相互作用减少，诱导 β 细胞凋亡。不过，β 细胞数量减少 80%～90% 时，才足以导致胰岛素缺乏和糖尿病。因此，在 T2DM 中，除 β 细胞数目减少外，还存在其他因素损害了胰岛素的分泌。

3.GLP-1 缺乏

GLP-1 由小肠合成和分泌，在维持胰岛 β 细胞的葡萄糖敏感性等方面起着重要作用，它通过与 β 细胞上特异性受体结合，调控细胞内 cAMP 及钙离子水平，最终起到了强化葡萄糖诱导的胰岛素分泌作用。T2DM 患者葡萄糖负荷后 GLP-1 的释放曲线低于正常人。

(五)胰岛受损以胰岛素分泌不足、1 相分泌缺陷、分泌脉冲紊乱、胰岛素原分泌增多为特征

1.胰岛素分泌不足

T2DM 患者存在空腹和葡萄糖负荷后胰岛素分泌量的不足：①T2DM 患者存在高 FPG，对 β 细胞造成持续性刺激，导致基础胰岛素分泌增加。FPG 和空腹胰岛素间的关系呈倒"U"形或马蹄形曲线。当 FPG 从 4.4 mmol/L 增至 7.8 mmol/L 时，空腹胰岛素水平逐步增加，达到对照组的 2.0～2.5 倍，这是 β 细胞对葡萄糖稳态被破坏后作出的适应性（代偿性）反应。当 FPG 超过 7.8 mmol/L 时，β 细胞不再能维持高胰岛素分泌率，而致空腹胰岛素逐渐降低。②在正常人，FPG 4.4 mmol/L 时，葡萄糖负荷 2 小时后平均胰岛素浓度为 50 mU/L，进展至 IGT（FPG 6.7 mmol/L）时，葡萄糖负荷 2 小时后胰岛素分泌较上述正常人增加约 2 倍。只要 β 细胞能保持这种高分泌率，则可维持糖耐量正常或仅轻度异常。当 FPG＞6.7 mmol/L 时，葡萄糖负荷后 β 细胞不再能维持其高分泌率，胰岛素分泌进行性减少，血糖进一步升高。当 FPG 达 8.3 mmol/L

时,葡萄糖负荷后胰岛素的分泌量与正常非糖尿病个体相似,但这种胰岛素分泌量相对于高血糖而言,胰岛素分泌是明显不足的。若 FPG 进一步升高(>8.3 mmol/L),胰岛素分泌反应逐渐降低。当 FPG>11.1 mmol/L 时,血浆胰岛素对糖负荷的反应明显迟钝。

2.1 相胰岛素分泌缺陷

正常人胰岛素第 1 相分泌峰值在静脉注射葡萄糖后 2～4 分钟出现,6～10 分钟消失。第 1 相胰岛素分泌在抑制基础状态下肝糖输出有重要意义。在 T2DM 早期,第 1 相胰岛素分泌延迟或消失。在 IGT 和血糖正常的 T2DM 一级亲属中也可观察到胰岛素第 1 相分泌缺陷,故认为这种缺陷可能不是继发于高血糖的毒性,而是原发性损害。早期胰岛素分泌有重要生理意义,可抑制肝葡萄糖输出,抑制脂肪分解,限制 FFA 进入肝脏,减轻负荷后高血糖的程度,使血糖曲线下降,并减轻负荷后期的高胰岛素血症。正常人 OGTT 或吃馒头餐时,血浆胰岛素分别约于30 或 60 分钟达峰值,此为负荷后早期胰岛素分泌。T2DM 患者 OGTT 30 分钟时,血浆胰岛素明显低于正常人,相对于其有显著增高的血糖而言,早期胰岛素分泌严重不足。评估早期胰岛素分泌的一种实用方法为 OGTT 中 30 分钟胰岛素与基线值差别及葡萄糖与基线值差别两者的比值。早期胰岛素分泌障碍的后果为糖负荷后显著高血糖,刺激胰岛素分泌,使胰岛素往往于 2 小时达峰值。同时可使餐后血非酯化脂肪酸得不到有效的控制,并出现餐后高 TG 血症。

3.胰岛素分泌脉冲紊乱

正常人在空腹时,胰岛素的脉冲分泌周期约为 13 分钟。胰岛素脉冲分泌有助于防止靶组织中胰岛素受体水平的下调,维持胰岛素的敏感性。反之,持续的高胰岛素血症将导致胰岛素受体水平下调,引发 IR。在 T2DM 中,胰岛素分泌正常的 13 分钟间隔脉冲消失,出现高频率(5～10 分钟)脉冲,为 T2DM 的早期标志。在 T2DM 一级亲属中可观察到正常的胰岛素分泌脉冲消失,提示胰岛素分泌脉冲异常可能是原发性损害。

4.胰岛素原分泌增多

胰岛素原的生物活性只有胰岛素的 15%。胰岛素原在高尔基复合体激素原转换酶 2(PC$_2$)、激素原转换酶 3(PC$_3$)和 CPH 的作用下转变为胰岛素,同时产生 C 肽和去二肽胰岛素原。高血糖刺激胰岛素原和 PC$_3$ 的合成,而 PC$_2$ 和 CPH 不受血糖的影响。在 T2DM 中,胰岛素原与胰岛素的比值增加,不利于血糖的控制。

T2DM 发病涉及胰岛素作用和胰岛素分泌两个方面的缺陷,两者与遗传因素和环境因素均有关,环境因素通过遗传因素起作用。糖尿病遗传易感个体的早期即存在胰岛素抵抗,在漫长的生活过程中,由于不利环境因素的影响或疾病本身的演进,胰岛素抵抗逐渐加重。为弥补胰岛素作用的日益减退及防止血糖升高,β 细胞的胰岛素呈代偿性分泌增多(高胰岛素血症)。在此过程中,β 细胞增生和凋亡均增加,但后者更甚。当 β 细胞分泌能力不足以代偿胰岛素抵抗时,即出现糖代谢紊乱;首先是餐后血糖升高(IGT 期)。当胰岛素抵抗进一步加重,β 细胞因长期代偿过度而衰竭时,血糖进一步升高,终致糖尿病。高血糖又可抑制葡萄糖介导的 β 细胞胰岛素分泌反应,增强胰岛素抵抗(葡萄糖毒性,glucose toxicity),并形成胰岛素分泌与作用缺陷间的恶性循环。

三、糖尿病微血管病变的发病机制

长期高血糖是微血管病变发生的中心环节,其发病机制涉及以下几个方面。

(一)高血糖和糖化终末产物引起低度炎症和血管病变

糖尿病时,机体蛋白可发生糖基化。葡萄糖分子的羧基与蛋白质的氨基结合生成醛亚胺,醛亚胺再发生结构重排,形成稳定的酮胺化合物,后者的分子逐渐增大和堆积,相互交联形成复杂的终末糖化产物(advanced glycosylation end products,AGEs)。AGEs 在微血管病变的早期即显著升高。各种蛋白质非酶促糖基化及其终产物的积聚导致血浆和组织蛋白结构和功能受损;AGEs 通过与 AGEs 受体(RAGE)结合后发挥作用。RAGE 广泛存在于肾细胞、视网膜毛细血管周细胞和内皮细胞上,是 AGEs 的信号传导受体;被激活的受体通过 NF-kB 使前炎性细胞因子表达增加,同时 RAGE 也可作为内皮细胞黏附受体而使白细胞聚集,直接产生炎症反应,增加内皮细胞的通透性。单核细胞一旦被激活,即产生一系列炎症介质,进一步吸引并激活其他细胞,引起血管壁病变。氧化应激造成 AGEs 堆积,后者与 RAGE 作用产生细胞内氧化应激炎性介质,进一步扩增氧化应激效应。因此,AGE/RAGE 在心血管疾病的发生和发展中起了不良代谢记忆效应(bad metabolic memory effects)。

(二)多元醇代谢旁路和己糖胺途径导致微血管病变

神经、视网膜、晶状体和肾脏等组织的葡萄糖可不依赖胰岛素进入细胞内,经醛糖还原酶作用生成山梨醇,进一步转变为果糖。糖尿病时该旁路活跃,山梨醇和果糖堆积使细胞内渗透压升高(渗透学说);山梨醇和果糖抑制细胞对肌醇的摄取,使细胞内肌醇耗竭(肌醇耗竭学说)。己糖胺途径是葡萄糖代谢的主要途径之一。血糖升高时,该途径的活性增强,作为蛋白糖基化底物的尿苷-二磷酸-N-乙酰葡萄糖胺增多。后者又促进己糖胺途径的限速酶(葡萄糖胺-6-磷酸果糖-咪基转移酶)表达,并进一步激活己糖胺途径。该代谢过程导致内皮细胞一氧化氮合酶丝氨酸残基发生氧位糖基化,阻止其磷酸化可激活该酶。己糖胺途径激活还促进 NF-κB 的 p65 亚单位氧位糖基化,增加多种前炎症因子表达,促进 PAI-1 和 TGF-α 等的转录。

高血糖时,二酰甘油合成增加,在钙离子和磷脂的协同作用下,激活蛋白激酶C(PKC)。活化型 PKC 可磷酸化蛋白底物的 ger 和 Thr,调节蛋白质的功能,从而产生一系列生物学效应。激活的 PKC 促进多种细胞因子(如血管内皮生长因子和血小板衍生生长因子)表达,促进新生血管形成,并使诱导型 NO 增多,损伤内皮细胞,抑制一氧化氮合酶,NO 的舒血管功能受损。抑制 Na/K-ATP 酶活性,引起内皮细胞功能紊乱。PAI-1 活性增加和浓度升高是形成高凝状态的重要原因,而血栓烷素 A_2(thromboxane A_2,TXA_2)、内皮素-1 及血管紧张素-2 增加可引起血管收缩。

(三)血流动力学改变导致缺血缺氧和微血管病变

葡萄糖毒性作用使组织缺氧,血管阻力减低,血流增加,后者使毛细血管床流体静力压升高,大分子物质容易渗入血管壁及肾系膜细胞内,继而刺激系膜细胞增生,基膜合成加速,毛细血管通透性增加。上述机制均可导致组织缺血缺氧,共同参与微血管病变的发生与发展,但在糖尿病视网膜病和糖尿病肾病发病中的权重有所不同。糖尿病神经病的部分发生机制与此类似。

(四)神经病变的发病机制与视网膜病变和肾脏病变有所不同

目前认为,糖尿病神经病的发病与高血糖、醛糖还原酶-多元醇-肌醇途径开放、蛋白糖基化异常、氧化应激、脂代谢异常和低血糖发作等因素相关。早期表现为神经纤维脱髓鞘、轴突变性以及 Schwann 细胞增生,轴突变性和髓鞘纤维消失,在髓鞘纤维变性的同时再生神经丛。随着病变的进展,再生神经丛密度降低,提示为一种不恰当修复,此种现象尤其在 T2DM 中常见。有时,糖尿病神经病的临床资料和电生理检查提示为慢性炎症性脱髓鞘性多神经病变(chronic inflammatory demyelinating polyneuropathy，CIDP），其主要改变是炎性浸润、脱髓鞘和轴突丧失，与特发性 CIDP 很难鉴别。自主神经受累时，主要表现为内脏自主神经及交感神经节细胞变性。微血管病变主要表现为内皮细胞增生肥大、血管壁增厚、管腔变窄、透明变性、毛细血管数目减少和小血管闭塞。

醛糖还原酶活性增强致多元醇旁路代谢旺盛，细胞内山梨醇和果糖浓度增高及肌醇浓度降低是发生糖尿病性神经病的重要机制；神经营养小血管动脉病变致局部供血不足可能是单一神经病变的主要病因。这些代谢紊乱可累及神经系统的任何部分，一般以周围多神经病变最常见。

四、糖尿病大血管并发症的发病机制

与非糖尿病患者相比，糖尿病患者的动脉粥样硬化性疾病患病率高、发病年龄轻、病情进展快和多脏器同时受累多。糖尿病患者的脑血管病患病率为非糖尿病患者的 2～4 倍，糖尿病足坏疽为15 倍，心肌梗死的患病率高 10 倍。除了传统的致动脉粥样硬化因素外，IGT 或糖尿病患者常先后或同时存在肥胖、高血压和脂质代谢异常等心血管危险因素。

(一)大血管并发症危险因素群的构成

因胰岛素抵抗是共有的病理生理基础，后又称为"胰岛素抵抗综合征"。鉴于本综合征与多种代谢相关性疾病有密切关系，现称为"代谢综合征"。其主要理论基础是遗传背景和不利环境因素（营养过度、缺乏体力活动和腹型肥胖等）使机体发生胰岛素抵抗及代偿性高胰岛素血症，并发高血压、脂代谢紊乱、糖代谢紊乱、高纤维蛋白原血症及清蛋白尿症等，共同构成大血管并发症的危险因素。肥胖是发生胰岛素抵抗的关键因素。胰岛素抵抗和高胰岛素血症可能通过以下途径直接或间接促进动脉粥样硬化的发生。

1.胰岛素和胰岛素原

通过自身的生长刺激作用和刺激其他生长因子（如 IGF-1），直接诱导动脉平滑肌细胞、动脉壁内膜和中层增生，血管平滑肌细胞和成纤维细胞中的脂质合成增加；一些资料显示，胰岛素原和裂解的胰岛素原与冠心病相关。胰岛素增加肾远曲小管钠和水的重吸收，增加循环血容量；兴奋交感神经，儿茶酚胺增加心排血量，外周血管收缩；使细胞内游离钙增加，引起小动脉平滑肌对血管加压物质的反应性增高，血压升高。

2.胰岛素抵抗和高胰岛素血症

可引起脂代谢紊乱，其特征是高血浆总胆固醇、TG、低密度脂蛋白-胆固醇升高，这些脂质能加速动脉粥样硬化的进程。胰岛素抵抗常伴有高血糖，后者引起血管壁胶原蛋白及血浆载脂蛋白的非酶促性糖基化，使血管壁更易"捕捉"脂质，并阻抑脂代谢的受体途径，加速动脉粥样硬化。

3.血浆纤溶酶原激活物抑制物-1

其浓度与血浆胰岛素浓度相关，提示胰岛素对 PAI-1 合成有直接作用。PAI-1 增加引起纤溶系统紊乱和血纤维蛋白原升高，有利于血栓形成。

4.蛋白质非酶促糖基化

导致血管内皮细胞损伤，使通透性增加，进而导致血管壁脂质积聚。肾小球血管也因同样变化而通透性增加，出现清蛋白尿。微量清蛋白尿既是动脉粥样硬化的危险因素，又是全身血管内皮细胞损伤的标志物。

(二)内皮细胞损伤和低度炎症启动并参与大血管病变

内皮细胞是糖尿病血管病变的关键靶组织。内皮细胞裱褙所有的血管内壁，与糖尿病有害

代谢物持续接触,并承受着血流速度和压力的慢性应激。内皮细胞能产生多种化学物质,通过复杂的机制调节血管张力和管壁通透性,产生细胞外基质蛋白,参与血管的形成和重塑。血管内皮细胞是胰岛素作用的靶组织,大量研究证明,肥胖、胰岛素抵抗及 T2DM 伴有与血糖无关的内皮细胞功能异常,参与糖尿病大血管和微血管并发症的发生与发展,这一病理生理过程在临床糖尿病前期就已经相当明显了。

现有的证据显示,炎症和免疫反应在胰岛素抵抗与动脉粥样硬化的发病中起着关键作用,动脉粥样硬化是一种免疫介导的炎症性病变的概念已被广为接受。动脉粥样硬化病变形成的最早期事件是动脉内膜对炎性细胞的募集,血循环中的炎症因子(如 C-RP、IL-1、IL-6 和血纤维蛋白原等)水平与心血管病危险性呈正相关;单核细胞和巨噬细胞是先天性免疫系统的原型细胞,存在于动脉粥样硬化病变的各个阶段。病变中的活化巨噬细胞和 T 细胞针对局部抗原起免疫反应,最重要的候选抗原是修饰的脂蛋白、热休克蛋白、细菌和病毒抗原;T 细胞也与自身抗原起作用,使有炎症改变特征的病变再掺入自身免疫反应,其机制复杂,许多环节和因素尚不清楚。

动脉粥样硬化起源于血管内皮细胞损害,其病变特点是低度的慢性自身炎症。这种低度炎症与经典的自身免疫病有本质差别,因为前者没有 T 细胞功能紊乱。

(李 芳)

第二节 糖尿病的病理与病理生理

一、糖尿病的病理

正常胰岛的结构和各种胰岛细胞的相对数量随年龄而变化。新生儿期,PP 细胞较少(1%),β 细胞约占 45%,α 细胞占 23%,δ 细胞占 32%。而在成年人,β 细胞约占 66%,α 细胞占 20%,δ 细胞明显下降,仅占 10% 左右,而 PP 细胞约占 2%。因此,随着年龄的增大,β 细胞的相对含量增加而 δ 细胞数下降。

正常成年人胰岛的绝大部分激素分泌细胞局限于胰岛细胞群内,但在新生儿,有 20% 左右的胰岛激素分泌细胞散布于胰腺外分泌组织中,这些胰岛外的内分泌细胞主要位于胰腺导管及其附近。所有的 β 细胞之间均形成直接的膜联系,而 α 细胞、δ 细胞与 β 细胞间是相对松散的,分别与 β 细胞的一部分膜结构相接。人胰岛主要含有 α、β 和 δ 等 3 种激素分泌细胞。β 细胞位于胰岛中央,α 细胞组成胰岛的边周部分,为 1~3 个细胞直径厚度。α 细胞的外缘和 β 细胞之间常含有 δ 细胞,这种由 α、β 和 δ 细胞组成的结构称为胰岛亚单位。但有时也存在 α、β 和 δ 细胞的毗邻排列或组合结构。β 细胞的胰岛素分泌具有全或无特性。整合性调是一种特殊的闭环式负反馈调节,由于调节系统受到刺激量和刺激时间两种变量的影响,所以调节的精度高而迅速。

糖尿病可累及全身很多脏器和组织,但其病变性质和程度很不一致,不同类型的糖尿病和不同个体的病理改变差异较大。有些病变是糖尿病时较特异的,如视网膜微小动脉瘤等。但有些病变却不是特异性的,如动脉粥样硬化,但有糖尿病者其发生率更高,病变发展更快。

(一)T1DM 胰腺病变以胰岛炎和 β 细胞缺乏为特征
早期 T1DM 患者的胰岛有淋巴细胞和单核细胞浸润,以后由于胰腺外分泌组织萎缩和胰岛素的大量减少致使胰腺重量减轻。胰岛组织减少。β细胞缺乏,胰岛几乎全部由α及δ细胞组成,而且这些细胞失去正常的分布特点。胰岛炎为T1DM的显著病理改变之一,胰岛内可见多数淋巴细胞浸润。主要累及那些仍有较多β细胞的胰岛,这种免疫性胰岛炎也见于多发性自身免疫性内分泌综合征的患者。

在新诊断的T1DM的尸检中发现,胰岛病变有两种类型。一部分胰岛变小和萎缩,胰岛轮廓如带状且不规则,免疫染色见不到β细胞;另一类胰岛增生和肥大,直径可超过 400 μm,可能系代偿所致,其中的β细胞多,部分有脱颗粒现象,核呈囊泡状,胞质中的RNA含量增加。此两类病变中,胰岛的数目和比例随着病情的发展而变化,发展为临床糖尿病时,胰岛中β细胞数减少。在慢性T1DM的尸检中发现,胰岛的结构紊乱,界限不清,胰岛萎缩,细胞数减少,β细胞缺乏,但可用免疫组化方法鉴定出较多的α细胞、PP细胞和δ细胞。部分胰岛内可有δ细胞增生。但事实上,胰腺的δ细胞总数并无增加而是减少的,PP细胞也相对增多,但δ和α细胞的容量密度比无明显变化,β细胞的数目显著减少。

(二)移植胰岛具有迟发型变态反应的病理特征

有关胰腺-胰岛移植后的胰腺病理研究得不多,文献报告较少,且以动物实验结果为主。全胰腺移植与部分胰腺移植的成活率很低,移植组织或早或晚因异体排斥反应而不能存活。将胚胎猪胰岛细胞团移植至无胸腺小鼠的肾包膜囊内,被移植的细胞可以存活,但移植体的血管生成有障碍,表面缺乏小动脉,移植后3周移植细胞团内可见新生毛细血管。移植后52周的血管供应良好,小静脉主要位于移植体的外周。这表明,在无免疫排斥反应情况下,移植的胰岛细胞团可通过周围的微血管增生建立较好的微循环系统。胰岛细胞团可作为1个功能单位在宿主体内存活,重建血循环。如果宿主的免疫功能正常,移植物在3~6天后发生剧烈排斥反应,巨噬细胞明显浸润,T细胞较少(主要位于移植物周围)。同时,T细胞和巨噬细胞也浸润附近的宿主组织(肾脏),肾小管上皮细胞表达大量MHCⅡ型抗原,血液中出现异体排斥反应性抗体,但移植物内无这种抗体沉着。IgG型异体反应性抗体主要存在于移植体的外周部位,因此,异体移植排斥反应的特点是显著的巨噬细胞(具有独特型表现)浸润,非特异性旁观性杀伤细胞和免疫反应的T细胞依赖性是胰岛异体排斥反应的特点。这种免疫反应具有迟发型变态反应的特点。

胰岛移植的成功率低的主要原因是移植的胰岛细胞特别易于发生凋亡。有学者尝试用胚胎猪的胰岛移植来治疗糖尿病患者。移入肾包膜囊后3周,活检的移植细胞具有分泌胰岛素、胰高血糖素、生长抑素和铬粒素等功能,说明被移植的猪胰岛α细胞、β细胞和δ细胞均可存活。显然,同种胰岛移植成功的可能性更大。目前主要是要解决移植细胞的凋亡问题和排斥反应问题。

(三)T2DM以β细胞功能衰竭和胰淀粉样多肽沉着为特征

胰腺重量正常或轻度下降,富含PP细胞的小叶可出现明显增生和肥大。T2DM以β细胞团功能衰竭和胰淀粉样多肽(IAPP)引起的胰岛淀粉样变为特征。多数T2DM患者的胰岛形态正常,部分胰岛有纤维化。T2DM的早期常见病变是胰岛透明变性(50%),变性灶中的淀粉样物被纤维条索分隔并固定,淀粉样物主要沉着于毛细血管和β细胞的间隙中。

IAPP是由胰岛β细胞产生,并与胰岛素协同分泌的一种激素。IAPP是形成淀粉样沉积的主要物质,T2DM中IAPP聚合成的淀粉样纤维对β细胞有毒性作用,可导致β细胞凋亡。研究证实β细胞凋亡频率与胰岛淀粉样变的程度或血糖浓度无关,而与胰岛中淀粉样物增加的速度有关。

在起病初期,胰岛细胞形态仍正常,后期胰岛β细胞数减少并胰岛内IAPP沉着,α细胞轻微增加,α细胞/β细胞的比值是正常人的 2 倍。免疫组织化学和电镜检查显示淀粉样物质沉积于β细胞分泌颗粒内,即 IAPP。T2DM 的胰腺病理改变具有多形性特征。约有 1/3 的病例在光镜下无明显病理改变,另 2/3 的病例的病理改变可归纳为以下几点:①胰腺玻璃样变:最常见,主要位于胰岛,年龄越大,玻璃样变越明显。用甲紫反应证明,形态上的玻璃样变即为淀粉样物质沉着。电镜下,这些变性物质相互交织成纤维样物。已证实这些物质主要为 IAPP 多聚体。IAPP不溶于水,对β细胞有破坏性。②胰腺纤维化:其程度亦随增龄而增多,主要位于胰腺腺泡间或小叶周围,以前者为多见,伴有局限性纤维结缔组织增生,有时将各胰岛小叶分隔成小叶。③β细胞空泡变性:这是β细胞分泌颗粒排空或溶解的后果,空泡变性的原因可能与β细胞内糖原沉积有关。④脂肪变性:脂肪分布呈灶性,伴胰岛萎缩和腺泡间纤维化。脂肪变性明显时,可将胰小岛和胰实质的其他结构分隔开。⑤其他病变:胰岛数目一般不减少,萎缩的胰岛亦极少见到。相反,在肥胖的 T2DM 患者中,胰岛的容量普遍增大;β细胞数目、β细胞与 α 及 δ 细胞的比例亦无明显改变。

(四)糖尿病性肾病和视网膜病是微血管病变的典型代表

糖尿病可累及全身很多脏器和组织,但其病变性质和程度很不一致,不同类型的糖尿病和不同个体的病理改变差异较大,有些病变是糖尿病时较特异的,如视网膜微小动脉瘤等。但有些病变却不是特异性的,如动脉粥样硬化,但有糖尿病者其发生率更高,病变发展更快。T1DM 和T2DM 的系统病理基本相同。糖尿病性血管病变分为微血管病变和大血管病变两种,其中微血管病变是糖尿病的特异性病变。

1.糖尿病性肾病

结节性肾小球硬化、弥漫性肾小球硬化和渗出性病变是糖尿病性肾病的基本而显著特点,其中结节性肾小球硬化是糖尿病肾病具特征性的病变。肉眼观可见,受累肾脏的早期,体积常增大,表面光滑;终末期可呈颗粒状的肾萎缩表现。组织学改变最初受累部位在系膜,基本病变是基底膜样物质增多,并累及系膜细胞,同时有毛细血管基底膜增厚。

一般将肾小球的改变分为 3 种病理类型:①结节性肾小球硬化是糖尿病肾病患者最具特征性的病变,又称毛细血管间肾小球硬化或 Kimmelsteil-Wilson 结节(K-W 结节)。②弥漫性肾小球硬化又称弥漫性毛细血管间肾小球硬化,较结节性硬化更常见,常与结节性硬化同时存在。③渗出性病变,糖尿病肾病患者中,肾小球的渗出性病变特别多见,但特异性较差。糖尿病肾病除累及肾小球外,尚可影响肾间质,表现为间质纤维化,近端肾小管细胞普遍肿胀,上皮细胞空泡变性,基膜增厚。电镜下可见基底膜,特别是致密层增厚,系膜区增宽,系膜基质增多。免疫组化可发现清蛋白、IgG、IgA、IgM 和补体 C_3 等在基底膜和小管区有不同程度的沉积。

2.糖尿病视网膜病

糖尿病视网膜病的特异性病变是视网膜毛细血管微小动脉瘤。视网膜微小动脉瘤是毛细血管扩张,常呈圆形,其中充满血流或层状的玻璃样物质。直径为 $50\sim60~\mu\mathrm{m}$。主要位于视网膜黄斑周围,用 PAS 染色能将这种微小动脉瘤显示清楚。镜下可见视网膜毛细血管壁增厚,呈玻璃样变,内皮细胞可增生或有血栓形成。视网膜微小动脉瘤主要见于糖尿病,在其他疾病时仅属偶见。糖尿病时,此种病变与糖尿病性肾小球硬化常同时存在。增殖性视网膜病变亦是糖尿病时常见的眼底病,典型病变是一种富有血管的纤维结缔组织膜样物,由视网膜长入玻璃体,常起源于视神经乳头或其附近的视网膜,它可能是一种机化了的血栓。

其他的眼部病变有糖原沉积引起的虹膜色素上皮空泡状变,视网膜静脉扩张和硬化,视网膜中的静脉由于血栓形成或因内膜增厚而堵塞以及视网膜出血渗出等。糖尿病患者还易发生白内障,而且糖尿病患者在接受肾/胰移植后,白内障的发病率急剧增加(40%)。白内障(以核心型和后囊下型为主)与糖尿病病程、年龄、胰岛素用量减少、血液透析和免疫抑制剂应用(糖皮质激素、环孢素 A 或硫唑嘌呤)等有关。糖尿病性微血管病变主要有 3 种发病机制假说:①慢性高血糖导致血管细胞(主要为内皮细胞)的糖过度利用,缺乏胰岛素受体的组织的慢性微血管病变可能以这一机制为主。②由于山梨醇代谢旁路的开放和代谢活性的增强,导致氧化型辅酶Ⅰ(NAD$^+$)/还原型辅酶Ⅱ(NADPH)比值下降,后者再引起微血管病变。③在磷酸丙糖和丙酮酸生成过程中,由于葡萄糖和吡啶核苷酸的利用增加而引起血管的病理变化。神经微血管受累时,表现为神经纤维间毛细血管数目减少,内皮细胞增生和肥大;血管壁增厚,管腔变窄,透明变性。严重者可发生小血管闭塞。IgA 相关性血管炎少见,临床上主要见于过敏性紫癜,但也可见于 T1DM 和自身免疫性甲状腺疾病。在糖尿病患者中往往与微血管病变并存,可能与微血管病变和免疫功能紊乱均有关。

(五)神经病变的基本病变是轴突变性伴节段性/弥漫性脱髓鞘

糖尿病性神经病的病理改变较广泛,主要累及周围神经和自主神经系统,也可累及脑和脊髓。周围神经受累时,光镜下可见神经鞘膜下水肿或神经囊泡减少,有髓纤维数量减少。电镜下可见轴囊内微管扩张,形成空泡。髓鞘变性,结构不明显。病情较重者,可见髓鞘破坏和溶解。在神经纤维变性的同时,可见有髓和无髓纤维再生,Schwann 细胞增生。自主神经受累时,表现为内脏自主神经及交感神经节细胞变性。有髓病变以后索损害为主,主要为变性改变。病程较长的糖尿病患者,心脏神经病变可导致心功能的一系列改变。心房的神经末梢为无髓鞘型,神经轴突病变可高达 32%,轴突内的线粒体致密或水肿,轴突出现层状体为糖尿病所特有的改变。神经鞘膜病变明显。轴浆溶解,轴突与轴突之间分离或出现空泡变性。

糖尿病性神经病也是糖代谢紊乱的后果,神经病变的严重程度与患者的长期高血糖水平相关。高血糖本身可诱导神经细胞和 Schwann 细胞凋亡,线粒体出现“气球”样变化,线粒体嵴断裂,这些病理改变与氧化应激诱发的神经病变相似,并与 caspase-3 的激活有关。大量的研究结果显示,至少糖尿病感觉神经病变与高血糖和 caspase 途径介导的细胞凋亡有关,氧化应激在病变过程中起着关键作用,出现脑结构和功能改变。

(六)大血管病变的本质是动脉粥样硬化与动脉中层钙化

糖尿病性动脉粥样硬化与一般动脉硬化既有共同特点又有其特殊性。

(1)糖尿病所致的动脉硬化发生早,进展快。

(2)T2DM 患者常发生动脉中层钙化(medial arterial calcification,MAC)。MAC 与糖尿病性神经病变有密切关系。MAC 虽不发生血管闭塞,但因血管弹性下降而影响循环功能,导致血管病变,并可能是远端动脉闭塞性病变的病因之一。

(3)糖尿病患者的脂代谢紊乱和 IR 较非糖尿病患者明显,骨骼肌、肝脏和胰岛 β 细胞中 TG 积蓄,抑制线粒体腺苷核苷酸转位体活性,二磷酸腺苷(ADP)减少,并进一步导致氧自由基生成增多和氧化应激性病变。

(4)由于高血糖本身及其继发的因素作用,活性氧簇(reactive oxygen species,ROS)和氧自由基作用加速动脉粥样病变过程。

(5)糖尿病易于并发各种感染,有些患者可能存在慢性全身性感染性疾病,感染是导致动脉硬化和加速动脉硬化发展的重要因素,有时在动脉硬化斑块中还可找到微生物。一些学者主张用抗生素性治疗感染相关性冠状动脉疾病。

(6)IR 既是 T2DM 的突出病理生理改变,也是导致动脉硬化的主要原因之一。糖尿病脑部病变以脑动脉硬化发生率高,且较早,严重者可发生脑软化。

(7)糖尿病性动脉粥样硬化与动脉钙化与脂肪细胞因子的作用异常相关。研究发现,动脉中层钙化不是血管钙盐沉着的后果,而是一种类矿化过程,与脂联素缺乏密切相关,补充脂联素可防止动脉钙化,逆转血管钙化。此外,网膜素-1(omentin-1)也可通过降低RANKL/OPG比值而抑制血管钙化;网膜素-1是联系骨质疏松和动脉钙化的共同因子。

(七)糖尿病并发心脏病变、皮肤病变、肝损害

1.糖尿病性心脏病

糖尿病心脏病的病理改变主要表现在心肌、心脏微血管和大血管等部位。心肌病理改变主要为心肌细胞内大量糖原、脂滴和糖蛋白沉积,严重者可有局灶性坏死,心肌间质有灶性纤维化。心肌微血管内皮细胞增生,PAS 染色阳性的糖蛋白类物质和玻璃样物质沉积在血管壁内,血管壁增厚。心肌细胞超微结构可见肌原纤维收缩蛋白明显减少,肌浆网横管系统扩张,心肌有收缩带形成,线粒体肿胀,盘黏合膜处的细胞间隙增宽等改变。

冠状动脉的变化与一般冠心病相似,管壁的纤维蛋白溶解功能异常,如蛋白-纤维蛋白溶解系统活性变化,管腔狭窄明显,大的动脉硬化斑块脆,易于脱落,或因管腔内的微栓子栓塞而导致急性心肌梗死。而且,手术后或经药物治疗后很易发生再度狭窄或再栓塞。动脉硬化病变处及心肌的微血管可见非感染性炎症性改变甚至感染性炎症病变。硬化斑块内新生血管丰富,可有出血灶,外表往往附有纤维状帽,外形不规则,有陈旧性出血。穿破病灶部位的新生血管多。根据硬化斑块的性质可分为软性斑块、硬性斑块、血栓性斑块和钙化性斑块等。病变组织的免疫组化检查可发现 tenascin 和 TGFβ 表达增多,平滑肌细胞正常或减少,巨噬细胞和 TUNEL 阳性细胞增多。

糖尿病性心肌病独立于冠心病及高血压,是一种特殊的原发性病变过程,最后发展为充血性心力衰竭。现已证明,在糖尿病和心力衰竭之间存在密切的病因联系,高血糖形成的糖化终末产物和高脂血症引起的脂毒性导致心肌损害。

2.糖尿病皮肤病

糖尿病性皮肤病变并不少见,可出现皮肤大疱,水疱位置表浅,位于表皮内或表皮下,无棘层松解现象。由于皮肤小血管与代谢异常,引起表皮基层液化,表皮细胞坏死。胫前皮肤可出现色素斑,急性损害时,见表皮及真皮乳头层水肿,细胞渗出及轻度淋巴细胞浸润。陈旧性损害时,无水肿,真皮上的毛细血管管壁增厚,偶有红细胞外渗。糖尿病性渐进性脂肪坏死可导致皮下脂肪萎缩或弹性组织变性性病变。表现为真皮内有栅栏状肉芽肿、胶原纤维消失或稀疏,周围有炎性细胞浸润,主要是淋巴细胞、组织细胞、成纤维细胞、上皮样细胞及异型巨细胞。真皮中血管壁增厚,内膜增生,管腔部分或全部闭塞。糖尿病患者较易发生坏死性筋膜炎,由于本病早期的皮肤正常,故易导致严重后果(厌氧菌感染和坏疽等)。糖尿病酮症酸中毒时,偶并发多发性周围神经病变-脏器肿大-内分泌障碍-M 蛋白血症-皮肤病变(polyneuropathy-organomegaly-endocrinopathy-monoclonal gammopathy-skin changes,POEMS)综合征,而糖尿病性肾病(多见于肾移植后)患者可并发穿透性皮肤损害。

3.糖尿病肝损害

糖尿病患者在糖尿病控制不佳时及儿童糖尿病患者中,肝大较为常见。组织学改变以肝脂

肪变性(非酒精性脂肪肝)为主。脂肪变性多为中性脂肪沉着,但其程度与血中脂质水平不相平行,糖尿病控制后,脂肪变性可消退,控制不良者可发展为肝硬化或肝衰竭。组织学表现可为局灶性和非特异性改变,包括肝细胞的萎缩、退行性病变及坏死,有时亦有单核细胞浸润。患者的肝周围细胞质内含有较丰富的糖原,但在小叶中央的细胞中糖原减少或缺如,常见细胞核内有糖原沉着的空泡。这种核空泡多见于胞质糖原最少的细胞,其形成原因不明,且与血糖水平不平行。酮症酸中毒时,胞质内糖原减少,核内亦无糖原沉着,脂肪滴增加。有时肝实质细胞内有铁质沉着,库普弗细胞内可见脂肪滴。

二、糖尿病的病理生理

胰岛 β 细胞胰岛素分泌能力和/或胰岛素生物作用缺陷致胰岛素绝对或相对不足,引起一系列代谢紊乱。

(一)各类糖尿病的基本临床表现相似

典型病例有如下病理生理变化。

1.各系统病理生理变化

(1)一般情况:典型患者有体力减退、精神萎靡、乏力、易疲劳、易感冒和工作能力下降等症状,并发感染时可有低热、食欲缺乏及体重迅速下降。体重下降是糖尿病代谢紊乱的结果,初期主要与失水及糖原和 TG 消耗有关;接着是由于蛋白质分解、氨基酸进入糖异生或酮体生成途径而被大量消耗所致,肌肉萎缩,体重进一步下降。

(2)心血管系统:可有非特异性心悸、气促、脉率不齐、心动过缓、心动过速和心前区不适等。在代谢紊乱过程中,由于体液丢失和血容量降低可导致直立性低血压,进一步发展可出现休克及昏迷(酮症酸中毒或高渗性高血糖状态)。酸中毒严重时,血管张力下降,缩血管活性物质虽大量分泌,但仍出现严重的循环衰竭。

(3)消化系统:无并发症者多表现为食欲亢进和易饥,进食量增多而体重下降。病情较重者多诉食欲缺乏、恶心、呕吐或腹胀,伴胃肠神经病变者更为明显。

(4)泌尿生殖系统:早期因多尿导致多饮;夜尿增多,尿液为等渗或高渗性。并发感染时,出现脓尿和脓血尿,且伴尿急和尿痛;男性老年患者可因合并前列腺肥大而出现尿频、尿急与排尿中断症状。糖尿病引起的生殖异常:①月经异常。②生育期缩短(月经初潮延迟或卵巢早衰)。③高雄激素血症和多囊卵巢综合征。④卵巢自身免疫性损伤(卵巢早衰)。⑤性功能紊乱。糖尿病女性可有月经过少、闭经及性欲减退,少数 T1DM 可合并特发性卵巢早衰,两者可能均存在自身免疫性病因。男性患者以阳痿和性欲减退最常见。

(5)精神神经系统:由于口渴中枢和食欲中枢被刺激,患者烦渴、多饮、善饥和贪食;多数伴有忧虑、急躁、情绪不稳或抑郁;有的患者心理压力重,对生活和工作失去信心;另一些患者失眠、多梦和易惊醒。

2.能量代谢紊乱与慢性高血糖

(1)碳水化合物代谢:其特点是慢性高血糖。由于葡萄糖磷酸化减少,进而导致糖酵解、磷酸戊糖旁路代谢及三羧酸循环减弱,糖原合成减少,分解增多。以上代谢紊乱使肝、肌肉和脂肪组织摄取利用葡萄糖的能力降低,空腹及餐后肝糖输出增加;又因葡萄糖异生底物增多及磷酸烯醇型丙酮酸激酶活性增强,肝糖异生增加,因而出现空腹及餐后高血糖。胰岛素缺乏使丙酮酸脱氢酶活性降低,葡萄糖有氧氧化减弱,能量供给不足。

慢性高血糖的另一个特点是血糖在高于正常水平上的剧烈波动。现有的研究就发现,波动性高血糖(尤其是餐后高血糖)较一般的高血糖更容易引起血管内皮损害和血管病变。

(2)脂肪代谢:其特点是血脂谱异常。由于胰岛素不足,脂肪组织摄取葡萄糖及清除血浆 TG 的能力下降,脂肪合成代谢减弱,脂蛋白脂酶活性低下,血浆游离脂肪酸和 TG 浓度增高。胰岛素极度缺乏时,激素敏感性脂酶活性增强,储存脂肪的动员和分解加速,血游离脂肪酸浓度进一步增高。肝细胞摄取脂肪酸后,因再酯化通路受抑制,脂肪酸与辅酶 A 结合生成脂肪酰辅酶 A,经 β-氧化生成乙酰辅酶 A。因草酰乙酸生成不足,乙酰辅酶 A 进入三羧酸循环受阻而大量缩合成乙酰乙酸,进而转化为丙酮和 γ-羟丁酸。丙酮、乙酰乙酸和 γ-羟丁酸三者统称为酮体。当酮体生成超过组织利用限度和排泄能力时,大量酮体堆积形成酮症,进一步发展可导致酮症酸中毒。

血脂谱异常与胰岛素抵抗密切相关。脂肪组织胰岛素抵抗可使胰岛素介导的抗脂解效应和葡萄糖摄取降低,FFA 和甘油释放增加。腹部内脏脂肪血液流入门静脉,使肝脏暴露在高 FFA 浓度环境中,导致肝葡萄糖异生作用旺盛,胰岛素抵抗和肝合成 VLDL 增加。高密度脂蛋白是胰岛 β 细胞的保护因素,可对抗脂毒性引起的 β 细胞凋亡和胰岛炎症,而高密度脂蛋白降低因失去这些保护作用而引起 β 细胞的功能紊乱与数目减少。高血糖通过抑制 ATP-结合盒转运体 A1(ATP-binding cassette transporter A1,ABCA1)的表达而阻碍高密度脂蛋白的合成,出现低密度脂蛋白血症。

(3)蛋白质代谢:其特点是负氮平衡/抵抗力降低/生长发育障碍。肌肉组织摄取氨基酸合成蛋白质的能力降低,导致乏力、消瘦、组织修复和抵抗力降低,儿童生长发育障碍。同时,胰高血糖素分泌增加,且不为高血糖所抑制。胰高血糖素促进肝糖原分解、糖异生、脂肪分解和酮体生成,对上述代谢紊乱起恶化作用。经胰岛素治疗血糖良好控制后,血浆胰高血糖素可降至正常或接近正常水平。T2DM 与 T1DM 有相同的代谢紊乱,但前者的胰岛素分泌属于相对减少,其程度一般较轻。有些患者的基础胰岛素分泌正常,空腹时肝糖输出不增加,故空腹血糖正常或轻度升高,但在进餐后出现高血糖。另一些患者进餐后胰岛素分泌持续增加,分泌高峰延迟,餐后 3~5 小时的血浆胰岛素呈现不适当升高,引起反应性低血糖,并可成为患者的首发症状。

(二)糖尿病并发急性代谢紊乱与慢性并发症

在急性应激或其他诱因的作用下,糖尿病患者可发生酮症、酮症酸中毒、高渗性高血糖状态或乳酸性酸中毒等急性并发症。病期较长的患者常并发多种慢性并发症,如糖尿病性肾病、糖尿病性视网膜病、糖尿病性神经病、糖尿病性心脑血管病、糖尿病性足病,以及骨关节病等。

(李 芳)

第三节 糖尿病的分型

一、1 型糖尿病

由于胰岛 β 细胞破坏导致胰岛素分泌减少,通常引起绝对胰岛素缺乏。此型又分为两种亚型。

(一)自身免疫性糖尿病

自身免疫性糖尿病占 1 型糖尿病的绝大多数。此型糖尿病是由于胰岛 β 细胞发生了细胞介导的自身免疫性损伤而引起的，包括过去的胰岛素依赖型糖尿病、Ⅰ型糖尿病、青少年发病糖尿病。

1.自身免疫性糖尿病的特点

(1)胰岛 β 细胞自身免疫性损伤具有多基因遗传易感因素，且与某些环境因素有关。

(2)通常发生在儿童和青少年，也可在任何年龄发病，甚至于在 80～90 岁的老年人中发生。

(3)发病时患者大多消瘦，但也有体重正常或少数肥胖者。

(4)由于胰岛 β 细胞自身免疫性损伤速度有较大差异，故发病时出现症状可有所不同。急性发病者(主要是婴儿、儿童和青少年)可有典型的多尿、多饮、多食和消瘦症状而就诊或以糖尿病酮症酸中毒作为首发症状，称为急进型。缓慢起病者多是免疫介导的损伤尚未完全破坏而保留了部分胰岛 β 细胞并能分泌一定量胰岛素，其功能随病程进展而减退；在发病 6 个月内无糖尿病酮症或酸中毒发生，短期内可通过饮食和/或口服抗糖尿病药物控制血糖，临床上表现酷似 2 型糖尿病称为"非胰岛素依赖期"；还有部分患者在发病半年至数年后出现胰岛 β 细胞功能迅速衰竭，口服抗糖尿病药物已不能控制高血糖或无明显诱因发生糖尿病酮症或酸中毒，而必须用胰岛素治疗称为"胰岛素依赖期"，此型为迟发型，又称为成人隐匿性自身免疫性糖尿病(LADA)。

(5)发病早期甚至在未出现临床症状前，血液中即可检测到胰岛 β 细胞免疫性损伤的一种或多种标记物，如胰岛细胞抗体(ICA)、胰岛素自身抗体(IAA)、谷氨酸脱羧酶抗体(GAD-Ab)、人胰岛细胞抗原 2 抗体(IA-2A)及锌转运体 8 自身抗体(ZnT8A)等，这些自身抗体在患者体内可持续多年。

(6)与 HLA 有很强的关联，有些是造成疾病的因素，有些对疾病的发生具有保护作用。

(7)急性发病和慢性起病的晚期阶段患者血清胰岛素和 C 肽水平很低或测不出来。

(8)必须用胰岛素治疗。

(9)易合并其他自身免疫性疾病，如 Graves 病、桥本甲状腺炎、Addison 病、白斑病、恶性贫血等。

2.诊断标准

目前国际上尚无统一的 LADA 诊断标准，较为公认的是国际糖尿病免疫学会(IDS)于 2004 年推荐的 LADA 标准。

(1)至少有一种胰岛自身抗体(ICA、GAD-Ab、IAA 或 IA-2A)阳性。

(2)多数患者在年龄＞30 岁发病。

(3)确诊糖尿病后至少半年不需胰岛素治疗即可控制病情。

3.临床特点

据某些研究者对中国 5 000 多例病程＜1 年类似 2 型糖尿病的初发者进行筛查结果显示，LADA 的临床特点如下。

(1)患病率为 6.2%，其中 15～30 岁为 11%，＞30 岁为 5.9%。

(2)中国 LADA 患者的年龄偏小。

(3)与 2 型糖尿病患者比较，LADA 患者的胰岛功能较差，衰减更快(大约是 2 型糖尿病的 3 倍)。

(4)中国 LADA 发病北方地区高于南方。

(5)GAD-Ab 是诊断 LADA 价值较大的胰岛自身抗体。

目前认为,GAD-Ab 和 ICA 是筛查 LADA 的主要胰岛自身抗体,而 IAA、1A-A2 和 ZnTB 抗体阳性率较低;多种抗体联合监测可增加 LADA 的检出率;但即使 5 种抗体均为阴性也不能排除 LADA,因为 LADA 患者的 T 细胞免疫反应可呈阳性,这是需要关注的问题。

胰岛自身抗体检测阳性率的差异影响着 1 型糖尿病患者的临床特点。国内对 539 例 1 型糖尿病患者进行 GAD-Ab、ZnT8A 和 IA-2A 检测发现,单一 ZnT8A 阳性组较阴性组病程更长,使用的胰岛素剂量更大,收缩压更低,合并代谢综合征比例更少;单一 ZnT8A 阳性组较单一 GAD-Ab 阳性组的 BMI、WHR、空腹 C 肽更高,HbA1c 更低;多个抗体阳性组较阴性组 1 型糖尿病发病年龄低;1 个抗体阳性患者的空腹及餐后 2 小时的 C 肽低于阴性组;3 个抗体阳性较 1 个抗体阳性患者发病年龄更小,BMI 更低,病程更短;合并任意二种抗体(GAD-Ab 和 IA-2A)阳性组餐后 C 肽最低。

(二)特发性糖尿病

病因不十分清楚。其特点如下:占 1 型糖尿病的很少一部分,多数发生在非洲或亚洲国家的某些种族;血液中没有发现胰岛 β 细胞自身免疫性损伤的免疫学证据,与 HLA 无关联;有很强的遗传易感性;由于胰岛 β 细胞分泌胰岛素不足,易于发生糖尿病酮症酸中毒;需要胰岛素治疗。

近些年 1 型糖尿病发病率有逐年增加的趋势。我国尚无准确的统计数据。在欧洲 1 型糖尿病以每年 3.9% 的发病速度递增,其中 5 岁以下儿童增长最快,平均为每年 5.4%。按照这种发病趋势,预计未来 10 年 1 型糖尿病发患者数将会是 2006 年的两倍,并且呈现低龄化的趋势。环境因素是导致 1 型糖尿病高发的重要影响因素,早期营养、病毒感染、剖宫产、高龄孕产等也可能有关。此外,1 型糖尿病患者就诊率增加以及遗漏情况减少也可能与患病人数增加有关。

二、2 型糖尿病

2 型糖尿病是以胰岛素抵抗为主伴有胰岛素相对不足或以胰岛素分泌不足为主伴有或不伴有胰岛素抵抗,包括过去的非胰岛素依赖型糖尿病、Ⅱ 型糖尿病、成年发病糖尿病。其特点如下:病因不十分清楚,发病具有较强的遗传易感性;发病与年龄、体重、活动等有关,肥胖尤其是中心性肥胖是明显诱发因素;由于高血糖逐渐发生而未达到产生典型糖尿病症状而延误了就医时间,多年未被确诊;部分患者在确诊前已有糖尿病血管病变等慢性并发症出现;很少有糖尿病酮症酸中毒的自然发生,但在应激状态时可发生酮症或酸中毒;胰岛 β 细胞功能可能正常或逐渐下降,为补偿胰岛素抵抗,也存在胰岛素分泌相对不足;胰岛素水平可能正常、偏低或偏高;一般通过饮食调整、适当运动、减轻体重以改善胰岛素抵抗或口服抗糖尿病药物即可控制病情;但在应激状态、酮症酸中毒或少数患者口服抗糖尿病药物无效时须用胰岛素治疗。

随着生活水平的提高,青少年 2 型糖尿病患病率逐年增加,其原因与青少年肥胖导致的胰岛素抵抗有关。澳大利亚一项从出生至 14 岁的 1 197 名儿童研究发现,与对照组相比,肥胖的发生与空腹胰岛素水平及 HOMA-IR 升高相关;在慢性高度肥胖组中与母亲肥胖、孕期体重增加及妊娠期糖尿病相关;儿童肥胖与出生时体重高、出生后逐渐肥胖且持续高度肥胖者胰岛素抵抗最严重。青少年 2 型糖尿病不仅患病率增加,而且病情进展较快。2012 年 ADA 年会上颁布了"青少年和青年 2 型糖尿病治疗选择(TODAY)"研究结果,该研究纳入病程 2 年之内的 699 例 10～17 岁 2 型糖尿病患者,随访中位数为 4 年,随机予以二甲双胍,或联合罗格列酮,或联合强化生活方式干预治疗。研究发现,有近 33% 患者出现高血压(研究初期为 12%),尿清蛋白升高

17%(初期为6%),13%产生眼部症状。由此可见,青少年2型糖尿病较成年2型糖尿病病情进展较快,早期慢性并发症发生率高。

三、特殊类型糖尿病

根据病因和发病机制的不同,可分为以下8种类型。

(一)胰岛β细胞功能遗传缺陷

胰岛β细胞功能遗传缺陷引起的糖尿病是一种单基因遗传性疾病,由于某些基因突变而使胰岛β细胞功能缺陷,胰岛素分泌减少导致的糖尿病。此型糖尿病主要包括年轻发病的成年型糖尿病(MODY)和线粒体糖尿病。

1.MODY

MODY是年轻时发病的2型糖尿病,占糖尿病的2%～5%。MODY特点:常染色体显性遗传;家系中至少三代患有糖尿病;至少有一人在25岁以前发病;确诊糖尿病5年内一般不需要胰岛素治疗,或需用胰岛素治疗但血清C肽仍维持较高水平;胰岛β细胞功能缺陷,但无胰岛素抵抗;多数患者体形消瘦或不肥胖。

根据在不同染色体上基因位点出现异常及不同形式的基因突变MODY可有多种类型,目前已发现11个亚型的致病基因。

(1)最常见的一种类型是第12号染色体上的肝脏转录因子即肝细胞核转录因子(HNF)-1α基因发生突变,称MODY3。(HNF)-1α是一个可以调节其他基因表达的转录因子,其致病因素可能与其改变了其他基因的表达(如胰岛素基因的表达)等有关。MODY3随着年龄的增长,胰岛β细胞功能进行性减退,糖耐量逐渐恶化,一般需要抗糖尿病药物治疗,但很少出现糖尿病酮症。该类患者微血管病变的发生率较高,尤其是糖尿病视网膜病变。

(2)MODY2与第7号染色体短臂上的葡萄糖激酶(GCK)基因突变有关,该突变导致葡萄糖激酶基因缺陷,使葡萄糖转化为6-磷酸-葡萄糖(G-6-P)再刺激胰岛β细胞分泌胰岛素的过程发生障碍,从而使胰岛素分泌不足。患者空腹血糖增高,餐后血糖增高,但有半数尚达不到糖尿病诊断标准,故一般不需要抗糖尿病药物治疗。MODY2较少并发微血管病变,但大血管病变的危险性可能增加。

(3)第三种类型MODY1与第20号染色体长臂上的HNF-4α基因突变有关,该突变使HNF-4α失去调控HNF-1α的作用。MODY₁临床表现与MODY₃相似,呈现进行性胰岛β细胞功能减退和糖耐量恶化,但部分患者单用饮食控制仍可使病情稳定。MODY₁患者常伴有脂蛋白(a)增高,微血管和大血管病变并发症均可发生。

(4)1997年发现位于第13号染色体上的胰岛素启动因子-1(IPF-1)基因突变而导致的糖尿病,称为MODY4。IPF-1在胰腺发育和胰岛素分泌的调节方面起到关键作用,当IPF-1基因突变后使胰岛素分泌发生障碍,但该类患者病情较轻,也较少发生并发症。

(5)1998年发现第17号染色体HNF-1β基因发生突变导致胰岛β细胞功能异常而产生糖尿病,称为MODY5。该类多发生在35岁以前,病情轻重不一,往往伴有多囊肾和肝功能损害,微血管病变发生率也较高。

(6)1999年Malecki MT等在2型糖尿病患者中发现神经源性分化因子/β细胞E-核转录激活物2(Neuro D1/Beta2)基因突变,称为MODY6,但迄今尚无有关该亚型临床特征及发病机制的具体资料可查。

(7)近几年又新发现 MODY7、MODY8、MODY9、MODY10、MODY11 等 5 种新亚型,现将其基因及其定位、基因功能、临床特点等资料总结于表 4-1。

表 4-1 MODY7～MODY11 基因特点及临床表现

项目	MODY7	MODY8	MODY9	MODY10	MODY11
基因	KLF11	CEL	PAX	INS	BLK
基因定位	2p25	9q34.3	7q32	11p15.5	8p23-p22
基因功能	转录因子,调节 β 细胞及胰腺外分泌腺细胞生长	促进胆固醇及脂溶性维生素水解与吸收,促进肠道乳糜微粒的生成	转录因子,促进胰岛祖细胞发生及 β、δ 细胞成熟	胰岛素合成	转录因子,参与 B 淋巴细胞增殖及受体信号转导,促进胰岛素合成及分泌
临床特点	胰腺内外分泌腺功能异常	胰腺内外分泌腺功能不全及神经系统异常	胰腺内外分泌腺功能障碍及胰腺肥大	糖尿病	糖尿病

大多数 MODY 患者进行饮食调节和/或口服抗糖尿病药物即可控制高血糖,治疗措施与 2 型糖尿病相似;而 MODY 发病年龄较早,又易于与 1 型糖尿病相混淆。因此,了解各亚型的特点,有利于临床糖尿病的鉴别诊断及其治疗。随着对 MODY 研究的不断深入,可能还会有更多的亚型被发现,这将为糖尿病分型和个体化诊疗提供更多的依据。

2.线粒体糖尿病

线粒体糖尿病是由于线粒体 DNA 上的点突变,即线粒体 DNA 的 3243 位点编码亮氨酸的转运核糖核酸(tRNA)的 A 被 G 取代的点突变引起 β 细胞氧化代谢异常,导致 ATP 生成障碍(ATP 是葡萄糖刺激胰岛素释放所必需的)。由于 ATP 不足使胰岛素减少可导致周围组织中葡萄糖氧化代谢下降而引起血糖升高。

线粒体糖尿病特点:母系遗传性糖尿病和神经性耳聋综合征(MIDD);多在 30 岁最迟 45 岁以前发病;较少肥胖;常伴有轻至中度感觉神经性耳聋,表现为高频听力丧失;发病初期可为轻度糖尿病,多无酮症倾向,但 10 年后大约一半患者进展到依赖胰岛素治疗;临床上大多数受累器官是对能量需求较高的组织,如骨骼肌和大脑等;可出现一种特异性的视网膜损伤,产生斑点型营养缺乏较糖尿病视网膜病变常见;ICA 抗体为阴性。

近些年发现在一些家族中发现以常染色体显性遗传的方式,基因异常可导致无法将胰岛素原转换为胰岛素,结果产生轻度的葡萄糖耐量减低;在一些家族中还发现常染色体遗传方式产生突变的胰岛素分子与胰岛素受体结合发生障碍,仅引起轻度的葡萄糖代谢异常或葡萄糖代谢仍能保持正常。

(二)胰岛素作用遗传缺陷

胰岛素作用遗传缺陷所致糖尿病(胰岛素受体基因异常)通过遗传因素使胰岛素受体突变引起胰岛素作用异常,产生胰岛素抵抗,导致糖代谢紊乱及糖尿病。可分为几个亚型:

1.A 型胰岛素抵抗

由于胰岛素受体基因突变产生胰岛素受体数目和功能存在原发性缺陷所致的胰岛素抵抗,其范围可以从高胰岛素血症和轻度的高血糖到严重的糖尿病,可伴有黑棘皮病。妇女可伴有多囊卵巢,由于高浓度的胰岛素和卵巢胰岛素样生长因子-1(IGF-1)受体结合,促进卵巢生成过多睾酮而致男性化特征的表现。

2.妖精征(Leprechaunism 综合征)

患儿具有特征性的面部表现,发育滞缓、瘦小、前额多毛,四肢长,皮下脂肪少,皮肤松弛,畸形面容,鼻梁塌陷,下置耳。某些罹患的女婴有卵巢性高雄性激素血症和阴蒂肥大,伴有黑棘皮病和严重的胰岛素抵抗。该病在婴儿中是致命的,最终结果是夭折。

3.Rabson-Mendenhall 综合征

患儿出牙齿早且排列不整,指甲增厚,腹膨隆,多毛,黑棘皮病,松果体增生肥大,伴有胰岛素抵抗。

4.脂肪萎缩性糖尿病

目前还不能证明该型糖尿病有胰岛素受体结构和功能异常,可能病变存在于受体后的信号转导途径。患者皮下、腹内、肾周围脂肪萎缩或完全消失,肌肉及静脉轮廓暴露,伴有肝大、脾大、皮肤黄色瘤或高甘油三酯血症,还可有多毛等雄性化表现。

(三)胰腺外分泌疾病引起的糖尿病

凡是能引起胰腺弥漫性损伤的病变或局部损伤胰腺而达到足够的范围可破坏胰岛 β 细胞使胰岛素的分泌减低而发生糖尿病。但是有些疾病仅侵犯胰腺较少部分也可伴随有糖尿病的发生,提示该型糖尿病的发生机制不仅是简单的胰岛 β 细胞数量减少,可能还有其他的机制。该型糖尿病可由纤维钙化性胰腺病、胰腺炎、外伤/胰腺切除、胰腺肿瘤、胰腺囊性纤维化、血色病或其他等引起。

(四)内分泌疾病引起的糖尿病

内分泌疾病是继发性糖尿病的主要病因。引起糖尿病的主要内分泌疾病包括库欣综合征、肢端肥大症、嗜铬细胞瘤、胰升糖素瘤、甲状腺功能亢进症、生长抑素瘤或其他等。

(五)药物或化学物质诱发的糖尿病

1.烟酸

通过增强胰岛素抵抗或肝损害使已有糖代谢异常患者的血糖升高。

2.糖皮质激素

通过增加糖异生,抑制葡萄糖摄取,胰高血糖素增加,促进脂肪和蛋白分解而升高血糖。

3.免疫抑制剂

如他克莫司和环孢素,对胰岛 β 细胞直接毒性作用及抑制胰岛 β 细胞胰岛素基因转录。

4.抗精神病药物

主要是氯氮平和奥氮平,其次是喹硫平和氯丙嗪等,升高血糖的机制包括体重增加导致胰岛素抵抗增强,拮抗下丘脑多巴胺受体抑制其对血糖的调节,阻断毒蕈碱 M_3 受体活性抑制胆碱能神经诱导的胰岛素分泌。

5.β-肾上腺能拮抗剂

抑制胰岛素分泌与释放,抑制肝脏和外周组织对葡萄糖的摄取,增加肌肉组织糖原分解。

6.β 受体激动剂

包括沙丁胺醇和特布他林,增加肝糖和脂肪分解。

7.噻嗪类利尿剂

对胰岛 β 细胞的直接毒性作用,药物导致低血钾从而抑制胰岛素分泌,胰岛素敏感性降低,肝糖产生增加,对胰岛 α 细胞刺激作用。

8.钙通道阻滞剂

抑制胰岛素分泌。

9.二氮嗪

直接抑制胰岛素分泌和刺激肝脏葡萄糖产生,增加肾上腺素分泌,降低胰岛素敏感性,促进胰岛素代谢清除而降低胰岛素水平。

10.α-干扰素

诱发 ICA 和 GAD-Ab 产生导致胰岛 β 细胞破坏,使胰岛素分泌不足引起血糖升高。

11.性激素与口服避孕药

黄体酮和孕激素可减少胰岛素受体数量和亲和力,口服避孕药增强胰岛素抵抗,雌激素可升高生长激素和皮质醇浓度引起肝糖异生增加而导致高血糖。

12.其他药物

包括苯妥英、甲状腺激素、锂剂、左旋多巴、茶碱、非诺特罗、异烟肼、利福平、喹诺酮类抗生素、吗啡、吲哚美辛、氯氮䓬、胺碘酮、奥曲肽、喷他脒、Vacor(吡甲硝苯脲,一种毒鼠药)等可通过不同途径升高血糖。

(六)感染

某些病毒感染可引起胰岛 β 细胞破坏产生 1 型糖尿病,血清中可出现 1 型糖尿病特征性HLA 和免疫性标记物。常见的感染性病毒有先天性风疹、巨细胞病毒,其他尚有柯萨奇病毒 B、腺病毒、流行性腮腺炎病毒等。

(七)免疫介导的罕见类型糖尿病

该型糖尿病可能与几种自身免疫性疾病有关。当同一例患者发生两种或以上内分泌腺体自身免疫病有时还可合并其他自身免疫病时,称为多发性内分泌自身免疫综合征,但发病机制或病因与 1 型糖尿病不同。多发性内分泌自身免疫综合征分为 1 型和 2 型,两型的共同点是均有肾上腺功能不全、甲状腺、甲状旁腺、性腺功能低下或 1 型糖尿病;但 1 型自身免疫综合征合并 1 型糖尿病仅为 4%;2 型自身免疫综合征有 50% 合并 1 型糖尿病,一般呈多代遗传特征,与 HLA-DR$_3$、DR$_4$ 有关,腺体的损害往往逐渐发生。

目前已发现有以下几种情况:胰岛素自身免疫综合征(抗胰岛素抗体)。抗胰岛素受体抗体。该受体抗体与胰岛素受体结合而阻断周围靶组织的胰岛素与受体结合而导致糖尿病;有时该受体抗体与胰岛素受体结合后也可作为胰岛素的激动剂而引起低血糖。此外,在极度胰岛素抵抗的一些情况,有抗胰岛素受体抗体的患者常伴黑棘皮病者称 B 型胰岛素抵抗。Stiffman 综合征("强直"综合征)为中枢神经系统的自身免疫性疾病,表现为中轴肌(躯干和头部的骨骼肌)强硬伴有痛性痉挛,血清中有较高滴度 GAD-Ab。此类患者大约 1/3 发生糖尿病。

(八)其他遗传综合征伴随糖尿病

许多遗传综合征有时伴发糖尿病。包括 Down 综合征、Friedreich 共济失调、Huntington1舞蹈症、Klinefelter1 综合征、Lawrence-Moon-Biedel 综合征、肌强直性营养不良、血卟啉病、Prader-Willi 综合征、Turner 综合征、Wolfram 综合征或其他。

四、妊娠糖尿病

妊娠糖尿病(gestational diabetes mellitus,GDM)是指在妊娠期间发生或者妊娠前可能已有糖代谢异常而未被发现的糖尿病或葡萄糖耐量减低的妊娠患者。为确保孕妇和胎儿在整个孕期的安全性,孕妇的空腹或餐后血糖升高及有 GDM 高危因素(如 IGT 史、分娩巨大胎儿史、高危种族等)的孕妇应进行 GDM 筛查。为此,近年来,国内外各医疗组织或机构,包括 ADA、IDF、WHO 及中国卫健委等根据循证医学证据,已制定和颁布了 GDM 诊治指南或诊断行业标准。根据这些标准,提高了 GDM 诊断率,进一步保护了母婴的安全性。

(刘素华)

第四节　糖尿病的实验室及特殊检查

一、实验室检查

(一)尿糖试条半定量尿糖

在多数情况下,24 小时尿糖总量与糖代谢紊乱的程度有较高的一致性,故可作为判定血糖控制的参考指标,尿糖阳性是诊断糖尿病的重要线索,但不能作为诊断依据,尿糖阴性也不能排除糖尿病的可能。正常人肾糖阈为血糖 8.96~10.08 mmol/L。患糖尿病和其他肾脏疾患时,肾糖阈大多升高,血糖虽已升高,尿糖仍可阴性;相反,妊娠或患有肾性糖尿时,肾糖阈降低,血糖正常时尿糖亦呈阳性或强阳性。

(二)HbA$_{1c}$诊断糖尿病并反映平均血糖水平

HbA$_1$ 为血红蛋白两条 β 链 N 端的缬氨酸与葡萄糖化合的不可逆性反应物,其浓度与平均血糖呈正相关。HbA$_1$ 以 HbA$_{1c}$组分为主,红细胞在血循环中的平均寿命约为 120 天,HbA$_{1c}$在总血红蛋白中所占的比例能反映取血前 8~12 周的平均血糖水平,与点值血糖相互补充,作为血糖控制的监测指标,一些国家已经将 HbA$_{1c}$列为判断糖尿病控制的标准,采用亲和色谱或高效液相色谱法测定的 HbA$_{1c}$正常值为 4.0%~6.5%。但是,2010 年《中国 2 型糖尿病防治指南》考虑到我国目前的测定技术仍存在较多障碍,主要是糖基化血红蛋白浓度的定量表述问题,暂未将 HbA$_{1c}$列入糖尿病诊断标准。另外,建议 HbA$_{1c}$测定结果用更精确的定量单位(如 mmol/mol)表述。

ADA 提出的糖尿病诊断标准(2010 年):①HbA$_{1c}$≥6.5%,但检测需要用美国糖化血红蛋白标准化计划(National Glycohemoglobin Standardization Program,NGSP)认证的统一方法,并根据 DCCT 标准标化;②FPG≥7.0 mmol/L(空腹定义为至少 8 小时没有热量摄入);③OGTT 负荷后 2 小时血糖≥11.1 mmol/L(需采用 WHO 定义的方法,相当于 75 g 无水葡萄糖);④典型高血糖症状或高血糖危象者的随机血糖≥11.1 mmol/L。

人血浆蛋白(主要是清蛋白)与葡萄糖化合,产生果糖胺(fructosamine,FA)。血清蛋白在血中的浓度相对稳定,半衰期 19 天,测定 FA 可反映近 2~3 周的平均血糖水平。当血清蛋白为 50 g/L时,FA 正常值为 1.5~2.4 mmol/L。FA 测定一般不作为糖尿病的诊断依据。

(三)血糖未达到诊断标准者行葡萄糖耐量试验

目前多用葡萄糖氧化酶或己糖激酶法测定血糖。静脉全血、血浆和血清葡萄糖测定在医疗机构进行,患者可用小型血糖仪自测毛细血管全血葡萄糖。1 次血糖测定(空腹血糖、餐后 2 小时血糖或随机血糖)仅代表瞬间血糖水平(点值血糖);1 天内多次血糖测定(3 餐前后及睡前,每周 21 天,如怀疑有夜间低血糖,应加测凌晨时段的血糖)可更准确反映血糖控制情况。静脉血浆或血清血糖比静脉全血血糖约高 1.1 mmol/L(20 mg/dL),空腹时的毛细血管全血血糖与静脉全血血糖相同,而餐后与静脉血浆或血清血糖相同。

1.口服葡萄糖耐量试验

血糖高于正常范围但又未达到糖尿病诊断标准者,需进行口服葡萄糖耐量试验(oral glucose tolerance test,OGTT)。OGTT 应在不限制饮食(其中碳水化合物摄入量不少于 150 g/d)和正常体力活动 2～3 天后的清晨(上午)进行,应避免使用影响糖代谢的药物,试验前禁食至少 14 小时,其间可以饮水。取空腹血标本后,受试者饮用含有 75 g 葡萄糖粉(或含 1 个水分子的葡萄糖 82.5 g)的液体 250～300 mL,5 分钟内饮完;儿童按每千克体重 1.75 g 葡萄糖服用,总量不超过 75 g。在服糖后 2 小时采取血标本测定血浆葡萄糖。

2.静脉葡萄糖耐量试验

静脉葡萄糖耐量试验(intravenous glucose tolerance test,IVGTT)只适用于胃切除术后、胃空肠吻合术后、吸收不良综合征者和有胃肠功能紊乱者。葡萄糖的负荷量为 0.5 g/kg 标准体重,配成 50% 溶液,在 2～4 分钟内静脉注射完毕。注射前采血,然后从开始注射算起,每 30 分钟取血 1 次,共 2～3 小时;或从开始注射到注射完毕之间的任何时间作为起点,每 5～10 分钟从静脉或毛细血管取血,共 50～60 分钟。将 10～15 分钟到 50～60 分钟的血糖对数值绘于半对数表上,以横坐标为时间,计算从某血糖数值下降到其半数值的时间($/t_{1/2}$)。该方法以 K 值代表每分钟血糖下降的百分数作为糖尿病的诊断标准。K 值=$(0.693/t_{1/2} \times 100\%)$/分钟。正常人 K=1.2。50 岁以下者若 K 值小于 0.9 则可诊断为糖尿病,若在 0.9～1.1 则为 IGT。K 值受血胰岛素水平、肝糖输出率和外周组织糖利用率的影响,故少数正常人的 K 值也可降低。正常人的血糖高峰出现于注射完毕时,一般为 11.10～13.88 mmol/L(200～250 mg/dL),120 分钟内降至正常范围。2 小时血糖仍>7.8 mmol/L 为异常。

(四)自身抗体检测协助 T1DM 分型与疗效监测

谷氨酸脱羧酶是抑制性神经递质 γ-氨基丁酸的合酶,属于 T1DM 的自身抗原,但 GAD 抗体(GADAb)除主要见于 T1DM 外,亦见于正常人、糖尿病亲属、T2DM、妊娠糖尿病、Graves 病、甲状腺功能减退症和类风湿关节炎等患者。在 T1DM,GADAb 可于发病前 10 年测出,且在此期间呈高滴度持续存在;在诊断后的 10～20 年仍可测出抗体,仅滴度有所下降,因而作为成人隐匿性自身免疫糖尿病的预测和诊断指标。胰岛细胞抗体(ICA)可作为 T1DM 的早期预报指标,如果 T2DM 者出现高滴度的 GADAb 和 ICA 阳性反应,均是提示其进展为胰岛素依赖的高危信号。IA-2 抗体和 IA-2β 抗体是胰岛细胞的自身抗原,可用于预测 T1DM,协助糖尿病分型。

二、特殊检查

(一)肾活检诊断早期糖尿病肾病

光镜下,可见具特征性的 K-W 结节样病变;电镜下,系膜细胞增殖,毛细血管基底膜增厚。但由于肾活检是一种创伤性检查,不易被患者所接受。肾小球滤过率和肾脏体积测量对糖尿病肾病(DN)的早期诊断也有一定的价值。早期肾体积增大,GFR 升高,后期 GFR 下降。DN 患者的肾脏体积与慢性肾小球肾炎者不一样,无明显缩小。同位素测定肾血浆流量和 GFR,可以反映早期的肾小球高滤过状态。肌酐清除率、血肌酐和血尿素氮浓度测定可反映肾功能,但血尿素氮和血肌酐不是肾功能检测的敏感指标。

（二）眼科检查确定糖尿病视网膜病

荧光血管造影结合眼底彩色照相可以提高对 DR 的认识和诊断率，帮助确定视网膜病变的严重程度及早期新生血管和无灌注区，了解黄斑中心血管区的面积大小，推测视力预后。激光扫描检眼镜检查无须扩瞳，一般不会遗漏活动性新生血管形成和所有需要治疗的病变。在 2010 版的 ADA 临床实践指南中，推荐将眼底照相术作为糖尿病眼病的筛查手段；诊断 T2DM 后应该尽快进行眼底检查，由眼科医师完成首次的散瞳眼底检查和综合性眼科检查。推荐每年进行眼科检查 1 次，或至少 2 年进行 1 次。高质量的眼底照相术可发现更多的临床糖尿病视网膜病患者，眼科专科医师负责眼底照相结果的分析。2010 版的 ADA 临床实践指南推荐将眼底照相作为糖尿病患者眼底的筛查工具，但是它不能代替综合性的眼科检查。在诊断 T2DM 的初期应该进行眼底照相，以后由眼科医师决定接受眼底照相的频率。

视网膜血流动力学进行检测可发现在临床视网膜病变出现前的视网膜血流动力学异常，主要表现为视网膜动脉系统灌注降低和静脉淤滞。视网膜震荡电位（OPs）有助于了解 DR 患者临床前期和早期病变的功能学状态，帮助临床前期和早期的诊断。多焦视网膜电图（multifocal electroretinogram，MERG）能客观、准确、定位和定量后部视网膜视功能，对于 DR 的早期诊断具有极其重要的价值。视网膜电生理图检查可发现早期 DR 的变化，对追踪病情、观察疗效和评价预后有一定的意义。

（三）糖尿病神经病评价应尽可能定量

尼龙丝检查是评价神经病变最简单的方法，能早期发现神经病变。神经肌电图检查为非侵入性检查方法，有早期诊断价值，其中感觉神经传导速度（SCV）较运动神经传导速度（MCV）减慢出现更早，且更为敏感。诱发电位（EP）检查可能更有助于发现早期糖尿病神经病。神经定量感觉检查（QST）主要是针对细神经纤维功能。神经活检可帮助明确诊断、评估疗效以及帮助判断病变的原因。

（刘素华）

第五节　糖尿病的临床表现

一、一般临床表现

T1DM 和 T2DM 的临床表现并无本质区别；典型的多尿、多饮、多食和消瘦症状主要见于 T1DM，而 T2DM 多以肥胖和慢性并发症的表现为突出或全无临床症状。

（一）T1DM 不同阶段的临床表现有明显区别

1.临床前期

多数患者在临床糖尿病出现前，有一胰岛 β 细胞功能逐渐减退的过程，出现临床症状时 β 细胞功能已显著低下，糖负荷后血浆胰岛素及 C 肽浓度也无明显升高，临床亦无"三多一少"（多尿、多饮、多食和消瘦）症状。但此期仅偶尔被发现。

2.发病初期

大多在 25 岁前起病,少数可在 25 岁后的任何年龄发病。胰岛 β 细胞破坏的程度和速度相差甚大,一般来说,幼儿和儿童较重和较快,成人较轻和较慢,由此决定了临床表现的年龄差异。糖尿病患者由于胰岛素不足,葡萄糖不能有效地被组织氧化利用,出现高血糖。临床上表现为"三多一少",即多尿、多饮、多食和消瘦的典型症状。儿童和青少年常以糖尿病酮症酸中毒为首发表现;青春期阶段的患者开始呈中度高血糖,在感染等应激下迅速转变为严重高血糖和/或酮症酸中毒;另一些患者(主要是成年人)的 β 细胞功能可多年保持在足以防止酮症酸中毒水平,但其中大多数最终需要外源性胰岛素维持生存,且对胰岛素敏感。

部分患者在患病初期,经胰岛素治疗后 β 细胞功能可有不同程度改善,胰岛素用量减少甚至可停止胰岛素治疗,此种现象称为"蜜月"缓解,其发生机制尚未肯定,可能与葡萄糖毒性有关。蜜月期通常不超过 1 年,随后的胰岛素需要量又逐渐增加,酮症倾向始终存在。如外源性胰岛素使用恰当,血糖能维持在较理想的范围内;使用不合理者的血糖波动大,且容易发生低血糖症;如因某种原因停用胰岛素或合并急性应激,很容易诱发酮症酸中毒。

3. 糖尿病中后期

随着病程的延长,糖尿病患者可出现各系统、器官和组织受累的表现。病程 15 年以上者常出现各种慢性并发症,其后果严重。糖尿病慢性并发症包括糖尿病性微血管病变(主要为肾病和视网膜病)、糖尿病性大血管病变(主要为冠心病、脑血管病和周围血管病)和糖尿病神经病。其中糖尿病微血管病变是糖尿病患者的特异性损害,与高血糖密切相关,可以看作是糖尿病特有的临床表现。强化胰岛素治疗可降低和延缓 T1DM(可能也包括 T2DM 和其他类型的糖尿病)微血管并发症和神经病变的发生与发展。

WHO 将糖尿病的自然病程分为 3 个临床阶段,即正常糖耐量(normal glucose tolerance,NGT)、血糖稳定机制损害(impaired glucose homeostasis,IGH)及糖尿病阶段,其中的 IGH 包括 IFG 和 IGT。上述临床阶段反映任何类型糖尿病都要经过不需要胰岛素、需用胰岛素控制代谢紊乱和必须用胰岛素维持生存的渐进性过程,T1DM 的 NGT 期和 IGT/IFG 期可能并不很短,但很少获得诊断。

(二)T2DM 以多种方式起病

T2DM 多发生于 40 岁以上人群,常见于老年人,近年有发病年轻化倾向。T2DM 的首发症状多种多样,除多尿、多饮和体重减轻外,视力减退(糖尿病视网膜病所致)、皮肤瘙痒、女性外阴瘙痒以及高渗性高血糖状态均可为其首发症状。大多数患者肥胖或超重,起病较缓慢,高血糖症状较轻;不少患者可长期无代谢紊乱症状,有些则在体检或出现并发症时才被确诊。空腹血浆胰岛素水平正常、较低或偏高,β 细胞储备功能常无明显低下,故在无应激情况下无酮症倾向,治疗可不依赖于外源性胰岛素。但在长期的病程中,T2DM 患者胰岛 β 细胞功能逐渐减退,以至对口服降糖药失效;为改善血糖控制,也需要胰岛素治疗,但对外源胰岛素不甚敏感。急性应激(如重症感染、心肌梗死、脑卒中、创伤、麻醉和手术等)可诱发高渗性高血糖状态或糖尿病酮症酸中毒。长期病程中可出现各种慢性并发症,在糖尿病大血管病变中,尤其要关注心、脑血管病变。

1.T1DM 样发病作为首发表现

患者体力减退、精神萎靡、乏力、易疲劳、易感冒和工作能力下降,食欲缺乏及体重迅速下降。

2.肥胖和代谢综合征作为首发表现

表现为中心性肥胖(腹型肥胖)、脂代谢紊乱和高血压等。这些代谢异常紧密联系,恶性循环,互为因果,一定时期出现糖耐量低减或糖尿病。

3.急性并发症作为首发表现

当出现严重的急性应激时,患者并发呼吸道、泌尿道或胆道感染,并同时出现酮症酸中毒,表现为酸中毒大呼吸,呼出的气体可有烂苹果味。糖尿病患者易并发肺结核,重者可有咳痰和咯血等表现。急性感染的病程往往很长或经久不愈。

4.慢性并发症作为首发表现

其临床表现很不一致,有些患者有心悸、气促、脉率不齐、心动过缓、心动过速和心前区不适等。并发心脏自主神经病变时,可有心率过快或过缓以及心律失常。伴心肌病变者常出现顽固性充血性心力衰竭、心脏扩大或心源性猝死。并发冠心病者,尽管病情严重,不出现典型心绞痛或发生无痛性心肌梗死。部分患者的病情较重者多诉食欲缺乏、恶心和呕吐,或出现顽固性腹泻及吸收不良性营养不良。另一些患者出现脓尿和脓血尿,且伴尿急和尿痛;尿淋漓不尽;有时亦出现夜间遗尿和非自主性排尿。尿中蛋白增多。部分女性患者并发卵巢早衰;男性患者以阳痿和性欲减退为最常见。

糖尿病前期包括单纯空腹血糖受损(IFG,空腹血糖 6.1~7.0 mmol/L,糖负荷后 2 小时血糖<7.8 mmol/L)、单纯糖耐量损害(IGT,空腹血糖<6.1 mmol/L,糖负荷后 2 小时血糖 7.8~11.1 mmol/L)和复合型糖调节受损(IFG+IGT,空腹血糖 6.1~7.0 mmol/L,糖负荷后 2 小时血糖 7.8~11.1 mmol/L)等 3 种情况。这 3 种情况存在不同的病理生理基础和临床特点,其进展为糖尿病的危险性不完全相同,其中以 IGT 的发生率最高,而 IFG+IGT 的患者进展为 T2DM 的风险最大。

(三)华人 T2DM 餐后高血糖和胰岛素缺乏更明显

研究表明,与西方人群比较,华人糖尿病有以下特点。

1.单纯餐后高血糖比例较高

华人的饮食结构以碳水化合物为主。与英美人群相比,我国纯热能的精制糖摄入较低,淀粉摄入较高,中国城市居民碳水化合物供能占 47%,而西方人群均在 25% 以下,所以单纯餐后高血糖比例高于西方人群。进入临床期,餐后血糖升高的比例高于其他人种(老年患者更为明显)。引起餐后高血糖的另一个可能原因是肌肉含量,华人的肌量较低,餐后摄取葡萄糖的能力相对较少。

2.老年患者较多

华人糖尿病以老年患者多。IGT 的患病率随增龄明显增加,老年人伴更多的相关疾病——心、脑血管等大血管病变是老年糖尿病患者的主要死亡原因,冠心病和心肌梗死在老年糖尿病患者中的发生率高,对低血糖的耐受性更差。

3.胰岛素缺乏更严重

在胰岛素缺乏和胰岛素抵抗的两个病因中,患者的胰岛素缺乏较其他人种更常见,而胰岛素抵抗的比例与程度均较低。

4.糖尿病肾脏损害更明显

糖尿病患者多合并肾脏损害。2006 年西班牙 RICARHD(高血压和 T2DM 患者心血管风险)研究是 1 项多中心的横断面调查,目的是评估高血压和 T2DM 患者心脏和肾脏损害的患病率。研究对象为年龄 55 岁以上,高血压和 T2DM 确诊 6 个月以上的 2 339 名门诊患者,结果显示 GFR <60 mL/(min·1.73 m²)的患者达 45.1%,58.7% 有尿清蛋白排泄率(UAE)≥30 mg/24 h。

2005 年等对上海某社区糖尿病及糖尿病前期患者慢性肾脏并发症患病现状进行调查,共筛查 406 例。结果显示 GFR 小于每分钟 60 mL/1.73 m² 的糖尿病患者达 38.2%,25.4% 的尿清蛋白排泄率(UAE)≥30 mg/24 小时。

二、糖尿病慢性并发症和合并症的表现

认识糖尿病慢性并发症要具备以下几个观点:①未经治疗或治疗不当者常在发病 10 年后出现程度不等的微血管和大血管慢性并发症;已发现的糖尿病慢性并发症只是冰山一角,其他慢性并发症可能已经或正在形成,因而一种慢性并发症的出现往往预示其他并发症的存在。②除糖尿病本身外,慢性并发症的发生、发展和严重程度还受许多遗传和环境因素的影响,因此人种间和个体间的表型差异较大。③绝大多数慢性并发症是不可逆转的,临床防治只能延缓其进展,不能被根除。

(一)微血管病变的基本特征是微循环障碍/微血管瘤/基底膜增厚

1.糖尿病性视网膜病

糖尿病性视网膜病是最常见的微血管并发症和成年人后天性失明的主要原因。其发生发展与糖尿病病程直接相关,T1DM 病史超过 15 年者,视网膜病变(DPR)的患病率为 98%,T2DM 病史超过 15 年者,视网膜病变达 78%。2002 年 4 月,国际眼科会议和美国眼科学会联合会议提出了 DPR 国际临床分类法,该分类依据散瞳下检眼镜观察到的指标来确定 DPR 的分类,需要识别和记录的内容包括微动脉瘤、视网膜内出血、硬性渗出、棉绒斑、视网膜微血管异常(intraretinal microvascular abnormalities,IRMA)、静脉串珠、新生血管(视盘上或视网膜新生血管)、玻璃体积血、视网膜前出血和纤维增生。除糖尿病视网膜血管病变外,另一种特殊病变是神经细胞凋亡,其早期变化是细胞的形态与功能异常,伴有黄斑变性、水肿和视神经损害。按照该分类法,DPR 共分为 5 个级别。

(1)1 期:无明显视网膜病变,视网膜完全正常。

(2)2 期:轻度非增殖性 DPR,仅有微动脉瘤。

(3)3 期:属中度非增殖性 DPR,病变介于 2 期和 4 期之间。

(4)4 期:为重度非增殖性 DPR,并存在以下的任意 1 项异常:①4 个象限都有 20 个以上的视网膜内出血灶。②2 个以上象限有确定的静脉串珠。③1 个以上的象限发生 IRMA。④无增殖性视网膜病变体征。

(5)5 期:增殖性 DPR,存在 1 种或更多种病变(新生血管、玻璃体积血和视网膜前出血等)。

此外,糖尿病还可引起青光眼、白内障、屈光改变和虹膜睫状体炎等。

2.糖尿病肾病

糖尿病肾病又称为肾小球硬化症。病程 10 年以上的 1 型糖尿病患者累积有 30%~40% 发生糖尿病肾病,是首位死亡原因;约 20% 的 T2DM 患者发生糖尿病肾病,在死因中列在心、脑血管动脉粥样硬化之后。根据对 T1DM 自然病程的观察,糖尿病肾病的演进过程可分为 5 期。

(1)Ⅰ期:肾脏增大和高滤过状态,肾小球滤过率(GFR)增加 30%~40%,经控制高血糖后,GFR 可降至正常。此期的肾脏结构正常。

(2)Ⅱ期:高滤过状态仍存在,运动后出现微量清蛋白尿。此期出现肾小球毛细血管基底膜增厚,但病变仍属可逆性。

(3)Ⅲ期:持续性微量清蛋白尿(尿清蛋白/肌酐 30~300 mg/g,或尿清蛋白排泄率

$20\sim200~\mu g/min$，或尿清蛋白排泄量 $30\sim300~mg/24~h$），常规尿化验蛋白阴性。GFR 仍正常，血压升高未达高血压水平，无肾病症状和体征（早期糖尿病肾病）。

（4）Ⅳ期：常规尿化验蛋白阳性，24 小时尿蛋白排泄率＞0.5 g，或尿清蛋白排泄率超过微量清蛋白尿上限，可伴有水肿和高血压，部分呈肾病综合征表现；GFR 开始降低，肾功能减退（临床糖尿病肾病）。

（5）Ⅴ期：终末期糖尿病肾病，出现尿毒症临床表现。后期糖尿病肾病患者绝大多数伴有糖尿病视网膜病。如经详细检查并未发现后一并发症，须排除其他肾病的可能。

(二)神经损害表现为多发性和单一神经病变或自主神经病变

1.多发性神经病变

常见症状为肢端感觉异常（麻木、针刺感、灼热及感觉减退等），呈手套或短袜状分布，有时痛觉过敏；随后出现肢体隐痛、刺痛或烧灼样痛，夜间或寒冷季节加重。在临床症状出现前，电生理检查已可发现感觉和运动神经传导速度减慢。早期呈腱反射亢进，后期消失；震动感、触觉和温度觉减弱。感觉减退易受创伤或灼伤致皮肤溃疡，因神经营养不良和血液供应不足，溃疡较难愈合，若继发感染，可引起骨髓炎和败血症。神经根病变较少见，可致胸、背、腹和大腿等部位疼痛和感觉障碍，需与脊柱及椎间盘疾患相鉴别。老年患者偶见多发性神经根病变所致的肌萎缩。

少数表现为感觉异常伴严重烧灼样痛，皮肤对痛觉过敏，甚至不能耐受床单覆盖，可累及躯干和四肢，以下肢常见。足部长期受压或创伤可致骨质吸收破坏和关节变形（营养不良性关节病，Charcot 关节）。

2.单一神经病变

主要累及脑神经（动眼神经、滑车神经和展神经），以第Ⅲ和Ⅵ对脑神经较多见，第Ⅲ对脑神经瘫痪表现为同侧上眼睑下垂和眼球运动障碍，第Ⅵ脑神经瘫痪表现为同侧眼球内斜视；也可累及股神经、腓神经、尺神经或正中神经。单一神经病变常急性起病，呈自限性，多可痊愈。

3.自主神经病变

较常见，且出现较早，影响胃肠、心血管、泌尿系统和性器官功能。表现有瞳孔对光反射迟钝，排汗异常（无汗、少汗或多汗等），或胃排空延迟（胃轻瘫）、腹泻和便秘等，或持续性心动过速（≥90 次/分）和直立性低血压，或排尿无力、膀胱麻痹和尿失禁，或尿潴留和阴茎勃起功能障碍。

心脏自主神经病变可有心率过快或过缓和心律失常，心自主神经功能检查有异常发现。伴糖尿病心肌病变者常出现顽固性充血性心力衰竭、心脏扩大或心源性猝死。并发冠心病的患者无痛性心肌梗死发生率高，行冠脉扩张或放置支架手术后，易发生再狭窄或再梗死。

(三)大血管并发症以动脉粥样硬化和动脉中层钙化为特征

外周动脉粥样硬化常以下肢动脉为主，表现为下肢疼痛、感觉异常和间歇性跛行，严重者可致肢体坏疽。大动脉中层钙化以收缩压升高、舒张压正常或降低、脉压明显增大和血管性猝死为特征。糖尿病可以是代谢综合征的一个表现，患者有营养过度、腹型肥胖、高血压和脂代谢紊乱等表现。肥胖是发生胰岛素抵抗和代谢综合征的关键因素，并直接或间接促进动脉粥样硬化和动脉中层钙化的发生。肾小球血管也因同样变化而通透性增加，出现清蛋白尿。微量清蛋白尿既是动脉粥样硬化的危险因素，又是全身血管内皮细胞损伤的标志物。

(四)糖尿病并发皮肤病变

一般可分为特异性和非特异性皮肤病变两类。

1.非特异性皮肤病变

非特异性皮肤病变较常见,但亦可见于非糖尿病患者。

(1)皮肤黏膜感染:1型糖尿病的病因主要与自身免疫有关,发生糖尿病后又伴有免疫功能紊乱。易并发疖、痈等化脓性感染,常反复发生,愈合能力差,有时可引起败血症和脓毒血症。此外,常见的皮肤黏膜感染如下:①化脓性汗腺炎是大汗腺的慢性化脓性感染伴瘢痕形成,好发于腋窝和肛周。②皮肤真菌感染(体癣、足癣和甲癣)很常见,若继发化脓性感染可导致严重后果。③红癣系微小棒状杆菌引起的皮肤感染,表现为境界清楚的红褐色皮肤斑,广泛分布于躯干和四肢。④龟头包皮炎:多为白色念珠菌感染,好发于包皮过长者。⑤真菌性阴道炎和巴氏腺炎:是女性患者的常见合并症,多为白色念珠菌感染,血糖控制不佳时易反复发生,突出的表现是外阴瘙痒和白带过多,并可能成为糖尿病的首发症状。

(2)膀胱炎、肾盂肾炎和气肿性胆囊炎:膀胱炎常见于女性,尤其是并发自主神经病变者,常因反复发作而转为慢性。急性型肾乳头坏死的典型表现为寒战高热、肾绞痛、血尿和肾乳头坏死组织碎片从尿中排出,常并发急性肾衰竭,病死率高;亚临床型肾乳头坏死常在影像检查时发现。急性气肿性胆囊炎多见于糖尿病患者,病情较重,致病菌以梭形芽孢杆菌最常见,大肠杆菌和链球菌次之。

(3)毛霉菌病:毛霉菌病常累及鼻、脑、肺、皮肤和胃肠,或以弥散性毛霉菌病形式出现,主要见于糖尿病患者,是糖尿病合并真菌感染的最严重类型。鼻-脑型毛霉菌病可并发酮症酸中毒,其病情严重,病死率高。感染常首发于鼻甲和鼻旁窦,导致严重的蜂窝织炎和组织坏死;炎症可由筛窦扩展至眼球后及中枢神经,引起剧烈头痛、鼻出血、流泪和突眼等症状,或导致脑血管及海绵窦血栓形成。鼻腔分泌物呈黑色,带血,鼻甲和中隔可坏死,甚至穿孔。

(4)结核病:以糖尿病合并肺结核多见,发病率明显高于非糖尿病患者群,肺结核病变多呈渗出性或干酪样坏死,易形成空洞,病变的扩展与播散较快。

2.特异性皮肤病变

可能包括多种临床类型,重要的特异性皮肤病变是糖尿病大疱病、糖尿病皮肤病、糖尿病类脂质渐进性坏死和穿透性皮肤病。

(1)糖尿病大疱病:多见于病程长、血糖控制不佳及伴有多种慢性并发症者。皮肤水疱多突然发生,可无自觉症状,多位于四肢末端,也可见于前臂或胸腹部;边界清楚,周边无红肿或充血,壁薄透明,内含清亮液体,易渗漏,常在2～4周内自愈,不留瘢痕,但可反复发作。其发病机制可能为皮肤微血管损害、神经营养障碍和糖尿病肾病所致的钙、镁离子代谢失衡,使皮肤表层脆弱分离而形成水疱。

(2)糖尿病皮肤病:较常见,为圆形或卵圆形暗红色平顶小丘疹,在胫前呈分散或群集分布,发展缓慢,可产生鳞屑;后期可发生萎缩和色素沉着。

(3)糖尿病类脂质渐进性坏死:常见于女性,可在糖尿病之前出现。多发生在胫前部,也可发生于手背或足背,双侧对称。早期病变呈圆形或卵圆形橙色或紫色斑块状病损,边界清晰,无痛;后期斑块中央皮肤萎缩凹陷,周边隆起伴色素沉着,外伤后易形成溃疡。

(4)穿透性皮肤病:包括一组与糖尿病相关的皮肤病变,其特点是皮肤胶原消失和皮肤非炎症性退变。获得性反应性穿透性胶原病(acquired reactive perforating collagenosis,ARPC)主要见于成年女性,平均发病年龄50岁左右。表现为结节溃疡性皮肤损害,皮肤瘙痒、多发性红斑、表皮脱落和小结节;病变主要分布于四肢,偶见于躯干。

（五）糖尿病并发性腺功能减退症

1.男性性腺功能减退症

据调查,40岁以下男性糖尿病患者中,有25%~30%发生不育。DM导致男性不育症的原因如下。

（1）胰岛素分泌缺陷和糖代谢紊乱使睾丸内的Leydig细胞和垂体促性腺激素细胞糖的利用障碍,以致合成睾酮、LH和FSH的功能受损;糖代谢紊乱还可使精子活动需要的能量来源不足,严重影响精子的活动度。

（2）患者常伴有睾丸小动脉及附属性腺血管的病变,长期供血不足不但使睾丸产生精子的能力衰退,并且损害了相应腺体的分泌功能,结果精子的质量和数量下降,精液的成分和数量也可发生改变,这些都可引起不育。

（3）包括阴茎在内与性活动完成相关的动脉、静脉血管和神经受到糖尿病损害,就会出现糖尿病性勃起功能障碍或射精障碍(发动射精的支配神经发生病变可出现射精困难和不射精;而当盆腔交感神经系统被损害时,则可能发生逆行射精)。另一方面,性腺功能减退症又可诱发或加重糖尿病、胰岛素抵抗和代谢综合征。

2.女性性腺功能减退症

糖尿病常并发原发性或继发性闭经/月经过少,其原因与自身免疫、脂代谢紊乱及微血管病变有关。无论T1DM还是T2DM,都可因下列机制引起闭经:其脂类代谢紊乱影响激素合成前体乙酰辅酶A和胆固醇的代谢,干扰了卵巢甾体激素的合成;而自身免疫机制破坏卵巢和胰腺;其微血管的粥样硬化和栓塞对卵巢的血液供应产生破坏或使其受体形成及功能表达水平低下。

T1DM发生在10岁以前,则月经初潮延迟,出现原发性闭经或继发性闭经,但以前者多见。在胰岛素未应用于治疗前,女性糖尿病患者闭经发生率达50%。T2DM患者可以出现不同程度的月经紊乱以至闭经,可以伴有肥胖。T1DM对女性青春期发育的影响更为突出,如果发生肥胖,不但使代谢控制更为困难,而且引起青春期发育延迟、低促性腺激素性性腺功能减退症、月经紊乱和多囊卵巢综合征。由于雌激素缺乏,又进一步使糖代谢恶化。

3.青春期发育延迟

儿童糖尿病(主要是T1DM)常并发青春期发育延迟,但一般均为体质性,尽管青春期发育的时间可以延长数年,但最终的性发育是正常的。

（魏倩倩）

第六节　糖尿病的诊断与鉴别诊断

一、糖尿病诊断

糖尿病是一种以糖代谢紊乱为主要表现的代谢内分泌综合征,所以糖尿病的诊断应包含病因诊断、分期、并发症及合并症的诊断。我国目前采用WHO(1999年)糖尿病诊断标准,即糖尿病症状(典型症状包括多饮、多尿和不明原因的体重下降),加上:①随机血糖(指不考虑上次用餐时间,一天中任意时间血糖)≥11.1 mmol/L(200 mg/dL),或空腹血糖(空腹状态至少8小时没有进食热量)≥7.0 mmol/L(126 mg/dL),或葡萄糖负荷后2小时血糖≥11.1 mmol/L(200 mg/dL)。②无糖尿病症状者需另日重复检查明确诊断。

葡萄糖调节受损是指介于正常葡萄糖稳态调节与糖尿病之间的代谢中间状态,包括葡萄糖耐量受损和空腹血糖受损。葡萄糖耐量受损表现个体的葡萄糖耐量试验后血糖水平超过正常范围但低于糖尿病诊断标准,即口服葡萄糖耐量试验(OGTT)2小时静脉血浆血糖为7.8~11.1 mmol/L。空腹血糖受损是指空腹血糖高于正常但低于糖尿病诊断标准,即空腹静脉血浆血糖为6.1~7.0 mmol/L。注意:随机血糖不能用来诊断IFG或IGT,只有相对应的2小时毛细血管血糖值有所不同:糖尿病的2小时血糖≥12.2 mmol/L(≥220 mg/dL),IGT为2小时≥8.9 mmol/L(≥160 mg/dL)且<12.2 mmol/L(<220 mg/dL)。

(一)根据血糖确立糖尿病诊断

空腹或餐后血糖水平是一个连续分布的变量指标,可能存在一个大致的切点。血糖高于此切点(空腹血糖≥7.0 mmol/L,或OGTT 2小时血糖≥11.1 mmol/L)者发生慢性并发症的风险陡然增加,糖尿病的诊断标准主要是根据血糖高于此切点人群视网膜病变显著增加的临床事实确定的。

空腹血糖、随机血糖及OGTT均可用于糖尿病诊断,必要时次日(伴有急性应激者除外)复查核实。空腹葡萄糖受损(impaired fasting glucose,IFG)和葡萄糖耐量减退(impaired glucose tolerance,IGT)是未达到糖尿病诊断标准的高血糖状态(糖尿病前期,pre-diabetes)。IFG和IGT都是发生糖尿病和心血管病变的危险因素。研究证明,生活方式或药物干预能延缓其发展至糖尿病的速度。过去将空腹血糖受损(IFG)和糖耐量受损(IGT)定义为糖尿病前期,它们对应的血糖范围分别是6.1~6.9 mmol/L和7.8~11.0 mmol/L。2006年NHANES的资料显示,在非糖尿病人群中,空腹血糖6.1 mmol/L相对的 HbA_{1c} 为5.6%,而空腹血糖5.6 mmol/L相对的 HbA_{1c} 为5.4%。受试者操作曲线(ROC)显示,反映IFG患者的最佳 HbA_{1c} >5.7%,敏感性和特异性分别为39%和91%。HbA_{1c} =5.7%时糖尿病危险性增加,与DPP研究中的高危受试者相似。因此,HbA_{1c} >5.7%时将来发生糖尿病的危险性增加。故在2010版的ADA临床实践指南中,取消了"糖尿病前期"的定义,而代之以"糖尿病风险增高类型",包括以往的IFG和IGT,并增加了 HbA_{1c} 5.7%~6.4%的人群。

不管是空腹、餐后还是随机血糖水平,血糖水平均存在较大的波动,仅根据某1次的血糖测定结果来诊断糖尿病存在一定弊端。即使是相同的个体,不同时期的相同时点所测定的血糖水平均不相同,重复性差,特别是T2DM;而口服葡萄糖耐量试验费时,需要多次采血,重复性也较差,给糖尿病的诊断,特别是糖调节受损(空腹血糖受损和糖耐量受损)的诊断增加一定的困难。在2010版的ADA临床实践指南中将 HbA_{1c} 作为糖尿病的诊断标准。

1.早期诊断线索

糖尿病早期多无症状,有些患者的主诉也无特异性。早期确诊本病的关键是提高对糖尿病的警惕性和加强对高危人群的普查工作。在临床上,遇有下列情况时,要想到糖尿病可能:①家族一级亲属中有T1DM和T2DM患者。②食量增多而体重下降,或伴多饮和多尿。③原因不明的高血压或直立性低血压。④疲乏及虚弱。⑤反复发作性视力模糊。⑥顽固性阴道炎或外阴瘙痒。⑦遗尿。⑧重症胰腺疾病。⑨甲状腺功能亢进症。⑩垂体瘤。⑪胰腺肿瘤。⑫肾上腺皮质及髓质疾病。⑬阳痿。⑭长期使用GH、生长抑素和糖皮质激素者。⑮黑棘皮病。⑯高脂血症。⑰肥胖。⑱多囊卵巢综合征。⑲顽固性或反复发作性肺部、胆道和泌尿系统等感染。⑳伤口不愈合或骨折不愈合。㉑不明原因的心衰、肾衰竭及脂肪肝。㉒影像学检查发现胰腺纤维钙化性病变。㉓血胰岛素升高。㉔曾经有 IGT 病史者。㉕曾有妊娠糖尿病病史者。㉖有巨大儿（出生体重≥4.0 kg）分娩史的女性。

2.糖尿病普查

医疗和预防机构应在医疗保险公司及政府的支持下,定期开展 T2DM 高危人群的普查工作。检查空腹血糖和餐后血糖的时间不是随意而定的,而是有要求的。检查空腹血糖的时间最好在早上 6:00~8:00;抽血时,患者要保证前 1 天晚餐后至次日清晨做检测时,空腹 8~12 小时,超过 12 小时的"超空腹"状态会影响检测结果。值得一提的是,门诊检查的空腹血糖,因抽血时往往已是 10:00~11:00,这时的血糖值已经不能代表空腹血糖了。头 1 天晚上的药效持续时间已过,故患者血糖可能会比平常升高。当然,如果抽血的时间太迟（超过 10:00）,空腹时间过长,血糖也可能比平日偏低。

3.OGTT

在门诊就诊的患者中,对糖尿病高危者要常规进行血糖和糖化血红蛋白检查;对可疑者应进一步行 OGTT 试验。如 OGTT 可疑,不能排除糖尿病,可用可的松-OGTT 试验明确诊断。

对于病情较重者,要时刻警惕患者并发急性并发症可能,如糖尿病酮症酸中毒、非酮症性高渗性昏迷和急性冠脉综合征。另一方面,对于病期超过 10 年的患者,尤其是年龄在 60 岁以上者,要注意做相关的检查,尽早明确糖尿病视网膜病变、肾脏病变及神经病变的诊断,并特别注意心、肾和脑功能的评估。

(二)根据糖化血红蛋白确立糖尿病诊断

长期以来,糖尿病的诊断都是以空腹血糖、餐后 2 小时血糖和口服糖耐量试验为诊断标准。在临床研究和实践中,人们注意到这个诊断标准存在一定的局限性,它只能反映即时的血糖水平,且受许多因素影响,易导致误诊和漏诊。2009 年,美国和欧洲糖尿病学会及国际糖尿病联盟先后提出用糖化血红蛋白作为糖尿病的诊断标准,认为以糖化血红蛋白≥6.5％作为糖尿病与非糖尿病的分界值与在流行病学发现的与视网膜患病率显著增高相关的拐点有关。一些研究者确定糖尿病诊断分界值为6.1％。糖化血红蛋白诊断糖尿病的分界值与地区、性别、年龄和当地人群糖尿病的患病率有关。因此,用糖化血红蛋白作为糖尿病诊断标准要根据当地人群中糖化血红蛋白的流调结果来确定。美国糖尿病学会所推荐的糖化血红蛋白诊断糖尿病的标准是否适用于全球人群,还有待证实。我国暂未将 HbA_{1c} 列入糖尿病诊断标准。

慢性肾衰竭、靠频繁血透维持肾功能、慢性溶血性贫血、脾功能亢进症、地中海贫血和白血病患者不能用糖化血红蛋白来诊断糖尿病,因为可使红细胞寿命缩短而使所测到的糖化血红蛋白偏低,或者因为胎儿血红蛋白增多,用层析法测定糖化血红蛋白不能将胎儿血红蛋白与糖化血红蛋白分开,使测得的糖化血红蛋白呈假性增高而误诊为糖尿病。

(三)妊娠糖尿病诊断执行特殊标准

具有妊娠糖尿病高危因素的孕妇（明显肥胖、糖尿、既往妊娠糖尿病病史、异常孕产史和糖尿病家族史）应尽早监测血糖,如果 FPG≥7.0 mmol/L（126 mg/dL）和/或随机血糖≥11.1 mmol/L（200 mg/dL）应在 2 周内重复测定。所有妊娠妇女应在妊娠 24~28 周内行口服葡萄糖耐量试验（OGTT）,OGTT 可选用以下两种方法之 1 种。①1 步法:进行 75 g OGTT 检测。②2 步法:先行 50 g OGTT 进行初筛,服糖后 1 小时血糖高于 7.2 mmol/L（130 mg/dL）者再进行 75 g OGTT。妊娠糖尿病使用胰岛素者多数可在分娩后停用胰岛素（T1DM 除外）,分娩后血糖正常者应在产后 6 周行 75 g OGTT,重新评估糖代谢情况并进行随访。

二、糖尿病鉴别诊断

(一)排除继发性糖尿病和特异型糖尿病

1.继发性糖尿病

继发性糖尿病:①弥漫性胰腺病变致 β 细胞广泛破坏引起的胰源性糖尿病。②肝脏疾病所致的肝源性糖尿病。③内分泌疾病(肢端肥大症、库欣综合征、胰高血糖素瘤、嗜铬细胞瘤、甲状腺功能亢进症和生长抑素瘤)因拮抗胰岛素外周作用或因抑制胰岛素分泌(如生长抑素瘤和醛固酮瘤)而并发的糖尿病。④药物所致的糖尿病,其中以长期应用超生理量糖皮质激素(类固醇性糖尿病)多见。⑤各种应激和急性疾病伴随的高血糖症(应激性高血糖症)。详细询问病史、全面细致的体格检查以及配合必要的实验室检查,一般不难鉴别。

2.特异型糖尿病

特异型糖尿病的类型很多,临床上较常见的有胰岛 β 细胞功能遗传性缺陷、胰岛素作用遗传性缺陷、胰腺外分泌疾病、内分泌疾病、药物或化学品所致的糖尿病等。

(二)起病年龄较大的 LADA 与 T2DM 鉴别

分型诊断一般可根据临床表现,但有时 T1DM 在缓解期和 LADA 早期不需要胰岛素治疗或 T2DM 病情恶化需要胰岛素治疗,不易分型,此时,要结合胰岛素释放试验、C 肽释放试验、GAD 抗体、ICA 和 IAA 等胰岛自身抗体测定,甚至是 HLA 易感基因测定或基因突变分析明确分型,部分患者仍不能确定分型,则应定期随访胰岛功能等相关检查和治疗疗效。

LADA 的早期诊断有时甚为困难,对可疑患者及高危人群可进行抗胰岛细胞抗体、GAD 抗体及其他自身抗体检查。必要时可进行 HLA 亚型鉴定及其他免疫学与分子生物学方面的检查。

LADA 是 T1DM 的一个亚型。LADA 的临床表现酷似 T2DM,但其本质是自身免疫性T1DM。目前尚无统一的 LADA 诊断标准,较公认的诊断要点:①20 岁以后发病,发病时多尿、多饮和多食症状明显,体重下降迅速,BMI$\leqslant$25 kg/m^2,空腹血糖$\geqslant$16.5 mmol/L。②空腹血浆C 肽$\leqslant$0.4 nmol/L,OGTT 1 小时和/或 2 小时 C 肽$\leqslant$0.8 nmol/L,呈低平曲线。③抗谷氨酸脱羧酶抗体(GADA)阳性。④HLA-DQ 者 B 链 57 位为非天冬氨酸纯合子。上述的①是基本临床特点,加上②、③或④中的任何 1 项就应诊断为 LADA。

过去认为儿童和青少年糖尿病都是 T1DM,但随着儿童肥胖症的增加,儿童和青少年T2DM 的发病率也明显增加,所以目前在儿童和青少年中发现糖尿病时,要注意有下列 4 种常见糖尿病类型的可能(表 4-2)。

表 4-2 儿童和青少年常见糖尿病的特征

项目	T1DM	T2DM	MODY	非经典 T1DM
流行病学	常见	逐渐增加	在高加索人$\leqslant$5%	$\geqslant$10%
发病年龄	整个儿童期	发育期	发育期	发育期
发病形式	急性严重	从隐蔽到严重	逐渐	急性严重
起病时有酮症	常见	$\geqslant$1/3	少见	常见
亲属有糖尿病	5%～10%	75%～90%	100%	>75%

项目	T1DM	T2DM	MODY	非经典 T1DM
女：男	1：1	2：1	1：1	不定
遗传性状	多基因	多基因	常染色体	常染色体
HLA-DR3/4	相关	不相关	不相关	不相关
种族	所有种族和高加索人	所有种族	高加索人	非洲美国人/亚洲人
胰岛素分泌	降低或缺陷	不定	不定或降低	降低
胰岛素敏感性	控制状态下正常	降低	正常	正常
胰岛素依赖	终生	间歇性	罕见	不定
肥胖	无	>90%	不常见	随人群变化
黑棘皮病	无	常见	无	无
胰岛自身抗体	存在	无	无	无

(三)黎明高血糖与低血糖后高血糖现象鉴别

1.黎明现象

黎明现象是每天黎明后(清晨 5:00～8:00)出现的血糖升高现象。出现高血糖之前的午夜无低血糖,不存在低血糖后的高血糖反应。黎明现象的基本特点是清晨高血糖,血糖波动性增大。黎明时患者体内的升血糖激素(生长激素、糖皮质激素和儿茶酚胺等)分泌增加,血糖随之升高。该时段机体对血糖的利用率最低,使血糖进一步升高,从而引发清晨高血糖。黎明现象提示患者的血糖控制不良。

2.低血糖后高血糖现象

虽然黎明现象与低血糖后高血糖现象(Somogyi 现象)均表现为清晨空腹血糖升高,但两者的病因和机制不同,处理刚好相反,故需仔细鉴别。若单凭症状难以区别,可以通过自我监测凌晨 0:00～4:00 的 2～3 次血糖识别。如监测到的血糖偏低或低于正常值,或先出现低血糖,随后出现高血糖,则为 Somogyi 现象;如监测到的血糖升高或几次血糖值一直平稳,则为黎明现象。

(魏倩倩)

第七节　糖尿病的治疗模式和控制目标

到目前为止,除少数继发性糖尿病、部分妊娠糖尿病及 1 型、2 型早期糖尿病外,本病一般为终生性疾病,从 UKPDS 的结果发现糖尿病也是一种病情逐渐进展的疾病。任何病因学类型的糖尿病通常要经过几个临床阶段(高血糖前期、高血糖期和慢性并发症期),每个患者可按顺序从一个阶段进入另外一个阶段,但在某些阶段也可逆向。因此,在制订治疗计划前,应对患者进行全面评估。首先要确定患者的糖尿病类型;然后要明确糖尿病的分期以及了解患者 IR 的程度和 B 细胞的功能状态;最后要了解患者是否发生了某种并发症或同时有某种合并症,病情严重程度如何,并对预后作出判断。

糖尿病治疗的目的是长期全面地控制高血糖和其他代谢紊乱因素,如高血压、高血脂、肥胖和高凝状态等,保护胰岛β细胞功能,防治并发症。因此,糖尿病的治疗必须是长期的和综合性的,要涉及生活方式的改变、心理障碍的调整和各种药物的合理应用,同时要调动患者及其家属(主要是照顾患者或与患者一起生活的人)积极参与,并与医务人员密切配合,方能取得满意的效果。下面仅讨论糖尿病的一般防治措施和原则,糖尿病急、慢性并发症的治疗详见各有关章节。

一、普通患者群以 HbA$_{1c}$ 达标为控制目标

糖尿病是一种进展性疾病,主要病因为 IR 和 B 细胞功能缺陷,因此糖尿病的治疗模式应该是积极而理性的。所谓"积极"是指以 HbA$_{1c}$ 达标为驱动力控制高血糖。应以循证医学为依据,及时改变治疗模式。目前的研究显示及早纠正高血糖能保护β细胞功能,使传统的阶梯式降糖治疗模式受到冲击和挑战。

所谓"理性"是指药物治疗要针对糖尿病的基本病因和改善导致大血管的病理生理改变,延缓病程的进展。UKPDS 研究表明,控制血糖并不能减少大血管并发症,在控制血糖的同时严格控制血脂、血压和肥胖,可使大血管并发症减少。亚太地区根据该地区的糖尿病患病情况制订了糖尿病治疗控制目标,见表 4-3。我国的糖尿病控制目标由原来的 HbA$_{1c}$＜6.5％改为 7.0％,这是因为:①选定 7.0％源于循证医学证据。②保持与 IDF 颁布的新指南保持一致。③多项大型循证医学研究(如 UKPDS 和 DCCT 等)证明,HbA$_{1c}$ 降至 7％能显著降低糖尿病微血管并发症发生率,HbA$_{1c}$ 进一步降低可能对微血管病变有益,但低血糖甚至死亡风险有所升高。④三项大型临床研究(VADT、ADVANCE 和 ACCORD)表明,从死亡风险考虑应选择较安全的 HbA$_{1c}$ 范围。

表 4-3　糖尿病的控制目标(亚洲-太平洋地区 T2DM 政策组)

项目	理想	良好	差
血糖(mmol/L)			
空腹	4.4～6.1	≤7.0	＞7.0
非空腹	4.4～8.0	≤10.0	＞10.0
HbA$_{1c}$(％)	＜6.5	6.5～7.5	＞7.5
血压(mmHg)	＜130/80	130/80～140/90	≥140/90
BMI(kg/m^2)			
男性	＜25	＜27	≥27
女性	＜24	＜26	≥26
血脂			
TC(mmol/L)	＜4.5	≥4.5	≥6.0
HDL-C(mmol/L)	＞1.1	1.1～0.9	＜0.9
TG(mmol/L)	＜1.5	1.5～2.2	＞2.2
LDL-C(mmol/L)	＜2.6	2.6～3.3	＞3.3

注:TC:总胆固醇;HDL-C:高密度脂蛋白胆固醇;TG:甘油三酯;LDL-C:低密度脂蛋白胆固醇。

一般情况下,应以 HbA$_{1c}$＞7.0％作为 T2DM 启动或调整治疗方案的重要依据。生活方式干预应贯穿治疗的始终,如果生活方式干预不能使 HbA$_{1c}$＜7.0％,则需及时加以药物治疗。药物治疗分为四线,不再根据患者体重选择治疗方案。①一线药物治疗:主要药物包括二甲双胍,次要药物包括胰岛素促分泌剂或α-糖苷酶抑制剂。②二线药物治疗:主要药物包括胰岛素促分

泌剂或α-糖苷酶抑制剂,次要药物包括噻唑烷二酮类胰岛素或 DPP-4 抑制剂。③三线药物治疗:主要药物包括基础胰岛素或预混胰岛素,或胰岛素促分泌剂或α-糖苷酶抑制剂或噻唑烷二酮类,或 DPP-4 抑制剂;次要药物包括 GLP-1 受体激动剂。④四线药物治疗:主要药物包括基础胰岛素或餐时胰岛素或每天 3 次的预混胰岛素类似物。

二、特殊患者群执行灵活的个体化治疗方案

(一)特殊患者

此处所指的特殊患者群:①儿童糖尿病患者。②血糖极不稳定的 T1DM 患者。③妊娠糖尿病患者。④老年糖尿病患者。⑤合并严重器质性疾病的糖尿病患者。⑥对胰岛素或其他抗糖尿病药物特别敏感或特别不敏感的糖尿病患者。在治疗过程中,应对这些特殊患者群执行灵活而个体化治疗方案,详见各有关章节。例如,根据个体的病理生理缺陷及临床特征设定 HbA_{1c} 的控制目标:血糖控制的收益;出现低血糖事件风险;低血糖事件引发的后果。

(二)个体化治疗方案

糖尿病个体化治疗的主要依据:①治疗获益和治疗方案的有效性。②治疗风险。③治疗方案的可行性。④治疗成本。中华医学会糖尿病学分会建议 $HbA_{1c} > 7.0\%$ 作为 T2DM 启动或调整治疗方案的重要标准,但无糖尿病并发症和严重伴发疾病的非老年(<65 岁)患者:一般将 HbA_{1c} 控制于 $< 6.5\%$;年轻、病程短、治疗后无低血糖和体重增加等不良反应或单用生活方式治疗者 $HbA_{1c} < 6\%$;口服药不达标加用或改用胰岛素者 $HbA_{1c} < 7\%$;伴有心血管病(CVD)或 CVD 极高危患者: $HbA_{1c} \leqslant 7.5\%$。老年(≥65 岁)患者,脏器功能和认知能力良好,预期生存期>15 年,$HbA_{1c} \leqslant 7\%$;合并其他疾病,预期生存期 5~15 年,$HbA_{1c} < 8\%$;特殊情况甚至放宽至 $HbA_{1c} < 9\%$。低血糖高危人群的 HbA_{1c} 不应超过 9%。妊前糖尿病计划妊娠者 $HbA_{1c} < 6.5\%$,用胰岛素治疗 $HbA_{1c} < 7\%$ 才宜妊娠;孕期血糖控制(在不发生低血糖等前提下)$HbA_{1c} < 6\%$,毛细血管血糖餐前、睡前及夜间不超过 5.4 mmol/L,餐后峰值不超过 7.1 mmol/L。妊娠糖尿病毛细血管血糖餐前 5.0~5.5 mmol/L,餐后 1 小时<7.8 mmol/L 或 2 小时<6.7 mmol/L。餐后1 小时血糖控制比 2 小时更重要。预期生存期短的恶性肿瘤、执行治疗方案有困难如智力或精神或视力障碍、独居及社会因素等都是影响设定 HbA_{1c} 目标值应考虑的重要因素,其血糖控制应相应放宽,主要是防范低血糖和较高血糖的发生。HbA_{1c} 的值受检测技术及 Hb、红细胞寿命等诸多因素影响,而且部分地区尚不能开展 HbA_{1c} 的检测,因此推广困难。HbA_{1c} 不能全面反映血糖控制情况,必须结合血糖监测等情况综合判断血糖水平。

血糖控制必须安全、可行、科学,坚持个体化原则。同时,血糖之外的其他 CVD 危险因素的控制也十分重要。内外科重症监护患者的血糖控制目标为 7.8~10.0 mmol/L,而外科重症监护患者的血糖可维持在 6.1~7.8 mmol/L,一般不必将血糖降至 6.1 mmol/L 以下。非危重住院患者(接受胰岛素治疗者)推荐的餐前血糖为 7.8 mmol/L,随机血糖为 10 mmol/L 以下。

(汤美霞)

第八节 糖尿病的口服药物治疗

一、口服降糖药物治疗原则

目前批准使用的口服降糖药物主要包括促胰岛素分泌剂(磺胺类药物和格列奈类药物)和非促胰岛素分泌剂(α-葡萄糖苷酶抑制剂、双胍类药物和格列酮类药物)。在临床上,根据对血糖水平的影响以及产生低血糖的危险性,前者又被称为降糖药物,剂量过大时,易引起低血糖;后者又被称为抗高血糖药物,一般不会引起低血糖。各类口服降糖药物的作用部位见图 4-2。

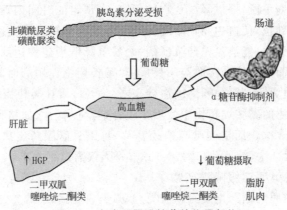

图 4-2 各类口服降糖药的作用部位

HGP:肝葡萄糖生成;↑:增加

(一)根据需要选择口服降糖药物与剂型

为了便于药物的使用,要把药物制成一定的剂型。随着科技的进步,药物剂型不断发展,现在已发展到第四代。第一代里一般包括丸剂、片剂、胶囊和注射剂;第二代是前体药和缓释剂;第三代是控释药(图 4-3);第四代是靶向药。靶向药是可以直接作用于病变部位的药物,比如现在已用于临床的某些抗癌药。

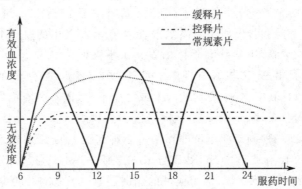

图 4-3 常规素片、缓释剂和控释药的有效血浓度比较

1.素片

原始的药片我们称之为素片。有时,为了服药时患者的口感舒适些或便于药物到达作用部位,可以将素片包上糖衣或薄膜,分别称之为糖衣片或薄膜片。素片经口服后,被人体很快吸收,形成药物高峰,达到有效的血药浓度。随着药物排出,通常几个小时下降至无效。为了达到有效血药浓度,必须再次服药。下 1 次服药后,血中药物浓度又上升,造成药效不稳定。以每 6 小时服药 1 次为例,24 小时中就会出现 4 次峰值,4 次低谷,如图 4-3 所示。为了取得稳定的药效,必须增加服药次数。因此素片药物不但血药浓度不稳定,而且服药次数多,患者服药顺应性差。

2.缓释片

缓释片就是通过特殊的制剂工艺制成的、能够延缓药物释放的制剂。由于药物缓慢释放,释放时间延长,药物作用时间就延长,每天服药次数减少。

3.控释片

控释片是指通过制剂手段,提供释放药物的程序,在预定的时间内,药物按一定速度自动释放出来。作用于特定的部位,使血中药物浓度长时间恒定地维持在有效浓度范围内。控释片的优点是释药速度与时间无关;能消除血药浓度的"峰谷"(峰值指药物达到最高的血浓度,谷值指药物的最低血浓度),从而减少给药次数与不良反应,延长药物作用的时间。由于降糖药物与进食关系密切,很多药物是为了克服进餐后的血糖高峰。所以,素片类药物更为合适,使用也较多。目前仅在促进胰岛素分泌的磺胺类药物中使用了缓释剂及控释片,如格列吡嗪的素片药物是格列吡嗪,每天需服药 2～3 次。而格列吡嗪的控释片,每天只需服药 1 次;格列齐特的素片制剂(每片 80 mg),每天需服 2 次,缓释片(每片 30 mg)每天仅需口服 1 次。

(二)联合应用不同类型口服降糖药物

目前,临床应用的口服降糖药主要有磺胺类、双胍类、噻唑烷二酮类、非磺胺类促胰岛素分泌剂、葡萄糖苷酶抑制剂及其他口服降糖药 6 类。一般来说,相同种类的口服降糖药不能联合使用,不同种类的口服降糖药可多药联用。

二、磺胺类口服降糖药治疗

(一)K 通道赋予磺胺类药物敏感性

磺胺类药物受体(SUR)属 ATP 结合蛋白家族,过去认为其有两种亚型:SUR1 和 SUR2。SUR1 主要在胰岛细胞中表达,在脑部的表达水平较低,在心脏和骨骼肌中不表达或表达水平极低,其基因定位于 11p15.1,含 39 个外显子;SUR2 基因位于 12q11.12,编码 SUR2A 和 SUR2B 两种受体亚型,两者在心脏和骨骼肌中有高水平表达,脑和胰岛中的表达水平中等,肺、睾丸和肾上腺表达水平较低,肾、结肠、甲状腺和垂体中表达水平极低。SUR 是 ATP 敏感的 K^+(K_{ATP})通道的组分,K_{ATP} 通道是由 SUR 与 Kir(钾离子通道内向整流蛋白)两种亚基以四聚体的形式组成,即(SUR/Kir6.X)×4(其中 Kir6.X 代表 6.1 或 6.2)。SUR 不具有内在通道活性,但它影响 K_{ATP} 通道在细胞膜上的分布,赋予 K_{ATP} 通道对磺胺类药物的敏感性,是部分钾离子通道开放剂和核苷的作用位点,起到一种调节亚单位的作用。心肌细胞上的 K_{ATP} 通道由 SUR2A 和 Kir6.2 组成。平滑肌细胞上的 K_{ATP} 通道由 SUR2B 与 Kir6.2 或 Kir6.1 组成。β 细胞膜上的 K_{ATP} 通道是由 SUR1 和 Kir6.2 组成的八聚体,两组亚基的比例是 4：4。Kir6.2 亚基四聚体组成钾离子外流的孔道,主要是由 ATP 调节其关闭;SUR1 由 MgADP 和钾离子通道开放剂如二氮嗪活化开放,可增加钾离子通道对 ATP 的敏感性,而磺胺类药物与之结合可诱使其关闭。

β细胞上的K_{ATP}通道不仅决定着胰腺β细胞的静息电位,也是磺胺类药物和葡萄糖诱导的β细胞膜除极和钙离子升高所必需的。人们现已从β细胞瘤细胞膜上分离到2种能与磺胺类降糖药物结合的蛋白质(SUR1和SURX)。格列苯脲在β细胞上的结合位点有两种,一种是高亲和力位点(140 D),另一种是低亲和力位点(65 D);SUR1可能是其在β细胞上的高亲和力位点,而低亲和力位点有可能是Kir6.2。格列苯脲则选择性地与SURX(65×10^3D)结合。不同的磺胺类药物与受体结合反应的动力学决定了它们促进β细胞分泌胰岛素的药效不同。格列苯脲与受体结合的速度较格列苯脲快2.5～3倍,解离速度也较其快8～9倍,从而使得其发挥作用的有效血药浓度也低,同时具有起效时间短,低血糖反应和体重增加较少的特点。

格列齐特高选择性作用于胰岛β细胞的SUR1-Kir6.2,存在一个结合位点基团(磺酰脲基团),结合快,解离快,结合是可逆性的,可阻断K_{ATP}通道,同时起效也快,较少出现低血糖反应和体重增加。格列苯脲与SUR1-Kir6.2有高亲和力,有两个结合位点(磺酰脲基团和苯甲酰胺基团),结合属不可逆性,刺激胰岛素分泌作用持续时间较长,易导致低血糖反应和体重增加。D_{860}介于格列齐特和格列苯脲之间。当然,这些还需进一步深入的研究。

阻断心血管系统的K_{ATP}通道可能会有不利影响——消除了心肌的"缺血预适应",使保护心肌的生理性适应措施受到抑制,损害了心肌功能的恢复,并增加最终的心肌梗死面积。格列苯脲结合于140 D的SUR,显著抑制二氮嗪诱导的前臂血管扩张,而格列苯脲选择性结合于65 D的SUR,对心血管系统的K_{ATP}通道的影响不大。但也有研究表明磺胺类药物治疗并不会增加心血管事件的危险。

(二)关闭β细胞膜K通道导致胰岛素释放

1.胰腺内作用机制

使β细胞膜上的K_{ATP}通道关闭是胰岛素释放的主要机制,磺胺类药物和葡萄糖(通过转运、磷酸化和氧化代谢产生ATP)均可通过此机制刺激β细胞释放胰岛素。关于磺胺类药物刺激胰岛β细胞分泌胰岛素的分子机制,目前的研究认为包括两条途径。

(1)依赖K_{ATP}通道的途径:磺胺类药物可与β细胞膜上的SUR特异性结合,关闭钾离子通道,细胞内钾离子外流受阻,因而胞内钾离子升高,从而细胞膜除极,从而触发电压依赖的Ca^{2+}通道开放,细胞外Ca^{2+}内流增加,使胞内Ca^{2+}浓度升高,刺激胰岛素分泌颗粒向胞外分泌。这一过程可能由Ca^{2+}/钙调蛋白激酶(CaMK)介导。

(2)不依赖K_{ATP}通道的途径:近十余年来,研究发现磺胺类药物并不局限于与β细胞膜上的SUR结合。有研究显示:[^{3}H]标记的格列苯脲和[^{3}H]标记的格列苯脲还可与β细胞内胰岛素分泌颗粒膜上的一种65 D的蛋白结合。通过对β细胞的电压钳研究证实:磺胺类药物可不通过关闭K_{ATP}而直接加强Ca^{2+}依赖的胰岛素分泌作用。这些都提示磺胺类药物具有不依赖K_{ATP}的促胰岛素分泌作用。最近有学者阐述了它作用的分子模式:分泌颗粒内pH降低是胰岛素分泌颗粒释放的必要条件,胰岛素分泌颗粒膜上的v-型质子泵(v-H^+-ATPase)负责将H^+泵入分泌颗粒内使颗粒内环境酸化,这一过程需要颗粒膜上的CIC-3氯离子通道同时将氯离子转运入颗粒内以保持电中性。磺胺类药物与胰岛素分泌颗粒膜上65 D(g-SUR)的受体结合后,引起与之耦联的CIC-3氯离子通道活性增加,后者与分泌颗粒膜上的H^+-ATPase协同作用,使颗粒内的微环境极度酸化,从而引起胰岛素以胞吐方式分泌。

2.胰腺外作用机制

磺胺类药物除对β细胞具有直接刺激作用,近年来,应用葡萄糖钳夹技术发现磺胺类药物还可使人体外周葡萄糖利用增加 $10\%\sim52\%$（平均 29%），减轻肝脏和肌肉组织的 IR，但也有学者认为，此作用可能继发于葡萄糖毒性的改善。不同磺胺类药物可能具有程度不同的内在拟胰岛素作用，格列苯脲具有较强的此类作用。格列苯脲在体内具有胰外作用的最早证据：可使胰腺切除的狗的血糖降低。大量研究报道，格列苯脲在离体培养的脂肪细胞和肌肉中具有直接的拟胰岛素和胰岛素增敏作用。格列苯脲可激活细胞内特异的蛋白磷酸化酶而促进 GLUT4/1 的转位，激活糖原合酶，降低糖原合酶激酶 3 活性，从而促进外周组织的葡萄糖利用。

胰外作用分子模式：格列苯脲以一种不可饱和的和时间依赖的方式直接插入脂肪细胞/肌细胞细胞膜上的 Caveolae/DIGs（Caveolae/Detergent-insoluble glycolipid-enriched rafts）区，通过直接影响 DIGs 的结构/组成和/或通过诱导糖基磷脂酰肌醇（GPI）-磷脂酶 C（PLC）的激活使 GPI-脂质/蛋白从 DIGs 释放，进而引起特异性的 DIG/Caveolae 成分的重新分布。结果，酰化的非受体酪氨酸激酶（non-RTK），例如 pp59Lyn，从 caveolin（一种相对分子量为 29×10^3D 的膜蛋白）分离并迁移至细胞膜的非 DIG 区而被解除抑制。这些过程伴随着 Caveolin 的酪氨酸磷酸化，这进一步使 pp59Lyn 和 Caveolin 间的相互作用失去稳定或抑制它们重新结合。被活化的 non-RTK 使胰岛素受体底物（IRS）蛋白在特定的酪氨酸残基磷酸化，进而发动代谢性的拟胰岛素信号，通过磷脂酰肌醇 3 激酶（PI-3K）通路沿着 IRS 下游的胰岛素信号级联传向脂质和糖原合成途径及 GLUT4 转位装置。

（三）磺胺类药物用于饮食和运动不能良好控制的 T2DM

磺胺类药物（sulfonylureas，SUs）有三代产品，第二代磺胺类药物主要有格列苯脲、格列齐特、格列吡嗪、格列喹酮及格列波脲，临床上应用广泛。第一代磺胺类药物与第 2 代磺胺类药物比较，前者对磺胺类受体（SUR）的亲和力低，脂溶性差，细胞膜的通透性差，需口服较大剂量（数百至数千毫克）才能达到相同的降糖作用；而另一方面，第一代磺胺类药物氯磺丙脲相对于第二代磺胺类药物，其引起的低血糖反应及其他不良反应的发生率高，因而现在第一代磺胺类药物临床使用较少。

目前第二代磺胺类药物在临床上应用广泛。格列苯脲的降糖作用最强，持续时间长，易发生蓄积作用。因此，年龄大有心血管并发症者尽量不作为首选药物。格列苯脲与格列齐特、格列齐特缓释片和格列吡嗪控释片属于中长制剂，降糖作用较强。瑞易宁为格列吡嗪的控释片，利用胃肠道给药系统变为长效制剂，作用时间长达 24 小时，每天服药 1 次即可。格列喹酮和格列吡嗪普通剂型属短效制剂，作用时间短。大部分磺胺类药物均经肝脏代谢后从肾脏排泄，仅格列喹酮主要经胆道排出，大约 5% 经肾排泄，故适用于轻、中度肾功能不全的患者，但应监测肾功能。格列吡嗪和格列齐特还有改善负荷后早期胰岛素分泌的作用及不依赖于降血糖效应的抗血小板聚集的作用，可减缓微血管并发症的发生，适用于糖尿病视网膜病和/或早期糖尿病肾病患者。

格列苯脲属于第 3 代磺胺类药物，其降糖作用较强，类似于格列苯脲，可有效地降低 FPG、餐后血糖及 HbA_{1c}，同时发现格列苯脲对血清胰岛素水平的影响弱于格列苯脲。应从小剂量开始服用磺胺类药物，每 $4\sim7$ 天增减剂量 1 次，根据监测血、尿糖结果调整药量。餐前 30 分钟服用，每天剂量超过最大剂量的 50% 时，应分次服用。

磺胺类药物主要适用于 T2DM 用饮食和运动治疗血糖控制不理想者。可作为非肥胖 T2DM 的一线用药。老年患者或以餐后血糖升高为主者宜选用短效类，如格列吡嗪和格列喹酮。轻、中度肾功能不全患者可选格列喹酮。病程长和空腹血糖较高的 T2DM 患者可选用中长效类药物（格列苯脲、格列苯脲、格列吡嗪控释剂、格列齐特和格列齐特缓释片）。

鉴于心肌细胞和血管平滑肌细胞上存在 K_{ATP}（SUR2A,SUR2B）通道,其生理作用为在缺血和缺氧时,该通道开放可降低心肌耗氧需求及扩张血管。磺脲类药物可使 SUR 关闭,因而这类降糖药物对心血管事件是否有潜在的不利影响,以及不同磺脲类药物对胰岛 β 细胞上 SUR1 以及心肌、血管细胞 SUR2A 和 SUR2B 的作用是否有差别等问题备受关注。

在体外试验中,格列齐特、格列吡嗪和 D_{860} 对 β 细胞 SUR1 的选择性较格列苯脲强;在心脏缺血预适应研究以及前臂血流灌注变化研究中,格列苯脲明显优于格列苯脲,对心血管细胞 K_{ATP} 通道的开放无不利影响;其他磺脲类药物对心脏缺血预适应的影响如何尚有待明确。在临床研究中,UKPDS 研究认为磺脲类药物对心脏事件并无不利影响,磺脲类药物强化血糖控制组心肌梗死发生率低于传统治疗组;澳大利亚 MONIA 多中心研究显示,发生急性心肌梗死的 T2DM 患者中,事件发生前用格列苯脲、格列齐特或胰岛素治疗的亚组病死率并无差别;而 Mayo Clinic 报道急性心肌梗死后行直接球囊血管成形术的糖尿病患者中,用磺脲类药物治疗者较未用磺脲类药物者早期病死率高,为一独立因素,而住院期间出现的室性心律失常与后期不良事件的发生与磺脲类药物的应用不相关。所有这些都表明,对于一般未发生心血管事件的 T2DM 患者,根据病情选用磺脲类药物治疗是安全的;对于有心血管高危因素的患者或以往已发生过心肌梗死者,如用磺脲类药物宜选择格列苯脲、格列齐特或格列吡嗪,而不用格列苯脲;对发生急性心肌梗死的患者,在急性期尽可能用静脉滴注胰岛素控制高血糖,继之以皮下注射胰岛素。急性期过后,如按糖尿病病情拟用磺脲类药物者,选择同上。

（四）磺脲类降糖作用与剂量及残存胰岛功能有关

磺脲类药物降血糖作用的特点如下。

（1）磺脲类药物刺激胰岛素释放的量可达非药物刺激的 2 倍左右,虽然各种磺脲类药物降糖作用的强度有所不同,但经调整剂量后,每片磺脲类药物的降糖效果基本相当。

（2）磺脲类药物的降糖幅度与起始治疗时患者的 FPG 水平直接相关。对于开始治疗时,$HbA_{1c} < 10\%$,FPG 在 11.1 mmol/L 左右的 T2DM 患者,磺脲类药物可使其 FPG 降低 3.3～3.9 mmol/L,HbA_{1c} 降低 1.5%～2.0%。

（3）磺脲类药物的日剂量范围较大,在一定剂量范围内,其降糖作用呈剂量依赖性,但也取决于患者尚存的胰岛功能,一旦超过最大有效浓度后降糖作用并不随之增强,而不良反应明显增加。如在格列吡嗪普通剂型的最大允许量为 30 mg/d,其控释片的最大剂量为 20 mg/d。

（4）磺脲类药物对胰岛 β 细胞的刺激效应在一定程度上还受血糖浓度的影响,即存在所谓"葡萄糖依赖作用"。实验已证实:磺脲类药物在较低浓度时,在不同的血糖水平其刺激胰岛素分泌的强度可有差别。格列吡嗪控释片和格列齐特缓释剂在药理剂量时,每天口服 1 次维持 24 小时较低的血药浓度,由于它们刺激胰岛素的分泌还与进餐有关,因而可获得与普通剂型和格列苯脲相似的或更稳定的血糖控制,低血糖事件的发生也很少。

（5）格列吡嗪和格列齐特可以改善进餐负荷后早期胰岛素分泌,能有效地减轻 T2DM 患者餐后血糖的上浮。

（6）FPG < 13.9 mmol/L、有较好的胰岛功能、新诊断的、胰岛自身抗体（GAD 抗体和 ICA）阴性的 T2DM 患者对磺脲类药物的反应良好。

使用磺脲类药物治疗血糖控制不能达标时,可联合使用双胍类、噻唑烷二酮类、α-葡萄糖苷酶抑制剂或胰岛素以提高单独应用的疗效。研究表明,磺脲类药物与胰岛素合用对血糖控制、血 HbA_{1c}、每天胰岛素需要量和内源性胰岛素分泌等的效果较单独治疗好,磺脲类药物与胰岛素合用特别适合于单独一种治疗效果欠佳、发生原发性与继发性磺胺类药物失效的患者。由于磺胺类药物和双胍类药物的作用机制不同,合用时具有减轻胰岛素缺乏及 IR 程度、减少不良反应、降低磺胺类药物失效发生率和加强降血糖作用等优点。已有证据表明,及时联用噻唑烷二酮类药物可显著减少磺胺类药物继发性失效。但同一患者一般不同时用两种磺胺类药物,也不同时联用格列奈类非磺胺类胰岛素促泌剂。

(五)磺胺类不用于 β 细胞功能衰竭/急性代谢紊乱/严重并发症/妊娠者

一般认为,磺胺类药物不宜用于下列情况:①T1DM。②T2DM 患者 β 细胞功能已衰竭。③T2DM 合并急性严重代谢紊乱(如酮症酸中毒或高渗性昏迷)。④糖尿病合并妊娠或糖尿病妊娠和哺乳期。⑤T2DM 患者伴应急状态者(如严重感染、急性心肌梗死、严重创伤及手术期间)。⑥已有严重的心、肝、脑、肾和眼部并发症或合并症者。⑦对磺胺类药物过敏或有严重不良反应者。⑧儿童患者和老年人要小心应用,要酌情调整磺胺类药物的剂量或以选用作用时间较短的药物如糖适平为宜,剂量不宜过大。患者应该禁酒,因为乙醇可诱发或加重空腹时磺胺类药物的降糖作用而发生低血糖症。

临床应用磺胺类药物时,必须注意:①选用长效制剂,提高依从性和疗效。②兼顾胰岛素分泌和磺胺类药物的胰外作用,因为有较强胰外作用的磺胺类药物疗效更好。③不同磺胺类药物不联合使用。④低血糖常见的诱因有高龄、饮酒、肝/肾疾病和多种药物合用,格列本脲的低血糖反应较严重,忌用于老年人。磺胺类药物应在餐前 0.5 小时服用。

(六)磺胺类引起低血糖症/体重增加/其他不良反应

1.低血糖反应

低血糖反应是磺胺类药物最常见而重要的不良反应,常发生于老年患者或肝肾功能不全者,高龄、肝肾疾病、药物剂量过大、体力活动过度、进食不规则、饮含酒精的饮料以及多种药物相互作用等为常见诱因,糖尿病患者随病程延长和自主神经系统损伤,对低血糖的对抗调节能力越来越差,低血糖的症状也越来越不明显,越来越不易被察觉。严重低血糖反应可诱发冠心病患者心绞痛或心肌梗死,也可诱发脑血管意外;反复或持续的低血糖可导致神经系统不可逆损伤,甚至昏迷和死亡,应予避免。氯磺丙脲和格列苯脲为长效磺胺类药物,格列苯脲的代谢产物也具降糖活性,两者均由肾脏排泄。因此,在老年患者,尤其是有肾功能不全的患者中,常可引起严重而持久的低血糖症,停药后易反复复发,在急诊应引起足够的重视。格列苯脲与复方新诺明合用可引起严重低血糖症(已有 10 多例病例死亡报道)。格列苯脲和格列吡嗪控释剂也为长效制剂,但由于其较低的有效血药浓度和葡萄糖依赖的降糖反应,故低血糖症的发生率较格列苯脲显著减少。但格列苯脲引起的低血糖症可持续 72 小时。格列喹酮降糖作用温和,作用时间较短,且只有 5% 从肾脏排泄,因此,老年人使用较安全。

2.增加体重

对于某些应用胰岛素治疗的患者,同时服用磺胺类药物面临的重要问题就是体重增加。避免体重增加的最好办法是坚持严格的均衡低脂饮食和规律的适当运动,必要时,应积极减肥,保持体重在正常范围内。临床研究表明:格列吡嗪控释剂、格列奇特和格列苯脲增加体重作用不明显或较其他磺胺类药物低。

3.肝肾功能损害

一些患者可出现便秘、腹泻、烧心、饱胀、食欲减退、恶心或痉挛性腹痛等症状。这些不良反应都比较轻微,通常会在长期服用后消失。偶见肝功能损害和胆汁淤积性黄疸,故肝功能不全者禁用。多数磺胺类药物,如甲苯磺丁脲、氯磺丙脲、格列苯脲及格列吡嗪对胃酸分泌和胃蛋白酶活性无明显作用,但格列喹酮对胃酸和胃蛋白酶分泌有显著刺激作用,故有消化性溃疡患者应慎用格列喹酮。磺胺类药物主要通过肾排泄,肾功能损害时,其血浓度明显上升,易诱发低血糖,故肾功能不全者禁用。有些磺胺类药物制剂(如格列喹酮)主要通过肝胆系统排泄,可用于轻度肾功能不全者,但中度以上肾功能不全者仍需禁用。

4.心血管事件

缺血预适应是一种强力的内源性心脏保护机制,保护心脏免于致死性缺血。发生轻度心肌缺血时,K_{ATP}通道开放,出现IP。K_{ATP}通道开放是IP反应的基础,抑制心脏K_{ATP}通道开放的药物对缺血心肌可能有害。例如,格列本脲关闭β细胞膜上的K_{ATP},对心肌和血管平滑肌细胞K_{ATP}通道有关闭作用。但是,不同药物其作用存在差别,例如格列苯脲和格列奇特不影响IP。糖尿病伴缺血性心脏病者应选择对β细胞选择性高和较少影响IP的格列苯脲;在心肌梗死的急性期及围血管成形术期禁用磺胺类药物(尤其是格列本脲),宜用胰岛素。

5.皮肤变态反应

磺胺类药物可引起皮疹、瘙痒和荨麻疹等轻微的皮肤反应。常在服药几周后消失。如果有严重、持续的皮肤反应,需停药。另外,可能会对阳光敏感,可用防晒霜防皮肤被晒伤。

6.酒精不耐受

发生率低,多见于服用氯磺丙脲或甲磺丁脲者,但任何一种磺胺类药物都可能出现。一些患者在饮用含酒精饮料或药物,甚至极少量的酒精(比如,半杯葡萄酒)后10～30分钟内就会出现头痛、颜面潮红或麻刺感,也可能出现恶心和头晕。这些症状有时会持续1小时。格列苯脲或格列苯脲少有此类反应。为了预防这种反应,最简单的就是避免饮酒。

7.其他不良反应

第一代磺胺类药物偶可引起白细胞计数减少、粒细胞缺乏、再生障碍性贫血、血小板减少和溶血性贫血等,第二代磺胺类药物极少引起血液系统毒性。心血管系统的不良反应正在受到医学界的极大关注,目前比较公认的是格列苯脲可降低心肌对抗缺血的能力,故老年人及有冠心病的患者应慎。氯磺丙脲还可引起抗利尿激素不适当分泌而导致低钠血症和水中毒。亲脂性磺胺类药物在抑制肝糖输出的同时,还对线粒体的氧化磷酸化有解耦联作用,但格列苯脲和格列喹酮等药物在通常的治疗浓度下,对线粒体的生物能量生成无明显影响。如患者存在肝肾功能不全或用量过大时,要注意这一不良反应的发生;或者在合用β受体阻滞剂时,更要特别注意两药同一不良反应相加带来的危险,因为β受体阻滞剂(如普萘洛尔)亦对肝肾细胞的线粒体生物氧化有抑制作用。

(七)磺胺类治疗存在原发性或继发性失效可能

有些糖尿病患者过去从未用过磺胺类药物,应用足量的磺胺类药物1个月后未见明显的降糖效应,称为原发性失效,发生率约为10%,其原因可能有缺乏饮食控制和严重的胰岛β细胞功能损害等,糖脂毒性是胰岛β细胞功能损害的最重要的原因,β细胞衰竭为T2DM的必然程序和演变过程,可能是由"β细胞凋亡基因"决定的,因此T2DM使用饮食治疗、格列苯脲或二甲双胍,β细胞衰竭的速度都是相同的;目前没有磺脲致β细胞衰竭的确切依据。磺胺类药物失效不等于β细胞凋亡,一般认为,β细胞凋亡与磺胺类或其他药物无关。有些糖尿病患者服用磺胺类药物治疗初期能有效地控制血糖,但长期服用后疗效逐渐下降,血糖不能控制,甚至无效。判定标准是每天应用大剂量(如格列苯脲 15 mg/d,疗程 3 个月)空腹血糖仍 > 10 mmol/L,HbA_{1c} > 9.5%,称为继发性失效,其发生率为 20%～30%,年增长率为 5%～10%。发生与胰岛

β细胞功能逐渐下降和外周组织的 IR 不能缓解密切相关。其他因素:①饮食控制不佳,活动量过少。②磺胺类药物剂量不够或吸收障碍。③同时服用了升高血糖的制剂如糖皮质激素等。④存在应激反应。⑤心理因素等。⑥病例选择不当。有学者总结 10 年中近 2 000 例 T2DM 的口服降糖药使用效果,发现继发性失效多发生于用药后 1 年内,以后的发生率与使用时间无明显关系,但 80% 的口服磺胺类药物患者以后均停用或加用其他药物。双胍类药物也可发生继发性失效,年发生率为 5%～10%。

继发性失效的处理方法。①加用胰岛素治疗:可在早晚餐加用中效胰岛素(NPH)或 3 餐前加用胰岛素或睡前(9 时)加中长效胰岛素。②加用二甲双胍 0.25 g,每天 3 次。③加用 α-葡萄糖苷酶抑制剂,如阿卡波糖 50～100 mg,每天 3 次,进餐时服用。④改用胰岛素治疗。先行胰岛功能测定,若 β 细胞功能差,则应改用胰岛素治疗,亦可加用二甲双胍或阿卡波糖。⑤消除上述引起继发磺脲药失效的因素,如饮食控制和增加运动,或加用胰岛素增敏剂、GLP-1 激动剂或DPP-IV 抑制剂。

三、格列奈类促胰岛素分泌剂治疗

格列奈类为非磺胺类胰岛素促分泌剂,是一类类似磺胺类药物的药物,能改善胰岛 β 细胞的早期相胰岛素分泌,产生类似生理的胰岛素分泌模式,从而降低餐时血糖高峰,故又称为"餐时血糖调节剂"。

(一)格列奈类促胰岛素分泌剂作用机制与磺胺类相似而结合位点不同

本类与磺胺类药物相比有明显的优势:①它不引起胰岛素的直接胞泌,不抑制细胞内蛋白质(胰岛素原)合成。②它是一种"快开-快闭",即起效快和作用时间短的胰岛素促泌剂,具有"快进、快效、快出"的特点。其"快开"作用是指它刺激胰岛素分泌的模式与食物引起的生理性早期相胰岛素分泌相似,可以有效地增强早期相胰岛素的分泌,从而控制餐时血糖增高,而它的"快闭"作用不会同时导致基础或第 2 相胰岛素的升高,能够预防高胰岛素血症,并减少低血糖倾向。③它的胰岛素促泌作用具有葡萄糖依赖性,其作用强度与血糖水平正相关。在空腹状态下服用,仅仅使血胰岛素和葡萄糖水平发生较轻微的变化;在低血糖时,几乎不刺激胰岛素分泌,因而能有效地模拟胰岛素生理性分泌,从而能更好地控制血糖波动,很少发生低血糖反应且症状轻微。④餐前服药,刺激胰岛素快速释放,而两餐之间不刺激胰岛素分泌,对保护胰岛 β 细胞有重要意义。⑤"进餐服药,不进餐不服药"的用药原则提供了给药更大的灵活性,而且很容易在进餐同时被记住,大大增加了患者的依从性。⑥具有较好的胰腺特异性,对血管平滑肌和心肌的作用很弱,其中那格列奈与 β 细胞 K_{ATP} 亲和力较其他心血管 K_{ATP} 结合强 300 倍,因此,不影响心肌的"缺血预适应"。

(二)格列奈类刺激胰岛素分泌迅速而短暂

口服后迅速而近于完全吸收,进餐时服用吸收稍延缓,其发挥刺激胰岛素分泌的作用起效迅速(30 分钟内起效),持续时间较短,在血循环中与蛋白质结合,98% 与血清蛋白结合,1 小时内药物浓度达峰值,血浆半衰期($t_{1/2}$)亦约 1 小时,由肝脏细胞色素 P450 酶 3A4(CYP3A4)所完全代谢,而其代谢产物无降糖作用,服药 4～6 小时后,几乎 98% 的瑞格列奈被代谢,92% 由粪便排出,而 8% 经尿排出,其生物利用度为 63%。那格列奈在口服后也迅速吸收,达到血药峰值的时间约为 50 分钟,进高脂肪饮食可使其血药峰值增加 12%,但达峰时间延缓约 50%,其生物利用度为 70%。在血循环中,那格列奈与血浆蛋白(主要是清蛋白)广泛结合(在男性＞98%),主要通过混合功能氧化酶系代谢,细胞色素 P450(CYP)C29 是那格列奈代谢主要的催化剂,其次是 CYP3A4。其代谢产物活性多为那格列奈的 1/6～1/3,只有少量异丙醇代谢产物具有活性,强度与那格列奈相当。在人体,那格列奈原药及代谢产物 80% 由肾脏排泄,16% 以原药形式排出,约 10% 在粪便中排泄,半衰期为 1.5～1.8 小时,24 小时内可完全清除。

(三)格列奈类治疗 T2DM

在磺胺类药物失效时,改用该类药物亦能取得较好疗效;几乎不影响患者的体重,对肥胖和非肥胖的 T2DM 同样有效;因口服吸收快,起效快,服后大部分经肝胆排泄,体内无蓄积,更适用于老年及有轻、中度肾功能障碍的 T2DM 患者;还可用于 IGT 的患者。但下列情况不适合使用格列奈类:①T1DM。②严重的肝肾功能不全。③合并妊娠或哺乳。④有急性并发症和合并症(如糖尿病酮症酸中毒、乳酸性酸中毒、非酮症高渗性昏迷、感染以及手术等)。

1.用法与用量

瑞格列奈餐前 10～15 分钟服用,每天 3 次,疗效优于每天 2 次法。起始剂量每次餐前 0.5～1.0 mg(对使用过另一种口服降糖药而换成瑞格列奈者,开始即可用每餐 1 mg),根据血糖调节用量,最大单次剂量为 4 mg,每天为 16 mg。进 1 次餐服 1 次药,不进餐时不服药,故被称为"餐时血糖调节剂"。那格列奈单一或联合应用的开始剂量为 120 mg,每天 3 次服用,餐前 10～15 分钟内服用。老年 T2DM 患者开始时,宜在餐前服用 60 mg。对血糖接近目标值的患者可用 60 mg。对健康志愿者进行的大规模 I 期剂量范围试验中,那格列奈的剂量范围为 30～240 mg,每天 3 餐前服用,所有剂量的耐受性均良好。

2.疗效与联合用药

与磺胺类药物相比,瑞格列奈在为期 1 年的治疗中,控制 HbA1c 水平的效果与格列齐特和格列苯脲相当,而优于格列吡嗪。瑞格列奈可降低 FPG 2.6～2.7 mmol/L,HbA1c 1.6%～1.9%。若与二甲双胍合用,较单用瑞格列奈作用更强,可使 FPG 再下降达 2.2 mmol/L,HbA1c 再降低 1.4%。单用格列奈类,血糖控制不理想,可与二甲双胍、格列酮类药物或胰岛素联合应用,以增加单用的疗效。格列奈类与二甲双胍合用,尤其适用于肥胖患者。由于本类药物的作用机制与磺胺类药物相似,所以两类之间不可联用。

3.不良反应与注意事项

瑞格列奈口服易耐受,不良反应较少。常见的有轻度低血糖(即使未进食或推迟进餐时间也极少发生低血糖症),胃肠功能失调如腹泻和呕吐,短暂性视觉障碍等。在对瑞格列奈、格列苯脲、格列齐特和格列吡嗪进行的长期比较研究中,瑞格列奈发生严重低血糖的危险性明显较其他 3 种低。那格列奈的常见不良反应有低血糖、乏力、恶心、腹泻和腹痛等,少见的变态反应如皮疹、瘙痒和荨麻疹也有报道,少数病例有肝酶升高,不过是轻微或暂时性的,很少导致停药。那格列奈可增加血尿酸水平,机制和意义未明。

瑞格列奈的代谢降解是通过肝脏的 CYP3A4,故诱导此酶活性增强的药物削弱其作用,如巴比妥盐、卡马西平和利福平,而抑制此酶活性的药物可增强其降糖作用,如酮康唑和红霉素。格列奈类吸收后 90% 以上与血浆蛋白结合,故凡与血浆蛋白结合强的药物,可竞争性抑制其与血浆蛋白结合,从而增强格列奈类的降糖作用,属于此类的药物有 β-肾上腺素能受体阻滞剂、氯霉素、非甾体抗炎药物、华法林和磺胺类药物等。

四、双胍类降糖药治疗

双胍类降糖药物有苯乙双胍和二甲双胍。苯乙双胍由于乳酸酸中毒的发生率高,目前已被淘汰。现在,临床上主要应用二甲双胍。口服二甲双胍 0.5～1.5 mg 的绝对生物利用度 50%～60%,2 小时血浓度达峰值,血浆半衰期 1.5～4.5 小时,不与血浆蛋白结合,分布广泛,但小肠细胞的浓度高。

(一)双胍类抑制肝糖输出并促进组织糖利用

1.作用靶点

二甲双胍作用的分子靶点主要是一磷酸腺苷(AMP)激活的蛋白激酶(AMPK),AMPK 参与体内很多代谢过程,并且在很多环节上都发挥着重要的作用。有研究显示,随着二甲双胍剂量的增加,离体肝细胞上 AMPK 的活性增加,而且活性几乎接近所谓的最大的刺激剂量。另 1 项研究发现,二甲双胍在骨骼肌上也同样有这样的作用,它可刺激骨骼肌上 AMPK 的活性。在生化反应过程中,AMPK 被激活之后,可以使脂肪组织中激素敏感性脂肪酶的活性降低,使得肝脏上一些酶的表达降低,同时 AMPK 也可作用于肌肉组织,使葡萄糖的转运增强,最终发挥降低非酯化脂肪酸、降低血脂和降低血糖的作用。

2.抑制肝糖产生和输出

肝糖产生过多和肝糖异生是 T2DM 血糖升高的主要原因。长期高血糖可以通过诱导肝脏线粒体超氧化物生成,肝脏糖异生的磷酸烯醇式丙酮酸羧化酶(PEPCK)和葡萄糖-6-磷酸酶 mRNA 表达增加导致肝脏葡萄糖输出增加。二甲双胍抑制肝糖输出的机制是使糖原异生和糖原分解降低,部分可能通过减少脂肪酸和脂质氧化来实现。这种作用可能还依赖于较低浓度的胰岛素存在。

3.促进外周组织利用葡萄糖

尤其是骨骼肌是二甲双胍增加胰岛素介导的葡萄糖利用的主要部位,当餐后血糖升高时,二甲双胍可增加骨骼肌对葡萄糖的摄取并加速葡萄糖的氧化代谢,降低血糖。

4.抑制脂肪分解

二甲双胍可抑制脂肪分解,降低极低密度脂蛋白-胆固醇、低密度脂蛋白-胆固醇、甘油三酯和 FFA,抑制肠道羟甲基戊二酰辅酶 A 还原酶(HMG-CoA)和胆固醇酰基转移酶活性,抑制肠道胆固醇的生物合成和贮存。

5.减轻胰岛素抵抗

二甲双胍可显著增加胰岛素受体的数量和亲和力,改善肌肉和脂肪的组织酪氨酸激酶的活性,进一步改善这些组织的胰岛素敏感性。高胰岛素血症、高血糖产生的糖毒性和高脂血症产生的脂毒性是引起IR 抵抗的重要因素,二甲双胍在降低血糖和降血脂的同时不引起胰岛素分泌,能改善 IR。

6.抑制食欲和减少肠道糖吸收

二甲双胍的作用机制还有抑制食欲,减少肠道糖的吸收。总结二甲双胍的作用机制:从程度上看,二甲双胍对脂肪分解的作用比较弱,对肌肉摄取葡萄糖的作用也比较弱,它最主要的作用还是抑制肝糖输出,从而降低空腹血糖。

(二)双胍类不引起低血糖/高胰岛素血症/体重增加

二甲双胍口服后主要在小肠吸收,一般在 6 小时内吸收完全,在血浆内不与蛋白质结合,达峰时间为 1～2 小时,半衰期为 4～8 小时,生物利用度为 50%～60%。摄食可延缓二甲双胍在消化道的吸收,吸收后它可迅速分布到体内各组织。其在胃肠浓度最高,而在肝肾浓度最低,不为肝脏所降解,而由肾小管主动排泄,大约 90% 经肾在 24 小时内排出。肾功能减退时,半衰期可明显延长。

二甲双胍的作用：①不刺激胰岛素分泌，主要作用于胰外组织，单用不会引起低血糖，且能改善 IR，避免高胰岛素血症，在降低血糖的同时对 β 细胞又起保护作用。②不引起体重增加，肥胖者还能减轻体重。③改善脂代谢，降低血脂，增进微循环，延缓和改善血管并发症。UKPDS 研究显示，二甲双胍治疗组较一般治疗组心肌梗死发生率降低了 39%，卒中发生率降低了 40%。④二甲双胍降低甘油三酯和非酯化脂肪酸的作用还可以减少对 β 细胞的脂毒性。二甲双胍优良的作用特点，使其成为 T2DM 最常用的药物之一，尤其是伴 IR 的肥胖 T2DM 患者，可使胰岛素的敏感性增加 20%～30%。

一般禁忌证：①T1DM。②酮症酸中毒、非酮症高渗昏迷和乳酸酸中毒等急性并发症者。③严重肝肾功能不全者，严重贫血、缺氧、心力衰竭、酗酒和慢性严重肝脏病等，其理由是担心二甲双胍会引起或加重乳酸酸中毒，但目前仍缺乏充分的对照研究依据。④感染和手术等应激情况，严重高血压、明显的视网膜病和进食过少的患者。⑤妊娠、哺乳期妇女和 80 岁以上者。⑥近期有上消化道出血者。⑦使用血管造影剂和强抗凝剂（如华法林）前后 48 小时内。⑧血液系统疾病，特别是大细胞性贫血和溶血性贫血患者。⑨线粒体基因突变性糖尿病也不宜使用。

（三）双胍类的非降糖作用值得关注

1.抗动脉粥样硬化和抗血栓

葡萄糖毒性的氧化应激对组织产生的损害主要与多元醇通路、蛋白激酶 C(PKC)通路、晚期糖基化终末产物(AGEs)通路和氨基己糖通路等代谢通路有关。双胍类药物可针对性地作用这些通路，减轻氧化应激对组织的损伤。二甲双胍的结构与 AGEs 的强力抑制剂氨基胍相似，可抑制 AGEs 的生成与堆积。双胍类药物对血管内皮具有保护作用，如改善内皮介导的舒张功能、抑制单核细胞的黏附、降低黏附分子、C 反应蛋白和纤维蛋白原的水平，抑制单核细胞向巨噬细胞分化，抑制脂质沉积和滑肌细胞增殖，减少心脏终点事件。双胍类药物降低凝血因子Ⅶ、凝血因子、PAI-1 和 C 反应蛋白水平，抑制纤维蛋白原交联和血小板聚集，纠正血液高黏高凝状态。

2.纠正血脂谱异常

二甲双胍能改善糖尿病患者的脂代谢异常：减少脂肪氧化 10%～30%，降低游离脂肪酸、低密度脂蛋白、极低密度脂蛋白与 Lp(a) 和 TG 水平，升高高密度脂蛋白，有利于糖尿病合并大血管并发症者减少心脑血管疾病的终点事件。双胍类药物降低 FFA，改善机体对胰岛素的敏感性和 β 细胞分泌功能。

3.抗氧化

二甲双胍对高糖诱导的 $PKC\beta_2$ 通路活化有抑制作用，可使血浆抗氧化活性增高 4 倍；通过降低 AGEs 前体甲基乙二醛生成，避免高血糖对血管内皮的损伤，但其抗氧化作用的机制仍不清楚。

4.降低血压与心率

糖尿病时胰岛素传递信号异常，导致血管收缩增强，引起高血压。正常时胰岛素通过 PI-3 激酶通路激活 NO 合酶，升高平滑肌细胞上钠泵活性及葡萄糖穿膜转运能力，当胰岛素的舒张血管作用受损时，NO 的血管扩张作用受损，增加平滑肌细胞钙离子内流，损害血压升高时的血管舒张功能。二甲双胍对人血压无直接影响，但能刺激钠泵活性，增加乳酸生成，具有中枢抗高血压和抑制肾交感神经作用，有助于降低糖尿病相关的死亡率。

5.治疗多囊卵巢综合征

二甲双胍是胰岛素增敏剂,近年来临床用于治疗多囊卵巢综合征(PCOS)获得良好的效果。二甲双胍降低患者血中的胰岛素,改善胰岛素抵抗,降低睾酮水平,使雌二醇水平上升,月经恢复。罗格列酮和二甲双胍均可改善 PCOS 的男性化症状,似乎二甲双胍更多的是纠正高雄性激素血症,而罗格列酮对高胰岛素血症与胰岛素抵抗更有效。

6.其他作用

AMPK 是一种能量感知分子,二甲双胍通过提高胰岛素受体酪氨酸激酶的活性、增加 GLUT4 的数目和活性和增强糖原合酶的活性等多重作用机制增加周围组织的胰岛素敏感性。二甲双胍还能改善葡萄糖非氧化代谢通路,增加周围组织胰岛素介导的葡萄糖利用。AMPK 可能有心脏保护作用,二甲双胍可明显缩小动物模型心肌梗死的面积。近年来发现,糖尿病患者口服二甲双胍时乳腺癌发病率很低,二甲双胍可以减少糖尿病患者罹患癌症的风险。

(四)新确诊患者在生活方式干预时应用双胍类治疗

2005 年发表的国际糖尿病联盟(IDF)全球 T2DM 临床指南中推荐,新诊断的 T2DM 患者第 1 步应进行教育和生活方式干预,无效时即可接受口服降糖药物治疗。在这些药物中,无论对于超重还是正常体重的患者,除非存在双胍类药物的禁忌证,患者从起始就应使用。2006 年,欧洲糖尿病研究会(EASD)和美国糖尿病学会(ADA)共同发布了 T2DM 治疗新共识,将二甲双胍的使用时间进一步提前,建议新确诊的糖尿病患者应当在采取生活方式干预的同时应用二甲双胍。最新版的 ADA 指南推荐患者被诊断为糖尿病后应立即开始生活方式干预和二甲双胍治疗,在此基础上,如果 $HbA_{1c} \geq 7\%$,则可分别加用基础胰岛素、磺胺类药物和格列酮类药物。

二甲双胍除了具有良好的降糖作用外,其最大的优势在于降低 T2DM 患者心血管并发症。在 UKPDS 试验中,接受二甲双胍强化治疗的患者除了降低 42% 的糖尿病相关死亡外,还可降低 39% 的心肌梗死风险和 41% 的卒中风险。二甲双胍可以减轻体重,改善胰岛素敏感性。

1.适应证

双胍类药物主要适用于下列情况:①肥胖 T2DM 患者经饮食和运动治疗后,血糖控制不佳者,可作为首选药物。②非肥胖 T2DM 患者与磺胺类或 α-葡萄糖苷酶抑制剂合用可增强降糖效果。③接受胰岛素治疗的糖尿病患者(包括 T1DM、T2DM 和一些特殊类型的糖尿病),血糖波动大或胰岛素用量大,有 IR 者可合用双胍类药物。④可用于治疗肥胖的非糖尿病患者及多囊卵巢综合征患者。⑤IGT 或 IFG 者,使用双胍类药物可防止和延缓其发展为糖尿病,已被糖尿病预防项目研究(diabetes prevention program,DPP)证实。⑥青少年 T2DM,尤其是肥胖和超重者。

2.常用种类及用法

二甲双胍开始宜小剂量,250 mg,每天 2 次,餐前或餐后口服。1~3 天后,加至 250 mg,每天 3 次,如无特殊反应,可逐渐加到 500 mg,每天 2~3 次,或 850 mg,每天 2 次。以后视病情调整剂量。最小有效量约为 500 mg,在 500~3 000 mg 的剂量范围内有效,最佳控制血糖的剂量为 2 000 mg,见表 4-4。

表 4-4　常用双胍类药物的比较

项目	英文名	半衰期（小时）	排除途径	降糖作用		剂量（mg/次）		
				最强（小时）	持续（小时）	开始	通常	最大
苯乙双胍	DBI	2～4	肾排 50%		6～10	12.5 1次/天	25 3次/天	50 3次/天
二甲双胍	metformin	1.7～4.5	肾排 80% 粪排 20% 12小时被清除	2	5～6	125 1次/天	250 3次/天	500 3次/天
盐酸二甲双胍	glueophage	6.2	肾排 90%			500～850 1次/天	500 3次/天	850 3次/天

二甲双胍常规用药从 250～500 mg，每天 3 次开始，最大不超过 2 500 mg/d，但对肥胖伴胰岛素抵抗的糖尿病患者，最大剂量可达 3 000 mg/d。苯乙双胍从 25 mg，每天 3 次开始，最大不超过 150 mg/d。双胍类药物的降低血糖作用是剂量依赖性的，当剂量达到 2 g 时，降低血糖作用达平台。餐后服药药效可降低 25%。故如无胃肠道反应可餐前服药，如胃肠道反应重可于餐后服药。

3.二甲双胍与其他药物联用

二甲双胍可以与各种口服降糖药联合应用，不但获得良好的效果，而且减少了每种药物剂量与不良反应，延缓药物的继发性失效。最近很多研究报道了在 T2DM 成年患者给予二甲双胍/格列本脲复合剂为初始治疗，在治疗 20 周后，不仅获得比单药治疗者更好的血糖控制，而且 β 细胞的 1 相和 2 相胰岛素分泌均较单药治疗者有显著提高，提示联合用药对胰岛功能有更好的作用。还有多篇研究报道了二甲双胍与噻唑烷二酮联合治疗的益处。据报道，5 000 余例糖尿病患者接受二甲双胍与罗格列酮联合治疗 6 个月以上，HbA$_{1c}$（－1.3%）和空腹血糖（－2.61 mmol/L）显著下降，联合治疗使达到 HbA$_{1c}$<6.5%（IDF 目标）和<7.0%（ADA 目标）的患者比例比二甲双胍单药治疗时分别增加了 34% 和 50%。

对磺胺类药物、α-葡萄糖苷酶抑制剂或胰岛素治疗效果不佳的糖尿病，加用二甲双胍可取得满意疗效。与氯米芬合用，可使 90% 的多囊卵巢综合征伴有 IR 和雄激素增多者月经恢复正常。

（五）双胍类不良反应能被多数患者耐受和预防

1.胃肠反应与胃肠功能障碍

消化道反应最常见，如恶心、呕吐、食欲缺乏、腹部不适、腹泻和口内有金属味。消化道反应没有剂量依赖性。服用苯乙双胍的发生率约 65%，约 20% 服二甲双胍者有轻度暂时性胃肠道反应。部分消化道不良反应与双胍类药物可促进十二指肠黏膜 5-羟色胺及其他神经递质释放有关。故宜从小剂量开始，逐渐增加剂量，进餐时或餐后服用可减轻胃肠道不良反应。5% 因不能耐受而停药，胃肠道不良反应可能与高浓度的双胍类药物在消化道聚积有关，使局部乳酸增高。但在动物实验中，胃肠道解剖学检查并未发现异常，提示是功能性障碍而没有器质性病变。这些不良反应常随着服药时间的延长而减少，胃肠道不良反应以苯乙双胍更多见，减量或停药后消失。

2.乳酸性酸中毒

乳酸性酸中毒多发生于老年人和缺氧以及心、肺、肝和肾功能不全的患者，死亡率高达 50%

以上。苯乙双胍增加血浆乳酸浓度,抑制乳酸氧化,损害氧化磷酸化,阻碍肝细胞和肌肉细胞摄取乳酸,增加乳酸从肌肉中释放,因此使乳酸的产生和氧化不平衡,引起乳酸性酸中毒,在西方某些发达国家已停止使用。二甲双胍不抑制电子传递链,增加乳酸的氧化,不改变乳酸从肌肉的释放。因此,二甲双胍比苯乙双胍发生乳酸性酸中毒少见,仅为苯乙双胍的 1/50。现已比较明确的乳酸性酸中毒的诱因是肾功能减退(绝大部分二甲双胍以原形由肾脏排出)、肝功能下降、缺氧或酗酒,而二甲双胍的疗程、剂量及血清中二甲双胍的水平(浓度范围 $0\sim5$ $\mu g/mL$)都不是促发乳酸性酸中毒的原因。心肺功能不全者应用二甲双胍后,因可导致乳酸堆积和乳酸性酸中毒,故建议有严重心肺功能不全,特别是心力衰竭患者禁用。

90%乳酸酸中毒与并存低氧血症有关,如心力衰竭、肾功能不全、慢性缺氧性肺病、年龄>70 岁的老人、大量饮酒和失代偿性肝病的糖尿病患者。苯乙双胍乳酸酸中毒发生率为 1%~2%,二甲双胍乳酸酸中毒发生率为 3/10 万。2006 年的 Cochrane 数据库显示,二甲双胍乳酸酸中毒发生率为 5.1/10 万人年,而非二甲双胍的发生率为 5.8/10 万人年,两组间无显著差异。由于苯乙双胍在肾排泄前需要进一步代谢,而二甲双胍以原型从肾排泄,所以苯乙双胍乳酸酸中毒发生率较二甲双胍高。现在,美国已禁用苯乙双胍,但在我国仍可使用。因它的降糖作用较二甲双胍强,且价格非常便宜,对脏器功能良好的 T2DM 患者仍可使用。但应认真挑选适应对象,每天剂量小于 150 mg,以 75 mg/日为宜。一旦出现恶心和食欲缺乏,应及时检查血乳酸及血气分析,如有酸中毒应立即停药。二甲双胍的临床应用安全,耐受性好,没有严重不良反应,但剂量大时或对高龄患者也可引起乳酸水平增高,如果同时合并脏器功能不全则可能引起乳酸酸中毒。

年龄、性别和肾功能情况并不是二甲双胍引起乳酸酸中毒发生的根本原因,只有当患者存在低氧血症、周围组织低灌注状态、乳酸产生过多和排泄减少时二甲双胍才会导致乳酸酸中毒。实际上,临床实践中确有很多 70~80 岁以上的老人以及肾功能轻、中度减退的患者由于种种原因仍在口服二甲双胍治疗,也并未发生乳酸酸中毒。所以对>70 岁的老人,无充血性心力衰竭、低氧血症和慢性肾功能不全[男性:血肌酐 $\leqslant132$ $\mu mol/L$($\leqslant1.5$ mg/dL),女性:血肌酐 $\leqslant124$ $\mu mol/L$($\leqslant1.4$ mg/dL),或 GFR<60 但>30 mL/(min·1.73 m²)(Ccr>1.17 mL/s)]时,使用指征似有放宽的趋势,可以谨慎使用,但要注意监测肾功能和血乳酸。当糖尿病患者合并充血性心力衰竭、低氧血症、肝功能衰竭、全麻后、酗酒、乙醇成瘾、急性中重度感染、低血压、全身低灌注状况、急慢性心肺功能不全、重症贫血、缺氧性疾病、急性心肌梗死、血尿酮体阳性、卒中以及曾有乳酸酸中毒史的患者应当视为绝对禁忌证。静脉使用高渗造影剂时也禁用二甲双胍,患急性脱水性疾病时(如腹泻和呕吐)也应停用二甲双胍。手术时应暂停二甲双胍,直到术后 48 小时,肾功能和尿量恢复正常后才能再用药。使用非甾体抗感染药和血管紧张素转换酶抑制剂(ACEI)会增加二甲双胍口服后乳酸酸中毒的概率,也应特别注意。近年的研究显示,哺乳期用药对婴儿影响不大,妊娠期服药对胎儿也未观察到明显不良反应,故妊娠与哺乳均不是绝对禁忌证,但因观察例数不多,仍应谨慎用药。

3.维生素 B_{12} 吸收不良

服用二甲双胍 1 年后,大约 7%的患者出现维生素 B_{12} 水平降低,10%~30%的长期服用者有维生素 B_{12} 吸收不良,血液中维生素 B_{12} 下降,这与双胍类药物干扰细胞内钙离子内流和减少回肠末端维生素 B_{12} 吸收有关。长期大量口服二甲双胍应补充维生素 B_{12} 与叶酸,口服补钙有利于预防维生素 B_{12} 的水平降低。维生素 B_{12} 缺乏与二甲双胍的使用剂量和时间显著相关,服用二甲双胍 3 年以上者发生维生素 B_{12} 缺乏的危险性明显增加。二甲双胍可抑制消化道对维生素 B_{12}

的吸收,导致大细胞性贫血,应予以注意。H$_2$受体阻滞剂西咪替丁可降低肾小管分泌二甲双胍,而致血中二甲双胍浓度增加。

4.低血糖症

双胍类单药特别是二甲双胍很少引起低血糖。UKPDS研究随访1年观察到低血糖发生率分别为:二甲双胍0%;31%格列苯脲治疗者和8%的胰岛素治疗者每天发生1次。因为二甲双胍只是部分抑制肝糖异生,并不刺激胰岛素分泌。但当二甲双胍联合磺胺类和格列奈类等促胰岛素分泌剂或胰岛素等药物时,可以增强这些药物的作用,比单用这些药物时增加了低血糖的发生率,所以应严格监测血糖,及时减少它们的用量。

5.肾损害

二甲双胍本身对肾脏无明显毒性作用,但有肾功能损害时,二甲双胍由肾脏排出障碍,成为乳酸性酸中毒和低血糖反应的重要原因。一般建议当血肌酐水平>123.8 μmol/L(1.4 mg/dL)时,禁用二甲双胍。造影剂对肾脏有一定毒性,二甲双胍可加重肾毒性,并可能诱发急性肾衰竭。因此,在进行血管内造影或肾脏造影前后48小时内,应停用二甲双胍。并在再次应用前需重新评价肾功能。目前二甲双胍的临床应用指征有所放宽,除对于肾功能不全或伴高度风险的患者不用外,对于合并慢性轻度心力衰竭的糖尿病患者,如果没有服用其他药物的经济条件,在注意患者整体情况下也可以谨慎使用。

肾功能损害时使用二甲双胍诱发乳酸性酸中毒常与患者同时合并了感染或血容量不足有关。二甲双胍诱发乳酸性酸中毒的发生是不可预测的,如果患者有低氧血症、组织灌注不足或严重肝损害等急性并发症,应禁止使用二甲双胍。

利福平抑制双胍类药吸收,减弱其降糖作用。乙醇抑制双胍类药物在肝脏的代谢,能增强其降糖作用。H$_2$受体阻滞剂可竞争结合抑制肾小管排泄双胍类药物,西咪替丁减少双胍类药在肾的清除,加强其降糖作用。非甾体抗炎药和ACEI可能增加双胍类乳酸酸中毒的概率。一些阳离子药物,如阿米洛利、地高辛、普罗卡因酰胺、奎尼丁、雷尼替丁和万古霉素等均可影响肾小管转运二甲双胍,降低其清除。二甲双胍可降低血中呋塞米的浓度及半衰期,削弱利尿作用。钙通道阻滞剂则可增加消化道吸收二甲双胍。

(六)妊娠/哺乳/高龄/肾衰竭患者禁用双胍类治疗

1.二甲双胍与哺乳

二甲双胍虽经乳汁排泄,但其在乳汁中的药物浓度并不会对婴儿的血糖水平产生影响。美国一家儿童医院研究人员测定了5名正在哺乳同时服用二甲双胍治疗的糖尿病患者的血液和乳汁中葡萄糖和二甲双胍水平,同时还测定了婴儿的血糖和二甲双胍水平。结果显示,糖尿病母亲乳汁中二甲双胍的平均浓度为血液中的2/3,而她们的孩子摄入的二甲双胍量仅为母亲血中浓度的65%,且3名婴儿的血糖水平均在正常范围内,未观察到二甲双胍对婴儿的继发性影响。研究人员认为,二甲双胍的日常摄入量对婴儿的影响并不大,糖尿病患者可能可以在哺乳期安全口服二甲双胍。尽管这还需要更多数据和进一步研究,但临床工作中医师至少可以根据情况酌情观察和研究。

2.二甲双胍与妊娠糖尿病

二甲双胍对妊娠糖尿病的有效性和安全性一直尚未完全明了。二甲双胍可透过胎盘,脐血与母血的血浆浓度分别为0.81(0.1~2.6)mg/L和1.2(0.1~2.9)mg/L,胎盘分配系数1.07(36.3%)。有临床研究对751个妊娠20~33周的糖尿病妇女进行二甲双胍开放试验,如果血糖控制不良补充胰岛素治疗,研究观察的一级终点是新生儿低血糖发生率、呼吸道应激性疾病、需要光疗的人数、产伤、Apgar 评分小于 7 分和早产率,研究设计口服二甲双胍可能比胰岛素单纯治疗者增加上述不良结局 33%（30%～40%）,研究的继发性终点是新生儿人体测量学指标:母亲血糖控制情况和高血压并发症,以及产后葡萄糖耐量情况和对药物治疗的接受度。结果在363 名口服二甲双胍的妊娠妇女中 92.6%一直口服二甲双胍直至分娩,其中 46.3%同时合用胰岛素治疗,一级终点事件在二甲双胍组是 32%,胰岛素组是 32.2%,相对危险 0.99（95%CI,0.80～1.23）,二甲双胍组中 76.6%和胰岛素组 27.2%的患者表述她们会仍然选择原有治疗方案。继发性终点事件两组间没有区别,没有观察到二甲双胍对妊娠的严重不良影响;与胰岛素治疗比较,也没有增加围生期并发症,而产妇更愿意采用二甲双胍治疗妊娠糖尿病。所以现在至少二甲双胍不是妊娠糖尿病的绝对禁忌药物。

3.高龄和肾衰竭

双胍类的肾排泄受肾功能影响。二甲双胍及其代谢产物几乎全部以原型从尿中排出,12 小时清除 90%,其肾清除率＞肾小球滤过率。H_2 受体阻滞剂可竞争性抑制肾小管的双胍类药物排泄。二甲双胍本身不损害肾脏,但肾衰竭时因排泄受阻可导致乳酸酸中毒。因此,建议 70 岁以上的 T2DM 和严重肾衰竭患者禁用二甲双胍。

五、α-葡萄糖苷酶抑制剂治疗

α-葡萄糖苷酶抑制剂主要有阿卡波糖和米格列醇两种。

(一)α-葡萄糖苷酶抑制剂降低餐后血糖而不减少糖吸收总量

食物中的淀粉和糖类的吸收需要小肠黏膜刷状缘的 α-葡萄糖苷酶（包括多糖、寡糖和双糖的消化酶）,α-葡萄糖苷酶抑制剂抑制其活性,使淀粉、麦芽糖和蔗糖分解为葡萄糖的速度减慢,葡萄糖的吸收速度也减慢。同时避免了葡萄糖在小肠上段大量迅速吸收,而使其吸收延续至小肠下段。这样就使餐后血糖平稳上升,降低餐后血糖高峰而不减少总葡萄糖的吸收。这种抑制作用是不完全的,而且是可逆的,只在进食时发挥作用,但不影响电解质和维生素 B_{12} 的浓度,也不影响糖类的吸收。由于肠吸收的葡萄糖延缓,血糖升高缓慢无较大的波动,胰岛素分泌延缓,可以减低餐后高血糖和高胰岛素血症,不会对心血管构成威胁,不易发生低血糖。

长期应用对 FPG 也有降低作用。此药还可使 TG 及胰岛素水平下降并有轻度减肥的作用。目前,α-葡萄糖苷酶抑制剂有阿卡波糖、伏格列波糖和米格列醇。阿卡波糖是一种假性四糖,可竞争性抑制葡萄糖淀粉酶、蔗糖酶、麦芽糖酶和糊精酶,从而抑制葡萄糖的迅速形成,减慢其由肠黏膜吸收;伏格列波糖是一种选择性双糖酶抑制剂;米格列醇为琥珀酸衍生物,是一种假单聚糖,其抑制蔗糖酶和麦芽糖酶的作用强于阿卡波糖,但对淀粉酶无抑制作用。米格列醇抑制乳糖酶作用甚微,不会使乳糖积累,不会导致乳糖不耐受。

摄入的阿卡波糖仅 2%由肠道吸收,而米格列醇几乎全被吸收。阿卡波糖血浆半衰期约2 小时,而药理作用持续 4～6 小时。米格列醇吸收后有 50%～70%分布于胃肠道,最终 95%由肾脏以未改变的原型在 24 小时由尿中排出。肾功能严重减退者,两者在血中峰值和曲线下面积均增高并发生蓄积。

(二)α-葡萄糖苷酶抑制剂治疗 T2DM/T1DM/反应性低血糖症

1.适应证

α-葡萄糖苷酶抑制剂的适应证。①T2DM:单独应用治疗轻中度高血糖患者,尤其是餐后血糖增高者作为首选药物；与其他药物联合应用治疗较重型或磺胺类和双胍类药物继发失效的患者。②T1DM：与胰岛素联合应用可改善血糖控制，并可减少低血糖症（特别是夜间低血糖症）的发生。③治疗 IGT：预防其向糖尿病发展。④反应性低血糖症：如胃排空过快、IGT 或功能性低血糖症等。⑤单用饮食治疗无效的高甘油三酯血症的非糖尿病患者亦可用 α-葡萄糖苷酶抑制剂降低血脂。阿卡波糖可能特别适合华人饮食结构以及华人餐后血糖升高为主的特点。

2.用法与用量

(1)阿卡波糖：每片 50 mg，每天 3 次，每次 1～2 片。

(2)伏格列波糖：每片 0.2 mg，每天 3 次，每次 1 片。

(3)米格列醇：每片 50 mg，每天 3 次，每次 1～2 片。

本类药物均应在开始进餐时服用（第 1 口饭时嚼碎药物咽下），以期达到竞争性抑制作用；应从小剂量开始，观察血糖控制及胃肠反应，逐渐增加剂量；进食热量中 50% 或以上应由糖类所提供才能发挥其最大作用，尤适用于中国膳食。

3.临床疗效

促进健康人体 GLP-1 分泌，延长 GLP-1 的释放；降低 IGT 者餐后高血糖及胰岛素水平，同时降低血清 TG 水平，并使体重减轻，与二甲双胍联合用于超重的 T2DM。改善 IGT 者的代谢状态，对预防和延缓 DM 发生有明显益处；降低 IGT 人群心血管事件发病危险和 T2DM 患者的心血管事件发生率。随机、双盲和安慰剂对照试验中，阿卡波糖可明显降低餐后 2 小时血糖达 (2.9 ± 0.8)mmol/L、FPG 降低 (1.3 ± 0.3)mmol/L 以及 HbA_{1c} 降低。米格列醇可使餐后 1 小时血糖降低 3.3～3.9 mmol/L，HbA_{1c} 降低 0.7%。Stop-NIDDM 研究显示阿卡波糖能使糖尿病的发病率下降 32%。

4.联合用药

可与胰岛素、二甲双胍、磺胺类药物或噻唑烷二酮类联合治疗以提高控制血糖的作用。联合治疗可使餐后 2 小时血糖再下降 1.4～1.7 mmol/L，HbA_{1c} 再降低 0.3%～0.5%。

(三)α-葡萄糖苷酶抑制剂单药治疗无低血糖风险

1.继发失效与禁忌证

由于阿卡波糖特殊的作用机制，可与其他任何降糖药联合使用，无继发失效，可全程应用；阿卡波糖与胰岛素合用可减少 T1DM 低血糖发生，阿卡波糖显著减少低血糖发生率。单药治疗几乎没有低血糖的风险，不被机体吸收，安全性好。与磺胺类药物、β-受体阻滞剂和 ACE 抑制剂之间无相互作用。主要的不良事件为轻到中度的胃肠道不良反应，小剂量起始给药，逐渐加量可减轻胃肠道不良反应。α-葡萄糖苷酶抑制剂的禁忌证：①不能单独用于治疗 T1DM 和重型 T2DM。②慢性腹泻、慢性胰腺炎、肝硬化、消化性溃疡和严重胃肠功能紊乱者。③不用于妊娠和哺乳的妇女及儿童患者。④糖尿病酮症酸中毒、乳酸酸中毒、严重的创伤、大手术、严重的感染、急性心肌梗死和脑血管意外等急性并发症。⑤严重的肾功能不全，如血清肌酐浓度 $>177\ \mu$mol/L或内生肌酐清除率<25 mL/分钟者不宜应用。

2.不良反应

(1)由于糖类吸收不良，被肠道菌群代谢而引起肠鸣、腹胀、恶心、呕吐、食欲缺乏和腹泻等，经治疗一个时期后或减少药量可使之减轻。

(2)与其他降糖药合用时可能发生低血糖反应，尤其是老年人，但单独应用本类药物很少发生。

(3)其他如肝功能损害、皮肤过敏、多形性红斑、血嗜酸性粒细胞增多症和精神神经系统症状等极罕见。

3.注意事项

服药期间不宜给予碳吸附剂及辅助消化酶,不用胆醇螯合剂如考来替泊和考来烯胺。α-葡萄糖苷酶抑制剂可影响地高辛和华法林的吸收,故合用时,应监测后两药的药理作用。α-葡萄糖苷酶抑制剂单用或合用其他药物发生低血糖症时,应静脉或口服补充葡萄糖,而不适宜补给糖类和蔗糖类,因后者不易转化为葡萄糖。阿卡波糖可引起肝损伤,因此在服药期间应监测血转氨酶及肝功能变化,发现肝酶升高应停用,还应避免与对乙酰氨基酚类退热药合用。

六、噻唑烷二酮类药物治疗

噻唑烷二酮类衍生物(thiazolidinedione,TZD)又称格列酮,是一类作用于过氧化物酶增殖体激活受体(PPAR)的药物。这类药物有曲格列酮(已因对肝脏的毒性作用而撤离市场)、罗格列酮(已经退市)、吡格列酮、恩格列酮和法格列酮。在一线口服降糖药物的选择上,仍存在不同的观点,主张使用TZD者认为,该药可减轻胰岛素抵抗,且不引起低血糖,似乎还有保护β细胞作用;主张使用磺胺类药物者认为,TZD可增加体重,对血脂和心血管有不利影响,而磺胺类药物的降糖效果与安全性更好些。

(一)TZD 选择性激活 PPARγ 而解除胰岛素抵抗

TZD 是 PPARγ 受体的配体。现知 PPARγ 有两种异构体——PPARγ1 和 PPARγ2,后者见于脂肪组织,在 N 端有额外 30 个氨基酸,具有降脂作用,而 PPARγ1 受体分布于心肌、骨骼肌、肠、胰、肾和脾(免疫相关细胞)。PPARγ 受体激动剂具有下列作用。

1.调节能量代谢

在脂肪细胞中,PPARγ 激动剂可使能量平衡的多种基因表达,参与脂质摄取、贮存和代谢过程,例如脂蛋白脂酶表达增加,脂酸转运蛋白 CD36 和 FATP-1 表达增加;甘油三酯合成的基因如 Ap2、PEPCK 和酰基 CoA 合成酶活性增加;还有解耦联蛋白 1、2、3 在线粒体表达增加;并有胰岛素信号传导途径和胰岛素受体底物 2(IRS2)上调;使皮质素转变为皮质醇的 11β-羟类固醇脱氢酶活性受抑制。在骨骼肌细胞,PPARγ 激动剂可抑制丙酮酸脱氢酶激酶 4(PDK-4)的表达,解除 PDK-4 对丙酮酸脱氢酸(PDH)复合体的灭活作用,PDH 活化可使丙酮酸转变为乙酰 CoA 而进入三羧酸循环这一氧化代谢途径,从而使能量代谢转为正常。PPARγ 活化可抑制其丝裂原作用,阻止血管平滑肌细胞(VSMC)增生和迁移;刺激 GLUT4 的表达,降低血糖浓度;调节脂肪细胞因子,如降低瘦素、增加脂联素、降低抵抗素和削弱肌细胞胰岛素抵抗;通过增加 AMPK、增加葡萄糖转运、促进磷酸化并灭活乙酰 CoA 羧化酶、降低丙二酰 CoA 浓度、增强肉碱棕榈酸转移酶 1(CPT-1)活性和促进线粒体脂肪酸氧化等,从而加强葡萄糖在肌细胞内的利用和产生 ATP 能量。

2.解除胰岛素抵抗

解除胰岛素抵抗可使中央脂肪(肝和肌肉)转向周围脂肪组织,解除肝和肌细胞的 IR,使前脂肪细胞分化为对胰岛素敏感的小脂肪细胞,并使富含脂肪的成熟脂肪细胞凋亡。

3.其他作用

(1)PPARγ 激动剂具有调节多种蛋白质的作用,从而影响机体生长和糖、脂代谢,提高胰岛素敏感性是其关键作用,此外,还保护血管、抑制炎症、降低血凝和促进纤溶状态。

（2）在血管内皮细胞，PPARγ活化可促进内皮一氧化氮合酶表达上调，一氧化氮产生增加和扩张局部血管；同时它可用于抑制 NF-κB，减少血管炎症的介质，对防治动脉粥样硬化有利。

（3）在胰岛 β 细胞具有一定分泌功能的情况下，具有降糖效应和保护胰岛 β 细胞功能的作用。

（4）此外，还有纠正血脂谱、改善高血压、降低微量清蛋白尿和减轻炎症反应等。

（二）TZD 治疗肥胖 T2DM 和胰岛素抵抗

TZD 口服后迅速由胃肠吸收，吡格列酮 2 小时达血药浓度峰值，饮食不影响其吸收，但可使峰值延迟 3~4 小时，药物达到稳态浓度需要 7 天。与血浆蛋白结合超过 99%，主要与清蛋白结合。吡格列酮则经羟化和氧化而代谢降解，主要经 CYP2C8 和 CYP3A4 代谢，其代谢产物羟化衍生物和酮基衍生物仍具有药理活性。稳态时，吡格列酮的血浆半衰期为 3~7 小时，代谢产物半衰期为 16~24 小时。

1.适应证

（1）单独或与其他口服降糖药联合应用对肥胖的 T2DM 患者和严重胰岛素抵抗的患者效果较好；对体内胰岛素分泌量极少的患者往往原发治疗无效，占 20%~30%。

（2）与胰岛素联合应用可减少 T1DM 和需用胰岛素治疗的 T2DM 患者的胰岛素剂量。

（3）治疗 IGT，预防其向糖尿病进展。

（4）非糖尿病胰岛素抵抗状态，如肥胖、高血压和多囊卵巢综合征等。

（5）代谢综合征。

2.用法与用量

罗格列酮因为其潜在的心血管不良反应，已在欧洲撤市。吡格列酮每片 15 mg，每天 15~30 mg（不宜超过 45 mg），1 天 1 次口服即可发挥最佳疗效，且与进食无关。

3.临床疗效

吡格列酮单独应用每天 15~45 mg，持续用药 26 周，可使 HbA_{1c} 降低 1.0%~1.6%，FPG 降低 2.2~3.6 mmol/L；疗效从第 2 周开始出现，而第 10~14 周时疗效最显著；在从未接受过任何治疗的新患者中疗效尤为突出，FPG 降低 4.4 mmol/L，HbA_{1c} 降低 2.55%；每天应用 30 mg，持续 26 周，可使 FPG 降低 3.2 mmol/L，HbA_{1c} 降低 1.37%，C 肽降低（0.076±0.022）mmol/L，胰岛素降低（11.88±4.70）pmol/L，HOMA-IR 降低（12.4±7.46）%，HOMA-β 细胞功能增加（47.4±11.58）%。吡格列酮降糖和降 HbA_{1c} 的效果也与剂量呈正相关。一般认为 IR 越明显的糖尿病患者疗效越好。TRIPOD 研究显示 TZDs 能使糖尿病的发病率降低 56%，而且与二甲双胍和阿卡波糖不同，停药后仍然有效，能改变 T2DM 的自然病程或者说对 T2DM 的自然病程有修饰作用。

4.联合用药

TZD 可与磺胺类药物、二甲双胍、胰岛素或 α-葡萄糖苷酶抑制剂合用，提高单用的降糖效应。

（三）肝病/过敏/酮症酸中毒/心功能不全/妊娠/哺乳妇女/18 岁以下者禁用 TZD

1.禁忌证

（1）不能单独应用治疗 T1DM。

（2）在肝脏代谢，主要从胆汁排出，肝病者慎用；血清谷丙转氨酶升高者（高出正常上限的 2.5 倍，应停药）。

（3）对本品及其辅助成分过敏者禁用。

（4）不能用于糖尿病酮症酸中毒等急性并发症的治疗。

（5）轻度心功能不全者慎用，心功能 3、4 级者禁用。

（6）妊娠和哺乳的妇女以及 18 岁以下患者。

2.不良反应

（1）TZD 最常见的不良反应是呼吸道感染和头痛。

（2）TZD 最严重的不良反应是程度不等的肝功能异常，用药期间需监测肝功能。

（3）单独用本药时，不发生低血糖反应，而与其他降糖药合用时则可能发生，需密切观察，及时调整药物剂量。

（4）由于增加血容量达 6%～7%，单独使用或与其他降糖药合用时，可发生轻度或中度水肿（4.8%～15.3%）、贫血和红细胞减少等症状。

（5）体重增加：用 TZD 后，体重增加。原因为 PPARγ 激活后，刺激前脂肪细胞分化为成熟的脂肪细胞，体脂增加。

（6）TZD 尚可引起乏力、鼻窦炎和腹泻。

3.注意事项

格列酮类与通过 CYP3A4 代谢降解的药物合用有使药物增强或减弱的可能，应引起足够的注意。尽管格列酮类大量临床应用后，未见其对肝脏有严重的毒副作用，但应按规定观察肝酶的变化，发现血清转氨酶增高超过正常高限 2.5 倍时应停用。各种 TZD 大剂量使用都可引起血容量增高，心脏负荷增加，因此，有心功能不全者应按程度慎用或禁用。

七、肠促胰素类似物和二肽基肽酶-4 抑制剂治疗

以肠促胰素（肠促胰素，incretin）为基础的药物主要包括 GLP-1 类似物、GLP-1 受体激动剂和二肽基肽酶 4 抑制剂三种，GLP-1 类似物与 GLP-1 受体激动剂的区别见表 4-5。GLP-1 是由肠道细胞分泌的肽类激素，具有促进胰岛素原合成和胰岛素基因表达、葡萄糖浓度依赖性促进胰岛素释放、诱导新生 β 细胞形成和抑制 β 细胞凋亡等作用。GLP-1 降低血糖时还能降低体重和低血糖风险，改善 β 细胞功能，但 GLP-1 在人体迅速降解，使临床应用受到限制。

表 4-5　GLP-1 类似物和二肽基肽酶 4 抑制剂的区别

项目	DPP-4 抑制剂	GLP 类似物
促胰岛素分泌作用	强	强
降低高血糖作用	强	中等
促胰岛素分泌方式	血 GLP-1 在生理浓度范围内升高	血 GLP-1 在药理浓度范围内升高
内源性 GLP-1 分泌	受抑制	不受抑制
降低胰高血糖素	+++	+++
体重变化	减轻	无变化
给药途径	口服	注射
消化道不良反应	无	恶心

（一）GLP-1 类似物治疗获得多种益处

利拉鲁肽将 GLP-1 第 34 位赖氨酸替换为精氨酸，并在 26 位增加了 16 碳棕榈酰脂肪酸侧

链,半衰期 12～14 小时,每天 1 次给药能起到良好的降糖作用。因与天然 GLP-1 保持了 97% 的同源性,所以,利拉鲁肽既克服天然 GLP-1 易被降解的缺点,又保留其生理作用。目前证实的作用:促进 β 细胞分泌胰岛素,并使胰岛素原/胰岛素的比例下降。增加第 1 时相胰岛素分泌量。在低血糖时不诱导胰岛素分泌,也不抑制胰高血糖素分泌,因而不引起低血糖反应。促进 β 细胞增殖,抑制其凋亡,并能恢复 β 细胞的葡萄糖敏感性。不引起体重增加或有一定的降低体重作用。降低收缩压。与格列苯脲相比,利拉鲁肽单药治疗 1 年在降低 HbA$_{1c}$同时,能够减轻体重,降低收缩压和低血糖事件发生率。采用 CORE 模型分析的数据显示,利拉鲁肽 1.8 mg 和 1.2 mg 单药治疗在预期存活率、糖尿病并发症和长期治疗支出方面优于格列苯脲。但应注意观察,已经报道的胰腺炎事件是否与 GLP-1 类似物有直接联系。老年 T2DM 往往存在相对性高胰高血糖素血症和相对性餐后高血糖症。艾塞那肽是目前经 SFDA 批准上市的 GLP-1 受体激动剂,适用于服用二甲双胍、磺胺类、噻唑烷二酮类、二甲双胍和磺胺类联用、二甲双胍和噻唑烷二酮类联用不能有效控制血糖的 T2DM 患者的辅助治疗,以改善血糖控制。本品仅用于皮下注射,应在大腿、腹部或上臂皮下注射给药;推荐的起始剂量为 5 μg,每天 2 次,于早餐和晚餐前 60 分钟内给药。餐后不可给药。治疗 1 个月后,可根据临床反应将剂量增加至 10 μg。

(二)二肽基肽酶 4 抑制剂的疗效与 GLP-1 类似物相似

其作用与 GLP-1 相似,但不被 DPP-4 降解,可作为 T2DM 的基础治疗。维格列汀和西格列汀的疗效至少不亚于磺胺类和 TZD,而不诱发低血糖症。此外,维格列汀对降低餐后高血糖和血胰高血糖素有独到作用。例如,磷酸西格列汀抑制 DPP-4 活性(96%),提高 GLP-1 水平,达到增加葡萄糖摄取、降低肝脏糖输出和降低肝脏生成作用。常用量 100 mg/d,每天口服 1 次。西格列汀试验组没有明显体重增加,100 mg/d 能降低血糖,低血糖和体重增加等不良反应的发生率低,耐受性较好。如果与二甲双胍合用,比单用二甲双胍更有效。如果与吡格列酮合用,无低血糖发生,无体重增加。但基于 DPP-4 抑制剂能抑制 T 细胞增殖和细胞因子产生的机制,有学者又提出其治疗炎症性疾病的潜在可能性。最常见的不良反应是鼻咽炎、头痛、乏味、鼻瘘和喉痛等。基于 DPP-4 抑制剂是以依赖于葡萄糖浓度的方式保护 GLP-1 不被迅速降解灭活的独特机制,现已上市的 DPP-4 抑制剂在临床试验中,无论是单药治疗还是联合治疗,都表现出较好的有效性、耐受性和安全性。因为其进入临床应用的时间很短,有些潜在问题还需要更多观察。

肠促胰素类似物和二肽基肽酶 4 抑制剂的发展迅速。目前正在等待批准用于临床糖尿病治疗的肠促胰素受体激动剂有艾塞那肽长效制剂(每周 1 次注射)、taspoglutide、albiglutide 和 lixisenatide;新的二肽基肽酶 4 抑制剂有 alogliptin 和 linagliptin。

(刘素华)

第九节　糖尿病的胰岛素治疗

人胰岛素是由 α(A)和 β(B)两条多肽链构成的,共含有 51 个氨基酸的蛋白质激素,分子量约 6 000 Da,呈酸性,等电点为 5.3。不同物种的胰岛素的氨基酸序列组成不同。通过细胞胞泌作用,释放入血液。基础分泌量为 24 U;进餐刺激分泌量也为 24 U。Ca^{2+} 增加微管微丝活动,加速 β 细胞颗粒的移动,β 细胞的胰岛素分泌功能是被葡萄糖传感器调控的。胰岛素的分泌包括第 1 时相(快速分泌相)和第 2 时相(延迟分泌相)。前者是指 β 细胞接受葡萄糖刺激,在 0.5~1.0 分钟的潜伏期后,出现快速分泌峰,持续5~10 分钟后减弱;后者是指快速分泌相后出现的缓慢但持久的分泌峰,其峰值位于刺激后 30 分钟左右。

胰岛素一般不与血浆蛋白结合,但同胰岛素抗体结合,这种结合使血浆胰岛素的作用时间延长。人体内胰岛素的半衰期约 5 分钟。胰岛素在人体主要在肝(40%)和肾降解清除,肝脏、肾脏和周围组织对胰岛素的代谢清除率比约为 6∶3∶2。胰岛素通过与肝脏、脂肪组织和肌肉等靶组织的细胞膜受体结合后发挥效应。主要作用是增加葡萄糖的穿膜转运,促进葡萄糖的摄取,促进葡萄糖在细胞内的氧化或糖原合成,降低血糖,并为合成蛋白或脂肪提供能量,促进蛋白质及脂肪的合成;抑制糖原分解和糖异生,抑制脂肪或蛋白质的分解,减少酮体生成。与 GH 有协同作用,促进生长,促进钾向细胞内转移,并有水钠潴留作用。

一、胰岛素治疗 T1DM/妊娠糖尿病/糖尿病急性并发症/严重慢性并发症

(一)适应证
(1)T1DM:T1DM 依赖胰岛素补充才能生存。

(2)T2DM:经过饮食、运动及口服降糖药物治疗血糖控制不满意者;急性并发症或严重慢性并发症;应激情况(严重的感染、外伤、大中型手术、急性心肌梗死或脑血管意外急性期等);新诊断的重症 T2DM 早期可应用胰岛素强化治疗。

(3)妊娠糖尿病或糖尿病合并妊娠:仅能用胰岛素治疗。

(4)其他类型糖尿病:如胰源性(坏死性胰腺炎和胰腺切除术后等)和肝源性糖尿病等。

(5)肝肾衰竭。

(6)营养不良,如显著消瘦、合并肺结核和肿瘤等消耗性疾病。

(二)治疗原则和基本方法
胰岛素治疗要遵循"治疗达标"的原则。

(1)胰岛素治疗应尽可能恢复生理性胰岛素分泌模式。

(2)T2DM 的胰岛素治疗方案应简便易行,克服传统方案的复杂性。

(3)正确掌握开始胰岛素治疗的时机。

(4)通过选择适当的胰岛素制剂和方案,最大限度地避免低血糖。

(5)要让患者自身在糖尿病管理的综合团队中发挥重要作用。

(6)制订有效的胰岛素剂量调整方案。根据上述条件,要求既要很好地控制空腹血糖和餐后血糖,又要避免低血糖,减少血糖的波动。胰岛素治疗方案应该模拟生理性胰岛素分泌的模式,包括基础胰岛素和餐时胰岛素两部分的补充。胰岛素起始治疗可使用每天一次基础胰岛素或每天 1~2 次预混胰岛素。选择基础胰岛素的优点是简单易行,患者依从性好,对空腹血糖控制较好,低血糖相对较少,但对血糖较高者疗效不够满意。

在胰岛素起始治疗的基础上,经过充分的剂量调整,如患者的血糖水平仍未达标或出现反复的低血糖,需进一步优化治疗方案。可采用餐时+基础胰岛素或每天 3 次预混胰岛素类似物进行胰岛素强化治疗。预混胰岛素,尤其是预混胰岛素类似物作为胰岛素起始和强化治疗,其优点是可选择每天 1 次、2 次或 3 次注射的方案;每天 1 次的起始方案是比较方便的选择,每天 2 次注射的疗效较 1 次注射更好;每天 3 次注射可以作为简单的胰岛素强化治疗的选择。因此,正确分析患者的特点和熟悉各种胰岛素的特性是实施胰岛素治疗所必需的。

二、根据病情和药代动力学选择胰岛素制剂

目前,临床上可供使用的胰岛素品种较多,但各种胰岛素有其不同的结构和药代动力学特点,由于糖尿病的胰岛功能表现有异质性,所以不同的糖尿病患者根据血糖谱和胰岛功能可能需选择不同的胰岛素。

(一)按制剂来源的胰岛素分类

按制剂的来源分为动物胰岛素、生物合成胰岛素、人胰岛素、胰岛素类似物和胰岛素口服制剂5类。

1.动物胰岛素

常以猪或牛的胰腺为原料,用分离、提取、结晶和纯化等工序生产。长期注射后,患者体内会出现抗胰岛素的抗体,其中牛胰岛素比猪胰岛素更易产生。

2.生物合成胰岛素

运用现代技术把猪胰岛素分子中与人胰岛素不同的氨基酸进行替代,生产出与人胰岛素结构相同的生物合成胰岛素。

3.人胰岛素

运用基因工程/重组 DNA 技术,通过使细菌和酵母菌发酵,生产出人胰岛素,并提纯到99.9%的纯度,且与体内分泌的胰岛素结构完全相同,杂质少,不易引起过敏和胰岛素抗原抗体反应。

4.胰岛素类似物

胰岛素类似物的控制血糖效应与人胰岛素相当或稍强(可能与模拟 1 相分泌有关)。β 细胞分泌的胰岛素直接进入门脉循环,而皮下注射的胰岛素的作用方式却大不相同,后者从注射部位吸收到进入血液的起效时间长,因而无法模拟正常人的餐时需要,而且,因作用时间较短而不能满足全天的胰岛素需要。胰岛素类似物是一类经过肽链修饰,分子结构、生物活性和免疫原性与人胰岛素相似的生物合成剂,包括超短效胰岛素类似物和超长效胰岛素类似物。目前用于临床的前者有赖脯胰岛素和门冬胰岛素,后者有甘精胰岛素和地特胰岛素。

(1)超长效德谷胰岛素:超长效德谷胰岛素是一种基础胰岛素类似物补充剂,保留了人胰岛素的氨基酸序列,只将胰岛素 B 链 30 位的氨基酸去除,在 B29 位赖氨酸上连接一个 16 碳的脂肪二酸侧链,分子以双六聚体的形式存在。在注射部位,因为苯酚迅速弥散,自我聚合成多六聚体链;存在锌离子时,侧链结构(谷氨酸和脂肪酸)容易形成多六聚体。注射到皮下后,仅以多六聚体的形式存在,随着时间延长,单体从多六聚体中缓慢释放与弥散,进入毛细血管后,与清蛋白可逆性结合,进一步延长作用时间。德谷胰岛素的半衰期长达 24.5 小时,约相当于甘精胰岛素的 2 倍。糖尿病患者单次注射(0.4 U/kg)后,血浆浓度约在 24 小时达到平台,每天注射 1 次或每周注射 3 次可使血糖控制达标。另一种称为 IDegAsp 的胰岛素是超长效胰岛素德谷胰岛素和门冬胰岛素的混合制剂,IDegAsp 使 1 次胰岛素注射既可由德谷胰岛素提供超长效的基础胰岛素,同时也可提供覆盖进餐后血糖的餐时胰岛素。从现有的研究结果看,作为基础胰岛素补充治疗的地特胰岛素具有分子安全性高(促进细胞有丝分裂的作用弱)和增加体重的不良反应低等优势。

(2)起短效胰岛素:药用的胰岛素均为含锌的 6 聚体,吸收和代谢比单体胰岛素慢,达峰时间长(90 分钟达峰),较难与血糖达峰同步,而超短效胰岛素类似物表现出单体胰岛素的特性——

与锌离子的亲和力较低,吸收快,代谢快,作用时间短。赖脯胰岛素的商品名有优泌乐(美国礼来公司生产)是第一个以 E.coli 菌系为宿主,利用基因重组技术,将人胰岛素 β 链第 28 位的脯氨酸和第 29 位的赖氨酸进行换位修饰的胰岛素类似物。脯氨酸与赖氨酸换位改变了 β 链末端的空间结构,导致二聚体自我聚合的能力下降,易于解离而加快吸收。赖脯胰岛素皮下注射可快速吸收,于注射后 5~15 分钟起效;30~60 分钟达峰浓度,60~90 分钟达峰效应;随后赖脯胰岛素被清除,其总效应仅维持 3~5 小时,从而能显著抑制肝糖输出,增加外周组织糖利用,有效控制餐后高血糖。

(3)门冬胰岛素:门冬胰岛素的商品名有诺和锐(aspart,丹麦诺和诺德公司生产)、诺和锐特充、novo rapid 和 novalog 4 种;由于门冬氨酸的负电荷与其他阴性氨基酸的负电荷产生"负-负"排斥作用,阻碍胰岛素相互聚合而以单体和二聚体的混合物存在,故皮下注射后吸收迅速。门冬胰岛素皮下注射后 15 分钟起效,40~50 分钟达峰效应,降低血糖作用可维持 4~6 小时。门冬胰岛素的药理作用更近似于餐后胰岛素的生理性分泌,适合于餐后高血糖的治疗。而且也有预混的胰岛素类似物如双相门冬胰岛素(诺和锐 30R)等。甘精胰岛素是以非致病性 E.coli 菌为宿主,利用生物工程技术合成的胰岛素类似物。在 β 链 C 端增加了两个带正电荷的精氨酸,改变了胰岛素的等电点(pH 由 5.4 升至 6.7),在 pH4 的环境下,胰岛素呈澄清的溶液状态,注射到 pH7.4 的皮下后形成细小的胰岛素微沉淀,这些微沉淀在较长时间内持续稳定地释放胰岛素;在 α 链第 21 位用电荷中性的甘氨酸取代酸性的门冬氨酸,从而增强在酸性环境中的稳定性,延长甘精胰岛素的代谢活性。皮下注射甘精胰岛素 1~2 小时起效,作用平稳无峰效应,总的作用时间长达 24 小时以上。地特胰岛素是通过重组 DNA 技术,去除人胰岛素 β 链第 30 位上的氨基酸,并在 β 链第 29 位赖氨酸残基上续接 1 个 14 碳非酯化脂肪酸,从而增强与清蛋白的结合力。人皮下组织富含清蛋白,地特胰岛素注射皮下后,可与皮下清蛋白结合,显著延缓吸收过程,吸收入血后又与血浆清蛋白结合(结合率 99%),又可显著延长作用过程。皮下注射地特胰岛素后 1~2 小时起效,在起效后的 6~8 小时内无峰效应,稳定的作用时间长达 20 小时。甘精胰岛素和地特胰岛素用于控制空腹高血糖,可取代传统的中、长效胰岛素制剂。

(4)预混型胰岛素:预混型胰岛素一般由短效 R 和中效 N 两种成分组成,两种胰岛素由于比重不同,放置一段时间会产生沉淀。胰岛素出现浑浊一般见于两种情况,一是中效胰岛素和预混胰岛素本身就是浑浊的,这种情况属于正常现象。只要保管方法得当,摇匀后呈白色均匀的混悬液可照常使用。短效胰岛素或超短效人胰岛素类似物本身是清亮透明药液,出现浑浊是不正常现象,可能已经变质,不得使用。

5.胰岛素口服制剂

胰岛素为蛋白质物质,在肠道被降解,一般不能口服。但随着科学技术的发展,最终将被人类发展为口服制剂;这样一来,将大大提高其应用依从性和疗效。胰岛素口服制剂还是最符合生理的供应途径,因为胰岛素经过肠道进入肝脏的门脉系统与胰腺的胰岛素分泌相同。近来,人们制成用多聚的生物可降解性和生物相容性的胰岛素纳米微粒可提高其肠吸收率。

(二)按作用快慢和维持时间的胰岛素分类

各种胰岛素制剂在作用的起效时间、达峰时间、维持时间和给药途径方面略有不同,按其作用快慢可分为超短效类、短效类、中效类、长效类和超长效类。

1.按作用快慢、持续时间和控制血糖的需要分类

按作用快慢和持续时间,胰岛素制剂分为短效、中效和长效 3 类。根据控制血糖需要分为不

同比例的短、中效的预混胰岛素制剂。近年来,又研制出短效和长效人胰岛素类似物制剂。赖脯胰岛素和门冬胰岛素注射后吸收快,1小时达峰值;其代谢亦快,6小时降至基础水平。长效人胰岛素类似物甘精胰岛素改变了胰岛素的等电点,使其在中性环境中沉淀,酸性环境中溶解,从而延缓吸收。地特胰岛素可与血浆清蛋白结合而免受降解,故半衰期显著延长。

短效胰岛素有普通胰岛素(regular insulin,来自猪)、单峰中性胰岛素(来自猪)和生物合成的人胰岛素。中效胰岛素有中性精蛋白锌胰岛素(neutral protamine hagedorn,NPH,来自猪或牛)、单峰中效胰岛素(来自猪)和中性低精蛋白锌人胰岛素。长效胰岛素有精蛋白锌胰岛素(protamine zinc insulin,PZI,来自猪)、特慢胰岛素锌悬液(ultralente insulin,来自猪或牛)和单峰PZI(来自猪)。预混人胰岛素制剂中,短效胰岛素分别有占30%或50%的制剂。

2.按制剂组分和分子结构分类

按分子结构分为猪、牛、人胰岛素和胰岛素类似物。按纯度分为普通、单峰和单组分胰岛素。从猪和牛胰腺提取的胰岛素经凝胶过滤处理,可得到3个峰,a峰和b峰共占5%,含有胰高血糖素、胰多肽、胰岛素多聚体、胰岛素原及其裂解产物,是胰岛素制剂致敏和抗原性的主要来源;c峰占95%,主要是胰岛素和与胰岛素分子量近似的微量杂质。猪和牛胰岛素与人胰岛素的分子结构略有差别,可产生交叉免疫反应。层析分离技术能将大分子不纯物质(a峰和b峰)去除,得到单峰高纯度胰岛素,其纯度可达10 ppm(每百万容量中所含杂质量)。人胰岛素可由半人工合成或重组DNA生物合成技术生产,其纯度<1 ppm,称为单组分(monocomponent,MC)胰岛素。

胰岛素制剂不能冰冻,在2~8 ℃下可保存2年,正在使用的胰岛素置于25 ℃室温可保存1个月。常用的制剂规格有每瓶400 U/10 mL、1 000 U/10 mL和每瓶300 U/3 mL(胰岛素注射笔专用)3种。

三、根据需要确定给药途径

胰岛素主要以皮下注射和静脉途径给药,给长期用药的患者带来诸多不便和痛苦,且普通胰岛素注射液存在起效慢的缺点,长效胰岛素则由于释药不稳定易产生低血糖症状。多年来研发出了许多非注射胰岛素制剂,包括肺部吸入给药制剂(吸入粉雾剂、电雾剂和吸入气雾剂)、口服制剂(Oralin、经化学修饰的胰岛素产品M$_2$、生物可降解的口服给药系统和口服脂质体)、植入剂和透皮制剂(透皮贴剂和颊黏膜贴剂)。

(一)皮下注射

皮下给药途径是目前胰岛素应用的主要方式。常用的部位有上臂、大腿、腹部及臀部皮下脂肪较多处。不同的部位吸收速度不一样,腹部吸收最快,上臂和大腿吸收速度中等,臀部的吸收最慢。在同一部位,注射不同的胰岛素制剂和执行各种不同的治疗方案时,血浆胰岛素的浓度变化也各不相同。这对选择不同的治疗方案和评价治疗方案的疗效十分重要。用传统的注射器作皮下注射必须消毒,携带不方便,因此逐渐被以下新的皮下给药方式所取代:①胰岛素笔:为笔型注射器,能随身携带,使用方便,注射剂量准确,尤其是糖尿病合并视力下降者可通过听笔的转动响声来调整剂量,注射时疼痛轻。②高压无针注射仪:使用永久性材料制成的无针无痛注射仪,使用寿命达30万次。注射仪采用高压原理,使胰岛素在压力驱动下通过微孔以微型雾化的喷射流进入皮肤,并在注射部位的皮下组织中扩散。消除了因针头注射造成的皮肤创伤和疼痛,患者更易接受,且经高压喷雾注射的胰岛素在皮下组织中呈弥漫状分布,药液吸收迅速而均匀,餐前注射的胰岛素(RI)吸收曲线更接近于进食诱发的胰岛素生理性曲线状态。另外,还有体积小、携带方便和视力不佳者亦能使用的优点。

(二)持续性皮下胰岛素输注

目前应用的胰岛素泵大多采用持续性皮下胰岛素输注(continuous subcutaneous insulin infusion,CSII)技术。使用 RI 或超短效胰岛素类似物,并可根据患者血糖变化规律个体化地设定一个持续的基础输注量及餐前追加剂量,以模拟人体生理性胰岛素分泌。新近发展的胰岛素泵采用螺旋管泵技术,体积更小,携带方便,有多种基础输注程序选择和报警装置,安全性更高。在患者需要用大剂量胰岛素治疗时,这一方法更为适合。手术患者用 CSII 给予胰岛素控制糖尿病病情,可明显减少术后伤口感染及其他并发症。胰岛素泵几经改正,逐步具备了各种程控功能,外观也小巧精致,操作简单,使用方便。它能最大限度地模拟生理性胰岛素分泌,更符合人体的生理过程,在糖尿病治疗中显示出越来越多的优势。

(三)静脉滴注

糖尿病合并急性并发症、输注葡萄糖或静脉营养支持治疗时宜静脉滴注短效胰岛素(RI 和短效人胰岛素)。

(四)人工胰岛与微囊胰岛细胞移植

这是一种连接胰岛素泵和葡萄糖感受器的装置,通过植入的葡萄糖感受器随时监测血糖变化,再由与之连接的胰岛素泵根据血糖变化按需要向皮下输注胰岛素。人们将胰岛细胞用生物半透膜包裹,形成人工屏障,以达到与宿主免疫系统隔离的目的。微囊胰岛细胞移植技术发展迅速,由于营养物、电解质、氧和生物活性分泌可自由透过微囊膜,而免疫球蛋白等生物大分子物质不能透过,因而其作用类同于生物人工内分泌胰腺(artificial endocrine pancreas,Bio-AEP)。初步的实验结果表明,Bio-AEP 对糖尿病有良好治疗作用。

(五)皮下植入控释给药

有独特优点,药物容易到达体循环,因而生物利用度高。另外,应用控释给药,给药剂量低,控释速率均匀,且常常比吸收速率慢,成为吸收限速过程,故血药浓度比较平稳且维持时间长。有学者研究了新型的随葡萄糖浓度变化而释药的胰岛素释放系统,将经葡萄糖酸修饰的胰岛素与苯基硼酸凝胶珠结合,胰岛素分子可因葡萄糖的浓度而以脉冲的方式释放,因此,可用于胰岛素的自我调节。

四、注射部位/深度/剂型/剂量影响胰岛素生物利用度和吸收率

大剂量胰岛素的作用时间较低剂量胰岛素的作用时间延长。将短效胰岛素掺入 NPH 胰岛素内形成的混合物中,短效胰岛素的吸收特性未发生显著变化,目前已有预混制剂供应。但是,在可溶性胰岛素与 Lente 长效胰岛素相似的混合物中,短效胰岛素组成成分的利用度降低,这可能是由于短效胰岛素与长效胰岛素制剂中过剩的锌离子发生交换反应,使得血浆胰岛素整体曲线较缓慢上升所致。单体胰岛素比一般胰岛素(多聚体)吸收率要快 2~3 倍,并且没有典型的常规短效胰岛素制剂所表现出来的吸收初始阶段的延迟。

(一)注射局部因素

局部加温或推拿、按摩或注射局部肌肉群运动可加速胰岛素的吸收。

(二)注射部位与深度

身体不同区域之间,胰岛素的吸收有显著的不同,腹部区域吸收最快,上臂和大腿吸收速度

中等,臀部吸收最慢。肌内注射较皮下注射吸收快。尽管人体任何一个有脂肪层的部位都可以注射胰岛素,但注射部位的不同,对胰岛素的疗效将产生影响。所以,正确选择注射部位,是胰岛素治疗成功与否的一个环节。

1.腹部

一般在腹部注射胰岛素吸收快并且速度恒定。但应避免在肚脐周围 2 cm 的范围内注射胰岛素。因为此范围内的组织坚厚,易引起胰岛素吸收不均匀,导致血糖忽高忽低。

2.上臂和大腿

上臂的后外侧和大腿的后外侧分别为第 2 和第 3 个常见的胰岛素注射部位,这两个部位的脂肪丰富。一般应避免在覆盖于肩关节的三角肌及膝关节上方的多骨区上注射,因这些部位的脂肪不多;也不能在大腿内侧注射,此处的摩擦会刺激注射部位。此外,如果要参加锻炼,应避免在上臂和大腿上注射,以免因活动肢体,加速对胰岛素的吸收,导致运动后低血糖。

3.臀部

在此部位注射,吸收缓慢。而消瘦的成年人和儿童因为此处脂肪相对较多,经常以此作为注射部位。此外,如果有早睡的习惯,也应该在臀部注射,以利于胰岛素作用贯穿于整个晚上。千万不要在痣、瘢痕组织和皮肤隆起处注射,以免胰岛素不易通过变厚的组织扩散,影响疗效。

4.腹腔内给药

(1)携带型泵:胰岛素泵位于体外,贮存较多量的胰岛素,以避免频繁操作增加感染的危险性。输注胰岛素的导管在前腹壁皮下潜行一段距离后穿过腹壁进入腹腔。

(2)植入型泵:此泵须外科手术植入于腹部皮下脂肪和腹直肌鞘之间,泵的导管穿过腹直肌鞘,悬在腹腔中。与皮下型泵比较,植入型泵释放的胰岛素吸收与生理途径相似。释放入腹腔的大部分胰岛素被吸收入门静脉,进入肝脏发挥效应,并有约 50% 被降解,可避免外周高胰岛素血症,也使血糖更易于控制而较少发生低血糖反应,但需通过手术植入,增加了患者痛苦和发生感染的机会。

(3)腹膜透析中的应用:糖尿病合并终末期肾衰竭需持续性非卧床腹膜透析时,可在腹膜透析液中加入胰岛素或将胰岛素直接注入腹腔内。

腹腔内给药是因为腹膜表面积大,交换能力强,因而胰岛素注入腹腔后吸收较皮下迅速,注射后 15 分钟即可发挥作用,30~40 分钟出现血浆胰岛素高峰,随即迅速下降,这一变化规律与进餐后内源性胰岛素分泌相似。注入腹腔的胰岛素大部分由门脉系统吸收,较符合胰岛素生理性代谢过程,有助于减轻外周高胰岛素血症。其缺点是易造成腹腔内感染,需手术植入导管,导管开口处易被纤维蛋白凝块阻塞。

5.静脉给药

目前主要在糖尿病合并急性并发症或输注葡萄糖时应用,仅短效胰岛素(RI 和短效人胰岛素)可供选用。

6.肌内注射

较皮下吸收快,反复长期肌内注射易引起肌肉深部感染。

7.口服给药

可解除注射给患者带来的痛苦,但胰岛素通过口腔黏膜吸收极少,吞服后酶的消化作用难以克服。研究者们主要利用诸如表面活性剂、水杨酸制剂、脂质体、酶抑制剂、乳剂和纳米颗粒等各种载体减少胃肠道对胰岛素的破坏和降解,促进吸收。近年来,胰岛素的口服制剂出现了重大突破,多种产品相继进入临床研究。加拿大的 Generex 公司已开发出口腔喷雾产品(Oralin),该产品包括一个手持给药器,可将胰岛素喷于口腔。临床试验结果显示:标准餐后使用 Oralin(30 U、40 U 和 50 U)可产生与皮下注射 10 U 胰岛素相当的降糖效果。

8.直肠给药

胰岛素吸收后可在门脉系统中形成较高浓度,用药后 30～45 分钟血浆中达高峰,但下降较缓慢,不如腹腔给药理想。

9.肺部吸入给药

由于肺泡上皮细胞的巨大面积,具有丰富的易渗透的毛细血管,通过肺的给药途径逐渐受到关注。Pfizer 和 Aventis 公司研制的胰岛素吸入仪器,采用粉末状胰岛素 Aradigm 和 Nono 研制的胰岛素吸入装置 AERXx,可精确地控制胰岛素的吸入量。吸入胰岛素仪器使用胰岛素,在体内的药动学曲线显示其起效类似于快速作用的胰岛素,与皮下连续胰岛素泵输入的胰岛素相似,迅速达峰值,并且持续时间较短。理论上可采用这样的联合治疗——三餐前采用吸入胰岛素,再加上长效胰岛素如甘精胰岛素来提供基础胰岛素量。

五、注射部位轮换有利于胰岛素吸收和防止脂肪萎缩或肥厚

许多因素会影响胰岛素的吸收速度和稳定性,比如注射后的锻炼等。尽管有几个部位可供选择,但最好要根据一套固定模式来更换注射部位。这种方法叫作部位轮换。部位轮换有助于防止异常细胞的生长和脂肪的沉积,有利于胰岛素的吸收。部位轮换也有助于避免皮下脂肪萎缩和皮下脂肪肥厚。一旦注射部位出现了皮肤凹陷,表明有了脂肪萎缩,可能是身体对胰岛素产生了排异反应。一般年轻女性要比男性出现脂肪萎缩的概率大。皮下脂肪肥厚是皮下细胞(尤其是脂肪细胞)过度生长,导致皮下脂肪肥厚使皮肤隆起,甚至形成瘢痕。它也能影响胰岛素的吸收。皮下脂肪肥厚还可以导致局部麻木,痛觉减退,从而使人们更愿意在该处继续注射,进一步加重皮下脂肪肥厚,形成恶性循环。

因为胰岛素在不同的注射部位有不同的疗效。通过了解和应用这些不同,有助于避免血糖水平的波动,使它保持在恒定的水平。患者可以通过轮换注射来适应自己的日常活动计划,如吃的早餐多,早上就应该在腹部注射胰岛素,使快速的胰岛素反应来抵消饮食引起的高血糖。

(一)围绕 1/4 圆移动

如果经常在同一部位注射,以此点为中心画出 1 个 1/4(直径约为 2 cm 大小)的圆形区域作为注射部位。沿着这个"1/4 圆"的边缘移动注射,新的注射部位与以前的注射部位至少要隔开1 指宽。例如,早上在圆的顶端注射,晚上应该在底部注射。

(二)围绕身体移动

以 1 天或 1 周从身体上的 1 个部位移到另 1 个部位注射。这取决于胰岛素的注射量。不管采取何种部位轮换方法注射胰岛素,都应该了解在不同的注射部位会产生什么样的效果。而且每年应让医师检查 1 次注射部位。如果血糖控制不理想或者部位轮换方案令您不舒服,那么就应该多去检查几次,以做调整。

六、根据病情和控制目标给予胰岛素补充治疗/替代治疗/强化治疗

(一)胰岛素补充治疗

胰岛素补充治疗是指需要接近生理剂量的胰岛素,主要适用于经合理的饮食治疗和口服降

糖药物治疗后血糖控制仍未达标的 T2DM 患者以及口服降糖药物继发失效的 T2DM 患者。在原口服药物降糖治疗的基础上,补充胰岛素治疗。常用方式:一般在晚上睡前(晚上 10 时)使用中效或(超)长效胰岛素。初始剂量为 0.2 U/kg,监测血糖,3 天后调整剂量,每次调整量在 2～4 U,使 FPG 控制在 4～6 mmol/L。睡前使用中效胰岛素(NPH)能减少夜间肝糖异生,降低 FPG,FPG 控制满意后,白天餐后血糖可以明显改善。NPH 的最大活性是在睡前(晚上 10 时)用药后的 8 小时,正好抵消在清晨 6～9 时逐渐增加的 IR,纠正糖尿病患者的"黎明现象"。最低的血糖水平常出现在患者醒来时(早上 7 时),易于自我监测血糖,避免出现低血糖。目前,长效胰岛素类似物吸收稳定,无峰,持续时间长。临床研究发现,较中效胰岛素较少发生低血糖,因此更适合作为基础胰岛素补充治疗。这种胰岛素补充方式依从性好,操作简单,快捷。为改善晚餐后血糖,可考虑早餐前 NPH 联合口服降糖药物。每天胰岛素注射次数在 2 次及以上,可考虑停用胰岛素促泌剂。

(二)胰岛素替代治疗

胰岛素替代治疗主要适用于 T1DM、内生胰岛功能很差或存在口服药治疗禁忌证的 T2DM 患者。多使用基础胰岛素给药及针对餐后高血糖的胰岛素给药联合。基础量设置过大,可能造成夜间低血糖;基础量设置过小,FPG 下降不满意。基础量设置恰当时,餐前短效胰岛素的量不应过大。替代治疗的胰岛素日剂量应在生理剂量范围内。过低,不利于血糖的控制;过高,可造成外源性高胰岛素血症,易发生低血糖和体重增加。

由于 K-ATP 的 Kir6.2 或 SUR1 突变引起的新生儿糖尿病可由胰岛素安全地改用口服降糖药治疗或由口服降糖药安全地改用胰岛素治疗,但是 SUR1 突变者所需的胰岛素用量较低。

1.每天 2 次注射法

两次预混胰岛素或自己混合短效＋中长效胰岛素,优点是简单。需要注意的是:早餐后 2 小时血糖控制满意时,上午 11 点可能发生低血糖。午饭后血糖控制可能不理想,考虑加用口服降糖药,如 α-葡萄糖苷酶抑制剂或二甲双胍;晚餐前 NPH 用量过大,可能导致前半夜低血糖;晚餐前 NPH 用量不足时,可致 FPG 控制不满意。预混胰岛素诺和灵 30R 含 70% 中效胰岛素,其作用高峰时间在皮下注射后 8 小时左右。应用诺和灵 30R 早晚餐前注射,会出现 15:00～16:00 血糖高;凌晨 2:00～4:00 低血糖的现象,这分别与其中的中效胰岛素不足或过多有关。调整治疗的方案:监测午餐前、午餐后 2 小时以及晚餐前的血糖,若午餐后高血糖持续至晚餐前,给予葡萄糖苷酶抑制剂如阿卡波糖 50 mg,与第 1 口午饭嚼服,并增加早餐前胰岛素至 18～20 U。减少晚餐前诺和灵 30R 约 8 U,并将晚餐分餐,在睡前少许进食,如半杯牛奶和 2～3 片苏打饼干,可以防止半夜低血糖的发生。另外,午餐适当少吃,15:00～16:00 适当加餐也可以降低午餐后血糖;如果午餐后增加运动量,如快速走步半小时也可以降低午餐后血糖。

在 1 天 2 次速效型胰岛素和中效型胰岛素联合治疗方案中,中效型胰岛素和速效型胰岛素的比例以 2:1 为适当,最多为 1:1,但速效胰岛素剂量绝对不能多于中效胰岛素。速效和中效预混剂型适用于尚有一定胰岛储备功能的糖尿病患者。动物胰岛素的速效与长效剂型,平时要分开放置,注射前抽取顺序为先速效后长效,剂量比例配制一般为(2～3):1。目的是为了防止长效剂型中的过量的鱼精蛋白与速效胰岛素结合而使之起效减慢,无法发挥速效降糖的作用。

2.每天 3 次注射法

早、中餐前使用短效胰岛素,晚餐前使用短效胰岛素和 NPH。这种用药方式接近生理状态。缺点是晚餐前使用 NPH,量大时,在 0～3 点可发生低血糖,FPG 控制不好。

3.每天 4/5 次注射法

三餐餐前注射短效胰岛素,睡前注射 NPH 或长效胰岛素。目前临床上常使用这种方案,符合大部分替代治疗。每天 5 次注射法是三餐前注射短效胰岛素,上午 8 点和睡前各注射 1 次 NPH。两次 NPH 占全天剂量的 30%～50%。这种方案是皮下注射给药方式中最符合生理模式的给药方式。

4.胰岛素泵治疗

采用持续皮下胰岛素输注方式,符合生理需要,适用于胰岛素敏感,容易发生低血糖的患者,多用于 T1DM,费用昂贵。但胰岛素泵治疗本身亦存在发生严重低血糖风险。

5.T2DM 胰岛素补充治疗

在 T2DM 胰岛素补充治疗中,外源性胰岛素用量接近生理剂量时改成替代治疗。方法:先停用口服降糖药,改为胰岛素替代治疗;胰岛素替代后,日剂量需求大(IR 状态),再联合口服降糖药治疗,如胰岛素增敏剂和 α-葡萄糖苷酶抑制剂。

(三)胰岛素强化治疗

需每天多次注射或应用输注泵。

1.胰岛素强化治疗的适应证

适应证包括以下几种。①T1DM。②妊娠糖尿病和糖尿病合并妊娠。③在理解力和自觉性高的 T2DM 患者,当使用相对简单的胰岛素治疗方案不能达到目的时,可考虑强化治疗。④新诊断严重高血糖的 T2DM,可进行短期胰岛素强化治疗。

2.胰岛素强化治疗的疗效

美国 DCCT 对 1 441 例 T1DM 进行了为期 6.5 年的研究,结果发现,胰岛素强化治疗组使视网膜病变的危险下降 76%,病情进展减少 54%,增殖性视网膜病变等下降 47%;尿蛋白 ≥40 mg/d 的风险降低 39%,尿蛋白≥300 mg/d 的风险下降 54%;临床糖尿病神经病的发生率下降 60%。日本学者在 T2DM 患者中进行的 1 项研究发现,胰岛素强化治疗同样可使 T2DM 患者视网膜病变发生率、视网膜病变恶化、糖尿病肾病的发生及原有糖尿病肾病的加重较对照组明显下降。近年来,国内外均报告采用短期强化胰岛素治疗或持续性皮下胰岛素输注治疗初诊重症 T2DM 患者,伴随着血糖的良好控制,葡萄糖的毒性解除,胰岛 β 细胞功能改善,内源性胰岛素分泌增加,胰岛素第 1 时相分泌明显改善,有的恢复正常,胰岛素敏感性增强。目前认为,预混胰岛素类似物每天 3 次强化。

3.胰岛素强化治疗的禁忌证

有严重低血糖危险的患者(如最近有严重低血糖史者、对低血糖缺乏感知者、Addison 病和垂体功能低下者)、幼年和高年龄患者、有糖尿病晚期并发症者(已行肾移植例外)、酒精中毒和有药物成瘾者、精神病或反应迟钝者。

4.胰岛素强化治疗的实施

(1)确定初始剂量:按病情轻重估计,全胰切除患者日需要 40～50 U,多数患者可从每天 18～24 U开始,根据血糖调整。国外主张初始剂量为:T1DM 患者按 0.5～0.8 U/kg 体重,不超过 1.0 U;T2DM 患者初始剂量按 0.3～0.8 U/kg 体重。胰岛素强化治疗,胰岛素 1 天量的分配:早餐多(RI 25%～30%)、中餐少(RI 15%～20%)、晚餐中等量(RI 20%～25%)和睡前小(NPH 20%);胰岛素泵:40%持续低速皮下注射、早餐前追加 20%、中餐前和晚餐前各 15% 以及睡前 10%(可少量进食)。为了计算餐前的胰岛素追加量,胰岛素泵的使用者应在餐前 30 分钟(或餐后 2 小时)检查血糖。如果血糖高于正常值(或目标值),则以实际测得的血糖值减去目标值,就是超出值。

(2)胰岛素敏感系数:用超出数值除以胰岛素敏感因子(敏感系数)值,即得所需追加胰岛素量。其中敏感系数计算方法是:敏感系数=1 U 胰岛素输注后在 2~4 小时内降低的血糖值,其单位为"mg/dL",如用"mmol/L"表示则将其再除以 18(18 mg/dL=1.0 mmol/L)。计算公式:补充量(追加量)=(BG-Y)÷X。式中,BG 为测得实际血糖值,Y 为正常(目标)血糖值,X 为敏感因子(系数)。首先计算出 X 值,X 的值根据"1 500 规则"而得。"1 500 规则"的计算公式为:X=1 500÷日用胰岛素总量=mg/dL,即为 1 U 胰岛素能降低患者血糖值。如日用胰岛素总量为胰岛素 15 U。第 1 步先算出 X 值,即:X=1 500÷日用胰岛素总量=1 500÷15=100(mg/dL);用 mmol/L 表示则为 100÷18=5.5 mmol/L(4 舍 5 入则为 5.6);如实测血糖值超出目标值 2.0 mmol/L 值,则需追加的胰岛素量为 2.0 mmol/L÷5.5 mmol/L=0.36(胰岛素单位)。如实测患者血糖值(必须是同一患者)超出的目标值为 5.0 mmol/L,则需追加的胰岛素量为 5.0 mmol/L÷5.5 mmol/L=0.9(胰岛素单位)。如日用胰岛素总量为 40~50 U(用 45 中间值)按前例方法为 X=1 500÷45=33(mg/dL);33÷18=1.8(mmol/L)。如患者实际测得血糖值超出目标值 2 mmol/L,则需追加的胰岛素量为 2÷1.8=1.1(近似于 1)。一般超出 3.0 mmol/L 需追加的胰岛素量 3÷1.8=6(胰岛素单位)。其他依此类推。

(3)改用口服降糖药:T2DM 患者短期胰岛素强化治疗后,考虑重新恢复口服降糖药的指征:空腹及餐后血糖达满意控制水平、全天胰岛素总量已减少到 30 U 以下、空腹血浆 C 肽>0.4 mmol/L、餐后 C 肽>0.8 mmol/L,因感染、手术、外伤、妊娠和应激等原因用胰岛素治疗后,上述情况已消除时。

七、胰岛素泵治疗模拟正常胰岛素分泌

目前的胰岛素泵输注系统仍为开放性的(开环胰岛素输注系统),仍存在许多缺点;所以,闭环胰岛素输注系统,即真正的人工胰腺应该是胰岛素泵发展的方向。

(一)胰岛素泵的优点

(1)胰岛素的吸收更稳定,避免了血糖大幅度波动。

(2)胰岛素泵可设定 24 个不同的基础给药量,"黎明现象"者在清晨血糖升高的最初 2~3 小时,设置此段基础率较其他时间段增加 0.1~0.4 U。

(3)同一患者用胰岛素泵给药比强化治疗所需胰岛素总量减少 10%~25%,使餐后胰岛素降低而减少低血糖的发生。对于那些胰岛素高度敏感的患者,由于胰岛素泵可以精确输注的剂量极小(0.1 U),能有效预防严重低血糖的发生。

(4)胰岛素泵具有一定的智能,能提示进餐、电量不足、胰岛素余量不足和导管堵塞等。胰岛素剂量可随时调整,与饮食和运动更好配合,提高患者的生活质量。

(二)潜在缺点

(1)如果胰岛素输注中断 2 小时或以上,可增加 DKA 的发生风险。

(2)装泵局部的感染,但风险较小。

(3)体重增加。但上述这些问题都可以避免。另外,胰岛素泵治疗目前仍较昂贵。

(三)适应证

胰岛素泵是电脑控制的高科技产品,所有需要胰岛素治疗并具有一定文化知识的患者都可

作为安泵对象:①T1DM。②新诊断有严重高血糖的 T2DM。③纠正"黎明现象"。④反复发作低血糖用胰岛素治疗的糖尿病患者。⑤应用每天多次胰岛素注射法很难平稳地控制血糖的糖尿病患者。⑥糖尿病急性并发症、重症感染或围术期等。⑦妊娠糖尿病或糖尿病合并妊娠。

(四)置泵方法

将所用物品备齐后携至患者床前,解除其顾虑,嘱患者取平卧或坐位,选择脐部两侧不妨碍活动之处为穿刺点。用 0.2％碘酊消毒 2 次,将软管置式插头放置于持针器上,左手捏紧皮肤,右手持针,按下开关,针头即快速刺入皮下,拔出针芯,用护皮膜固定。根据患者安泵前胰岛素用量和血糖监测结果,计算并设定初始的胰岛素基础释放量和餐前大剂量(或追加剂量),设定完毕后将泵置于腰带或裤袋等处。在安泵过程中需认真检查胰岛素储液管和充注软管内有无气体,要立即排出直径 1 mm 以上的气体。护士应熟练掌握不同浓度胰岛素的安装、调试及常见报警的处理,定时定量为患者输注餐前大剂量,同时教会患者掌握胰岛素剂量的计算和设定以及泵的操作技术和常见故障的处理。

(五)泵胰岛素选择

应特别注意以下内容。

(1)只能使用短效胰岛素以及超短效胰岛素类似物,不能使用中、长效鱼精蛋白锌胰岛素或超长效胰岛素类似物。

(2)胰岛素的吸收速度和吸收曲线与用注射器皮下注射胰岛素类似,餐前追加的胰岛素将餐后血糖降低到理想水平后,皮下剩余的胰岛素作用还很强,可以引起低血糖,必要时加餐。

(3)由于短效胰岛素分解成单体比较慢,而超短效胰岛素类似物分解成单体快,所以注入短效胰岛素的时间要比注入超短效胰岛素类似物的时间提前 0.5~1.0 小时。

(4)胰岛素泵使用胰岛素的浓度是 100 U/mL,与人胰岛素笔芯的浓度相同;普通瓶装胰岛素的浓度是 40 U/mL,不能用于胰岛素泵治疗。

(5)按要求定期更换针头和连接管,以防感染和堵塞。

(6)根据进食量随时调整胰岛素追加剂量。

(7)如果处在应激状态,可随时调整基础胰岛素注入量,待应激状态逐渐好转,要随时调整基础胰岛素注入量,以免发生低血糖。

(六)胰岛素剂量设定

分为基础量的设定和餐前大剂量的设定两种。

1.基础量的设定

已用胰岛素治疗的患者改用胰岛素泵治疗,全天量一般较前减少 10％~25％,将泵治疗全天量的 40％~50％作为泵治疗的基础胰岛素量,再除以 24 小时即为每小时基础率。未用胰岛素治疗的患者可将每公斤体重 0.22 U 作为基础胰岛素量,同样再除以 24 得到每小时的基础率。基础率每升高或下降 0.1 U/h,使餐前血糖及整个夜间血糖波动 1.7 mmol/L。可根据三餐前和夜间血糖监测调整基础率。

2.餐前大剂量的设定

用泵前每天胰岛素减少 10％~25％后的胰岛素量的 50％~60％或之前未用胰岛素治疗的患者可将 0.22 U/kg 作为餐前大剂量,可平均分配于三餐前,也可按 4∶2∶3∶1 的比例分配于三餐前及睡前,然后再根据所测餐后血糖情况调整。

(李 芳)

(七)置泵后处理

(1)置泵后的前3天内,每天监测血糖5～7次(如测三餐前、餐后2小时和睡前10时,甚至0时血糖),3天后视血糖控制情况改为每天3～4次(如空腹和三餐后2小时血糖),为调整胰岛素用量提供可靠依据。

(2)置泵后3～7天为胰岛素剂量调整期,容易发生低血糖。

(3)充注软管在皮下保留3～5天后需更换新的充注装置,重新安装皮下充注软管,新充注部位与原充注部位应相隔2～3 cm以上。

(4)要求患者及家属接受胰岛素泵相关知识教育。掌握胰岛素泵的性能、使用方法、注意事项和报警后的处理措施以及快速血糖测定法等。

八、胰岛素治疗应尽量减少或避免低血糖反应

低血糖反应是胰岛素应用过程中最常见而很难完全避免的并发症。4%的T1DM致死的原因是低血糖症。在DDCT研究中,强化治疗组低血糖症的发生率较常规组高3倍多。

(一)低血糖症原因

胰岛素所致的低血糖症相当常见,可以说,使用胰岛素不可避免地会发生低血糖症。临床医师的根本任务是尽量减少低血糖症的发生,并避免出现严重低血糖症,因为一次严重的医源性低血糖或由此诱发的心血管事件可能会抵消一生维持血糖在正常范围所带来的益处。

下列情况易发生低血糖:①胰岛素使用不当,剂量过大或混合胰岛素治疗时胰岛素比例不当。②注射胰岛素后饮食减少或未按时进餐。③脆性糖尿病。④肝、肾功能不全、饮酒和剧烈活动等。⑤血糖控制困难与血糖显著波动者。⑥2型糖尿病早期餐前反应性低血糖。⑦糖尿病严重肾病致肾功能减退时,对胰岛素和降糖药代谢降低或合并其他可引起血糖降低的系统疾病如恶性肿瘤等。⑧胰岛素的个体内变异性。⑨药物。除了人们熟知的致低血糖药物外,氟喹诺酮类抗生素(如氟喹诺酮)引起的低血糖症可能与膜离子通道衰竭、少突胶质细胞凋亡及糖再灌注性氧化应激有关。严重低血糖症可进一步导致中心性脑桥髓鞘溶解症(central pontine myelinolysis,CPM)。左氧氟沙星和加替沙星亦可引起低血糖症,如果同时使用了口服降糖药,则可导致严重的血糖下降。

(二)临床表现

低血糖症发生时,患者可表现为饥饿、乏力、心悸、出冷汗、反应迟钝、意识模糊、嗜睡甚至昏迷等。有些患者发生低血糖症时,可无明显上述症状或仅表现为神经系统症状,应引起重视,尤其是夜间熟睡后,低血糖后由于交感神经兴奋,肾上腺素等胰岛素拮抗激素分泌增多,所以有些患者虽有低血糖反应,但是表现为高血糖。

(三)一般治疗与预防

应根据病因分别情况进行预防和处理。因胰岛素使用不当,剂量过大或混合胰岛素治疗时胰岛素比例不当引起者,应减少胰岛素剂量,而不是盲目加大胰岛素剂量。为避免低血糖症的发生,任何患者用胰岛素时均应被告诫:注意低血糖症状;注射胰岛素后应按时进餐;胰岛素剂量要准确;肝、肾功能不全者、老人和婴幼儿在应用胰岛素时应从小剂量开始,逐渐增加;注射胰岛素后不应马上进行体育锻炼。一旦发生低血糖症状应立即进食,若家属发现患者神志改变或昏迷应立即处理后送医院急救。

(四)血糖控制困难与血糖显著波动

血糖控制困难与血糖显著波动是临床上常见的低血糖原因。血糖控制困难与血糖显著波动的常见原因如下。

(1)存在应激因素,如严重感染和创伤;但是应激引起的血糖波动主要为显著高血糖,一般很少发生低血糖。

(2)长期的食物摄取不足,导致肝糖原和肌糖原缺乏;这些患者因胰岛素缺乏,进食后没有或缺少糖原合成,血糖利用障碍,故显著升高;肝糖原和肌糖原因营养不良而消耗,加上胰岛素的作用,空腹时极易发生低血糖。

(3)饮食治疗与胰岛素脱节,如随意进食、禁餐和饮酒等。肝糖原和肌糖原缺乏所致者易被忽视,此时应鼓励患者定时进食,使体重恢复至标准水平(一般需要 1 个月以上),该段时间内的血糖控制应放宽,以不发生严重高血糖为原则。然后,逐渐增加胰岛素的用量至满意疗效。

九、正确处理其他不良反应

(一)胰岛素抗药性

胰岛素制剂有种属差异,异种胰岛素具有免疫原性。人体多次接受动物胰岛素注射 1 个月可出现抗胰岛素抗体,又因靶细胞胰岛素受体及受体后缺陷以及胰岛素受体抗体等因素,极少数患者可发生胰岛素抗药性,即在无酮症酸中毒和无拮抗胰岛素因素存在的情况下,连续 3 天每天胰岛素需要量超过 200 U。此时应改用人胰岛素制剂或胰岛素类似物,必要时使用糖皮质激素(如泼尼松 40~60 mg/d)。经适当治疗数日后,胰岛素抗药性可消失。

(二)胰岛素变态反应

胰岛素变态反应由 IgE 引发,有局部反应和全身反应两种情况。局部反应表现为注射部位瘙痒、荨麻疹或脂肪营养不良(皮下脂肪萎缩或增生);全身反应以荨麻疹、神经血管性水肿和过敏性休克为特征。处理措施包括更换胰岛素制剂或更换不同厂家生产的胰岛素,同时应用抗组胺药和糖皮质激素,必要时考虑脱敏疗法。严重变态反应者应立即停用胰岛素,并按过敏性休克进行抢救。胰岛素变态反应常在应用动物胰岛素后出现,表现为荨麻疹、紫癜、血清病样反应和血管神经性水肿,甚至是过敏性休克等,注射处局部可表现为红肿、灼热、瘙痒、皮疹和皮下硬结。使用外源性胰岛素多出现抗胰岛素抗体并导致胰岛素抵抗。患者对外源性胰岛素制剂过敏的情况较少见。有学者报道 1 例妊娠糖尿病者对重组的人胰岛素和磺胺类药物均过敏,以致不能耐受任何药物治疗。血清中存在高滴度的抗胰岛素 IgE 抗体,患者需用糖皮质激素控制过敏症状和低血糖症。一般变态反应轻者可换用纯度较高的胰岛素或人胰岛素,加用抗组胺药,重者可给予糖皮质激素或肾上腺素治疗。

1.局部反应

指注射部位出现水肿或瘙痒,常在注射后 2~12 小时发生,持续 2 小时后会逐渐消退。胰岛素注射部位皮下组织皮下脂肪萎缩,可能也是对胰岛素的某种变态反应;胰岛素注射部位脂肪肥厚,可能是由于局部高浓度胰岛素的脂肪生成作用,偶尔是由于局部淀粉样变性所致。治疗方法:①注入胰岛素需深一点,应达到皮下组织。②经常变换注射部位。③注射部位热(湿)敷。④应用抗过敏药物。

2.全身反应

患者表现为荨麻疹、血管性水肿、呼吸困难和哮喘,重者可发生休克。全身变态反应多半由于不纯的动物胰岛素或者胰岛素变质引起,也可能由于对胰岛素内的某种添加成分,如鱼精蛋白和 Zn^{2+}(锌离子)酚等过敏所致。为了避免变态反应,应使用或换成免疫源性更低的高纯度胰岛素、人胰岛素或人胰岛素类似物。

胰岛素的脱敏治疗方法有两种。①紧急脱敏:将胰岛素溶于生理盐水中,稀释到 0.1 mL 含胰岛素 0.001 单位时做脱敏试验。稀释方法:抽胰岛素 4 U,加入生理盐水 400 mL 中,此时每毫升含胰岛素 0.01 U,抽取 0.1 mL 开始皮下注射(其中含胰岛素 0.001 U),若无不良反应,以后每 15 分钟增加 1 倍剂量,直到加到需要剂量。如有休克,立即皮下注射肾上腺素,0.25～1.00 mg,应给予皮质醇 100～300 mg 溶于 500 mL 生理盐水中滴注。②也可用非紧急脱敏:用上述脱敏液,从 0.001 U 胰岛素开始,如无反应,每 4 小时皮下注射 1 次。第 1 天 4 次,每次加倍(即0.001、0.002 U、0.004 U 和 0.008 U)。第 2 天,4 次,从 0.02 U 开始,每次加倍(即 0.02 U、0.04 U、0.08 U和 0.16 U),以后依此递增至需要剂量。脱敏后应用胰岛素中途不宜停用胰岛素,以免以后再用胰岛素时又发生变态反应。

(三)水肿

胰岛素有水钠潴留作用,因此在开始用胰岛素治疗 4～6 周内可出现双下肢轻度凹陷性浮肿,一般系暂时性的,无需特殊治疗。

(四)皮下脂肪萎缩或肥厚

应用纯度不高的动物胰岛素易发生注射部位皮下脂肪萎缩。反复同一部位注射易发生脂肪肥厚,主要可能与免疫反应介导的炎症后纤维化或刺激局部脂肪增生有关。处理要点是更换注射部位,改用高纯度胰岛素或人胰岛素。

(五)屈光不正

在开始用胰岛素时,因血糖下降迅速,致晶状体和玻璃体中渗透压下降,水分逸出,屈光率下降而致远视,一般无需特殊处理,3 周左右后可自行恢复。

(六)高胰岛素血症与肥胖

体重增加与每天胰岛素剂量、使用方法及剂型有关。每天剂量越大,越易发生高胰岛素血症和肥胖。睡前用胰岛素也会引起体重增加。故在胰岛素治疗同时,特别是在肥胖的 T2DM 患者应强调积极的饮食控制和运动锻炼,使体重保持正常。加用双胍类药物或 α-葡萄糖苷酶抑制剂有助于减少胰岛素用量,减轻外周高胰岛素血症,防止体重增加。

(七)胰岛素和胰岛素类似物与肿瘤

一般来说,糖尿病患者发生某些肿瘤的风险就已经高于正常健康人群,其原因未明,可能与许多因素有关。从机体的整体水平上看,胰岛素主要调节碳水化合物代谢,而胰岛素样生长因子-1(IGF-1)主要调控靶细胞的增殖。多个研究表明,IGF-1 在肿瘤的发生、发展及转移中起了重要作用,因而 IGF-1 受体(IGF-1R)是抗肿瘤药物的标靶。随着胰岛素类似物在临床上的广泛应用,其与人胰岛素相比的安全性受到了广泛关注,其中测定胰岛素类似物激活 IGF-1R 的能力成为评价其安全性的常用指标。

现已明确,多种肿瘤细胞系及人类肿瘤细胞都能表达 IGF-1R,生理浓度的 IGF 通过自分泌、旁分泌及内分泌对许多肿瘤细胞系有促有丝分裂作用。流行病学研究发现,高循环水平的 IGF-1 与乳腺癌、前列腺癌、结肠癌和肺癌的发病率升高相关。在多种肿瘤(如乳腺癌和多发骨髓瘤)中,IGF-1 和 IGF-2 的表达水平是升高的。除了与肿瘤的生长相关外,多个研究还发现抑制 IGF-1R 可以抑制不同癌细胞的转移。

适时使用胰岛素治疗对许多糖尿病患者来说是唯一的有效方法,使用非人类胰岛素的安全性值得尤为关注。临床上常用的短效、中效和长效胰岛素分别用来模拟生理性餐后和基础胰岛素的作用。在传统的人胰岛素治疗中,短效的人胰岛素因需提前在餐前 30 分钟注射而不便于使用;中长效的中性鱼精蛋白锌人胰岛素(NPH)有明显峰值和较大的变异性,容易导致低血糖症。通过修饰胰岛素链的分子结构而产生的胰岛素类似物可以解决这些问题。

从现有的细胞学研究结果看,地特胰岛素的 IGF-1R 受体亲和力及促有丝分裂能力低于人胰岛素,甘精胰岛素在体内转化为代谢产物 M1 和 M2 后,与 IGF-1R 的亲和力和促有丝分裂能力亦与人胰岛素相似,但未转化的甘精胰岛素与 IGF-1R 的亲和力和促有丝分裂能力高于人胰岛素。随着更多的关于胰岛素和 IGF-1 研究的开展,胰岛素及其类似物的安全性也会更为明确,但目前的资料还不能做出指导临床用药的结论,医师应该根据循证资料,结合患者的具体情况做出决策。

(魏倩倩)

第十节　糖尿病的运动治疗

一、运动是糖尿病综合治疗的重要部分

(一)运动治疗目的
(1)改善 T2DM 患者能量消耗和储存的失衡,与饮食治疗配合维持理想的体重。

(2)提高代谢水平,改善胰岛素抵抗状态,全面纠正糖尿病的多种代谢异常。

(3)改善心肺功能,改善患者的健康状况,从而提高生活质量。运动治疗主要适用于空腹血糖在 16.7 mmol/L 以下的轻中度 T2DM 患者,特别是超重或肥胖者以及病情稳定的患者。

(二)运动治疗疗效
一般认为,糖尿病运动治疗可收到下列疗效。

(1)减轻体重。这主要适合于体重过重者,尤其是腹部肥胖者,因为减少腹部脂肪量后,可直接减少 T2DM 和冠心病的发病率和病情严重性。常与饮食控制联合应用,可收到更好的效果。

(2)减轻或消除 IR 现象。运动 2 小时后,可见非胰岛素依赖性组织的葡萄糖摄入增加(可能由于增加 GLUT4 表达所致)。T2DM 患者和正常人一样,单次运动后,胰岛素的敏感性可明显增加,并维持达16 小时之久。肌糖原消耗也有利于葡萄糖的摄取。

(3)增加糖原合成酶的活性,同时增加糖的无氧酵解,有利于血糖的控制。运动还能增加对不饱和脂肪酸的摄取和氧化及脂蛋白脂酶活性,改善脂代谢,降低胆固醇。长期规律运动,可使高密度脂蛋白(HDL)升高,而减低 LDL-C。

(4)体力活动增加血小板数量和血小板活性,可激活凝血机制,但更重要的是体力活动可促进凝血酶生成和纤溶酶活性,减少血小板聚集和血栓形成。

(5)妊娠妇女,坚持必要的体力活动可防止妊娠糖尿病的发生。对糖尿病合并妊娠来说,适宜的活动可减轻糖尿病病情。

(6)康复治疗(其中包括体力活动)有利于糖尿病视网膜病的稳定和恢复。

（7）经常的体力活动可提高心肺功能以及骨骼肌力量和耐受性。

（8）儿童和青壮年糖尿病患者要多鼓励从事体力活动和运动，可减少胰岛素用量，促进生长发育。

（9）运动可增加磺胺类口服降糖药的降糖作用。

（10）应用胰岛素治疗者，餐后适当活动可促进胰岛素的吸收。

（11）坚持体育锻炼可增强机体对外界应激的耐受性。

（12）运动还能改善机体各系统的生理功能，增强体质，提高工作效率和生活质量。

二、运动治疗存在潜在危险和禁忌证

运动也有潜在性危险。由于运动有导致冠心病患者发生心绞痛、心肌梗死或心律失常的危险性；运动可能使有增殖型视网膜病变的患者发生玻璃体积血；运动还使有神经病变的患者有发生下肢（特别是足部）外伤的危险性；高强度的运动可在运动中和运动后的一段时间内升高血糖，并有可能造成持续性高血糖，在 T1DM 患者或运动前血糖已明显增高的患者，高强度的运动还可诱发酮症或酮症酸中毒；运动中可有血压升高、尿蛋白增加、神经病变进展、退行性关节病加重以及发生低血糖等。

因此，有下列情况者不宜运动：①心功能不全、严重心律失常、不稳定型心绞痛和近期发生了心肌梗死。②各种感染的急性期。③严重的糖尿病肾病。④糖尿病足。⑤严重的眼底病变。⑥新近发生血栓性疾病。⑦酮症或酮症酸中毒。⑧血糖未得到良好的控制（FPG 在 16.7 mmol/L 以上）。对于 T1DM 患者，特别是伴有肾病、眼底病变以及合并高血压和缺血性心脏病者，不适于进行有风险的运动治疗。

一般说来，糖尿病患者不宜参加剧烈运动。所选择的运动方式和运动量必须适合自己的身体状况。除上述的运动风险外，大强度运动还可能损伤运动系统，造成肌肉拉伤。撕离肌肉纤维常出现在关节的附着处、肌纤维与肌腱的连接处或肌肉受伤处。肌肉损伤时，可听见肌肉撕离声。局部明显疼痛伴压痛。严重时可伴有骨折。

应用胰岛素治疗的 T1DM 患者若体内胰岛素严重缺乏，随着运动的进行，周围组织不能很好地利用葡萄糖，导致血糖上升，脂肪分解增加及酮体生成，先前控制不佳的代谢迅速恶化，导致酮症酸中毒。为避免发生酮症，T1DM 患者在进行强度较高的体育活动前，应监测血糖和尿酮体。如果空腹血糖 >13.9 mmol/L，尿中有酮体，则不宜运动，并应调整胰岛素用量及饮食，以维持良好的代谢控制。大强度运动可加重心脏负担，使血容量减少，血管收缩，有诱发心绞痛、心肌梗死及心律失常等危险。如果有潜在的冠状动脉疾患，可导致猝死。大强度运动还可使收缩压增高，增加脑血管意外的潜在危险，故当收缩压 >24.0 kPa（180 mmHg）时应停止运动。中年以上 T2DM 患者，常伴骨关节退行性病变，尤其若是负重关节有退行性病变，运动可能加重其病变。合并周围神经病变及下肢血管病变者，在运动中容易发生骨、关节、肌肉或皮肤软组织损伤。如有严重视网膜病变，大强度运动后血压上升，血流加速会加重视网膜或玻璃体积血及视网膜剥离的危险性。有肾病者，大运动量后肾脏供血减少，尿蛋白排泄增加，加重肾脏损害。有严重高血压和冠心病者，运动后血压上升，心肌缺血加重，可诱发心绞痛或心肌梗死。另外，有急性感染、急性心肌炎、严重心律不齐及心、肝、肾功能不全者要禁止运动治疗。

三、实施个体化运动方案

根据患者的性别、年龄、体型、体力、生活习惯、劳动、运动习惯、运动经验和运动爱好等选择恰当的运动方式和运动量。运动时要注意安全,运动量应从小量开始,逐步增加,长期坚持。

运动分为有氧运动和无氧运动两种。有氧运动是需耗氧的运动,多为大肌肉群的运动。可起到增加葡萄糖利用、动员脂肪和改善心肺功能的作用。常见的运动方式有步行、慢跑、游泳、爬楼梯、骑自行车、打球、跳舞和打太极拳等。无氧运动是主要靠肌肉爆发力完成的,不消耗氧或耗氧很少的运动。可增加特定肌群的力量和容积,但携氧不足,乳酸生成增加,可出现气促和肌肉酸痛。常见的运动方式有举重、百米赛跑、跳高和跳远等。此种运动对糖尿病的代谢异常无明显益处。

运动的时机应以进餐 1 小时后为好。但可灵活掌握。空腹运动易发生低血糖,餐后立即运动影响消化吸收,且此时所需热量尚未被吸收。运动时间可自 10 分钟开始,逐步延长至 30～40 分钟,其中可穿插必要的间歇时间,但达到靶心率的累计时间一般以 20～30 分钟为宜。运动时间和运动强度共同决定运动量,两者可协调配合。运动频率也因人而异,有运动习惯者鼓励每天坚持运动,每天的安排以 1 天 3 餐后较好,也可集中在晚餐后 1 次进行。每周锻炼 3～4 次为最适宜。若运动间歇超过 3～4 天,则效果及累积作用将减弱。

四、运动量/运动强度/运动时间及频率是运动治疗的核心内容

原则上对体重正常的人运动所消耗的热量应与其摄入的热量保持平衡,但对肥胖和超重的人则要求其运动消耗热量大于摄入热量,才可达到减轻体重的目的。强度决定效果,只有当运动强度达到肌肉 50% 最大摄氧量时才能改善代谢和心血管功能。强度过低只起安慰作用,但可改善主观感觉;强度过大,无氧代谢比重增加,治疗作用降低,且可引起心血管负荷过度或运动系统损伤,应予避免。运动强度常用运动致肌肉受到刺激的摄氧量相当于最大运动能力(最大氧摄取量,$VO_{2\ max}$)的百分率表示。因检查比较困难,所以常用不同年龄组的脉率表示这种强度(相对强度),将极限的强度定为 100%。

(一)运动量估算

运动量的估算有 3 种方法。

1.计算法

$VO_{2\ max}$%脉率＝安静时脉率＋(运动中最大脉率－安静时脉率)×强度。运动中最大脉率＝210－年龄,如 57 岁的患者,安静时脉率为 75 次/分,其 60% 中等强度运动时脉率＝75＋(210－57－72)×60%＝122 次/分。

2.简易法

能获得较好运动效果,又确保安全的心率,称为靶心率,即运动中最高心率的 70%～80% 作为靶心率。一般人,运动中最高心率(次/分)＝220－年龄(岁),故运动时理想的心率(次/分)应为 170－年龄(岁)。

3.查表法

见表 4-6 和表 4-7。

表 4-6 运动强度的分级及判定

项目	最大强度	强度	中强度	轻强度	微强度
$VO_{2\,max}$	100	80	60	40	20
自感强度	非常吃力	吃力,可坚持	有运动感觉	轻微运动感觉	无运动感觉
强度选择	极限值	中老年健康者	持续此范围运动	刚开始运动	不能称运动

注:$VO_{2\,max}$:最大氧摄取量。

表 4-7 不同年龄组不同运动强度 $VO_{2\,max}$ 的脉率(次/分)

年龄组(岁)	100%	80%	60%	40%	20%
10~	193	166	140	113	87
20~	186	161	136	110	85
30~	179	155	131	108	84
40~	172	150	127	105	82
50~	165	144	123	102	81
60~	158	138	119	99	80
70~	151	133	115	96	78

注:$VO_{2\,max}$:最大氧摄取量。

(二)运动项目

要有利于全身肌肉运动,不受条件、时间和地点限制,符合自己爱好,可操作性强,便于长期坚持,能达到治疗目的(比如散步、体操、舞蹈、乒乓球、自行车、上下楼梯、羽毛球和游泳等)。运动项目可互相组合和交换,尽量不参与决定胜负的竞技性运动。

(刘素华)

第十一节 糖尿病的饮食治疗

一、饮食管理是糖尿病治疗的基础

合理的饮食可以减轻胰岛 β 细胞的负担,使胰岛组织获得恢复的机会。轻型的糖尿病患者往往只需饮食治疗,就能有效地控制血糖,并防止并发症的发生。

(一)饮食治疗目的

(1)通过平衡膳食,配合运动和药物治疗,将血糖控制在理想范围,达到全面的代谢控制。

(2)满足一般生理和特殊生理状态需要,达到或维持成人的理想体重,保证充沛的精力,确保儿童和青少年正常的生长发育,满足妊娠和哺乳妇女代谢增加的需要。

(3)有效地防治各种糖尿病急、慢性并发症的发生。

(4)通过合理的膳食改善整体的健康状况。

(二)饮食治疗原则

(1)合理控制热能,热能摄入量以达到或维持理想体重为宜。

(2)采取平衡膳食,食物选择应多样化,营养应合理,要放宽对主食类食物的限制,限制脂肪摄入量,适量选择优质蛋白质,增加膳食纤维摄入,增加维生素和矿物质摄入。

(3)提倡少食多餐,定时定量进餐。

(4)饮食治疗应个体化,制订饮食计划时,除了要考虑到饮食治疗的一般原则外,还要考虑到糖尿病的类型、生活方式、文化背景、社会经济地位、是否肥胖、治疗情况、并发症和个人饮食的喜好。

(5)饮食控制不能采取禁吃或偏食等强制性措施,否则会使患者营养失衡,对生活失去信心,降低生活质量,影响血糖控制。

二、饮食治疗包括总热量/饮食结构调整/合理营养

(一)热量估计

根据标准体重及活动量计算每天所需总热量。标准体重(公斤体重)的计算方法:40岁以下者为身高(cm)-105;年龄在40岁以上者为身高(cm)-100。成人每天每公斤标准体重的总热量估计:休息状态下为105~126 kJ,轻体力劳动者为126~147 kJ,中度体力劳动者为147~167 kJ,重体力劳动者为167 kJ以上。儿童因生长代谢旺盛,为保证其生长发育,所需的热量应相应增加,一般与同龄健康儿童摄取的总热量相同,但要注意避免过食和肥胖。儿童患者多为T1DM患者,在胰岛素治疗过程中易发生肥胖,儿童肥胖与以后发生的心血管疾病、高血压、血脂异常和血凝异常有密切关系。糖尿病合并妊娠时,为满足母体和胎儿营养的需求,保证胎儿的正常生长和发育,饮食的热量不宜过分限制,每天每公斤体重126~147 kJ,或每天8 372 kJ以上,蛋白质每天每公斤体重1.5~2.0 g,脂肪每天约50 g,糖类不低于总热量的50%,300~400 g。少食多餐(每天5~6餐)。防止出现低血糖和饥饿性酮症。妊娠期间,前3个月体重增加不应超过1 kg,以后每周体重的增加控制在350 g左右。妊娠期还须注意补充适量的维生素、钙、铁和锌等。糖尿病合并妊娠的饮食治疗的目的是达到良好控制糖尿病病情,使血糖尽量恢复正常,这是确保胎儿和母亲安全的关键;提供充足的各种营养素,而不引起餐后高血糖和酮症至关重要。饮食治疗要与运动疗法结合进行,并随着妊娠的继续进行合理的调整。妊娠并非运动疗法的禁忌证,但必须在医护人员的指导下进行,协助控制血糖。哺乳母亲热量供给也要增加30%左右。

老年人和伴有其他合并症的患者,应根据具体情况酌情进行饮食治疗。肥胖者(超过标准体重20%)应严格控制总热量,以期体重下降至正常标准的±5%;而低于标准体重20%的消瘦患者,或低于标准体重10%的体重不足患者,则应适当放宽总热量,达到增加体重的目的。

(二)营养成分比例

营养物质分配的原则是高糖类、高纤维素和低脂肪饮食。一般糖类供能占总热量的50%~60%,蛋白质占15%~20%(每天每公斤体重0.8~1.0 g),脂肪占20%~25%(每天每公斤体重0.6~1.0 g)。

1.糖类

许多患者用严格控制糖类的摄入量,同时增加脂肪和蛋白质摄取以求达到控制血糖的目的,这是错误和无益的。低糖类饮食可抑制内源性胰岛素的释放。近年来,国内外学者对糖类饮食利弊的研究结果表明,空腹血糖正常的轻型糖尿病患者,食物中糖量从45%提高到85%,病情未见加重,糖耐量反而得到改善,血胰岛素降低。故适当提高糖类摄入量,可提高周围组织对胰岛

素的敏感性。如对主食控制过严,使患者处于半饥饿状态,可使糖耐量减低,体内供能势必依靠脂肪和蛋白质的分解,而导致酮症,病情反而难以控制。在饮食中添加较多的发酵性糖类更有利于糖尿病肾病患者,因为发酵性糖类可增加氮的肾外(经粪)排泄量,降低血浆尿素氮浓度。发酵性糖类很多,如食用胶、阿拉伯纤维、菊粉和粗制马铃薯淀粉等在肠道的发酵作用均较明显。

麦芽糊精是以玉米和大米等为原料,经酶法工艺(一种食品加工工艺)控制水解转化、提纯和干燥而成的产品。在体内代谢过程当中,糊精是由淀粉到葡萄糖的中间产物。在这个代谢过程中需要消化酶的参与。由于麦芽糊精是淀粉在体外经水解后生成,可不经过唾液淀粉酶的水解直接进入到胃中,通过小肠黏膜酶进一步消化成葡萄糖。因此,它特别适用于消化力相对较弱的患者、老人或儿童作为食品补充剂,代替淀粉类食物,缓解消化压力。如果糖尿病患者的消化功能正常,尽量不吃麦芽糊精,以防止葡萄糖迅速吸收,使血糖上升。如果消化功能不良,或糖尿病昏迷而采用鼻饲饮食,或经常出现低血糖反应,均可用麦芽糊精作为能量来源。但在使用过程当中,要观察血糖的变化。

2.蛋白质

过多的蛋白质摄入可能对糖尿病不利。近年的一些研究认为高蛋白饮食可引起肾小球滤过压增高,易发生糖尿病肾病;而低蛋白饮食可明显延缓糖尿病和非糖尿病肾病的发展,减少了肾病和死亡的危险。肾移植术后接受低至中等蛋白(0.7~0.8 g/kg)饮食还可延缓或减轻慢性移植排斥反应。但这些均有待进一步研究和证实。在一般情况下,糖尿病患者不要过分强调蛋白质的补充。对于儿童患者,为满足其生长发育的需要,蛋白质可按每天 1.2~1.5 g/kg 给予。妊娠、哺乳、营养不良以及合并感染和消耗性疾病的患者均应放宽对蛋白质的限制,一般蛋白质每天也不超过 1.5 g/kg。动物性蛋白因含丰富必需氨基酸,营养效值和利用率高,应占总蛋白量的 40%~50%。有微量清蛋白尿的患者,每天蛋白质的摄入量应限制在 0.8~1.0 g/kg 之内;有显性蛋白尿的患者,应限制在低于 0.8 g/kg 体重;有肾功能不全时,应限制蛋白质的摄入(低于 0.6 g/kg),必须选择优质动物蛋白,每天磷的摄入应少于 3 mg/kg 或每天少于 0.15 g。适当限制钠盐(高血压者要限制在 3 g/d 以内),根据血钠水平和浮肿程度调整,一般每天应少于 4 g。

3.脂肪

在脂肪的分配比例中,少于 1/3 的热量来自饱和脂肪,单不饱和脂肪酸和多不饱和脂肪酸之间要达到平衡。动物性脂肪除鱼油外,主要含饱和脂肪酸。植物油富含不饱和脂肪酸,目前认为多价不饱和脂肪酸的热量(P)与饱和脂肪酸热量(S)的比值(P/S)愈大,对于降低胆固醇、预防动脉粥样硬化和神经病变等愈有效。在限制脂肪摄入量的前提下,应以植物油代替动物油。胆固醇每天摄入量应限制在 300 mg 以下。如患者的血低密度脂蛋白胆固醇(LDL-C)≥2.6 mmol/L,应使饱和脂肪酸的摄入量少于总热量的 10%,同时,食物中的胆固醇含量应<200 mg/d。

4.食物纤维

食物纤维又称植物性多糖,是不能被消化吸收的多糖类物质。人类消化道没有消化它们的酶,肠道细菌丛也仅能分解其中小部分,故不能被吸收,也不会供能。根据理化性质,分为可溶性和不溶性两类。可溶性食物纤维有豆胶、果胶、树胶和藻胶等,在豆类、海带、紫菜、燕麦、荞麦以及魔芋制品等人工提取物中含量较多,它们在胃肠道遇水后与葡萄糖形成黏胶,从而能减慢糖的吸收,使餐后血糖和胰岛素降低,并具有降低胆固醇的作用。非可溶性食物纤维有纤维素、半纤维素和木质素等,存在于谷类的表皮(粗粮)、玉米面、蔬菜的茎叶、豆类的外皮及水果的皮核等,它们在肠道内吸收并保留水分,且形成网络状,使食物和消化液不能充分接触,可使葡萄糖吸收减慢,从而可降低餐后血糖,改善葡萄糖耐量和减少降糖药物的用量。食物纤维对降低血脂也有一定作用。由于其吸湿性,能软化大便,具有通便的作用,还能减少饥饿感,增加饱感。因此,糖尿病患者应注意在饮食中适当增加食物纤维的摄入量(每天 25~30 g),也就是说在饮食中可适当选用粗杂粮,多食新鲜绿叶蔬菜和一定数量的水果和蘑菇。但对于消瘦型糖尿病患者、T1DM患者和有腹泻症状的患者应酌情减少用量。ADA 的食用纤维推荐量为 24 g(8 g 可溶性纤维加16 g 非溶性纤维)。有学者用高于此推荐量(50 g,可溶性和非溶性纤维各 25 g)的高纤维饮食治疗 T2DM 患者,结果显示高纤维摄入可改善血糖,降低血胰岛素和血脂浓度。但纤维食品食入过多会引起胃肠道反应,患者往往难以接受。目前,有专门为糖尿病患者制作的含有麦麸、豆皮、玉米及海藻植物等纤维素的糕饼,可适当用作调剂食品。

5.粗粮和细粮

全粮一般指未被精加工过的天然食品(如糙米、全麦面、豆类和杂粮等),其含有较丰富的膳食纤维、维生素、矿物质和生物类黄酮等。全粮饮食对一般糖尿病患者较合适,如膳食纤维增加食物体积,增加饱腹感,延缓胃排空,降低餐后血糖;可促进肠蠕动,防止便秘;有利于降低血压和血液黏稠度。患者应在营养医师的指导下进行合理配餐,合理营养,控制总能量。

因全粮相对难以消化,同时所含嘌呤物质较多,容易诱发痛风,故合并高尿酸血症和痛风者或有较严重胃炎、溃疡、肠炎和贫血者最好不吃或少吃全粮。

三、定时调整饮食治疗方案

(一)食物种类

食物的种类。①谷薯类:如米、面、玉米和薯类,主要含有糖类、蛋白质和 B 族维生素。②菜果类:富含维生素、矿物质及食物纤维。③蛋白质类:如肉、蛋、鱼、禽、奶和豆腐等,主要为机体提供蛋白质、脂肪、矿物质和维生素。④油脂类:如油脂和坚果类食物,能够为机体提供热能。主食以糖类为主,应放宽对主食的限制。糖类主要有谷薯类、豆类、含糖多的蔬菜和水果等。以谷类为主食者要尽可能选择粗制品。

1.糖类

糖类分为单糖和多糖。糖又分为单糖、双糖和糖醇。单糖主要指葡萄糖和果糖,食入后吸收较快,使血糖升高明显;双糖主要指蔗糖和乳糖等;糖醇常见于含糖点心、饼干、水果、饮料和巧克力等,可以产生能量,但不含其他营养物质;多糖如米饭、面粉和土豆等食物中的淀粉不会使血糖急剧增加,并且体积大,饱感强,应作为身体热量的主要来源。一般不宜直接食用单糖和双糖,除非发生了低血糖。如为满足口感可使用糖的代用品(甜味剂),如木糖醇和甜叶葡萄糖精等。脂肪不易产生饱感,常易超量食用。

2.脂肪

看得见的脂肪包括各种烹调油脂、黄油、动物油和动物外皮;看不见的脂肪包括肉、禽、鱼、奶制品和蛋,坚果类食物如花生、瓜子、核桃和芝麻酱,以及油炸食品和汉堡包。过多摄入脂肪会产生过多的能量,与心、脑血管疾病的发生有关,可增加 IR,减低胰岛素的敏感性,使血糖升高。选择脂类食品时,应尽量减少动物性脂肪的摄入量,适当摄入植物性脂肪。动物性脂肪主要来源于肥肉和猪油。羊肉和牛肉的含脂量低,而猪肉的含脂量高。鱼及水产品含脂最低,其次为禽、肉和蛋。糖尿病患者烹调用油也应限制(植物油 2~3 汤匙),食用的花生和瓜子等零食需计算在总热量和脂肪用量内。

3.蛋白质

动物性蛋白主要来源于动物的瘦肉类、畜肉、禽肉、鱼、虾、蛋类和乳品类等。植物性蛋白含量最高的是豆类。每天主食即可提供 25～50 g 蛋白质。糖尿病患者可适当进食一些新鲜水果，补充维生素，但应将水果的热量计算在总热量内。建议从少量开始，进食水果的时间最好在空腹和两餐之间。糖尿病患者饮食种类可参照原生活习惯，注意多样化，控制每天总热量。

4.酒类

T2DM 患者长期饮酒既易发生低血糖，又可加重高血糖。长期饮酒可引起酒精性肝硬化、胰腺炎及多脏器损害。某些患者戒酒有一定难度，因此，下列情况可允许少量饮酒：①血糖控制良好。②无糖尿病慢性并发症。③肝和肾功能正常。④非肥胖者。⑤无急性并发症时。⑥活化型乙醛脱氢酶-2（ALDH-2）基因表现型者。最高允许饮酒量为白酒 50 mL，啤酒 200 mL。少量饮酒对糖尿病似无明显不利影响，有学者调查了饮酒对美国 20 951 名医师糖尿病发病率的影响，平均追踪 12.1 年，显示小至中等量饮酒可降低 T2DM 的发病率。

（二）食品交换份

食品交换份的概念是：将食物按照来源和性质分成几大类。同类食物在一定重量内所含的蛋白质、脂肪、糖类和热量相似，不同类食物间所提供的热量也是相同的。确定食品交换份的益处：①易于达到膳食平衡。②便于了解和控制总热量。③可做到食品的多样化。④便于灵活掌握食物的选择。

（三）食谱和热量设计与计算

1.粗算法

粗算法适用于门诊患者。体重大致正常，身体状况较好者的主食可按劳动强度大致估计，休息者 200～250 g；轻体力劳动者 250～350 g，中体力劳动者 350～400 g，重体力劳动者 400～500 g。副食品中蔬菜不限制，蛋白质 30～40 g，脂肪 40～50 g。肥胖患者应严格限制总热量，选用低糖类和低脂饮食。

2.细算法

细算法又称食物成分表计算法，其科学性强，但须经常查阅食物成分表。计算和设计主、副食较繁杂，适合于住院患者。其方法和步骤如下：①根据患者性别、年龄和身高计算标准体重。②根据患者劳动强度确定每天所需总热量。③确定糖类、脂肪和蛋白质的供给量。每克糖类与每克蛋白质均产生 16.8 kJ 热量，每克脂肪产生 37.8 kJ 热量。设全日总热量＝X，全日碳水化合物类（g）＝X×（50％～60％）/4；全日蛋白（g）＝X×（12％～20％）/4；全日脂肪（g）＝X×（20％～35％）/9。例如，50 岁男性 T2DM 患者的身高为 170 cm，实际体重为 85 kg，患者轻体力劳动。每天每公斤体重需 20～25 kcal 热量，标准体重＝170－105＝65 kg。全日总热量＝65×（20～25）＝1 300～1 625 kcal（1 kcal≈4.2 kJ）。全日糖类＝（1 300～1 625）×60％/4＝195～244 g。全日蛋白质＝（1 300～1 625）×20％/4＝65～81 g，全日脂肪＝（1 300～1 625）×20％/9＝29～36 g。总热量 3 餐分配按 1/5、2/5 和 2/5 分配。

3.食品交换份法

上述细算法中的例子，在计算了全天所需热量后，可根据患者的饮食习惯和嗜好，利用食品交换份表制订膳食计划。患者饮食治疗开始可能会不习惯，易产生饥饿感，可多吃蔬菜减轻饥饿感，但炒菜用油不能太多，切忌用多吃肥肉等油腻食物来减轻饥饿感。

四、参考血糖指数安排膳食

血糖生成指数(glycemic index,GI)亦称为血糖指数,是食物的一种生理学参数。GI是指含50 g碳水化合物实验食物的血糖应答曲线下面积与等量碳水化合物标准参考物和血糖应答之比,是衡量食物引起餐后血糖反应的指标,它表示含100 g碳水化合物的食物和100 g葡萄糖在食入后一定时间内(一般为2小时)体内血糖应答水平的百分比值。血糖指数可用公式表示:

$$GI = \frac{含有100\ g碳水化合物的食物的餐后血糖应答}{100\ g葡萄糖(或白面包)的餐后血糖应答} \times 100$$

食物血糖生成指数是人体实验结果,而我们平时常用的碳水化合物含量和食物交换份法都是化学测定或根据食物脂肪、蛋白质和水分等计算出来的:①选择10~15个健康志愿者(或糖尿病患者),第1天晚餐后禁食,第2天早晨每人食用一份烹饪好的食物。如检测煮面条,则发给每位志愿者4两(200 g)左右面条,其中含50 g碳水化合物。碳水化合物的含量可直接测定或利用《食物成分表》计算。②空腹和饭后2小时内(即5分钟、15分钟、30分钟、45分钟、60分钟、90分钟和120分钟时)分别抽血,2小时得到7~8个血样(双样),用生化仪进行血糖测定。实验时禁食,也不能运动。如果是糖尿病志愿者则需要3小时的血样。③把每个的血糖数值用坐标在图纸上标出来,或者直接输入计算机,用设计好的计算机程序计算曲线下面积。④分析实验者(10~15人)的测定结果并去掉可疑值,计算平均值。与纯葡萄糖的血糖反应进行比较。⑤以葡萄糖作为参考(GI100),某一食物与其相比的百分比就是食物的血糖生成指数(GI)。

用于实验的所有食物中的碳水化合物的量是相同的。例如,100 g面包(约3片半面包)含有50 g碳水化合物;同样120 g饼干也含有50 g碳水化合物。我们可以通过查阅《食物成分表》,了解食物中碳水化合物的含量。化学分析和人体实验的实验依据不同,人体实验更接近实际。重复1~5操作,一般10~15个人有700多个血样分析,每3天才能研究出一种食物的血糖生成指数。

(一)食物血糖生成指数

餐后血糖应答值一般用血糖应答曲线下的面积来表示。就像食物交换份法、碳水化合物计算法和食物金字塔指南一样,血糖指数也是饮食计划的基础。一种食物的血糖生成指数反映了这种食物提高人体血糖的即时效应。食物提高血糖的能力不同于食物中碳水化合物的含量,也不同于食物能量的高低。高血糖生成指数的食物,进入胃肠后消化快,吸收率高,葡萄糖释放快,葡萄糖进入血液后峰值高,也就是血糖升的高;低血糖生成指数的食物,在胃肠中停留时间长,吸收率低,葡萄糖释放缓慢,葡萄糖进入血液后的峰值低,下降速度也慢,简单说就是血糖比较低。一般来说,进食血糖指数越高的食物,餐后血糖升高得越快。如以白面包为例,其血糖指数为70,那么,血糖指数低于70的食物,如荞麦(血糖指数54左右),其升高血糖的速度要比白面包慢;而血糖指数高于70的食物,如麦芽糖(血糖指数105左右)其升高血糖的速度比白面包要快。一般认为,血糖生成指数在55以下的食物为低GI食物;血糖生成指数在55~75的食物为中等GI食物;血糖生成指数在75以上的食物为高GI食物。但食物的血糖生成指数受多方面因素的影响,如受食物中碳水化合物的类型、结构、食物的化学成分和含量以及食物的物理状况和加工制作过程的影响等。

高GI的食物,进入胃肠后消化快,吸收率高,葡萄糖释放快,葡萄糖进入血液后峰值高;低GI食物在胃肠中停留时间长,吸收率低,葡萄糖释放缓慢,葡萄糖进入血液后的峰值低,下降速度慢。因此,了解食物的血糖生成指数,合理安排膳食,对于调节和控制人体血糖水平发挥着重要作用。食物血糖生成指数不仅可以用于对糖尿病患者、高血压患者和肥胖者的膳食管理,也可应用于运动员的膳食管理、食物研究以及社区居民膳食状况与慢性病关系研究等多个方面。

制订饮食计划时,最好有一个食物血糖指数的目录,然后把血糖指数计算进去。尽量用一些血糖指数较低的食物,使餐后血糖尽可能维持在理想水平。比如,平时很喜欢吃西瓜和樱桃的人,在吃水果前,应该先查一下各种水果的血糖指数目录;西瓜的血糖指数为72,而樱桃则只有22。为了更好地控制血糖,此时,应该尽量不吃西瓜,而吃血糖指数更低的樱桃。

(二)影响食物血糖指数的因素

血糖指数有助于食物的选择和更好地实施饮食计划。但是,食物血糖指数受很多因素的影响。虽然血糖指数可以帮助了解每种食物对血糖影响的大小,但是应该牢记,饮食中碳水化合物的总量对血糖的影响,比单一食物对血糖的影响要大得多。

1.同种食物血糖指数可以不同

如熟透的香蕉其血糖指数为74,然而,绿色香蕉的血糖指数只有43;谷子呈颗粒状时其血糖指数较低,但随着它变为米饭甚至粥,其血糖指数逐渐升高(根据其含有淀粉的多少而定)。

2.不同人对同种食物的反应不同

对于同一血糖指数的食物,有的人吃后血糖可能升高得快,而有的人血糖却可能升高得慢。

3.混合食物的血糖指数对血糖影响无法预料

比如比萨饼(由面粉、蔬菜和火腿肠等混合制成)的血糖指数肯定比其中某一种单独的成分(如火腿肠)的要高,但是否等于几种成分的血糖指数之和,目前尚不能肯定。有学者认为,混合食物的血糖指数,可以通过混合食物中的单一成分来推断,但有些学者不赞同此种观点。

4.血糖指数不是选择食物的唯一标准

因为混合食物的血糖指数不能从其中的单一成分中得知。有些食物(如胡萝卜),虽然血糖指数较高,但因其含有丰富的营养;而另一些食物(如含油脂类丰富的花生和瓜子等),尽管其血糖指数较低,但因其热量过高,营养又不够,则应尽量避免选用。

(李 芳)

第十二节 糖尿病患者的教育

绝大多数糖尿病是终身性疾病,其病情的变化与患者的饮食、运动和情绪等明显相关,而糖尿病早期,尤其是 T2DM 可无明显不适而不引起重视,但根据英国前瞻性糖尿病研究(UKPDS)和糖尿病控制与并发症试验(DCCT)的研究结果,严格的糖尿病控制是延缓和预防慢性并发症的最关键方法和最有效的措施,因此,糖尿病教育和糖尿病控制引起了 WHO、国际糖尿病联盟(IDF)和国内外糖尿病专家的高度重视。第 42 届 WHO 大会要求各成员国重视糖尿病的防治,要制订和实施糖尿病防治计划,逐步实现糖尿病的三级预防。一级预防是指预防糖尿病的发病;二级预防是指对糖尿病做到早诊断和早治疗;三级预防是指延缓和预防糖尿病并发症的发生和发展。而糖尿病教育则是贯彻三级预防的关键。

糖尿病教育应贯穿于糖尿病诊治的整个过程。内容包括:①糖尿病基础知识教育。②糖尿病心理教育。③饮食治疗教育。④运动治疗教育。⑤药物治疗教育。⑥糖尿病自我监测及自我保健教育等。

一、患者/家属/护士/营养师/非糖尿病专科医师接受糖尿病教育

通过对糖尿病基础知识的学习,掌握糖尿病的病因、影响病情的因素和病情控制的方法,取得患者和家属的自觉配合,充分发挥患者的主观能动性,保证长期治疗方案的严格执行。我国的糖尿病教育工作在近年来已有很大发展,各地均成立了专门从事糖尿病教育的中心、小组或其他机构。各医院医务人员也对此项工作越来越重视,并出现了以糖尿病教育文字资料(读本)为主,以电视、广播、幻灯片、图文和音像制品为辅的宣传教育局面。但总体来说,我国的糖尿病教育仍不普及,多数基层单位对这项工作还不重视,有的地方仍属空白。一些最基本的糖尿病知识尚未被广大患者所理解和应用,导致大量的糖尿病患者诊断不及时,治疗不妥当,预后也较差。

糖尿病教育的内容和方式应根据具体条件和患者的文化素质与经济背景等因地因人而异。但对任何一位糖尿病患者来说,都必须掌握最基本的防治知识。

(一)基本内容

(1)T2DM 的诊断标准、特点和流行病学。

(2)胰岛素分泌与胰岛素抵抗的概念和发病机制。

(3)代谢控制不良的后果,包括心理、精神、大血管病变(动脉硬化)和微血管病变(视网膜病变、肾脏病变和神经病变),以及冠心病、卒中等与 T2DM 的关系。

(4)胰岛素的使用方法和低血糖的防治,以及胰岛素笔的应用知识。

(5)口服降糖药的疗效和使用方法。

(6)糖尿病饮食的配制和配制原则。

(7)低血糖的自我防治等。

(二)基本目的

对糖尿病患者来说,通过教育,应达到下列目的。

(1)认识自己所患糖尿病的类型及其并发症。

(2)能正确掌握饮食治疗和自己调整食谱的基本技能。

(3)认识糖尿病控制不良的严重后果及其糖尿病控制的重要性。

(4)能自己观察病情变化,自我监测血糖和尿糖,并能根据结果进行饮食和药物的必要调整。

(5)能自己使用胰岛素,并能根据血糖和尿糖结果调整胰岛素用量。

(6)能充分认识和预防低血糖症的发生,一旦发生能自己进行及时的处理。

(7)提高糖尿病治疗和监测病情的顺从性,能主动与医务人员配合,病情变化时,能及时复诊,并按要求定期复查追踪,以达到良好控制病情的根本目的。

(8)能对社会上不实和伪科学的宣传、广告有正确的判断力,提高向他人宣传教育的知识水平。

(三)关键问题

应根据每一位患者的具体情况、糖尿病基础水平和文化背景区别对待,但一般应重点抓好下列几项教育宣传工作:饮食治疗上,要让患者掌握食量增减的方法与原则,在离开医院后能自己根据工作、学习和生活环境的变化,随时调整热量摄入及其成分配比。要让患者掌握胰岛素注射的技巧、部位变换以及低血糖的防治方法。使用口服降糖药者,能自己适当调整用量,或能顺从医师的意愿接受胰岛素治疗。不乱寻医问药,以最低的费用达到最佳的治疗效果。

在我国当前的条件下,通过糖尿病教育科普的宣传也不失为一条有效的教育宣传途径。这主要适合于广大农村及基层单位的患者。县以上医院均应该开展定期的专门的糖尿病教育业务。在强化住院患者教育的同时,争取将教育工作普及到所有的门诊患者,并取得实效。

二、糖尿病教育解除心理压力

患者在知道自己患有糖尿病时,心理行为表现多种多样。有些患者对本病认识不够,忽视其严重慢性并发症致残致死的后果,因而不限制饮食,生活上无节制,不监测血糖和尿糖,待出现严重并发症时后悔莫及。与之相反,有的患者十分畏惧糖尿病,对治疗丧失信心,不积极配合治疗。医师应掌握患者的这些心理状态,及时解释说明,同时让患者明白糖尿病的可防性和可治性,解除心理压力,帮助患者树立战胜疾病的信心,并积极配合治疗。在治疗过程中,要让患者避免心理紧张及精神刺激;要让患者和家属都认识到:只要很好地控制血糖,可以与正常人同样地生活和工作,生活质量可完全得到保障。

三、糖尿病教育应达到预期效果

(一)饮食和运动

向患者介绍饮食及运动的重要性,解除患者的思想顾虑,如误认为饮食控制会造成营养不良,或有些患者害怕血糖过高,不敢进食的现象,指导患者正确的膳食搭配,既保证血糖的控制,又不降低患者的生活质量和工作能力。在饮食方面,要灵活掌握膳食种类的选择,进餐要定时定量,病情变化时,要及时更改膳食量。饮食治疗不要强调用公式呆板计算,在掌握治疗原则的基础上,应由营养师具体指导热量调整和膳食配制方法。体力活动要适度,积极参加力所能及的劳动和适当的体育锻炼,并根据病情调整运动方式和运动量。患者的运动量和锻炼方法必须与自己的工作和娱乐结合考虑,以选择最适合于个体的方法和运动量,达到保持标准体重,增进心身健康和提高胰岛素敏感性为目的。运动和锻炼要坚持始终,力所能及。患有较重心脑血管病、神经病、糖尿病足和视力障碍等严重的并发症和各种急性并发症者为体力运动的禁忌证。轻型糖尿病患者,通过行之有效的饮食治疗和运动治疗即可获得满意的控制,无须服用药物。

(二)自我监测与自我保健

糖尿病患者经治疗后,临床上的"三多一少"症状很容易控制,有些 T2DM 患者甚至无明显症状,仅在体检时发现血糖增高。因此血、尿糖监测是观察糖尿病病情很重要的手段,同时应定期检查眼底、血压、心电图和尿清蛋白等,了解有无并发症的发生。自我血糖监测是糖尿病治疗过程中 1 项重要的检测内容。便携式血糖检测仪(简称血糖仪)是自我血糖监测的必备工具。目前,市场上血糖仪的型号至少有 20 多种。尽管各种血糖仪的生产厂家不同以及型号不同,但大都有以下特点:检测毛细血管血、检测原理相似、采用试纸条检测、电源以干电池为主、重量轻、体积小、便于携带、仪器校准程序简单以及检测结果受很多因素影响。

自我血糖监测的有效性取决于血糖仪的准确性。准确性是指检测结果与真实值接近程度;精确性是指检测的可重复性。一般在严格控制操作条件和步骤的情况下,血糖仪的准确性和精确性都能达到标准(一般指变异系数 2%～5%)。但如果存在以下几种情况,血糖仪的准确性和精确性将受到影响。①操作不当:血糖仪检测结果变异大的最主要原因是使用者的操作不当,如血滴的大小、血滴在试纸条上的位置以及测定过程不符合要求等。②血细胞比容:贫血或红细胞增多症会影响血糖仪的检测结果。贫血使自我血糖检测结果比实际值高;红细胞增多症则使其测出的值比实际值低。通常血细胞比容每改变 10%，对不同的血糖仪测定值可产生 4%～30% 的影响。③试纸条问题：试纸条超过保质期或保存不当也会影响检测结果。此外，患者的情绪、环境温度和湿度、低血压、缺氧症以及血中 TG 浓度等因素都会影响血糖仪的检测结果。

鉴于目前市场上的血糖仪型号多种多样，其检测结果之间变异较大，所以只能用于血糖监测，不能用于糖尿病的诊断和筛查。为使不同的血糖仪甚至同一型号的血糖仪之间的测定值具有可比性，国际临床化学联盟(IFCC)专家组最近提出：血糖仪的测定结果应统一以血浆葡萄糖浓度表示。美国的国家实验室标准化委员会(NCCLS)今年发布新的血糖仪应用准则也提出：血糖仪测定值 > 4.2 mmol/L 时，与医院检验部门之间的差异应 < 20%；若血糖测定值 ≤ 4.2 mmol/L 时，其差异应 < 0.83 mmol/L。美国临床生化学会(NACB)和美国糖尿病协会(ADA)建议使用便携式血糖仪的患者必须定期将血糖监测结果和医院检验部门血糖结果做对照，以评价其检测值的准确性。在与实验室血糖结果做对照时应注意：做糖耐量或测餐后血糖时，血糖仪测得的血糖，明显高于医院实验室生化仪测的血糖值（平均高 1.7 mmol/L），但空腹时两者无明显差异（仅 0.1 mmol/L）。

(三)药物教育

很多患者对用胰岛素治疗有恐惧心理，有些患者甚至错误地认为"用胰岛素治疗后会产生依赖性"。应让患者懂得，若 T2DM 经饮食控制和口服降糖药无效再不换用胰岛素治疗，等于是浪费钱财和生命，因为高血糖本身又可加重胰岛损害，加速病情发展，使并发症发生早而迅速。患者及其家属需掌握低血糖的早期识别和基本处理方法。低血糖的临床表现无特异性，但每一位糖尿病患者均必然要经历低血糖症。轻者易被发现，重症时往往导致严重后果，甚至死亡。因此，糖尿病的教育必须包括低血糖防治方面的内容，让患者及其家属掌握早期识别和处理的方法，并尽量降低其发生率。

目前，糖尿病患者缺乏相应的必要的知识是一种非常普遍的现象。在俄罗斯，80% 以上的糖尿病患者缺乏基本的糖尿病知识。社会公众对糖尿病的认知和理解程度也很低。美国只有 6% 的市民了解糖尿病，而英国有一半以上的人不知道糖尿病有哪些症状。通过糖尿病教育，对糖尿病的控制和管理具有明显的正面效果。有学者对 115 例小学文化程度以上、糖代谢控制不良、无严重并发症和用口服降糖药治疗的 T2DM 患者进行教育，结果发现教育组 3 个月后空腹血糖、餐后 2 小时血糖和 HbA$_{1c}$ 均较对照组降低。入组 6 个月时，教育组的二甲双胍日用量较入组时减少。相反，对照组却有增加的趋势。患者掌握一定的糖尿病知识，可避免许多对糖尿病的不利因素，进而减少和延缓各种急、慢性并发症的发生和发展。据美国疾病控制中心估测，50%～80% 的各种糖尿病并发症是可以通过适当的教育进行预防的。Assal 观察到，糖尿病教育可显著减少患者的截肢率。DCCT 的研究结果表明包括患者教育在内的强化治疗，可延缓糖尿病患者微血管并发症的发生和发展。

对 T2DM 患者必须注重一般的基础治疗，包括饮食治疗和其他辅助治疗，如单纯饮食治疗无效，应加用口服降糖药物，必要时可用各种降低血糖的口服药物（磺胺类、双胍类、胰岛素增敏剂和 α-葡萄糖苷酶抑制剂等）联合治疗，如仍无效，应果断改用胰岛素治疗。对 T2DM 传统的治疗方法是在一种口服药用至最大剂量后如无效再加用其他降糖药，但由于长期血糖得不到良好的控制，高血糖可加重胰岛素抵抗和胰岛 β 细胞功能衰竭，因此主张结合 T2DM 的病理生理学机制，几种不同作用途径的口服降糖药早期联合或(和)加用胰岛素治疗。

（李　芳）

第五章　糖尿病并发症

第一节　糖尿病酮症酸中毒

糖尿病酮症酸中毒(DKA)是由于胰岛素不足和升糖激素不适当升高引起的糖、脂肪、蛋白质和水盐与酸碱代谢严重紊乱综合征。糖尿病酮症酸中毒的发生与糖尿病类型有关,T1DM有发生糖尿病酮症酸中毒的倾向,有的 T1DM 患者以糖尿病酮症酸中毒为首发表现;T2DM 患者亦可被某些诱因诱发糖尿病酮症酸中毒。常见的诱因有急性感染、胰岛素不适当减量或突然中断治疗、饮食不当(如过量或不足、食品过甜和酗酒等)、胃肠疾病(如呕吐和腹泻等)、脑卒中、心肌梗死、创伤、手术、妊娠、分娩和精神刺激等。有时可无明显诱因,严重者有神志障碍,可因并发休克和急性肾衰竭等而导致死亡。

随着糖尿病防治水平的提高,糖尿病酮症酸中毒的总体发病率和发病密度逐年下降。除了年龄是影响发病密度的重要因素外,≤35 岁的年轻女性因糖尿病酮症酸中毒而住院者反而增加,其原因可能主要与糖尿病酮症酸中毒的预防不力有关。

一、病因与发病机制

糖尿病酮症酸中毒的发病机制主要涉及两个方面。一是胰岛素绝对缺乏(T2DM 发生糖尿病酮症酸中毒时与 T1DM 一样)。有人检测 T2DM 和 T1DM 患者发生糖尿病酮症酸中毒时的血清 C 肽,均为不可检出。二是拮抗胰岛素的升糖激素(如胰高血糖素、生长激素和皮质醇等)分泌增多。任何诱因均可使此两种情况进一步加重。

(一)T1DM 因严重胰岛素缺乏导致糖尿病酮症酸中毒

胰岛素缺乏是发生糖尿病酮症酸中毒的病因和发病基础。胰岛素缺乏时,伴随着胰高血糖素等升糖激素的不适当升高,葡萄糖对胰高血糖素分泌的抑制能力丧失,胰高血糖素对刺激(精氨酸和进食)的分泌反应增强,导致肝和肾葡萄糖生成增多和外周组织利用葡萄糖障碍,加剧血糖的进一步升高,并使肝脏的酮体生成旺盛,出现酮症或酮症酸中毒。除了胰高血糖素外,升高血糖的激素还包括儿茶酚胺、糖皮质激素和生长激素等,这些升糖激素在糖尿病酮症酸中毒的发展中起了重要作用。

T1DM 和 T2DM 均可发生糖尿病酮症酸中毒,但 T1DM 比 T2DM 常见。近年来的研究及临床观察发现,成人隐匿性自身免疫性糖尿病(LADA)可能以酮症起病。但 T1DM 和 T2DM 导致胰岛素缺乏的原因有所不同。T1DM 本身即有胰岛素绝对缺乏,依赖胰岛素而生存,中断胰岛素治疗、胰岛素泵使用不当、胰岛素泵发生障碍而"停止"胰岛素治疗或加上诱发因素都可诱发糖尿病酮症酸中毒,严重患者可在无任何诱因的情况下发生糖尿病酮症酸中毒。

(二)T2DM 因急性应激诱发糖尿病酮症酸中毒

通常情况下,T2DM 的胰岛素分泌为相对不足,一般不会发生自发性糖尿病酮症酸中毒。T2DM 患者发生糖尿病酮症酸中毒时均存在 1 个或多个诱因,如严重外伤、手术、卒中、心肌梗死、器官移植和血液透析等,有时是因为使用了抑制胰岛素分泌或拮抗胰岛素作用的药物所致,如糖皮质激素、生长激素、二氮嗪、苯妥英钠、肾上腺素、氢氯噻嗪或奥曲肽等。

(三)其他原因引起或诱发糖尿病酮症酸中毒

引起糖尿病酮症酸中毒的其他原因均属少见。糖尿病与非糖尿病均可发生酮症酸中毒,但糖尿病患者发生的酮症酸中毒(即 DKA)往往更严重。

1.酮症倾向性糖尿病

酮症倾向性糖尿病(KPD)患者糖尿病酮症酸中毒发作时没有明确的诱因,主要见于 T1DM。

2.糖尿病酒精性酮症酸中毒

糖尿病患者饮用过量酒精而引起酒精性酮症酸中毒,伴或不伴糖尿病酮症酸中毒;而非糖尿病者亦可因饮酒过量而引起酒精性酮症酸中毒。因此,单纯的酒精性酮症酸中毒应与糖尿病患者的糖尿病酮症酸中毒鉴别,因为前者只需要补液即可,一般不必补充胰岛素。

3.月经相关性糖尿病酮症酸中毒

女性 T1DM 患者在每次月经期发生糖尿病酮症酸中毒和高血糖危象,糖尿病酮症酸中毒发作与月经周期一致而无诱发糖尿病酮症酸中毒的其他因素存在(月经性糖尿病酮症酸中毒/高血糖症)。

4.药物所致的代谢性酸中毒

该病可危及生命。引起代谢性酸中毒的药物很多,如抗病毒制剂和双胍类等。根据酸中毒的病理生理特征,一般可分为以下几种类型:①肾脏排 H^+ 障碍,如 I 型与 IV 型肾小管酸中毒;②H^+ 的负荷增加,如酸性药物和静脉营养支持治疗等;③HCO_3^- 丢失过多,如药物所致的严重呕吐与 II 型肾小管性酸中毒等。药物所致的代谢性酸中毒的病因诊断主要依赖于药物摄入史,一般可根据动脉血气分析、血清阴离子隙和血清渗透隙等确定诊断。

5.恶性生长抑素瘤

该病罕见,患者因大量分泌生长抑素而出现抑制综合征,表现为酮症酸中毒、低胃酸症、胆石症、脂肪泻、贫血和消瘦,酮症酸中毒的发生与肿瘤分泌大分子生长抑素有关。

(四)过度脂肪分解导致酮体堆积和代谢性酸中毒

由于脂肪动员和分解加速,血液和肝脏中的非酯化脂肪酸(游离脂肪酸,FFA)增加。在胰岛素绝对缺乏的情况下,FFA 在肝内重新酯化受阻而不能合成甘油三酯(TG);同时由于糖的氧化受阻,FFA 的氧化障碍而不能被机体利用;因此,大量 FFA 转变为酮体。糖尿病酮症酸中毒时,酮体被组织利用减少,肾脏因失水而使酮体排出困难,从而造成酮体在体内堆积。含产酮氨基酸的蛋白质分解也增加酮体的产生。血酮升高(酮血症)和尿酮排出增多(酮尿)统称为酮症。酮体中的乙酰乙酸(AcAc)和 β-羟丁酸(OHB)属有机酸性化合物,在机体代偿过程中消耗体内的碱储备。早期由于组织利用及体液缓冲系统和肺与肾的调节，pH 可保持正常；当代谢紊乱进一步加重，血酮浓度继续升高并超过机体的代偿能力时，血 pH 降低，出现失代偿性酮症酸中毒；当 pH<7.0 时，可致呼吸中枢麻痹和严重肌无力，甚至死亡。另一方面，酸中毒时，血 pH 下降使血红蛋白与氧亲和力降低（Bohr 效应），可使组织缺氧得到部分改善。如治疗时过快提高血 pH，反而加重组织缺氧，诱发脑水肿和中枢神经功能障碍，称为酮症酸中毒昏迷。所有以上因素均加重酮症。当酮体在体内堆积过多，血中存在的缓冲系统不能使其中和，则出现酸中毒和水、电解质代谢紊乱。

二、临床表现

酮体在体内堆积依程度的轻重分为酮症和糖尿病酮症酸中毒，前者为代偿期，后者为失代偿期。T1DM 合并糖尿病酮症酸中毒的患者多较年轻，可无诱因而自发；T2DM 合并糖尿病酮症酸中毒多为老年糖尿病患者，发病前多有诱发因素和多种并发症；酮症倾向性糖尿病和 LADA 患者可以糖尿病酮症酸中毒为首发临床表现。根据酸中毒的程度，糖尿病酮症酸中毒分为轻度、中度和重度 3 度。轻度仅有酮症而无酸中毒（糖尿病酮症）；中度除酮症外，还有轻至中度酸中毒（DKA）；重度是指酸中毒伴意识障碍（糖尿病酮症酸中毒昏迷），或虽无意识障碍，但二氧化碳结合力<10 mmol/L。

（一）糖尿病酮症酸中毒引起失水/电解质丢失/休克

糖尿病酮症酸中毒时，一方面使葡萄糖不能被组织利用；另一方面拮抗胰岛素作用的激素（其中主要是儿茶酚胺、胰高血糖素和糖皮质激素）分泌增多，肝糖原和肌糖原分解增多，肝内糖异生作用增强，肝脏和肌肉中糖释放增加。两者共同作用的后果是血糖升高。

1.失水

大量的葡萄糖从尿中排出，引起渗透性利尿，多尿症状加重，同时引起水和血清电解质丢失。严重失水使血容量减少，可导致休克和急性肾衰竭；失水还使肾血流量减少，酮体从尿中排泄减少而加重酮症。此外，失水使血渗透压升高，导致脑细胞脱水而引起神志改变，但糖尿病酮症酸中毒患者的神志改变与酸中毒程度无直接关系。一般认为，糖尿病酮症酸中毒是由下列因素的综合作用引起的：血糖和血酮浓度增高使血浆渗透压上升，血糖升高的 mmol 值与血浆渗透压的增值（Δmmol）相等；细胞外液高渗时，细胞内液向细胞外转移，细胞脱水伴渗透性利尿。蛋白质和脂肪分解加速，渗透性代谢物（经肾）与酮体（经肺）排泄带出水分，加之酸中毒失代偿时的厌食、恶心和呕吐，使水摄入量减少，丢失增多，故患者的水和电解质丢失往往相当严重。在一般情况下，失水多于失盐；失水引起血容量不足，血压下降甚至循环衰竭。

2.电解质平衡紊乱

渗透性利尿、呕吐及摄入减少、细胞内外水分及电解质的转移及血液浓缩等因素均可导致电解质平衡紊乱。血钠正常或减低，早期由于细胞内液外移引起稀释性低钠血症；进而因多尿和酮体排出致血钠丢失增加，失钠多于失水而引起缺钠性低钠血症；严重高脂血症可出现假性低钠血症。如失水超过失钠，血钠也可增高（缺钠性高钠血症）。由于细胞分解代谢增加，磷在细胞内的有机结合障碍，磷自细胞释出后由尿排出，引起低磷血症。低磷血症导致红细胞 2,3-二磷酸甘油减少，使血红蛋白与氧的亲和力增加，引起组织缺氧。

3.血压下降和休克

多数患者的多尿、烦渴多饮和乏力症状加重，但亦可首次出现。如未及时治疗，病情继续恶化,于2～4天发展至失代偿阶段,出现食欲减退、恶心和呕吐,常伴头痛、烦躁和嗜睡等症状,呼吸深快,呼气中有烂苹果味(丙酮气味)。病情进一步发展,出现严重失水、尿量减少、皮肤黏膜干燥和眼球下陷,脉快而弱,血压下降和四肢厥冷。到晚期,除食欲降低外,多饮、多尿和体重减轻的症状加重,患者常感显著乏力。失水较明显,血容量减少和酸中毒最终导致低血容量性休克。血压下降使肾灌注量降低,当收缩压<9.3 kPa(70 mmHg)时,肾滤过量减少引起少尿或无尿,严重时发生急性肾衰竭。各种反射迟钝甚至消失,终至昏迷。患者还可有感染等诱因引起的临床表现,但常被糖尿病酮症酸中毒的表现掩盖。

(二)其他临床表现依病情而定

1.消化道症状

多数患者有不同程度的消化道症状,如恶心、呕吐、腹痛或上消化道出血等。少数患者腹痛剧烈,酷似急腹症,以儿童及老年患者多见。易误诊,应予注意。其发病机制尚不明了,可能主要与酸中毒有关。

急性食管坏死综合征少见,但后果严重。病因与糖尿病酮症酸中毒、酒精摄入、血栓栓塞、组织低灌注状态、胃内容物腐蚀、胃肠-食管麻痹、幽门梗阻、感染和血管病变有关。主要表现为上消化道出血、上腹部疼痛、呕吐、厌食和发热等;实验室检查可见贫血和粒细胞升高。食管镜检可见黏膜变黑和糜烂,黑色的食管与胃贲门的界线清晰。活检组织可发现坏死黏膜组织。

2.感染表现

有些患者可有体温降低而潜在感染,需要警惕。如果入院时为低体温,经治疗后,体温升高,常提示合并有感染。

3.脑水肿

糖尿病酮症酸中毒时的脑水肿是患者死亡的主要原因之一(20%～60%),发病机制未明,主要有两种见解,一种观点认为,脑水肿是糖尿病酮症酸中毒本身的表现之一,可能主要与个体差异和代谢紊乱的严重程度有关;但更多的学者认为,脑水肿是糖尿病酮症酸中毒治疗过程中的并发症,过度使用胰岛素和补水,导致血清与脑组织的渗透压失平衡,水分随渗透压差进入脑组织。在形成糖尿病酮症酸中毒的过程中,脑细胞内产生了多种渗透型物质,同时下丘脑分泌的 AVP 亦增多,以保存脑细胞的水分,但当血清葡萄糖浓度和渗透压下降时,这些物质便成为驱使水分向脑细胞转移的主要因素。

糖尿病酮症酸中毒的患者发生神志模糊和昏迷有多种可能。除糖尿病酮症酸中毒外,最常见的原因为脑水肿。脑水肿可分为症状性和无症状性(亚临床型)两种,症状性脑水肿见于约1%的糖尿病酮症酸中毒患者,而无症状性脑水肿相当常见,经 MRI 证实(脑室变窄)者高达50%以上,而且绝大多数是在治疗中发生的,提示目前的糖尿病酮症酸中毒治疗措施有促发脑水肿可能。引起脑水肿的主要原因是无溶质的自由水增加。自由水一般有 3 个来源:一是饮水(如入院前)使胃内潴留的自由水进入循环;二是使用了较大剂量的无电解质的葡萄糖溶液(如 5%葡萄糖溶液);三是糖尿病酮症酸中毒治疗后,原来依靠脂肪酸供能的脑组织突然改为葡萄糖供能,结果因代谢而产生较多的自由水。严重失水使血液黏稠度增加,在血渗透压升高、循环衰竭及脑细胞缺氧等多种因素的综合作用下,出现神经元自由基增多,信号传递途径障碍,甚至 DNA 裂解和线粒体失活,细胞呼吸功能及代谢停滞,出现不同程度的意识障碍和脑水肿。

4.急性心血管事件和器官衰竭

老年人和病情严重或治疗不及时者,可诱发心肌梗死、脑卒中或心力衰竭。糖尿病酮症酸中毒所致的代谢紊乱和病理生理改变经及时、正确的治疗可以逆转。因此,糖尿病酮症酸中毒的预后在很大程度上取决于及时诊断和正确处理。但老年人、全身情况差和已有严重慢性并发症者的死亡率仍很高,主要原因为糖尿病所并发的心肌梗死、肠坏死、休克、脑卒中、严重感染和心肾衰竭等。妊娠并糖尿病酮症酸中毒时,胎儿和母亲的死亡率明显增高。妊娠期反复发作糖尿病酮症酸中毒是导致胎儿死亡或胎儿宫内发育迟滞的重要原因之一。

5.严重低体温

糖尿病酮症酸中毒患者出现严重低体温往往提示其预后极差,死亡率极高。病理生理变化的一个显著特征是发生肾近曲小管上皮细胞糖原蓄积现象(阿-埃细胞现象),肾近曲小管上皮细胞糖原蓄积并伴有核下肾小管上皮细胞空泡变性,其发生机制未明。主要见于糖尿病酮症酸中毒,可能与低体温和糖代谢严重紊乱有关。

三、诊断

糖尿病酮症酸中毒的诊断并不困难。对昏迷、酸中毒、失水和休克的患者,要想到糖尿病酮症酸中毒的可能性,并作相应检查。如尿糖和酮体阳性伴血糖增高,血 pH 和/或二氧化碳结合力降低,无论有无糖尿病史,都可诊断为糖尿病酮症酸中毒。糖尿病合并尿毒症和脑血管意外时,可出现酸中毒和/或意识障碍,并可诱发糖尿病酮症酸中毒,因此应注意两种情况同时存在的识别。

(一)从应激/饮酒/呕吐/表情淡漠患者中筛查糖尿病酮症酸中毒

临床上,当糖尿病患者遇有下列情况时要想到糖尿病酮症酸中毒的可能:①有加重胰岛素绝对或相对缺乏的因素,如胰岛素突然减量或停用、胰岛素失效、感染、应激、进食过多高糖、高脂肪食物或饮酒等;②恶心、呕吐和食欲减退;③呼吸加深和加快;④头昏、头痛、烦躁或表情淡漠;⑤失水;⑥心率加快、血压下降,甚至是休克;⑦血糖明显升高;⑧酸中毒;⑨昏迷。

(二)根据糖尿病病史/血糖-血酮明显升高/酸中毒确立糖尿病酮症酸中毒诊断

糖尿病酮症酸中毒临床诊断不难,诊断依据:①糖尿病病史,以酮症为首发临床表现者则无;②血糖和血酮或血 β-羟丁酸明显升高;③呼气中有酮味;④呼吸深快、有失水征和神志障碍等。糖尿病酮症酸中毒的诊断流程如图 5-1 所示。临床上遇有昏迷者要首先想到糖尿病酮症酸中毒可能。

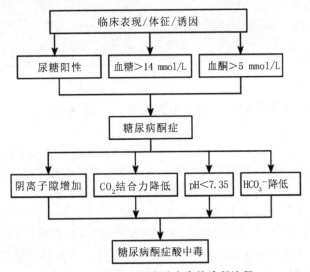

图 5-1 糖尿病酮症酸中毒的诊断流程

1.血酮明显升高

血酮明显升高伴 pH 和碳酸氢根降低是糖尿病酮症酸中毒典型特征。酮体包括乙酰乙酸（AcAc）、β-羟丁酸（OHB）和丙酮。正常情况下,葡萄糖无氧糖酵解的终产物为丙酮酸,在丙酮酸羧激酶的作用下,被氧化为乙酰乙酸。糖尿病酮症酸中毒时,三羧酸循环受阻,乙酰乙酸不能被氧化代谢,在还原型辅酶Ⅰ（NADH）的参与下被氧化为 β-羟丁酸,后者在肝细胞线粒体内自动地转化为丙酮,三者合称为酮体,其中,乙酰乙酸和 β-羟丁酸为强酸,可被血液中的缓冲系统所中和。如果所产生的酮体被全部中和,则只发生酮血症;如果不能被全部中和则引起酮症酸中毒。丙酮可经肺部排泄,使患者呼气中有酮味（烂苹果味）。血酮体升高定量检查常在 5 mmol/L 以上,严重病例可达 25～35 mmol/L。特别是 β-羟丁酸升高。正常时,血中 β-羟丁酸与乙酰乙酸比值为 1;而糖尿病酮症酸中毒时,则比值常在 10 以上。故直接测定血中 β-羟丁酸比测定酮体更为可靠。

目前糖尿病酮症酸中毒的诊断标准的定量指标（如血清 HCO_3^- 和 pH）和定性指标（如血酮体和尿酮体）均缺乏特异性,HCO_3^- 18 mEq/L 相当于 β-羟丁酸 3.0 mmol/L（儿童）和 3.8 mmol/L（成人）。如果用 β-羟丁酸诊断糖尿病酮症酸中毒,那么其与 HCO_3^-、pH 和血糖的不一致率在 20% 以上。糖尿病酮症酸中毒患者在入院时的 HCO_3^- 和血糖没有相关性,而血糖与 β-羟丁酸的相关性也不强。由于 HCO_3、pH 和血糖受许多因素（尤其是复合性酸碱平衡紊乱和高氯血症）的影响,因而只要可能,就应该用血清 β-羟丁酸（儿童 3.0 mmol/L,成人 3.8 mmol/L）作为糖尿病酮症酸中毒的诊断切割值。但是,硝基氢氰酸盐检测酮体不能测得 β-羟丁酸。急诊室一般只测 β-羟丁酸。糖尿病酮症酸中毒时,应同时测定酮体的 3 种组分或血 β-羟丁酸。酮症时要排除乙醇中毒可能。异丙醇中毒者的血丙酮明显升高,可致血酮体阳性反应,但患者无酮尿,β-羟丁酸和乙酰乙酸不升高,血糖正常。

2.血糖升高

一般在 16.7～33.3 mmol/L（300～600 mg/dL）,如血糖＞33.3 mmol/L 时多伴有高渗性高血糖状态或有肾功能障碍。

3.严重酸中毒

血二氧化碳结合力和 pH 降低,剩余碱负值（＞-2.3 mmol/L）和阴离子间隙增大与碳酸盐的降低程度大致相等。糖尿病酮症酸中毒患者偶见碱血症,多因严重呕吐、摄入利尿药或碱性物质补充过多所致。碳酸氢根（HCO_3^-）常＜10 mmol/L,阴离子间隙（AG）因酮体堆积或同时有高乳酸血症而增大。

（三）其他检查有助于糖尿病酮症酸中毒病情和并发症判断

1.血电解质

血钠降低（＜135 mmol/L）,但也可正常。当输入大量生理盐水后,常因高氯性酸中毒而加重糖尿病酮症酸中毒,因而建议使用平衡溶液。由于摄入不足和排出过多,糖尿病酮症酸中毒的钾缺乏显著,但由于酸中毒和组织分解加强,细胞内钾外移,故治疗前的血钾可正常或偏高,但在补充血容量、注射胰岛素和纠正酸中毒后,常发生严重的低钾血症,可引起心律失常或心搏骤停。糖尿病酮症酸中毒治疗前,因分解代谢旺盛、多尿和酸中毒等,虽然磷的丢失严重,但血磷多数正常。但是,在开始胰岛素治疗后至恢复饮食前的一段时间内,一方面因血磷得不到及时补充,另一方面又因血磷随葡萄糖一起进入细胞内,以及尿磷丢失,血磷可能迅速下降。血磷下降的程度与速度主要与以下因素有关:①禁食或饮食中缺乏磷的供应;②连续使用数天以上的大剂量葡萄糖液和胰岛素,如每天的胰岛素用量在 100 U 以上和葡萄糖在 200 g/d 以上;③肾功能相对较好,无肾衰竭并发症或严重感染等促进机体分解代谢的并发症(分解代谢时伴有软组织磷的输出);④酸中毒纠正过于迅速;⑤伴有临床型或亚临床型急性肾衰竭,且尿量在 2 500 mL/d 以上。

糖尿病酮症酸中毒产生过多的 β-羟丁酸、非酯化脂肪酸和乳酸等有机酸,抑制肾小管尿酸排泌,出现一过性高尿酸血症,但一般不会引起急性痛风性关节炎发作。

2.血白细胞计数

不论有无感染的存在,因为存在应激、酸中毒和脱水等情况,故糖尿病酮症酸中毒患者的周围血白细胞计数常升高,特别是中性粒细胞增高很明显,如无感染存在,治疗后常迅速恢复正常。

3.酶活性测定

血清淀粉酶、谷草转氨酶和谷丙转氨酶可呈一过性增高,一般在治疗后 2~3 天恢复正常。如果血清淀粉酶显著升高且伴有腹痛和血钙降低,提示糖尿病酮症酸中毒诱发了急性胰腺炎。肥胖、糖尿病神经病变、严重高甘油三酯血症和高脂肪饮食是急性胰腺炎的主要危险因素。

4.血尿素氮和肌酐

血尿素氮和肌酐可轻至中度升高(多为肾前性)或正常。一般为肾前性,经治疗后恢复正常。原有糖尿病肾病者可因糖尿病酮症酸中毒而加速肾损害的速度,恶化肾功能。

5.尿液检查

尿糖和尿酮阳性或强阳性。肾损害严重时,尿糖和尿酮阳性强度可与血糖和血酮值不相称,随糖尿病酮症酸中毒治疗恢复而下降,但肾脏有病变时可不下降或继续升高。此外,重度糖尿病酮症酸中毒缺氧时,有较多的乙酰乙酸被还原为 β-羟丁酸,此时尿酮反而阴性或仅为弱阳性,糖尿病酮症酸中毒病情减轻后,β-羟丁酸转化为乙酰乙酸,使尿酮再呈阳性或强阳性,对这种血糖-酸中毒-血酮分离现象应予认识,以免错误判断病情。部分患者可有蛋白尿和管型尿,随糖尿病酮症酸中毒治疗恢复可消失。

6.其他特殊检查

胸部 X 线检查有助于确定诱因或伴发的肺部疾病。心电图检查可发现低钾血症、心律失常或无痛性心肌梗死等病变,并有助于监测血钾水平。

四、鉴别诊断

(一)糖尿病酮症酸中毒与饥饿性酮症及酒精性酮症鉴别

糖尿病酮症酸中毒应与饥饿性酮症和酒精性酮症酸中毒鉴别,鉴别的要点是饥饿性酮症或酒精性酮症时,血糖不升高。饥饿性酮症者有进食少的病史,虽有酮症酸中毒,但无糖尿病史,血糖不高和尿糖阴性是其特征。酒精性酮症酸中毒有饮酒史,但无糖尿病病史,血糖不高,尿糖阴性,易于鉴别。妊娠合并糖尿病酮症酸中毒时的血糖水平不一,多数明显升高,少数患者的血糖稍微升高、正常甚至在发生糖尿病酮症酸中毒之前有过低血糖病史。鉴别的要点是血酮体(β-羟丁酸)测定。

(二)糖尿病酮症酸中毒与低血糖昏迷/高渗性高血糖状态/糖尿病乳酸性酸中毒/水杨酸盐中毒/腹部急性并发症/脑卒中鉴别

糖尿病酮症酸中毒患者昏迷只占少数,此时应与低血糖昏迷、高渗性高血糖状态及乳酸性酸中毒等相鉴别(表 5-1)。

表 5-1 糖尿病并发昏迷的鉴别

项目	酮症酸中毒	低血糖昏迷	高渗性高血糖状态	乳酸性酸中毒
病史	糖尿病及 DKA 诱因史	糖尿病,进餐少/活动过度史	多无糖尿病史,感染/呕吐/腹泻史	肝衰竭/心力衰竭/饮酒/苯乙双胍
起病症状	慢,1～4 天,厌食/恶心/口渴/多尿/嗜睡等	急,以小时计,饥饿/多汗/手抖等表现	慢,1～2 周,嗜睡/幻觉/抽搐等	较急,1～24 小时,厌食/恶心/昏睡
体征				
皮肤	失水/干燥	潮湿/多汗	失水	失水/潮红
呼吸	深而快	正常	快	深、快
脉搏	细速	速而饱满	细速	细速
血压	下降或正常	正常或稍高	下降	下降
化验				
尿糖	＋＋＋＋	阴性或＋	＋＋＋＋	阴性或＋
尿酮	＋～＋＋＋	阴性	阴性或＋	阴性或＋
血糖	16.0～33.3 mmol/L	降低,＜2.5 mmol/L	＞33.3 mmol/L	正常或增高
血钠	降低或正常	正常	正常或显著升高	正常或增高
pH	降低	正常	正常或稍低	降低
CO_2CP	降低	正常	正常或降低	降低
乳酸	稍升高	正常	正常	显著升高
血浆渗透压	正常或稍高	正常	显著升高	正常
血渗透压隙	稍升高	正常	正常或稍升高	明显升高

1.高渗性高血糖状态

高渗性高血糖状态以血糖和血渗透压明显升高及中枢神经系统受损为特征。糖尿病酮症酸中毒和高渗性高血糖状态(HHS)是高血糖危象的两种不同表现。高渗性高血糖状态的特点:血糖和血浆渗透压明显高于糖尿病酮症酸中毒的患者;血酮体阴性或仅轻度升高;临床上中枢神经系统受损症状比糖尿病酮症酸中毒的患者明显,故不难鉴别,应当注意的是糖尿病酮症酸中毒可与高渗性昏迷合并存在(如高钠性高渗性昏迷)。此种情况时,血钠升高特别明显。

2.乳酸性酸中毒

乳酸性酸中毒一般发生在服用大量苯乙双胍或饮酒后。糖尿病乳酸性酸中毒(DLA)患者多有服用大量苯乙双胍(降糖灵)病史,有的患者在休克、缺氧、饮酒或感染等情况下,原有慢性肝病、肾病和心力衰竭史者更易发生。本病的临床表现常被各种原发病所掩盖。休克时,可见患者呼吸深大而快,但无酮味,皮肤潮红。实验室检查示血乳酸＞5 mmol/L,pH＜7.35 或阴离子隙＞18 mmol/L,乳酸/丙酮酸(L/P)＞3.0。血清渗透压隙升高提示急性酒精中毒或其他有毒渗透性物质中毒可能。

3.低血糖昏迷

患者有胰岛素、磺胺类药物使用过量或饮酒病史及 Whipple 三联征表现,即空腹和运动促使低血糖症发作、发作时血浆葡萄糖＜2.8 mmol/L 和供糖后低血糖症状迅速缓解。患者亦无酸中毒和失水表现。低血糖症反复发作或持续时间较长时,中枢神经系统的神经元出现变性与坏死,可伴脑水肿、弥漫性出血或节段性脱髓鞘;肝脏和肌肉中的糖源耗竭。低血糖症纠正后,交感神经兴奋症状随血糖正常而很快消失,脑功能障碍症状则在数小时内逐渐消失。但如低血糖症较重,则需要数天或更长时间才能恢复;严重而持久的低血糖昏迷(＞6小时)可导致永久性脑功能障碍或死亡。

4.水杨酸盐中毒伴肾损害

老年人常因心血管疾病及其他疾病长期服用阿司匹林类解热止痛药,有的患者可发生慢性中毒(用量不一定很大)。主要原因可能是老年人对此类药物的代谢清除作用明显下降,或伴有肾功能不全时,其慢性蓄积程度急剧增加,后者又可导致水杨酸盐性肾损害。其临床表现可类似于糖尿病酮症酸中毒,测定血浆药物浓度有助于诊断。治疗同糖尿病酮症酸中毒,活性炭可吸附胃肠道内未吸收的残存药物,严重患者或急性中毒可考虑血液透析。

5.腹部急性并发症

腹痛可见于 1/3～1/2 的糖尿病酮症酸中毒患者,慢性酒精中毒和麻醉药物成瘾为糖尿病酮症酸中毒腹痛的高危因素。糖尿病酮症酸中毒患者出现急性腹痛可能有多种原因,必须认真鉴别。

(1)糖尿病酮症酸中毒所致的腹痛:腹痛较轻,位置不定,伴或不伴恶心、呕吐和腹泻,此可能是糖尿病酮症酸中毒本身(尤其是酸中毒)的一种表现,血常规检查和粪便常规检查无特殊发现,并随着糖尿病酮症酸中毒的缓解而消失。

(2)腹部急性疾病:如急性阑尾炎、急性胰腺炎(尤其多见于高甘油三酯血症患者)、腹膜炎、肠梗阻、功能性/器质性肠套叠、弧菌性胃肠炎和坏死性筋膜炎等;值得注意的是,糖尿病酮症酸中毒合并急腹症时,后者的临床表现往往很不典型,因此对任何可疑对象均需要进行必要的实验室检查(如超声、胰淀粉酶和脂肪酶等),早期确立诊断。

6.糖尿病酮症酸中毒伴脑卒中

老年或原有高血压的糖尿病患者可因糖尿病酮症酸中毒而诱发脑血管意外,如果患者的酸中毒、失水与神志改变不成比例,或酸中毒已经基本纠正而神志无改善,尤其是出现神经定位体征时,要想到脑卒中可能。可有失语、神志改变和肢体瘫痪等体征,伴脑萎缩可表现智力下降、记忆力差和反应迟钝等。病史、定位检查及脑脊液检查有助于鉴别。CT 和 MRI 检查有重要鉴别意义。

大约 10% 的糖尿病酮症酸中毒患者合并有糖尿病酮症酸中毒相关性脑卒中,除了最常见的脑水肿外,还包括动脉出血性脑梗死和缺血性脑梗死。同时,糖尿病酮症酸中毒因炎症和凝血机制障碍可合并弥散性血管内凝血(DIC)。在目前报道的病例中,糖尿病酮症酸中毒相关性脑卒中的主要表现形式有动脉缺血性脑卒中、脑静脉血栓形成和出血性脑卒中;临床鉴别均较困难,出凝血指标检查可提供诊断线索,影像检查以 MRI 检查为首选,其敏感性近 100%。CT 检查诊断的主要缺点是对脑水肿不敏感。

五、治疗

糖尿病酮症酸中毒患者的抢救应该在专科医师的持续指导下进行。抢救的措施与病情监测项目需要做到目的明确,预见性强。糖尿病酮症酸中毒所引起的病理生理改变,经及时正确治疗是可以逆转的。因此,糖尿病酮症酸中毒的预后在很大程度上取决于早期诊断和正确治疗。对单有酮症者,仅需补充液体和胰岛素治疗,持续到酮体消失。糖尿病酮症酸中毒是糖尿病的一种急性并发症,一旦确诊应住院治疗,严重者应立即进行抢救。治疗措施:纠正失水与电解质平衡;

补充胰岛素;纠正酸中毒;去除诱因;对症治疗与并发症的治疗;加强护理与监测。

(一)迅速纠正失水与电解质紊乱

糖尿病酮症酸中毒常有严重失水,血容量与微循环灌注不足,导致一些危及生命的并发症,故失水的纠正至关重要。首先是扩张血容量,以改善微循环灌注不足,恢复肾灌注,有助于降低血糖和清除酮体。

1.补液总量

补液总量可按发病前体重的10%估计。补液速度应先快后慢,如无心力衰竭,在开始2小时内输入1 000～2 000 mL,以便较快补充血容量,改善周围循环和肾功能;以后根据血压、心率、每小时尿量及周围循环状况决定输液量和输液速度,在第3～6小时内输入1 000～2 000 mL;一般第1个24小时的输液总量为4 000～5 000 mL,严重失水者可达6 000～8 000 mL。如治疗前已有低血压或休克,快速补液不能有效升高血压时,应输入胶体溶液,并采用其他抗休克措施。老年或伴心脏病和心力衰竭患者,应在中心静脉压监护下调节输液速度及输液量。患者清醒后鼓励饮水(或盐水)。

2.补液种类

补液的原则仍是"先盐后糖、先晶体后胶体、见尿补钾"。治疗早期,在大量补液的基础上胰岛素才能发挥最大效应。一般患者的失水在50～100 mL/kg,失钠在7～10 mmol/kg,故开始补液阶段宜用等渗氯化钠溶液。如入院时血钠＞150 mmol/L或补液过程中血钠逐渐升高(＞150 mmol/L)时,不用或停用等渗盐溶液,患者无休克可先输或改输0.45%半渗氯化钠溶液,输注速度应放慢。绝大多数伴有低血压的糖尿病酮症酸中毒患者输入等渗盐水1 000～2 000 mL后,血压上升。如果血压仍＜12.0/8.0 kPa(90/60 mmHg),可给予血浆或其他胶体溶液100～200 mL,可获得明显改善。如果效果仍差,可静脉给予糖皮质激素(如地塞米松10 mg或氢化可的松100 mg),甚至可适当予以血管活性药物(如多巴胺和多巴酚丁胺等),同时纠正酸中毒。应用糖皮质激素后,应适当增加胰岛素的剂量。当血糖降至13.8 mmol/L,应改输5%葡萄糖液。糖尿病酮症酸中毒纠正后,患者又可口服,可停止输液。

3.输液速度

脑水肿是导致患者死亡的最重要原因,输液速度过快是诱发脑水肿的重要原因之一。有心、肺疾病及高龄或休克患者,输液速度不宜过快,有条件者可监测中心静脉压,以指导输液量和输液速度,防止发生肺水肿。如患者能口服水,则采取静脉与口服两条途径纠正失水。单纯输液本身可改善肾脏排泄葡萄糖的作用,即使在补液过程中不用胰岛素,也使血糖明显下降。在扩容阶段后,输液速度不宜过快,过快则因尿酮体排泄增快,可引起高氯性酸中毒和脑肿胀。

近年来,人们主张即使在严重失水情况下,也仅仅应用生理盐水(0.9%NaCl),并尽量少用或不用碱性液体纠正酸中毒。为了防止血糖的快速波动,可使用两套输液系统对血糖的下降速度进行控制,这是预防脑水肿的主要措施。

(二)合理补充小剂量胰岛素

糖尿病酮症酸中毒发病的主要病因是胰岛素缺乏,一般采用低剂量胰岛素治疗方案,既能有效抑制酮体生成,又可避免血糖、血钾和血浆渗透压下降过快带来的各种风险。给予胰岛素治疗前应评估患者的以下病情:①是否已经使用了胰岛素(与使用胰岛素的剂量相关);②患者的有效循环功能和缺血缺氧状态(与胰岛素的使用途径有关);③糖尿病酮症酸中毒的严重程度与血糖水平;④是否伴有乳酸性酸中毒或高渗性高血糖状态。有人用计算机系统来协助计算胰岛素的用量,认为有助于减少胰岛素用量和住院时间。

1.短效胰岛素持续静脉滴注

最常采用短效胰岛素持续静脉滴注。开始以 0.1 U/(kg·h)（成人 5～7 U/h）胰岛素加入生理盐水中持续静脉滴注,通常血糖可依 2.8～4.2 mmol/(L·h) 的速度下降,如在第 1 小时内血糖下降不明显,且脱水已基本纠正,胰岛素剂量可加倍。每 1～2 小时测定血糖,根据血糖下降情况调整胰岛素用量。

当血糖降至 13.9 mmol/L(250 mg/dL) 时,胰岛素剂量减至每小时 0.05～0.10 U/kg(3～6 U/h),至尿酮稳定转阴后,过渡到平时治疗。在停止静脉滴注胰岛素前 1 小时,皮下注射短效胰岛素1次,或在餐前胰岛素注射后 1～2 小时再停止静脉给药。如糖尿病酮症酸中毒的诱因尚未去除,应继续皮下注射胰岛素治疗,以避免糖尿病酮症酸中毒反复。胰岛素持续静脉滴注前是否加用冲击量(负荷量)无统一规定。一般情况下,不需要使用所谓的负荷量胰岛素,而持续性静脉滴注正规(普通,速效)胰岛素(每小时 0.1 U/kg) 即可。如能排除低钾血症,可用 0.10～0.15 U/kg胰岛素静脉推注,继以上述持续静脉滴注方案治疗。

2.胰岛素泵治疗

按 T1DM 治疗与教育程序(DTTPs)给药,以取得更好疗效,降低低血糖的发生率。儿童患者在胰岛素泵治疗过程中,如反复发作糖尿病酮症酸中毒,建议检查胰岛素泵系统,排除泵失效的因素(如机械故障)。这样可达到安全控制血糖,避免糖尿病酮症酸中毒或低血糖的发作。目前应用的胰岛素泵大多采用持续性皮下胰岛素输注(CSII)技术。使用胰岛素或超短效胰岛素类似物,并可根据患者血糖变化规律个体化地设定 1 个持续的基础输注量及餐前追加剂量,以模拟人体生理性胰岛素分泌。新近发展的胰岛素泵采用螺旋管泵技术,体积更小,携带方便,有多种基础输注程序选择和报警装置,其安全性更高。

3.皮下或肌内注射胰岛素

轻度糖尿病酮症酸中毒患者也可采用皮下或肌内注射胰岛素。剂量视血糖和酮体测定结果而定。采用基因重组的快作用胰岛素类似物(如诺和锐等)治疗儿童无并发症的糖尿病酮症酸中毒也取得很好的效果。

4.5％葡萄糖液加胰岛素治疗

在补充胰岛素过程中,应每小时用快速法监测血糖 1 次。如果静脉滴注胰岛素 2 小时,血糖下降未达到滴注前血糖的 30％,则胰岛素滴入速度加倍,达到目标后再减速。血糖下降也不宜过快,以血糖每小时下降 3.9～6.1 mmol/L 为宜,否则易引起脑肿胀。当血糖下降到 13.8 mmol/L 时,则改输 5％葡萄糖液。在 5％葡萄糖液中,按 2∶1[葡萄糖(g)∶胰岛素(U)]加入胰岛素。酮体消失或血糖下降至 13.8 mmol/L 时,或患者能够进食即可停止输液,胰岛素改为餐前皮下注射。根据血糖监测结果以调整胰岛素剂量。

(三)酌情补钾和补磷

糖尿病酮症酸中毒时的机体钾丢失严重,但血清钾浓度高低不一,经胰岛素和补液治疗后可加重钾缺乏,并出现低钾血症。一般在开始胰岛素及补液治疗后,只要患者的尿量正常,血钾＜5.5 mmol/L即可静脉补钾,以预防低钾血症的发生。在心电图与血钾测定监护下,最初每小时可补充氯化钾 1.0～1.5 g。若治疗前已有低钾血症,尿量≥40 mL/h 时,在胰岛素及补液治疗同时必须补钾。严重低钾血症(＜3.0 mmol/L)可危及生命,此时应立即补钾,当血钾升至3.5 mmol/L 时,再开始胰岛素治疗,以免发生心律失常、心脏骤停和呼吸肌麻痹。

1.补钾

在输液中,只要患者没有高钾血症,每小时尿量在 30 mL 以上,即可在每 500 mL 液体中加入氯化钾(10%)溶液 10 mL。每天补钾总量为 4~6 g。在停止输液后还应口服钾制剂,每天 3 g,连服 1 周以上,以完全纠正体内的缺钾状态。

2.补磷

糖尿病酮症酸中毒时,体内有磷缺乏,但血清磷可能降低、正常甚至升高。当血磷浓度 <0.32 mmol/L时,可致心肌、骨骼肌无力和呼吸阻抑。如果患者的病情重,病史长且血磷明显降低应考虑补磷。补磷的方法主要是迅速恢复自然进食,尤其是及时进食富含无机磷的食物,如牛奶和水果等;如果血磷在0.4 mmol/L以下,可能诱发溶血和严重心律失常,应紧急口服中性磷制剂或静脉滴注无机磷。

国外有人主张补充磷酸钾,特别是儿童和青少年糖尿病酮症酸中毒患者。糖尿病酮症酸中毒患者的红细胞中因磷缺乏而有 2,3-二磷酸甘油酸(2,3-DPG)缺乏,从而使红细胞氧离曲线右移,不利于组织获得氧供,但在糖尿病酮症酸中毒时存在的酸中毒可使血 pH 降低以代偿,一旦酸中毒被纠正,这种代偿功能即不存在而使组织缺氧加重。不过补磷未列为糖尿病酮症酸中毒的常规治疗。血磷显著降低,且在治疗过程中仍不上升者可一般每小时给予 12.5 mmol/L 的缓冲性磷酸钾,由于磷酸盐可明显降低血钙。应在补磷过程中监测血清钙和磷,以免引起低钙血症或严重的高磷血症。

(四)严重酸中毒时小量补碱

酮体产生过多可发生酸中毒。轻度酸中毒(血 pH>7.0)时,一般不需补充碱性药物。经补液和胰岛素治疗后即可自行纠正,不必补碱。重度酸中毒时,外周血管扩张,心肌收缩力降低,可导致低体温和低血压,并降低胰岛素敏感性,当血 pH 低至 7.0 时,可抑制呼吸中枢和中枢神经功能,诱发脑损伤和心律失常,应予以抢救。

1.补碱原则和方法

补碱宜少、宜慢。符合前述补碱标准者,可静脉滴注 5% 碳酸氢钠 200 mL,当血渗透压很高时,可考虑配用 1.25% 碳酸氢钠等渗溶液(3 份注射用水加 1 份 5% 碳酸氢钠溶液)输注。补碱过多和过快易发生不良结果:增加尿钾丢失;二氧化碳透过血-脑屏障比 HCO_3^- 快,二氧化碳与水结合后形成碳酸,使脑细胞发生酸中毒;补碱过多,可使脑细胞内外渗透压失衡而引起脑水肿;补碱后,红细胞释氧功能因血 pH 升高而下降,使组织缺氧加重;治疗后酮体消失,原来与酮体结合血液中的缓冲系统特别是碳酸/碳酸氢钠缓冲系统重新释放,加上所补的碳酸氢钠,故可引起反跳性碱中毒。如果糖尿病酮症酸中毒患者在治疗前神志不清,经治疗后神志恢复,而在补碱过程中又出现神志不清,要考虑补碱过多过快而引起的脑水肿可能;补液治疗容易发生高氯性酸中毒,其原因与大量生理盐水引起氯负荷和高氯性酸中毒有关,高氯性酸中毒可能进一步加重原有的酸中毒。

当血 pH 降至 6.9~7.0 时,50 mmol 碳酸氢钠(约为 5% 碳酸氢钠 84 mL)稀释于 200 mL 注射用水中(pH<6.9 时,100 mmol 碳酸氢钠加 400 mL 注射用水),以 200 mL/h 的速度静脉滴注。此后,以 30 分钟至 2 小时的间隔时间监测血 pH,pH 上升至 7.0 以上停止补碱。

2.过多过快补碱的危害

(1)二氧化碳透过血-脑屏障的弥散能力快于碳酸氢根,快速补碱后脑脊液 pH 呈反常性降低,引起脑细胞酸中毒,加重昏迷。

(2)血 pH 骤然升高,而红细胞 2,3-二磷酸甘油降低和高糖化血红蛋白状态改变较慢,使血红蛋白与氧的亲和力增加,加重组织缺氧,有诱发和加重脑水肿的危险。

(3)促进钾离子向细胞内转移,可加重低钾血症,并出现反跳性碱中毒,故补碱需十分慎重。

(五)抢救和处理其他并发症

1.休克、心力衰竭和心律失常

如休克严重且经快速输液后仍不能纠正,应考虑合并感染性休克或急性心肌梗死的可能,应仔细查找,给予相应处理。年老或合并冠状动脉病(尤其是急性心肌梗死)、输液过多等可导致心力衰竭和肺水肿,应注意预防,一旦出现,应予相应治疗。血钾过低和过高均可引起严重心律失常,应在心电监护下,尽早发现,及时治疗。

2.脑水肿

糖尿病酮症酸中毒性脑水肿可以发生于新诊断的 T2DM 治疗之前,但绝大多数的脑水肿是糖尿病酮症酸中毒的最严重并发症,病死率高,可能与脑缺氧、补碱过早过多过快、血糖下降过快和补液过多等因素有关。脑水肿易发生于儿童及青少年糖尿病并发糖尿病酮症酸中毒者。这些并发症在治疗过程中是可以避免的,如严密监测血糖、血钾、心电图及观察神志改变等。关于脑水肿发生的原因及机制目前尚不清楚。临床有学者观察到儿童发生脑水肿与基础状态的酸中毒、血钠和血钾的异常及氮质血症有关。糖尿病酮症酸中毒经治疗后,高血糖已下降,酸中毒改善,但昏迷反而加重,应警惕脑水肿的可能。可用脱水剂、呋塞米和地塞米松治疗。

严重的弥漫性脑水肿(恶性脑水肿)因最终形成脑疝而死亡。这些患者即使幸存,也多遗留广泛而严重的神经-精神-躯体并发症,如运动障碍、视力下降、健忘或植物人状态。因此,如果临床表现能确认存在严重的弥漫性脑水肿,并经 CT 证实,应该施行减压式双额颅骨切除术,紧急降低颅内压。

3.肾衰竭

糖尿病酮症酸中毒时失水和休克,或原来已有肾病变,以及治疗延误等,均可引起急性肾衰竭。强调预防,一旦发生,及时处理。

(六)防治和监测糖尿病酮症酸中毒并发症

1.对症治疗

酸中毒可引起急性胃扩张,用 5%碳酸氢钠液洗胃,清除残留食物,以减轻呕吐等消化道症状,并防止发生吸入性肺炎和窒息。护理是抢救糖尿病酮症酸中毒的重要环节,按时清洁口腔和皮肤,预防压疮和继发性感染与院内交叉感染,必须仔细观察和监测病情变化,准确记录生命体征(呼吸、血压和心率),以及神志状态、瞳孔大小、神经反应和水出入量等。

2.抗感染

感染常为糖尿病酮症酸中毒的诱因,也可以是其伴发症;呼吸道及泌尿系统感染最常见,应积极治疗。因糖尿病酮症酸中毒可引起低体温和白细胞升高,故不能单靠有无发热或血常规来判断感染。糖尿病酮症酸中毒的诱因以感染最为常见,且有少数患者可以体温正常或低温,特别是昏迷者,不论有无感染的证据,均应采用适当的抗生素以预防和治疗感染。鼻-脑毛霉菌病虽罕见,但十分严重,应早期发现,积极治疗。

存在免疫缺陷的糖尿病酮症酸中毒患者可能发生致命的接合菌感染,早期受累的软组织主要是鼻、眼球和脑组织,继而扩散至肺部及全身,两性霉素 B、卡泊芬净和泊沙康唑有较好疗效,配合高压氧治疗和免疫调节剂可增强疗效。

3.输氧

糖尿病酮症酸中毒患者有组织缺氧,应给予输氧。如并发休克、急性肾衰竭或脑水肿,应采取措施进行治疗。在治疗过程中需避免发生低血糖症或低钾血症。少见的并发症有横纹肌溶解症,可导致急性肾衰竭。

4.护理及监测

在治疗糖尿病酮症酸中毒的同时,应积极控制感染、降低颅内压和防治脑功能障碍。如果并发了脑卒中,除了大量出血患者需要手术治疗外,急性(24~36 小时)缺血性脑梗死采用溶栓剂治疗可取得很好效果,但动脉出血性脑卒中患者属于禁忌。急性期后,动脉缺血性脑卒中和脑静脉栓塞的儿童患者应长期使用抗凝治疗,一般建议首选低分子量肝素,继而口服华法林 3 个月。成年患者应控制高血压,重组的人Ⅶa 因子可能降低复发率。一般糖尿病酮症酸中毒病例不建议进行预防性抗凝治疗。

昏迷者应监测生命体征和神志改变,注意口腔护理,勤翻身,以防压疮。定时监测血糖、酮体、血钾、CO_2CP 和经皮二氧化碳分压的变化,以便及时调整治疗措施。

(王保岚)

第二节 糖尿病乳酸性酸中毒

体内的碳水化合物代谢产生两种乳酸同分异构体,即左旋乳酸(L-乳酸)和右旋乳酸(D-乳酸)(图 5-2)。因此,乳酸性酸中毒应分为 L-乳酸性酸中毒和 D-乳酸性酸中毒两类。但是,一般情况下的乳酸性酸中毒仅指 L-乳酸性酸中毒。机体乳酸产生过多和/或其清除减少引起血L-乳酸明显升高($\geqslant 5$ mmol/L),导致代谢性酸中毒(血碳酸氢盐$\leqslant 10$ mmol/L,动脉血气pH$\leqslant 7.35$),称为 L-乳酸性酸中毒(简称乳酸性酸中毒),而 D-乳酸性酸中毒是指血清 D-乳酸$\geqslant 3$ mmol/L的临床状态。血乳酸增高而无血 pH 降低称为高乳酸血症。在糖尿病基础上发生的乳酸性酸中毒称为糖尿病乳酸性酸中毒(DLA),亦应包括糖尿病 L-乳酸性酸中毒(常见)和糖尿病 D-乳酸性酸中毒(少见)两种。糖尿病乳酸性酸中毒的发病率在 $0.25\% \sim 4.00\%$,多发生于服用大量苯乙双胍伴肝肾功能不全和心力衰竭等的糖尿病患者,虽不常见,但后果严重,死亡率高。

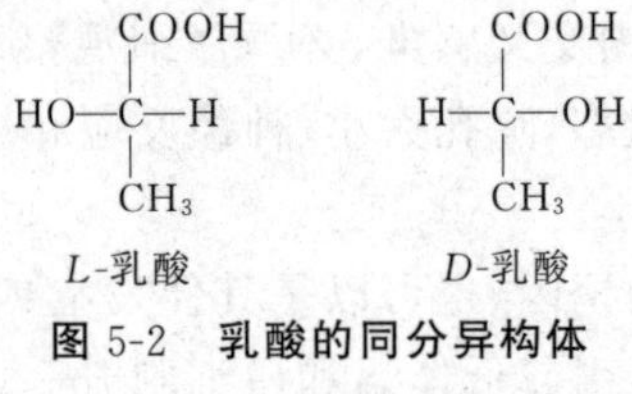

图 5-2 乳酸的同分异构体

一、病因与分类

乳酸性酸中毒可分为 L-乳酸性酸中毒和 D-乳酸性酸中毒两类,其病因与分类见表 5-2。

(一)L-乳酸和 D-乳酸的来源和代谢不同

1.L-乳酸来源与代谢

正常人血清中的 L-乳酸来源于细胞代谢,以左旋乳酸为主,葡萄糖分解代谢生成的丙酮酸大部分经三羧酸循环氧化供能,但在缺氧或氧利用障碍时,大部分丙酮酸则在乳酸脱氢酶的作用下还原为乳酸。机体内产生乳酸的部位主要为红细胞(无线粒体)、骨骼肌、皮肤和神经等代谢活跃的组织;在氧供不充足时,人体绝大多数组织都能通过糖酵解途径生成乳酸。当人体在剧烈运动时,组织处于相对缺氧的生理状态;一些疾病(休克、心功能不全造成组织低灌注及窒息或严重贫血造成低氧状态)也可导致机体处于缺氧的病理状态,均可使体内无氧糖酵解增强,乳酸生成增多。

表 5-2 乳酸性酸中毒的病因与分类

L-乳酸性酸中毒(常见)	药物
组织缺氧型	双胍类
心力衰竭	果糖
心源性休克	山梨醇/木糖醇
窒息	反转录蛋白酶抑制剂(AIDS)
脓毒败血症	中毒
非组织缺氧型	甲醇/乙二醇
糖尿病	一氧化碳中毒
恶性肿瘤	D-乳酸性酸中毒(少见)
肝衰竭	生成过多
肾衰竭	胃肠手术
严重感染	短肠综合征
先天性代谢病	肠外营养
1型糖原贮积症	代谢障碍(亚临床酸中毒)
丙酮酸脱氢酸缺陷症	糖尿病
丙酮酸羟化酶缺陷症	新生儿
果糖 1,6-二磷酸酶缺陷症	严重缺血缺氧
线粒体呼吸链病	创伤

2.D-乳酸来源与代谢

人类缺乏 D-乳酸脱氢酶,仅能通过 D-α-羟酸脱氢酶生成丙酮酸(图 5-3)。由甲基乙二醛途径生成的 D-乳酸很少,仅 $11\sim70$ nmol/L,尿 D-乳酸 <0.1 μmol/h。但在某些情况下,肠道细菌可产生大量 D-乳酸,使血清 D-乳酸升高数百至数千倍。此外,外源性 D-乳酸或 L-乳酸可来源于发酵食品(如腌菜和酸奶等)。D-乳酸在组织中的转运依赖于质子-依赖性单羧酸盐转运体(MCT1~8),表达 MCT 的组织很多,如视网膜、骨骼肌、肾脏、肝脏、脑组织、胎盘、血细胞、毛细血管内皮细胞、心肌细胞和肠黏膜细胞等。

(二)肝/肾是利用和清除 L-乳酸的主要器官

正常情况下,肝脏可利用机体代谢过程中产生的乳酸为底物,通过糖异生合成葡萄糖,即所谓的 Cori 循环,或转变为糖原加以储存,少量乳酸经肾自尿液排出,机体乳酸的产生和利用之间保持平衡,血乳酸浓度相对恒定。若血乳酸明显升高,大大超过肝脏的处理能力,同时超过乳酸肾阈值(7.7 mmol/L),则可通过肾脏由尿中排泄,因此在肝肾功能不全时,易出现高乳酸血症,严重时可发生乳酸性酸中毒。

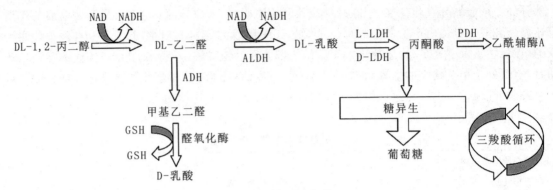

图 5-3　乙二醇代谢

注：glycol：乙二醇；ADH：alcohol dehydrogenase，醇脱氢酶；ALDH：aldehyde dehydrogenase，醛脱氢酶；GSH：reduced glutathione，还原型谷胱甘肽；PDH：pyruvate dehydrogenase，丙酮酸脱氢酶；L-LDH：L-lactate dehydrogenase，L-乳酸脱氢酶；D-LDH：D-lactate dehydrogenase，D-乳酸脱氢酶

乳酸产生过多见于：①休克和左心功能不全等病理状态造成组织低灌流；②呼吸衰竭和严重贫血等导致动脉血氧合降低，组织缺氧；③某些与糖代谢有关的酶系（葡萄糖-6-磷酸脱氢酶、丙酮酸羧化酶和丙酮酸脱氢酶等）的先天性缺陷。乳酸清除减少主要见于肝肾功能不全。临床上，大多数的乳酸性酸中毒患者均不同程度地同时存在着乳酸生成过多及清除的障碍。

（三）缺氧/疾病/药物/中毒引起 L-乳酸性酸中毒

L-乳酸性酸中毒可分为组织缺氧型（A 类）和非组织缺氧型（B 类）两类。

1.组织缺氧型乳酸性酸中毒（A 类）

A 类常见于心力衰竭、心源性休克、窒息、一氧化碳中毒或脓毒败血症等，此时因缺氧导致了大量乳酸产生，远超过机体的清除能力，同时也可能伴有清除能力下降。T2DM 患者常并发心血管疾病，因此也可表现为此类。在各种休克的抢救过程中，常需使用较大剂量的儿茶酚胺类升压药。许多缩血管药物可恶化组织灌注，细胞缺血、缺氧更为严重。细胞内，尤其是线粒体的呼吸链缺氧可导致严重的高乳酸血症。有些患者的血乳酸升高不明显，但乳酸/丙酮酸或乳酸/酮体总量比值明显升高，这部分患者的死亡率更高。乳酸/丙酮酸比值升高及高乳酸血症持续的时间越长，多器官衰竭和死亡的概率也越高。

2.非组织缺氧型乳酸性酸中毒（B 类）

B 类即无明显低氧血症或循环血量不足。B 类又可分为 B-1、B-2 和 B-3 型。

（1）B-1 型：见于糖尿病、恶性肿瘤、肝衰竭、严重感染及肾衰竭等情况。

（2）B-2 型：多由于药物及毒物引起，主要见于双胍类口服降糖药、果糖、山梨醇、木糖醇、甲醇和乙二醇等的中毒。用反转录蛋白酶抑制剂治疗 HIV 感染时，常发生继发性脂肪营养不良（外周性脂肪萎缩伴中枢性肥胖）和肝损害，患者往往还并发乳酸性酸中毒（NRTI-LD 综合征）。长期使用抗反转录病毒治疗时，还可发生严重的多器官衰竭-乳酸性酸中毒综合征。有人用大剂量硫胺（维生素 B_1）治疗取得较好效果。

（3）B-3 型：由于先天性代谢疾病所致，常见者为葡萄糖-6-磷酸酶缺陷（Ⅰ型糖原贮积症）、丙酮酸脱氢酸缺陷、丙酮酸羟化酶缺陷、果糖 1,6-二磷酸酶缺陷及线粒体呼吸链的氧化磷酸化障碍等情况。细胞的氧化磷酸化在线粒体呼吸链上进行。参与呼吸链氧化磷酸化的酶类很多，这些酶可因先天性缺陷或后天性病变及毒物中毒而发生功能障碍。这类疾病是线粒体病中的一种类型——线粒体呼吸链病（MRCD）。线粒体呼吸链病可为局限性（如仅发生于肝脏）或泛发性（肝、脑和肌肉细胞等）。局限于肝脏的线粒体呼吸链病的最优治疗是肝移植，但必须选择好肝移植的受体对象。

此外，无论是儿童或成年人的短肠综合征患者均易发生乳酸性酸中毒，其发生机制未明。

二、常见诱因和临床表现

糖尿病存在乳酸利用缺陷。当感染、糖尿病酮症酸中毒、高渗性高血糖状态或缺氧时容易造成乳酸堆积和乳酸性酸中毒。糖尿病患者易发生糖尿病乳酸性酸中毒是因为：①糖尿病患者常伴有丙酮酸氧化障碍及乳酸利用缺陷，平时即有血乳酸轻度升高，因此在存在乳酸性酸中毒诱因时，更易发生乳酸性酸中毒；②糖尿病性急性并发症如感染、脓毒血症、糖尿病酮症酸中毒（DKA）和非酮症高渗性糖尿病昏迷等时可造成乳酸堆积，因此乳酸性酸中毒可与糖尿病酮症酸中毒或非酮症高渗性糖尿病昏迷同时存在；③糖尿病患者可合并心、肝、肾脏疾病和/或并发心、肝、肾脏损害，可造成组织器官血液灌注不良和低氧血症；同时由于糖化血红蛋白增高，血红蛋白携氧能力下降，更易造成局部缺氧，这些均可引起乳酸生成增加。此外，肝脏及肾脏功能障碍又可影响乳酸的代谢、转化及排出，进而导致乳酸性酸中毒。

（一）双胍类药物诱发 L-乳酸性酸中毒

糖尿病患者常服用双胍类药物，因其能增强糖的无氧酵解，抑制肝脏和肌肉对乳酸的摄取，抑制糖异生作用，故有致乳酸性酸中毒的作用，特别是高龄，合并心、肺、肝和肾疾病的糖尿病患者长期、大剂量服用苯乙双胍（用量＞100 mg/d）时，易诱发乳酸性酸中毒，但在国内因苯乙双胍导致乳酸性酸中毒的报道较少，其原因可能与用量较小有关。二甲双胍仅使血乳酸轻度升高，多＜2 mmol/L，二甲双胍致乳酸性酸中毒的发生率与死亡率分别为（0～0.8)/1 000 和（0～0.024)/10 000，仅为苯乙双胍的 1/20，两者的差异可能与二甲双胍的半衰期（1.5 小时）较苯乙双胍明显缩短（12 小时）有关。有研究表明，与接受其他降糖药治疗的糖尿病患者相比，服用二甲双胍的患者的血乳酸水平和乳酸性酸中毒的发病率并无显著差异。Pongwecharak 等在泰国南部的 Hatyai 观察了门诊糖尿病患者的二甲双胍使用情况，有 80% 以上的患者存在该药的禁忌证（如慢性肝病、心力衰竭和慢性肾病），但并未增加乳酸性酸中毒的发生率，说明二甲双胍引起的乳酸性酸中毒并非常见。

鉴于苯乙双胍易诱发糖尿病乳酸性酸中毒，目前临床上已基本不用，而以二甲双胍代替。如用苯乙双胍，每天剂量最好≤75 mg。

糖尿病患者使用二甲双胍前，应首先评价肾功能，评价的方法：如果血清肌酐高于 96.5 μmol/L，即列为二甲双胍的禁忌证；因为肾功能正常者使用该药亦可诱发高乳酸血症，ALT 和 BMI 是引起高乳酸血症的独立相关因素，ALT 和 BMI 越高，发生高乳酸血症的可能性越大，因此应同时考查 ALT 和 BMI 状况；肾小球滤过率（GFR）60～90 mL/min 者可以使用二甲双胍，但应减量，并避免使用经肾排泄的其他药物。

（二）病症诱发糖尿病乳酸性酸中毒

糖尿病伴有感染、各种休克、脓毒败血症、糖尿病酮症酸中毒和高渗性非酮症高血糖性昏迷综合征等急性并发症的糖尿病患者，常因微循环障碍、组织器官灌注不良、组织缺氧、乳酸生成增加和排泄减少而诱发糖尿病乳酸性酸中毒。糖尿病患者合并大血管和微血管慢性并发症，如心肌梗死、糖尿病肾病和脑血管意外，可造成或加重组织器官血液灌注不良，出现低氧血症及乳酸清除减少,导致乳酸性酸中毒。

此外,糖尿病合并严重肺气肿、肺心病、肺栓塞和白血病等也可引起组织缺氧,使血乳酸升高。或因酗酒、一氧化碳中毒、水杨酸、儿茶酚胺、硝普钠和乳糖过量诱发乳酸性酸中毒。二甲双胍中毒可因诱发顽固性 L-乳酸性酸中毒而导致死亡。

(三)糖尿病乳酸性酸中毒的表现常被掩盖

在临床上,糖尿病乳酸性酸中毒不如糖尿病酮症酸中毒常见,主要发生于长期或过量服用苯乙双胍(降糖灵)并伴有心、肝和肾疾病的老年糖尿病患者,在发病开始阶段,这些基础疾病的症状常掩盖了糖尿病乳酸性酸中毒的症状,以致难以确定。其临床症状和体征无特异性。一般发病较为迅速,主要表现为不同程度的代谢性酸中毒的临床特征,当血乳酸明显升高时,可对中枢神经、呼吸、消化和循环系统产生严重影响。

乏力、食欲降低、嗜睡、腹痛、头痛、血压下降、意识障碍、昏迷及休克是糖尿病乳酸性酸中毒的常见表现。轻症可仅有乏力、恶心、食欲降低、头昏、嗜睡和呼吸稍深快。中至重度可有腹痛、恶心、呕吐、头痛、头昏、疲劳加重、口唇发绀、无酮味的深大呼吸至潮式呼吸、血压下降、脱水表现、意识障碍、四肢反射减弱、肌张力下降、体温下降和瞳孔扩大,最后可导致昏迷及休克。值得注意的是糖尿病酮症酸中毒及高渗性非酮症高血糖性昏迷综合征的患者,尤其是老年患者也常同时并发乳酸性酸中毒,导致病情更加复杂和严重,治疗更加困难。糖尿病乳酸性酸中毒是糖尿病最严重的并发症之一,病死率高达50%以上。血乳酸越高,病死率越高。血乳酸 >9.0 mmol/L 者病死率高达80%;血乳酸 >15 mmol/L,罕有抢救成功的患者。在治疗过程中血乳酸持续升高不降者,其存活后的预后也差。

三、诊断和鉴别诊断

(一)不能用糖尿病酮症酸中毒或高渗性高血糖状态解释的意识障碍提示糖尿病乳酸性酸中毒

临床上糖尿病患者出现意识障碍和昏迷,并有服用苯乙双胍史及伴有肝肾功能不全和慢性缺氧性疾病者,而不能用糖尿病酮症酸中毒或高渗性非酮症高血糖性昏迷综合征解释者,应高度怀疑本病的可能性,尽快作血乳酸测定以确诊。

(二)根据血乳酸明显升高和代谢性酸中毒确立诊断

诊断糖尿病乳酸性酸中毒的要点。①糖尿病:患者已经诊断为糖尿病或本次的临床资料能确立糖尿病的诊断;②血乳酸明显升高:血乳酸 ≥ 5 mmol/L 者可诊断为乳酸性酸中毒,血乳酸/丙酮酸 ≥ 30;血乳酸 >2 mmol/L 但 <5 mmol/L 者可诊断为高乳酸血症;③代谢性酸中毒:动脉血气 pH <7.35,血 HCO_3^- <10 mmol/L,阴离子隙 >18 mmol/L;④排除糖尿病酮症酸中毒和尿毒症。因此,为了早期明确诊断,应进行如下检测。

1.必检项目

作为代谢性酸中毒的病因鉴别依据,血糖、血酮体、尿酮体和血渗透压为必检项目。糖尿病乳酸性酸中毒时,血糖多偏低或正常,血酮体及尿酮体一般正常,若患者进食少及反复呕吐时,也可略高;若与糖尿病酮症酸中毒并存时,则可明显升高。血浆渗透压正常或略高。血 Na^+ 和 K^+ 正常或稍高,血 Cl^- 正常。血尿素氮和肌酐(Cr)常升高。血白细胞轻度增多。

2.阴离子隙和清蛋白校正的阴离子隙

应用碱缺乏(BD)和阴离子隙诊断乳酸性酸中毒不准确。阴离子隙的正常值为 $10\sim12$ mq/L,

其预测乳酸性酸中毒的敏感性为 63%,特异性为 80%。在不能测定乳酸的情况下,清蛋白校正的阴离子隙(ACAG)预测乳酸性酸中毒有一定价值,其敏感性达 94.4%,但特异性不足 30%。阴离子隙 $=[Na^+]-(Cl^-+HCO_3^-)$;计算的 ACAG(Figge 方程)$=\{4.4-[$测定的清蛋白$(g/dL)]\}\times2.5+AG$。清蛋白和乳酸校正的阴离子隙(ALCAG)$=\{[4.4-$测定的清蛋白$(g/dL)]\times0.25\}+AG-[$血乳酸$(mmol/L)]$。因此,阴离子隙和清蛋白校正的阴离子隙主要用于乳酸性酸中毒(尤其是 D-乳酸性酸中毒)的排除诊断。由于 AG、ACAG 和 BD 预测乳酸性酸中毒的敏感性不高,尤其存在低蛋白血症时仅能作为诊断的参考依据,因此应该强调直接测定血清乳酸含量。

3.血乳酸测定

正常情况下,乳酸是体内葡萄糖无氧酵解的终产物。正常情况下,机体代谢过程中产生的乳酸可由肝脏代谢及肾脏排泄,血乳酸为 0.5~1.6 mmol/L(5~15 mg/dL),≤1.8 mmol/L。糖尿病乳酸性酸中毒时,血乳酸≥5 mmol/L,严重时可高达 20~40 mmol/L,血乳酸/丙酮酸≥30,血乳酸浓度显著升高是诊断糖尿病乳酸性酸中毒的决定因素。2 mmol/L<血乳酸<5 mmol/L,可认为是高乳酸血症。但是,通常用于检测 L-乳酸的方法不能测出 D-乳酸,因此,当血清乳酸值与临床表现不符时,应考虑 D-乳酸性酸中毒可能。

4.血气分析

动脉血气 pH<7.35,常在 7.0 以下,血 HCO_3^-<10 mmol/L,碱剩余(BE)为负值,缓冲碱(BB)降低,实际碳酸氢盐(AB)与标准碳酸氢盐(SB)均减少,阴离子间隙(AG)>18 mmol/L。

(三)L-乳酸性酸中毒与 D-乳酸性酸中毒鉴别

如果乳酸性酸中毒的临床表现典型,阴离子隙和清蛋白校正的阴离子隙均明显升高,但血清乳酸不升高或仅轻度升高时,应想到 D-乳酸性酸中毒可能。胃肠手术(尤其是空肠-回肠旁路术)后,容易发生 D-乳酸性酸中毒(血清 D-乳酸≥3 mmol/L)。由于手术切除了较多的肠段,摄入的碳水化合物不能被及时消化吸收,潴留在结肠。而结肠的厌氧菌(主要是乳酸杆菌)将这些碳水化合物分解为右旋乳酸(D-乳酸)。D-乳酸具有神经毒性,可引起中毒性脑病。在肾功能正常情况下,中毒性脑病症状较轻,且具有一定自限性;但严重肾衰竭患者可能出现 D-乳酸性酸中毒。此外,血清 D-乳酸升高而未达到 3 mmol/L 的现象称为亚临床 D-乳酸性酸中毒,多见于严重的糖尿病肾病、缺血缺氧或创伤性休克。

(四)糖尿病乳酸性酸中毒与糖尿病酮症酸中毒/酒精性酮症酸中毒/高渗性高血糖状态/低血糖症鉴别

1.糖尿病酮症酸中毒或糖尿病酮症酸中毒合并糖尿病乳酸性酸中毒

糖尿病酮症酸中毒患者有血糖控制不良病史,临床表现有明显脱水、呼气中可闻及酮味、血糖高、血酮明显升高及血乳酸<5 mmol/L,可资鉴别。另一方面,糖尿病酮症酸中毒合并糖尿病乳酸性酸中毒的情况并不少见,应引起高度重视。当糖尿病酮症酸中毒抢救后酮症已消失,而血pH 仍低时要考虑糖尿病乳酸性酸中毒的合并存在。

2.高渗性高血糖状态或高渗性高血糖状态合并糖尿病乳酸性酸中毒

该病多见于老年人,起病较慢,主要表现为严重的脱水及进行性的精神障碍,血糖、血钠及血渗透压明显升高,但血 pH 正常或偏低,血乳酸正常。同样应注意少数患者也可同时伴有糖尿病乳酸性酸中毒,如果在无酮血症时,碳酸氢盐≤15 mmol/L,应该考虑到同时合并糖尿病乳酸性酸中毒的可能。

3.低血糖症

低血糖症也可有神志改变,但有过量应用降糖药和进食不及时等病史,出现饥饿感和出冷汗等交感神经兴奋症状,血糖≤2.8 mmol/L,补糖后症状好转,血乳酸不高,可资鉴别。

4.酒精性酮症酸中毒

有长期饮酒史,血阴离子间隙增大,动脉血 CO_2 分压降低而血酮和 β-羟丁酸/乙酰乙酸比值升高。酒精性糖尿病酮症酸中毒患者有长期饮酒史,血阴离子隙和血清渗透压隙增大,动脉血 CO_2 分压($PaCO_2$)降低而血酮和 β-羟丁酸/乙酰乙酸比值升高。有的患者伴有肝功能异常、乳酸性酸中毒、急性胰腺炎、Wernicke 脑病和心力衰竭。

四、预防及治疗

糖尿病乳酸性酸中毒是糖尿病急性并发症之一。其在临床中发病率较低,易误诊,但一旦发生,病情严重,预后差,死亡率高达 50%,因为这些患者多伴有肝肾功能不全、感染和休克等严重并发症,目前尚无满意的治疗方法,加强糖尿病的宣传教育,加强医师与患者间的联系,注重预防,早期发现,及时治疗。

为安全考虑,在临床中严格掌握双胍类药物的适应证和禁忌证,尽可能不用苯乙双胍。糖尿病患者若并发心、肝和肾功能不全,或在缺氧、过度饮酒和脱水时,应尽量避免使用双胍类药物。美国糖尿病协会已建议当血肌酐(Cr)>125 μmol/L 时,应避免使用双胍类药物。使用双胍类药物时,应定期监测肝肾功能。

(一)去除糖尿病乳酸性酸中毒诱因并治疗原发病

目前仍缺乏统一的诊疗指南,其治疗很不规范,疗效差异大。在连续监测血乳酸,及时判断疗效的前提下,进行如下治疗。

1.诱因和原发病治疗

一旦考虑糖尿病乳酸性酸中毒,应立即停用双胍类等可导致乳酸性酸中毒的药物、保持气道通畅和给氧。对于由肺部疾病导致缺氧者,应针对原发病因及时处理,必要时作气管切开或机械通气,以保证充分氧合;如血压偏低、有脱水或休克,应补液扩容改善组织灌注,纠正休克,利尿排酸,补充生理盐水维持足够的心排血量与组织灌注,必要时可予血管活性药及行中心静脉压监护,但尽量避免使用肾上腺素或去甲肾上腺素等强烈收缩血管药物,以防进一步减少组织的灌注量。补液量应根据患者的脱水情况和心肺功能等情况来决定;如病因不明的严重乳酸性酸中毒患者,应着重先考虑有感染性休克的可能,及早行病原体培养,并根据经验,尽早选用抗生素治疗。

西柚子汁似乎可改善胰岛素抵抗,降低体重,但可能增加二甲双胍致乳酸性酸中毒的风险。

2.糖尿病酮症酸中毒和高渗性高血糖状态治疗

当糖尿病酮症酸中毒或高渗性高血糖状态患者合并高乳酸血症时,一般按糖尿病酮症酸中毒或高渗性高血糖状态的治疗即可,高乳酸血症将在治疗过程中自然消退;如果糖尿病酮症酸中毒或高渗性高血糖状态患者合并有严重的乳酸性酸中毒,则应该在治疗的同时更积极地处理原发病、改善循环、控制血糖和维持水电解质平衡,但补碱的原则仍与糖尿病酮症酸中毒相同,禁忌大量补充碱性溶液。

3.糖尿病治疗

控制血糖采用小剂量胰岛素治疗,以 0.1 U/(kg·h)速度持续静脉滴注,不但可降低血糖,而且能促进三羧酸循环,减少乳酸的产生并促进乳酸的利用,如血糖正常或偏低,则应同时予葡萄糖及胰岛素,根据血糖水平调整糖及胰岛素比例。监测血钾和血钙,视情况酌情补钾和补钙,以防低血钾和低血钙。

(二)纠正酸中毒并维持水电解质平衡

1.纠正酸中毒

目前对乳酸性酸中毒使用碱性药物仍有争议。一般认为过度的血液碱化可使氧离曲线左移,加重组织缺氧,而且可以使细胞内液和脑脊液进一步酸化和诱发脑水肿,并无确切证据表明静脉应用碳酸氢钠可降低死亡率,故补碱不宜过多和过快。当 pH < 7.2 和 HCO_3^- < 10.05 mmol/L时,患者肺脏能维持有效的通气量以排出蓄积的二氧化碳,以及肾功能足以避免水钠潴留,应及时补充 5‰碳酸氢钠 100~200 mL(5~10 g),用生理盐水稀释到 1.25%的浓度。酸中毒严重者(血 pH<7.0,HCO_3^- <5 mmol/L)可重复使用,直到血 pH>7.2,则停止补碱。24 小时可用碳酸氢钠 4.0~170.0 g。如补碱过程中血钠升高,可予呋塞米,同时也将有助于乳酸及药物的排泄。若心功能不全或不能大量补钠,可选择使用三羟甲基氨基甲烷(THAM),应注意不可漏出血管。二氯乙酸盐(DCA)可通过增加氧摄取,激动丙酮酸脱氢酶复合物,促进乳酸氧化,降低血乳酸,缓解酸中毒症状,对多种原因引起的乳酸性酸中毒有较好的疗效,日剂量在 100~1 500 mg/kg,短期应用无不良反应。

2.透析疗法

透析疗法多用于伴肾功能不全或严重心力衰竭及血钠较高的危重患者,应使用不含乳酸钠的透析液,可清除药物,加快乳酸的排泄,可采用血液透析或腹膜透析。

3.支持和对症处理

积极改善心功能、护肝、保护肾功能及加强营养和护理等综合治疗。

(王保岚)

第三节 糖尿病合并感染

糖尿病患者免疫功能低下,易发生感染,其发生率为 35%~90%,糖尿病合并感染多较严重,不易控制,而且感染还往往加剧糖尿病的糖、脂肪和蛋白质等的代谢紊乱,易诱发高血糖危象,如酮症酸中毒(DKA)和非酮症高渗性昏迷,严重降低糖尿病患者的生活质量和生存。据统计,住院的糖尿病酮症酸中毒患者中,77%是感染所致。有学者报道,在糖尿病患者死因中,感染占第 3 位。

一、病因与病原菌

(一)糖尿病易并发各类感染

T1DM 的病因主要与自身免疫有关,发生糖尿病后又伴有免疫功能紊乱。易并发疖和痈等化脓性感染,常反复发生,愈合能力差,有时可引起败血症和脓毒血症。

糖尿病患者机体免疫功能降低表现在以下几个方面。

(1)皮肤的完整性是机体抵御细菌侵犯的第一道防线。由于糖尿病的血管病变及周围神经病变的广泛存在,使皮肤易损和易裂,成为细菌侵入的缝隙。自主神经病变致膀胱肌无力和尿潴留,血、尿糖增高,有利于泌尿道的细菌繁殖。

(2)高浓度血糖有利于细菌的生长繁殖,且可抑制白细胞(包括多形核白细胞、单核细胞和巨噬细胞)的趋化性、移动性、黏附能力、吞噬能力及杀菌能力。此外,糖尿病易并发大、中血管病变,血流缓慢和血液供应减少时,可妨碍白细胞的动员和移动。所有这些都将降低糖尿病患者细胞免疫功能抵御感染的能力。

(3)糖尿病伴营养不良与低蛋白血症时,免疫球蛋白、抗体及补体生成明显减少。对沙门菌、大肠埃希菌和金黄色葡萄球菌的凝集素显著减少。

(4)糖尿病患者常伴有失水,失水有利于细胞的生长繁殖。

(5)由于血管硬化,血流减少,组织缺血和缺氧,有利于厌氧菌的生长。

(二)感染部位有助于估计病原菌的种类与性质

糖尿病并发感染以泌尿系统感染最常见(43.4%),其次为肺结核(17%)、肺炎(9%)、糖尿病性坏疽(9%)、胆囊炎(5.4%)、蜂窝织炎(4.5%)、带状疱疹(4.5%)、败血症(2.7%)、中耳炎(1.8%)及其他各种感染(2.7%)。

泌尿系统和肺部感染的病原菌主要是肺炎链球菌、金黄色葡萄球菌、流感嗜血杆菌、克雷伯菌、军团菌、大肠埃希菌、肠杆菌属、假单胞菌属和厌氧菌,有时可为病毒感染或支原体等其他病原体所致。糖尿病结核杆菌感染的特点是结核杆菌易出现高度耐药。胆囊胆道感染的病原菌主要是厌氧菌中的梭状芽孢杆菌,其次为大肠埃希菌。毛囊和皮脂腺的急性化脓性感染由金黄色葡萄球菌引起。

二、临床表现

(一)糖尿病并发寻常感染

1.泌尿系统感染

糖尿病易并发泌尿系统感染,其中女性更常见,约为男性的8倍,而糖尿病妇女又比非糖尿病妇女高2~3倍。其原因主要与糖尿病患者尿中葡萄糖较多,有利于细菌生长,同时与女性泌尿生殖道的解剖生理特点及妊娠、导尿等诱发感染的机会较多有关。老年糖尿病患者若并发自主神经病变,常发生尿潴留,促进泌尿系统感染的发生,住院时间延长,死亡率增加。女性糖尿病患者中,60%~80%有泌尿系统感染。血糖得到长期满意控制的糖尿病患者,其泌尿系统感染的发生率显著降低。糖尿病患者并发的泌尿系统感染以肾盂肾炎和膀胱炎最常见,易发展成败血症。偶可并发急性肾乳头坏死或气肿性肾盂肾炎,10%~20%的泌尿系统感染表现为无症状性菌尿。泌尿系统感染的细菌以革兰阴性菌为主,其中以大肠埃希菌最常见,其次是副大肠埃希菌、克雷伯菌、变形杆菌、产气杆菌和铜绿假单胞菌。革兰阳性菌较少见,主要是粪链球菌和葡萄球菌。真菌感染也可见到。当糖尿病患者尿细菌培养菌落计数$\geq 10^5/mL$,而无临床症状时,即可诊断为无症状性菌尿,这是糖尿病患者最常见的尿路感染形式。Vejlsgaard等提出,血管病变的存在是引起无症状性菌尿的最重要因素。

肾盂肾炎患者可有尿频、尿急、尿痛、排尿不适和烧灼样疼痛等。若为下尿路感染(膀胱炎),多数无发热和腰痛等中毒症状。患者出现发热、寒战、头痛、恶心和呕吐等全身中毒症状及肾区叩痛(尿常规可发现管型),则考虑为肾盂肾炎。尿常规检查可发现尿液混浊,管型尿,尿蛋白微量,约半数患者可有镜下血尿,较有诊断意义的是白细胞尿,镜检白细胞>5个/HP则有意义。

用血细胞计数盘检查,如每毫升≥10个为脓尿,其特异性和敏感性约为75%。尿白细胞排泄率是较尿沉渣涂片检查更为准确的检测方法,阳性率可达88.1%。正常人白细胞<20万/小时。白细胞>30万/小时为阳性;介于20~30万/小时者为可疑。尿细菌培养和菌落计数对确定是否为真性菌尿有鉴别意义。尿菌落计数的标准:尿菌落计数≥10^5/mL为阳性;<10^4/mL为污染;在10^4~10^5/mL时,应结合临床确定其意义或重复检查。

由于尿细菌培养的结果与尿标本收集的方法有密切关系,故必须严格按照无菌操作规程留取中段尿标本,尽量争取在应用抗生素之前或停药后5天以上留尿标本。以清晨第1次尿或在膀胱内停留8小时以上的尿为宜。但许多患者因尿频和尿急明显,不能收集到膀胱内停留6小时以上的尿作细菌培养。因此,有人认为对有明显尿频、排尿不适伴白细胞尿的女性患者,如尿菌落计数在10^2~10^4/mL,则可拟诊为尿路感染。B超和X线检查有助于发现泌尿系统的器质性病变(如结石和畸形等)。静脉肾盂造影、尿浓缩稀释试验、血肌酐和血尿素氮的测定有助于了解肾功能状况。反复发作肾盂肾炎,最终可致肾衰竭。

女性糖尿病患者易并发真菌性阴道炎。有些老年女性糖尿病患者常以外阴瘙痒为首发症状就诊。皮肤真菌感染也常见,如脚癣和体癣。某些糖尿病酮症酸中毒患者可并发罕见的鼻脑毛真菌病。死亡率极高。致病菌为毛真菌、根真菌及犁头真菌属。病菌先由鼻部开始,发生化脓性炎症,以后迅速扩展至眼眶及中枢神经系统。患者可出现黑色坏死性鼻甲伴鼻周围肿胀,单侧眼肌瘫痪或失明及发热、头痛和谵妄等脑膜脑炎等症状。若有单侧眼球突出、球结膜水肿及视网膜静脉充血,则可能出现海绵窦血栓形成。早期诊断有赖于鼻黏膜刮除物涂片、培养或活组织检查,如见形态不规则、分支的无中隔厚壁菌丝即可明确判断。其发病机制可能与酸中毒及高血糖状态有利于该类真菌的生长有关。在酸中毒时,与转铁蛋白结合的铁离子解离,使血清铁浓度增加,促使真菌的生长。

2.呼吸道感染

患者最常表现为上呼吸道感染和肺炎,可表现为咳嗽、咳痰、胸痛、呼吸困难、畏寒和发热,部分患者无典型临床表现。常见致病菌为肺炎链球菌、金黄色葡萄球菌、流感嗜血杆菌、克雷伯菌、军团菌、大肠埃希菌、肠杆菌属、假单胞菌属和厌氧菌,有时可为病毒感染或支原体等其他病原体所致。体格检查可发现咽喉部充血,扁桃体肿大,呼吸音增粗及干湿啰音,甚至可出现胸腔积液体征。痰革兰染色、细菌培养、胸片和血常规检查有助于诊断和鉴别诊断,痰培养加药敏试验有助于指导用药。分枝杆菌感染在糖尿病患者也易发生。

3.结核感染

结核感染以糖尿病合并肺结核多见,发病率明显高于非糖尿病患者群,肺结核病变多呈渗出性或干酪样坏死,易形成空洞,病变的扩展与播散较快。

糖尿病易伴发结核感染的原因可能:①糖尿病患者常有糖、蛋白质和脂肪代谢紊乱,造成营养不良,易感染结核菌,使病情恶化;②当血糖升高及组织内糖含量增高时,形成的酸性环境减弱了组织抵抗力,使抗体形成减少,免疫功能下降,均有利于细菌繁殖生长;③糖尿病患者维生素A缺乏,使呼吸道黏膜上皮的感染抵抗力下降,易致结核菌感染。糖尿病患者伴发肺结核的机会较正常人高3~5倍。有学者曾对256例住院肺结核患者进行糖耐量检查,发现41%患者糖耐量降低(包括糖尿病)。糖尿病患者伴肺结核病的症状表现各异,并发肺结核的特点是结核中毒症状少,多数患者无发热、咯血及盗汗,也很少有咳痰。当应用胰岛素改善代谢及其他相应治疗后,可出现结核中毒症状。糖尿病患者结核病临床症状不仅取决于糖尿病病情程度,也取决于机体的代偿情况。代偿良好的糖尿病患者,肺结核的临床、X线表现和治疗效果与一般肺结核患者无区别,多表现为局限性病变。代偿不良的老年糖尿病患者患肺结核时,以慢性纤维空洞型肺结核相对较多,病变性质以增殖和干酪样改变为主。青年患者多以渗出性和坏死性等混合性病变为主,病灶扩展和播散较快,并以下叶病灶多见。由于患者机体免疫力下降,结核菌素试验可呈假阴性,若不及时进行 X线检查和痰液结核菌检查,极易漏诊,在老年患者中尤应注意,必要时可行诊断性抗结核治疗。

结素是结核菌的代谢产物,从长出结核菌的液体培养基提炼而成,主要成分为结核蛋白,目前国内均采用国产结素纯蛋白衍生物(purified protein derivative,PPD)。我国推广的试验方法是国际通用的皮内注射法(Mantoux法)。将 PPD 5 U(0.1 mL)注入左前臂内侧上中 1/3 交界处皮内,使局部形成皮丘。48~96 小时(一般为 72 小时)观察局部硬结大小,判断标准为:硬结直径<5 mm 阴性反应,5~9 mm 一般阳性反应,10~19 mm 中度阳性反应,≥20 mm 或不足 20 mm但有水疱或坏死为强阳性反应。美国则根据不同年龄、免疫状态、本土居民还是移民(来自何地)等对 TST 判断有不同标准。结素试验的主要用途:①社区结核菌感染的流行病学调查或接触者的随访;②监测阳转者,适用于儿童和易感高危对象;③协助诊断。目前所用结素(抗原)并非高度特异。许多因素可以影响反应结果,如急性病毒感染或疫苗注射、免疫抑制性疾病或药物、营养不良、结节病、肿瘤、其他难治性感染和老年人迟发变态反应衰退者可以出现假阴性。尚有少数患者已证明活动性结核病,并无前述因素影响,但结素反应阴性,即"无反应性"(anergy)。尽管结素试验在理论和解释上尚存在困惑,但在流行病学和临床上仍是有用的。阳性反应表示感染,在 3 岁以下婴幼儿按活动性结核病论;成人强阳性反应提示活动性结核病可能,应进一步检查;阴性反应特别是较高浓度试验仍阴性则可排除结核病;菌阴肺结核诊断除典型 X线征象外,必须辅以结素阳性以佐证。

4.胆囊-胆道感染

急性气肿性胆囊炎多见于糖尿病患者,病情较重,致病菌以梭形芽孢杆菌最常见,大肠埃希菌和链球菌次之。糖尿病易并发胆囊炎和胆囊结石,其原因可能与糖尿病脂代谢紊乱、自主神经病变、胆囊舒缩功能障碍和胆汁排泄障碍有关。胆囊结石又易并发胆源性胰腺炎,加重糖尿病。糖尿病易并发气肿性胆囊炎,病原菌为厌氧菌中的梭状芽孢杆菌,其次为大肠埃希菌。除有普通胆囊炎症状外,其特点:①腹膜炎症状通常缺如;②腹部触诊可触到捻发感,腹部 CT 或 B 超检查发现胆囊、胆囊腔壁或胆周间隙存在气体。其发病机制可能与糖尿病血管病变有关。

5.牙周炎

糖尿病患者牙周病的发生率也较非糖尿病患者群高,且病情严重,可能与牙周组织的微血管病变等有关。Iughetti 等报道 T1DM 儿童口腔唾液 pH 及缓冲碱较健康儿童低,而糖含量、过氧化物酶、IgA、Mg^{2+} 和 Ca^{2+} 浓度较健康儿童高。因此,患儿要特别注意口腔卫生。血糖控制良好的患者,龋齿比正常人低。牙周病常在青春期开始,表现为轻微牙龈出血和牙龈萎缩,可以表现为严重的牙周炎,尤其是血糖控制不佳者,其微血管病变、免疫抑制、菌群失调和胶原代谢异常是导致糖尿病牙周病的主要原因。牙龈炎的常见致病菌为革兰阴性菌和厌氧菌。控制不良的糖尿病患者可发生化脓性牙周炎、牙齿松动和牙周流脓,甚至牙周膜和牙槽骨被吸收。

6.皮肤黏膜感染

疖是单个毛囊及其所属皮脂腺的急性化脓性感染,常发生于毛囊和皮脂腺丰富的部位,如头、面、颈和背等处。痈则为多个相邻的毛囊及其所属附件的急性化脓性感染。另外,糖尿病易发生急性蜂窝织炎、指头炎、甲沟炎或皮肤黏膜脓肿。

丹毒多为β-溶血性链球菌所致的皮肤及其网状淋巴管的急性炎症，好发部位为下肢及面部。起病急，常有畏寒、发热及头痛等全身症状，局部呈片状红疹，边界清楚，颜色鲜红，中心稍淡，略显隆起，红肿区有时可出现水疱，局部有烧灼样疼痛，手指轻压可使红色消退，但在解除压迫后即很快恢复。急性蜂窝织炎是皮下、筋膜下、肌间隙或深部蜂窝组织的一种弥漫性化脓感染，其特点是病变不易局限，扩散迅速，与正常组织无明显界限。致病菌主要是溶血性链球菌，其次为金黄色葡萄球菌。由于链激酶和透明质酸酶的作用，病变迅速扩展，脓液稀薄，呈血性，有时能引起败血症。葡萄球菌引起者则较易局限为脓肿，脓液稠厚。化脓性指头炎、甲沟炎和皮肤脓肿则较易诊断。有些患者在发生皮肤感染前常无糖尿病病史，而以皮肤感染为首发症状就诊，如对本病无认识，则极易漏诊糖尿病，甚至造成误治，加重病情。

7.术后感染

糖尿病患者的任何部位手术均增加感染机会，术后的伤口感染率较正常人群高5～10倍，而且感染的严重程度重，预后差。

(二)糖尿病并发特异性感染和严重感染

1.血培养阴性感染性心内膜炎及苛养微生物感染

血培养结果出来之前不恰当地使用抗生素是血培养阴性感染性心内膜炎的最常见原因。另一种常见病因是苛养菌——考克斯体、巴尔通体、HACEK组菌群（嗜血杆菌）、伴放线菌放线杆菌、人心杆菌、啮蚀埃肯菌、金格杆菌或真菌（如念珠菌或曲霉菌等），检验需要特殊的培养技术或培养方式。在人工瓣膜、人工管道、留置输液管道或起搏器上，或在宿主免疫功能低下和肾衰竭时，苛养微生物尤为常见。其中许多微生物的治疗很棘手。

抗生素治疗前，应获得血培养结果，以确定病原微生物。血培养阴性感染性心内膜炎的常见原因是在抽取血培养标本前应用了抗生素。

2.气肿性膀胱炎

气肿性膀胱炎是一种罕见的膀胱感染，膀胱黏膜与肌层出现含气小泡，气肿由膀胱壁内细菌发酵产生，大部分患者出现肉眼血尿，偶尔还可伴有气肿性肌炎。常见于女性，尤其是并发自主神经病变者，常因反复发作而转为慢性。

3.气肿性肾盂肾炎

气肿性肾盂肾炎的典型表现为寒战高热、肾绞痛、血尿和肾乳头坏死组织碎片从尿中排出，常并发急性肾衰竭，病死率高；亚临床型肾乳头坏死常在影像检查时发现，可使肾实质全部破坏，死亡率高达33%。该病可通过CT扫描确定诊断。CT扫描的特征为：肾外形增大，肾实质多处破坏，肾内及肾周弥漫性气体与低密度软组织影合并存在，肾周及肾筋膜增厚。患者肾功能明显减退或消失。有学者统计分析了48例，其中10例(22%)患者还出现泌尿道阻塞。大肠埃希菌(69%)和克雷伯菌(29%)是主要致病菌。单用抗生素治疗者死亡率为40%，经皮导管引流加抗生素治疗的成功率为66%。14例患者中有8例因用经皮导管引流不成功而被迫行肾切除，7例患者存活。48例患者中，总死亡率是18.8%(9例死亡)。肾切除标本活检(大部分)发现有广泛性肾损害，主要包括阻塞、栓塞、肾动脉硬化和肾小球硬化等。

50%～60%的急性肾乳头坏死由糖尿病引起，糖尿病患者尤其是发生糖尿病昏迷、伴低血压或休克者，肾髓质血流量减少，导致缺血性坏死。肾乳头坏死主要分为髓质型和乳头型，常累及双侧肾脏。临床表现取决于坏死累及的部位、受累的乳头数目及坏死发展的速度。临床表现除有明显的泌尿系统感染症状外,大多数患者有严重感染的全身中毒症状,如寒战、高热、乏力和衰竭等,还可有败血症表现及进行性加重的氮质血症。常有肉眼血尿,尿中有肾乳头碎片,坏死的肾乳头组织脱落可引起肾绞痛。如双肾发生广泛性急性肾乳头坏死,可出现急性肾衰竭。抗生素治疗效果差。

4.毛霉菌感染

毛霉菌感染的发病率增加可能与广泛使用抗霉菌药物预防感染有关。主要的发病对象是糖尿病和免疫缺损者,累及的部位主要是肺部、皮肤和消化道、鼻和脑。或以弥散性毛霉菌病形式出现,是糖尿病合并真菌感染的最严重类型。毛霉菌容易侵犯血管,引起血管栓塞,继而导致大块组织感染坏死。鼻-脑型毛霉菌病可并发酮症酸中毒,其病情严重,病死率高。感染常首发于鼻甲和鼻副窦,导致严重的蜂窝织炎和组织坏死;炎症可由筛窦扩展至眼球后及中枢神经,引起剧烈头痛、鼻出血、流泪和突眼等症状,或导致脑血管及海绵窦血栓形成。鼻腔分泌物呈黑色、带血,鼻甲和中隔可坏死甚至穿孔。皮肤和软组织的毛霉菌感染可采用高压氧治疗。

5.丙型肝炎

糖尿病容易并发丙型肝炎,可能与肝脏的糖代谢异常和免疫力降低有关,丙型肝炎的特点是慢性肝病伴有脂肪肝、胰岛素抵抗和 T2DM,肝细胞癌的风险增高。

6.恶性中耳炎

恶性中耳炎主要发生于糖尿病患者,在其他人群中罕见。患者年龄较大,90%发生于 35 岁以上的糖尿病患者。患者诉持续性耳痛,并有分泌物流出,常无发热和白细胞计数升高。约半数患者有面瘫,若感染扩展至深部组织,可侵犯腮腺、乳突、下颌关节及脑神经,可引起其他脑神经瘫痪。其常见致病菌为铜绿假单胞菌。发病机制可能与局部的微血管病变,致血液供应减少有关。游泳和戴助听器常是诱因。病死率 50%以上,故称之为"恶性"。及早诊断很重要。抗生素和手术清创是主要的治疗措施。

7.肠球菌脑膜炎

肠球菌脑膜炎患者常缺乏脑膜炎的典型症状,有发热,诊断依据是脑脊液检查及细菌培养。

8.化脓性汗腺炎和红癣

化脓性汗腺炎和红癣是大汗腺的慢性化脓性感染伴瘢痕形成,好发于腋窝和肛周。红癣是微小棒状杆菌引起的皮肤感染,表现为境界清楚的红褐色皮肤斑,广泛分布于躯干和四肢。

9.龟头包皮炎和巴氏腺炎

龟头包皮炎多为白色念珠菌感染,好发于包皮过长者。真菌性阴道炎和巴氏腺炎是女性患者的常见并发症,多为白色念珠菌感染,血糖控制不佳时易反复发生,突出的表现是外阴瘙痒和白带过多,并可能成为糖尿病的首发症状。

10.坏死性筋膜炎

坏死性筋膜炎的致病菌主要是酿脓链球菌、副溶血弧菌或多种化脓菌的混合感染,死亡率30%以上,死亡的原因为心力衰竭。

11.幽门螺杆菌感染

幽门螺杆菌通常只感染胃十二指肠,但近年发现,幽门螺杆菌感染还有胃肠外组织受累的表现,或者说甚至可感染胃肠外组织,幽门螺杆菌感染与糖尿病的关系未明,但糖尿病患者的幽门螺杆菌根除率明显降低,复发率高。

三、预防与治疗

(一)局部卫生和避免皮肤黏膜损伤是预防感染的有效措施

如无特殊禁忌,应鼓励患者多运动,增强机体抵抗力。保持皮肤、口腔和会阴部清洁卫生。避免皮肤损伤。重视糖尿病足的护理,防止外伤及压疮的发生。老年患者或伴有维生素 D 不足的患者应适当补充,提高机体抵抗力。

(二)多饮水并避免使用器械是预防泌尿系统感染的有效方法

对于泌尿道易感染患者,应鼓励患者多饮水,多排尿(可每 2～3 小时排尿 1 次)以冲洗膀胱和尿路,避免细菌在尿路中停留和繁殖。尽量避免使用尿路器械,对于糖尿病神经源性膀胱者必须导尿时,应严格消毒,闭式引流,定期冲洗,尽早撤除导尿管。拔管后做尿细菌培养,以便及时发现泌尿系统感染。在必须持续留置导尿管时,在插导尿管的同时给予抗生素药物,可延缓泌尿系统感染的发生。但 3 天以后虽继续用抗生素,亦无预防作用,应定期作尿细菌检查,以便及时发现泌尿系统感染。

(三)纠正代谢紊乱是预防感染的基本措施

糖尿病患者易感染。预防感染的基本措施是控制血糖,纠正代谢紊乱和加强支持治疗。平时应积极控制高血糖状态和/或酮血症,病情较重时应选用胰岛素治疗,并根据病情随时调整胰岛素用量。纠正水电解质平衡紊乱及营养不良状态,必要时可输入血浆和清蛋白加强支持治疗。

(四)局部感染灶处理

皮肤和口腔黏膜感染应及时清创和换药,切开引流,切不可盲目挤压,以免引起感染扩散。恶性外耳道炎应尽早施行外耳道的冲洗和引流术,选用强有力的抗生素,必要时行扩创术。胆道感染并胆结石对反复发作者应选择外科手术切除,尤其对于气肿性胆囊炎应选择早期胆囊切除(诊断明确后 48 小时内),以免发生胆囊坏死或穿孔。鼻脑毛真菌病除积极应用抗真菌药两性霉素 B 以外,应及早切除坏死组织。两性霉素 B 推荐剂量一般为每天 1 mg/kg,重者每天 1.5 mg/kg,累积量 2～4 g。氟康唑和伊曲康唑体外抗毛真菌的活性低,尚无临床评价。对于神经源性膀胱可采取非手术疗法——持续尿液引流、膀胱训练、针灸、按摩、膀胱穿刺和促进排尿药物,如氯贝胆碱 10～20 mg,每天 3 次。手术疗法常用的有膀胱造瘘术和膀胱颈部 Y-V 成形术。

(五)合理使用抗生素

病情较严重感染时,如不及时处理,可导致糖尿病酮症酸中毒、高渗综合征或乳酸性酸中毒等急性代谢紊乱综合征。一般病情较急,常不能等待细菌培养等检查结果。因此,在采集血和尿等标本后,应根据经验、感染发生的部位及药物的吸收和分布特性尽快进行抗菌治疗。

以后再根据细菌培养及药敏试验选择有效的抗生素,如青霉素类、头孢菌素类及氨基糖苷类在尿液中浓度甚高,对敏感细菌所致泌尿系统感染应首选。大环内酯类抗生素在胆汁中浓度高于血清浓度,对胆道感染控制有利。还应考虑到抗厌氧菌抗生素和抗真菌药物的应用。由于糖尿病常并发肾脏病变,故在应用对肾脏有毒性或由肾脏排出的抗生素时应特别慎重。

由于糖尿病患者肝和肾等器官功能障碍,使患者对化疗药物不良反应增多。因此,治疗应根据结核类型、病情轻重程度和曾用化疗药物情况,尽量选用一线敏感药物,现多主张短程化疗,9 个月为宜,少用二线药物。短程化疗分两个阶段:强化阶段不少于 2 个月或 3 个月,巩固阶段7 个月或 6 个月。具体方案为强化阶段必须保持用异烟肼(H)、利福平(R)、吡嗪酰胺(I)、乙胺丁醇(E)和链霉素(S)等,2HRE/7HR 或 3HRE/6HR(字母前数字为治疗月数)。强化阶段可

4 药联用(2SHRI 或 3SHRE)。对于某些糖尿病患者虽未找到明显结核感染灶,但结核菌素试验强阳性者,提示有结核感染,可用 1 个疗程化疗。糖尿病并结核病的抗结核效果不如单纯性结核病。而且,抗结核药物可升高血糖,增加血糖控制的难度,应引起注意。浅表部位的感染,尤其是厌氧菌感染可用高压氧治疗。

糖尿病患者肌内注射青霉素后的反应与正常人有很大差异,肌内注射后的药物吸收慢,血药浓度曲线明显低平,达高峰时间延迟。平均峰浓度降低,药物吸收减慢,改用静脉注射可明显提高疗效,故糖尿病合并感染患者应尽可能行静脉途径给药。

必须注意,氟喹诺酮类抗生素(如氟喹诺酮、左氧氟沙星、加替沙星)可导致低血糖症,应尽量避免使用。严重低血糖症可进一步导致中心性脑桥髓鞘溶解症(central pontine myelinolysis,CPM)。如果同时使用了口服降糖药,则可导致严重的血糖下降。另外,氟喹诺酮类抗生素导致低血糖症需与脓毒血症引起的低血糖症鉴别,脓毒血症也可致低血糖症。脓毒血症时,糖的利用和产生均增加。当血糖来源减少时,可发生低血糖症。脓毒血症患者发生低血糖症一般合并肝功能不全和进食过少等诱因,患者发生低血糖症表示病情危重,预后不良。长期的脓毒败血症导致恶病质和营养不良,此时的低血糖症主要与营养不良有关。

(赵振华)

第四节　糖尿病足

糖尿病足是指发生于糖尿病患者,与局部神经异常和下肢远端血管病变相关的足部感染、溃疡和/或深层组织破坏,它是糖尿病下肢神经病变和血管病变的结果。病变累及从皮肤到骨与关节的各层组织,严重者可发生局部或全足坏疽,需要截肢。国际糖尿病足工作组(IWGDF)将糖尿病足定义为糖尿病累及的踝以下全层皮肤创面,而与这种创面的病程无关。糖尿病患者因足病而造成截肢者比非糖尿病者高 5～10 倍,糖尿病足是引起糖尿病患者肢体残废的主要原因,严重地威胁着糖尿病患者的健康。

一、发病率和危险因素

(一)糖尿病足发病率与病期/年龄/吸烟/高血压/冠心病/血脂异常相关

2004 年,全国 14 所三甲医院协作,对糖尿病足患者进行了调查,634 例糖尿病足与周围血管病变患者中,男性占 57.7%,女性 42.3%;平均年龄(65.65±10.99)岁,70～80 岁的足病发生率最高,达 37.60%。这些患者大多有糖尿病并发症或者心血管病的危险因素,如吸烟率 37%、高血压 57%、冠心病 28% 和血脂异常 29%;脑血管病 26%;下肢动脉病 27%;肾病 40%;眼底病 42%;周围神经病 69%。386 例合并足溃疡,47% 为皮肤表面溃疡;35% 的溃疡累及肌肉;18% 的溃疡累及骨组织;70% 合并感染。平均住院(25.70±19.67)天。我国北方地区的糖尿病足患者较南方地区更重,截肢率更高。最近报道的 17 家三甲医院联合调查了 2007 年 1 月至 2008 年 12 月期间住院的慢性足溃疡患者,结果发现住院慢性溃疡患者中糖尿病患者占到 33%,是 2006 年多家医院调查住院慢性溃疡患者中糖尿病(4.9%)的 8 倍多。据国外调查,85% 的糖尿病截肢起因于足溃疡。糖尿病患者截肢的预后较差,有学者报道了截肢患者随访 5 年,其死亡率将近 40％。下肢血管病变、感染和营养不良是截肢的主要原因。

　　糖尿病足及截肢的治疗和护理给个人、家庭和社会带来沉重的经济负担。美国 2007 年的糖尿病医疗费用高达 1 160 亿美元,其中糖尿病足溃疡的治疗费用占 33％。国内 2004 年调查的糖尿病足与下肢血管病变患者的平均住院费用约 1.5 万元。未来 20 年中,发展中国家 T2DM 的发病率将急剧升高,糖尿病足和截肢防治的任务繁重。

　　(二)神经病变/血管病变/足畸形/胼胝是糖尿病足的高危因素

　　病史和临床体检发现有下列情况(危险因素)时,应特别加强足病的筛查和随访:①既往足溃疡史;②周围神经病变和自主神经病变(足部麻木、触觉或痛觉减退或消失、足部发热、皮肤无汗、肌肉萎缩、腹泻、便秘和心动过速)和/或缺血性血管病(运动引起的腓肠肌疼痛或足部发凉);③周围血管病(足部发凉和足背动脉搏动消失);④足部畸形(如鹰爪足、压力点的皮肤增厚和 Charcot 关节病)和胼胝;⑤糖尿病的其他慢性并发症(严重肾脏病变,特别是肾衰竭及视力严重减退或失明);⑥鞋袜不合适;⑦个人因素(社会经济条件差、独居老年人、糖尿病知识缺乏者和不能进行有效足保护者)。其中,糖尿病足溃疡最重要的危险因素是神经病变、足部畸形和反复应力作用(创伤),糖尿病足部伤口不愈合的重要因素是伤口深度感染和缺血。

二、发病机制

　　发病机制未完全阐明,糖尿病足与下列因素有密切关系。

　　(一)感觉神经病是糖尿病足的重要诱因

　　60％～70％的糖尿病患者有神经病变,多呈袜套样分布的感觉异常、感觉减退或消失,不能对不合适因素进行调整,如袜子过紧、鞋子过小和水温过高等。自主神经病使皮肤出汗和温度调节异常,造成足畸形、皮肤干燥、足跟烫伤、坏疽和皲裂,皮肤裂口成为感染的入口,自主神经病变常与 Charcot 关节病相关。运动神经病变引起跖骨和足尖变形,增加足底压力,还可使肌肉萎缩。当足底脂肪垫因变形异位时,足底局部的缓冲力降低,压力增大,指间关节弯曲变形,使鞋内压力增加导致足溃疡。

　　(二)下肢动脉闭塞引起足溃疡和坏疽

　　糖尿病患者外周血管动脉粥样硬化的发生率增加,血管疾病发生年龄早,病变较弥漫。下肢中、小动脉粥样硬化闭塞,血栓形成,微血管基底膜增厚,管腔狭窄,微循环障碍引起皮肤-神经营养障碍,加重神经功能损伤。足病合并血管病变者较单纯神经病变所致的足病预后差。缺血使已有溃疡的足病难以恢复。

　　(三)免疫功能障碍导致足感染

　　多核细胞的移动趋化功能降低,噬菌能力下降,感染使代谢紊乱加重,导致血糖增高,酮症又进一步损害免疫功能。80％以上的足病患者至少合并 3 种糖尿病慢性并发症或心血管危险因素。一旦发生足的感染,往往难以控制,用药时间长,花费大而疗效差。有时仅仅是皮肤水疱就可并发局部感染,严重者需要截肢(趾)。

　　(四)生长因子调节紊乱和慢性缺氧参与发病过程

　　糖尿病足溃疡患者一氧化氮合酶及精氨酸酶活性增加,而转化生长因子-β(TGF-β)浓度降低,一氧化氮合酶的代谢增强损伤组织,精氨酸酶活性增强使基质沉积。有学者发现,IGF-2 在正常人、糖尿病和糖尿病患者有并发症 3 组患者的上皮细胞中均可见,在溃疡边缘最明显,而 IGF-1 在非糖尿病的上皮细胞可见,在糖尿病未损伤的皮肤颗粒层和棘层表达减少,而在溃疡的基底层缺乏,成纤维细胞缺乏 IGF-1。基底层和成纤维细胞缺乏 IGF-1 使溃疡延迟愈合。高血糖引起慢性缺氧,与大血管和微血管病变造成的慢性缺氧一起损害溃疡愈合,是糖尿病足溃疡经久不愈的原因之一。Catrina 等将皮肤细胞和从糖尿病足溃疡及非糖尿病溃疡的活检标本置入不同糖浓度和不同氧张力条件下培养,发现高糖阻止了细胞对缺氧的感知与反应。这种机制可能也是糖尿病足溃疡持久不愈的重要解释。糖尿病足的形成与转归见图 5-4。

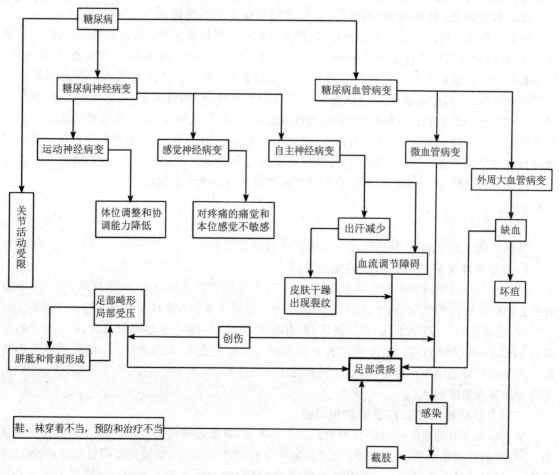

图 5-4　糖尿病足发病机制与转归

三、分级和临床表现

神经病变、血管病变和感染导致糖尿病足溃疡和坏疽,根据病因或病变性质分为神经性、缺血性和混合性。根据病情的严重程度进行分级,使用标准方法分类以促进交流、随访和再次评估。

(一)根据病因分为神经性/神经-缺血性/单纯缺血性溃疡三类

最常见足溃疡的部位是前足底,常为反复机械压力所致,由于周围神经病变引起的保护性感觉缺失,患者不能感觉到异常的压力变化,没有采取相应的预防措施,发生溃疡后极易并发感染,溃疡难以愈合,最后发生坏疽。因此,足溃疡和坏疽往往是神经病变、压力改变、血液循环障碍和感染等多种因素共同作用的结果。

1.神经性溃疡

神经病变起主要作用,血液循环良好。足病通常是温暖的,但有麻木感,皮肤干燥,痛觉不明显,足部动脉搏动良好。神经病变性足病的后果是神经性溃疡(主要发生于足底)和神经性关节病(Charcot 关节病)。

2.神经-缺血性溃疡

神经-缺血性溃疡常伴有明显的周围神经病变和周围血管病变,足背动脉搏动消失。足凉而有静息痛,足部边缘有溃疡或坏疽。

3.单纯缺血性溃疡

单纯缺血性溃疡较少见,单纯缺血所致的足溃疡无神经病变。糖尿病足溃疡患者初诊时约50%为神经性溃疡,50%为神经-缺血性溃疡。国内糖尿病足溃疡主要是神经-缺血性溃疡。

(二)临床应用多种糖尿病足分级/分期标准

1.Wagner 分级

Wagner 分级主要是依据解剖学为基础的分级,也是最常用的经典分级方法。Wagner 分级重点关注溃疡深度和是否存在骨髓炎或坏疽(图 5-5)。

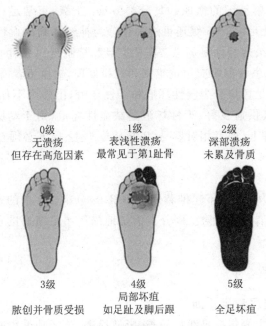

0级
无溃疡
但存在高危因素

1级
表浅性溃疡
最常见于第1趾骨

2级
深部溃疡
未累及骨质

3级
脓创并骨质受损

4级
局部坏疽
如足趾及脚后跟

5级
全足坏疽

图 5-5 糖尿病足溃疡的 Wagner 分级

(1)0级:存在足溃疡的危险因素。常见的危险因素为周围神经和自主神经病变、周围血管病变、以往足溃疡史、足畸形(如鹰爪足和夏科关节足)、胼胝、失明或视力严重减退、合并肾脏病变特别是肾衰竭、独立生活的老年人、糖尿病知识缺乏者和不能进行有效的足保护者。目前无足溃疡的患者应定期随访、加强足保护教育、必要时请足病医师给予具体指导,以防止足溃疡的发生。

(2)1级:足部皮肤表面溃疡而无感染。突出表现为神经性溃疡,好发于足的突出部位,即压力承受点(如足跟部、足或趾底部),溃疡多被胼胝包围。

(3)2级:表现为较深的穿透性溃疡,常合并软组织感染,但无骨髓炎或深部脓肿,致病菌多为厌氧菌或产气菌。

(4)3级:深部溃疡常波及骨组织,并有深部脓肿或骨髓炎。

(5)4级:局限性坏疽(趾、足跟或前足背),其特征为缺血性溃疡伴坏疽,常合并神经病变(无严重疼痛的坏疽提示神经病变),坏死组织表面可有感染。

(6)5级:全足坏疽,坏疽影响到整个足部,病变广泛而严重。

2.Texas 分级与分期

Texas 分级与分期强调组织血液灌注和感染因素。德州大学(University of Texas)分类是在解剖学分类的基础上加入了分期,无感染无缺血的溃疡(A 级)、感染溃疡(B 级)、缺血性非感染溃疡(C 级)、缺血性感染溃疡(D 级)。该分类分期方法评估了溃疡深度、感染和缺血程度,考虑了病因与程度两方面的因素。截肢率随溃疡深度和分期严重程度而增加,随访期间的非感染非缺血性溃疡无一截肢。溃疡深及骨组织者的截肢率高 11 倍。感染与缺血并存,截肢增加近 90 倍。从更好反映临床病情程度上考虑,推荐采用该分类方法,但在实际应用中,多数仍然采用 Wagner 分类。

3.Foster 分类

Foster 等提出一种简单易记的糖尿病足分类方法。1 级:正常足;2 级:高危足;3 级:溃疡足;4 级:感染足;5 级:坏死足。3~5 级还可进一步分为神经性和缺血性。1~2 级主要是预防,3~5 级需要积极治疗。3 级神经性溃疡患者需要支具和特制鞋;4 级患者需要静脉用抗生素,缺血患者需要血管重建;5 级患者需要应用抗生素和外科处理,缺血患者需要血管重建。

我国习惯上将糖尿病足坏疽分为湿性坏疽和干性坏疽,国外则不如此分类。湿性坏疽指的是感染渗出较多的坏疽,其供血良好;干性坏疽是缺血性坏疽,由于动脉供血差,而静脉回流良好,因此坏疽呈干性。处理上,前者相对容易,以抗感染为主;后者必须在改善血液供应基础上采取局部措施。

4.PEDIS 分类

国际糖尿病足工作组从 2007 年起推荐采用 PEDIS 分类。P 指的是血液灌注,E 是溃疡面积,D 是溃疡深度,I 是感染,S 是感觉。该分类清楚地描述了足溃疡的程度和性质,特别适合用于临床科研。

四、辅助检查与诊断

(一)辅助检查协助糖尿病足诊断

糖尿病足的辅助检查主要包括足溃疡检查、影像检查、神经功能检查、动脉供血检查和足压力测定等。建立一种能够实际操作的、适合当地卫生医疗条件的筛查程序,登记每例糖尿病足患者。筛查能及时发现有危险因素的患者,筛查项目既包括糖尿病相关的全身性检查如眼底、血压、尿蛋白、神经功能和心血管系统等,也包括足的重点局部检查等。筛查本身不需要复杂的技术,但应该由训练有素的人员完成,需要对患者下肢和足病作出精确诊断。

电生理测定和定量检测振动觉与温度觉阈值对于糖尿病足的诊断有重要价值,但难以用于临床常规筛查。简单的音叉检查可用于诊断神经病变,缺血性糖尿病足应接受多普勒超声和血管造影。认真查找所有足溃疡及其可能的病因,评价神经病变、缺血性病变和感染因素的相对重要性,因为不同类型的防治方法是不同的。需要强调的是,临床上常规的物理检查基本能够帮助作出正确诊断和判断预后。如果患者的足背动脉和胫后动脉均搏动良好,皮肤温度正常,足的血供应无严重障碍。关键是要求患者脱鞋检查,而这点在繁忙的门诊往往难以做到。

合并感染时,需明确感染的程度、范围、窦道大小、深度及有无骨髓炎。通常情况下,一般体格检查很难判定足溃疡是否合并感染及感染的程度和范围。局部感染的征象包括红肿、疼痛和触痛。但这些体征可以不明显甚至缺乏;更可靠的感染表现是脓性分泌物渗出、捻发音(产气细菌所致)或深部窦道。应用探针探查感染性溃疡时,如发现窦道,探及骨组织,要考虑骨髓炎,并用探针取出溃疡深部的标本作细菌培养。新近的研究证实,探针触及骨组织基本上可以诊断为骨髓炎,具有很高的诊断敏感性和特异性。针吸取样具有特异性,但缺乏敏感性。皮肤表面溃疡培养的细菌常是污染菌,缺乏特异性。特殊检查的目的是确定有无深部感染及骨髓炎。X 线片发现局部组织内气体说明有深部感染,X 线片上见到骨组织被侵蚀,提示存在骨髓炎。判断困难时应行 MRI 检查。

(二)Charcot 关节病增加糖尿病足溃疡危险性

Charcot 关节病患者常有长期的糖尿病病史,且伴有周围神经病变和自主神经病变,如直立性低血压和麻痹性胃扩张。Charcot 关节病的病因未明,其起病与神经病变有关,诱因是创伤。创伤可较轻微,但可能伴有小骨折。Charcot 关节病好发于骨质疏松者。创伤后成骨细胞活性增加,骨组织破坏成小碎片,在修复过程中导致畸形,进而引起慢性关节病。反复损伤导致关节面与骨组织破坏,足溃疡危险性增加。急性 Charcot 关节病可与局部感染或炎症性关节病混淆。Charcot 关节病造成的畸形和功能丧失是可预防的,因此需要及早发现和早期治疗。在 X 线片上,可见到 Charcot 关节病的特征性改变,但病变早期很难识别。由于局部血流增加,骨扫描常显示早期骨摄入^{99m}Tc 增加;MRI 能早期发现应力性骨损伤。

(三)影像检查显示糖尿病足的性质与程度

一般表现为动脉内膜粗糙,不光滑,管壁增厚。管腔不规则、狭窄伴节段性扩张,管径小,管腔内有大小不等的斑块或附壁血栓。血管迂曲狭窄处的血流变细,频谱增宽;严重狭窄处可见湍流及彩色镶嵌血流,血流波形异常。收缩期峰值流速增快,狭窄远端的血流减慢;静脉血流障碍。

X 线检查和核素扫描显示局部骨质破坏、骨髓炎、骨关节病、软组织肿胀、脓肿和气性坏疽等病变。足骨骨髓炎可行^{99m}Tc-ciprofloxacin 闪烁扫描检查,以确定病变的程度与性质。

(四)神经系统检查评价足保护性感觉

较为简便的方法是采用 10 g 尼龙丝检查。取 1 根特制的 10 g 尼龙丝,一头接触于患者的大足趾、足跟和前足底外侧,用手按住尼龙丝的另一头,并轻轻施压,正好使尼龙丝弯曲,患者足底或足趾此时能感到足底尼龙丝,则为正常,否则为异常。异常者往往是糖尿病足溃疡的高危者,并有周围神经病变。准确使用 10 g 尼龙丝测定的方法:在正式测试前,在检查者手掌上试验2~3 次,尼龙丝不可过于僵硬;测试时尼龙丝应垂直于测试处的皮肤,施压使尼龙丝弯曲约1 cm,去除对尼龙丝的压力;测定下一点前应暂停 2~3 秒,测定时应避开胼胝,但应包括容易发生溃疡的部位;建议测试的部位是大足趾,跖骨头 1、2、3、5 处及足跟和足背。如测定 10 个点,患者仅感觉到 8 个点或不足 8 个点,则视为异常。另一种检查周围神经的方法是利用音叉或 Biothesiometer 测定振动觉。Biothesiometer 的功能类似于音叉,其探头接触于皮肤(通常为大足趾),然后调整电压,振动觉随电压增大而增强,由此可以定量测出振动觉。

神经电生理检查可了解神经传导速度和肌肉功能。甲襞微循环测定简便、无创,出结果快,但特异性不高,微循环障碍表现:①管襻减少,动脉端变细、异形管襻及襻顶淤血(>30%);②血流速度缓慢,呈颗粒样、流沙样或为串珠样断流;③管襻周边有出血和渗出。

目前有多种糖尿病足分类和计分系统,多数已经得到临床验证,使用方便。简单的分类计分主要用于临床诊疗,而详细的分类和计分系统更适合于临床研究。

周围感觉定性测定很简单,如将音叉或一根细的不锈钢小棍置于温热水杯中,取出后测定患者不同部位的皮肤感觉,同时与正常人(检查者)的感觉进行比较。定量测定是利用皮肤温度测定仪如红外线皮肤温度测定仪,这种仪器体积小,测试快捷、方便,准确性和重复性均较好。

现已研制出多种测试系统测定足部不同部位的压力,如 MatScan 系统或 FootScan 系统等。这些系统测定足部压力的原理是让受试者站在有多点压力敏感器的平板上,或在平板上行走,通过扫描成像,传送给计算机,在屏幕上显示出颜色不同的脚印,如红色部分为主要受力区域,蓝色部分为非受力区域,以了解患者有无足部压力异常。此法还可用于步态分析,糖尿病足的步态分析可为足部压力异常的矫正提供依据。

(五)血管检查确定缺血性足病的程度与范围

踝动脉-肱动脉血压比值(ABI)是非常有价值的反映下肢血压与血管状态的指标,正常值 $0.9 \sim 1.3$;<0.9 为轻度缺血,$0.5 \sim 0.7$ 为中度缺血,<0.5 为重度缺血。重度缺血容易发生下肢(趾)坏疽。正常情况下,踝动脉收缩压稍高于或相等于肱动脉,如果踝动脉收缩压过高[高于 $29.3 \text{ kPa}(220 \text{ mmHg})$ 或 $ABI>1.3$],应高度怀疑下肢动脉粥样硬化性闭塞。此时,应测定足趾血压。足趾动脉较少发生钙化,测定踝动脉或足趾动脉需要多普勒超声听诊器或特殊仪器(仅能测定收缩压)。如果用多普勒超声仍不能测得足趾收缩压,则可采用激光测定。多功能血管病变诊断仪检查包括趾压指数(TBI,即趾动脉压/踝动脉压比值)和踝压指数(ABI,即踝动脉压/肱动脉压比值)。评判标准:以 ABI 或 TBI 值为标准,<0.9 为轻度供血不足;$0.5 \sim 0.7$ 易出现间歇性跛行;$0.3 \sim 0.5$ 可产生静息性足痛;<0.3 提示肢端坏疽的可能性大。如果有足溃疡,这种溃疡在周围血供未得到改善之前不能愈合。

血管超声和造影检查均可用于了解下肢血管闭塞程度、部位和有无斑块,既可为决定截肢平面提供依据,又可为血管旁路手术做准备。糖尿病患者下肢动脉血管造影的特点是下肢动脉病变的患病率高和病变范围广。如果严重足坏疽患者行踝以下截肢手术后,创面持久不愈,应该采用血管减数造影,明确踝动脉以下血管是否完全闭塞。踝动脉以下血管闭塞者应从膝以下截肢。有的患者长期夜间下肢剧痛,其最常见的病因是动脉闭塞。

踝部血管网(内踝血管网、外踝血管网和足底深支吻合)是否开通及其开通血管的数目影响足溃疡的预后。畅坚等发现,当 3 组踝部血管网均参与侧支形成时,足溃疡引起的截肢率明显降低;较少的踝部血管网参与侧支循环是与糖尿病足截肢率和大截肢率相关密切的危险因素。

经皮氧分压(transcutaneous oxygen tension,$TcPO_2$)的测定方法为采用热敏感探头置于足背皮肤。正常人足背皮肤氧张力 $>5.3 \text{ kPa}(40 \text{ mmHg})$。$TcPO_2<4.0 \text{ kPa}(30 \text{ mmHg})$ 提示周围血液供应不足,足部易发生溃疡或已有的溃疡难以愈合。$TcPO_2<2.7 \text{ kPa}(20 \text{ mmHg})$ 者的足溃疡无愈合可能,需要进行血管外科手术以改善周围血供。如吸入 100% 氧气后,$TcPO_2$ 提高 $1.3 \text{ kPa}(10 \text{ mmHg})$,说明溃疡的预后较好。

五、预防

糖尿病足的处理涉及糖尿病专科、骨科、血管外科、普通外科、放射科和感染科等多个专科,需要医师和护士的密切配合,在国外,还有专门的足病师。糖尿病足患者的相关知识教育十分重要,可降低患病率,预防严重并发症,避免截肢。糖尿病足防治中需要多学科合作、专业化处理和预防为主。糖尿病足部溃疡和截肢的预防开始于糖尿病确诊时,且应坚持始终。患者每年应检查 1 次,如有并发症,则应每季度检查 1 次。如有足部溃疡,应立即治疗使溃疡愈合。

(一)足部护理和定期检查是预防的关键措施

具体的足部保健措施如下。

(1)避免赤脚行走。

(2)每天以温水洗脚和按摩,局部按摩不要用力揉搓。洗脚时,先用手试试水温,以免水温高而引起足的烫伤。洗脚后用毛巾将趾间擦干。足部用热水袋保暖时,切记用毛巾包好热水袋,不能使热水袋与患者皮肤直接接触。

(3)修剪趾甲或厚茧、鸡眼时,避免剪切太深或涂擦腐蚀性强的膏药。

(4)出现皮肤大疱和血疱时,不要用非无菌针头等随意刺破,应在无菌条件下处理。请专业人员修剪足底胼胝。

(5)足部皮肤干燥时可涂搽少许油脂。

(6)鞋跟不可过高,宜穿宽大(尤其是鞋头部)透气的软底鞋。有足病危险因素尤其是有足底压力异常者应着特制的糖尿病鞋,使足底压力分布科学合理,避免局部高压,降低足溃疡的发生。避免异物进入鞋内。

(二)矫正足压力异常和增加足底接触面积有良好预防效果

尽量减少局部受压点的压力和局部的机械应力,避免发生局部压力性溃疡。

六、治疗

糖尿病足溃疡不愈主要与神经血管病变和早期处理不当有关,患者的感染、截肢和死亡概率明显增加。糖尿病足的治疗包括基础治疗和局部治疗。基础治疗包括控制血糖和血压、纠正血脂异常和营养不良及戒烟等。局部治疗包括抗感染、改善下肢供血、局部减压和促进创面愈合,严重足病需要进行外科手术治疗,甚至截肢。

(一)控制代谢紊乱是足病处理的基础治疗

糖尿病治疗的基本原则和方法与一般糖尿病相同,但是需要注意的是足部严重感染时,患者的能量消耗大,所以饮食治疗在一段时期内可以适当放宽。应用胰岛素使血糖控制在正常或接近正常范围内。由于患者往往合并有多种糖尿病慢性并发症,如自主神经病、肾病和心血管疾病,特别需要注意在血糖监测的基础上调整胰岛素剂量,注意教育和管理患者的饮食,避免低血糖症。营养不良如低蛋白血症、贫血和低脂血症常见于严重足病的患者,是足溃疡乃至截肢的重要因素,因此应加强支持治疗,必要时输注血浆、清蛋白或复方氨基酸液。营养不良和低蛋白血症所致水肿的治疗主要是纠正营养不良状态,必要时采用利尿剂治疗。

高血压和血脂异常的治疗原则与一般糖尿病相似。但是,严重足病患者往往因营养不良而合并有低脂血症。

(二)神经性溃疡处理的关键是减轻局部压力

90%的神经性溃疡可以通过保守治疗而愈合。处理的关键是减轻局部压力,如特殊的矫形鞋或全接触石膏托(TCC)。处理胼胝可以减轻局部压力和改善血液循环,是促使神经性溃疡愈合的有效手段。糖尿病患者的胼胝处理需要专业化,如果胼胝中间有溃疡,应该将溃疡周围的胼胝予以剔除,因为局部隆起的过度角化组织不利于溃疡愈合。

(三)多种措施改善下肢血液供应

一般用扩张血管、活血化瘀、抗血小板和抗凝等药物改善微循环功能。

(1)口服 PGE$_1$ 制剂的临床疗效确切。脂微球包裹的前列腺素 E$_1$(PGE$_1$)制剂:具有作用时间长和靶向性好的优势,可扩张血管,改善循环功能。一般以 $10\sim20~\mu g$ 加入生理盐水 $250\sim500~mL$ 中静脉滴注,每天 1 次,$2\sim4$ 周为 1 个疗程。

(2)西洛他唑和沙格雷酯:治疗轻中度的下肢动脉病变均有一定的疗效。

(3)右旋糖酐-40:$250\sim500~mL$ 静脉滴注,每天 1 次。

(4)山莨菪碱:使小静脉舒张,减少毛细血管阻力,增强微血管自律运动,加快血流速度;减轻红细胞聚集,降低血液黏滞度,减少微小血栓的形成,同时还降低微血管的通透性,减少渗出。但该药可诱发尿潴留及青光眼,应用时应注意观察。由于新近已经有多种疗效较为确切和不良反应小的抗血小板和扩血管药物,山莨菪碱制剂临床上已经很少应用。

介入治疗已经广泛地应用于治疗下肢动脉闭塞症。膝以下的动脉闭塞一般可采用深部球囊扩张术。膝以上的局限性动脉狭窄可采用支架植入治疗。尽管部分患者在接受介入治疗后有发生再狭窄的可能,但不妨碍血管介入治疗糖尿病合并下肢动脉闭塞症,因为介入治疗后的血管开通和下肢循环的改善可促使足溃疡愈合和避免截肢。手术后患肢可形成侧支循环,从而避免下肢的再次截肢。但是,$10\%\sim15\%$ 的患者治疗效果不理想,仍然需要截肢。截肢手术后要给予康复治疗,帮助患者尽快利用假肢恢复行走。由于一侧截肢后,另一侧发生溃疡或坏疽的可能性增加,因而必须对患者加强有关足保护的教育和预防。

一些研究认为,自体骨髓或外周血干细胞移植能促进缺血下肢的新生血管生成,适用于内科疗效不佳、下肢远端动脉流出道差而无法进行下肢搭桥的患者及年老体弱或伴发其他疾病不能接受手术的患者,这种方法操作简单,无明显不良反应,具有良好的应用前景。根据中华医学会糖尿病学分会的立场声明,干细胞移植治疗糖尿病等下肢动脉缺血性病变的安全性和有效性需要更有力的循证医学证据来验证和支持,目前尚未将干细胞移植治疗作为糖尿病下肢血管病变的常规治疗。

(四)根据病情处理糖尿病足溃疡

根据溃疡的深度、面积大小、渗出物多少及是否合并感染来决定换药的次数和局部用药。如神经-缺血性溃疡通常没有大量渗出物,因此不能选用吸收性很强的敷料;如合并感染而渗出较多时,敷料选择错误可以使创面泡软,病情恶化,引起严重后果。一般可以应用负压吸引治疗(VAC)清除渗液。或者应用具有强吸收力的藻酸盐敷料。为了保持伤口湿润,可选择水凝胶敷料处理干燥的伤口,逐步清创。尽量不要选择棉纱敷料,否则会引起伤口干燥和换药时疼痛。合并感染的伤口应该选择银离子敷料。

1.伤口床一般处理

在溃疡的治疗中起重要作用。治疗原则是将慢性伤口转变为急性伤口。利用刀和剪等手术器械清除坏死组织是正确治疗的第一步。缺血性溃疡和大面积溃疡需要逐步清除坏死组织。缺血性溃疡伤口干燥,需要用水凝胶湿润,蚕食清创。需要在充分的支持治疗下进行彻底清创。坏死的韧带和脂肪需要清除,骨髓炎时需要通过外科手术清除感染骨。无感染和肉芽组织生长良好的大面积溃疡可以进行皮瓣移植治疗。

当发生严重软组织感染,尤其是危及生命的感染时,清创、引流和控制感染是第一位的。在清除感染组织后应解决局部供血问题。如果清创面积大,而解决局部缺血不及时有力,有可能造成大面积组织坏死甚至坏疽,此时必须根据下肢血管造影结果尽早决定截肢平面。经典的足溃疡感染征象是局部红肿热痛、大量渗出、皮肤色泽变化和溃疡持久不愈合。糖尿病患者由于存在血管神经并发症,感染的临床表现可能不明显。

处理溃疡时,局部应用生理盐水清洁是正确的方法,避免用其他消毒药物,如雷氟诺尔等。厌氧菌感染可以局部使用过氧化氢溶液,然后用生理盐水清洗。局部庆大霉素等抗生素治疗和山莨菪碱治疗缺乏有效的循证医学根据。严重葡萄球菌感染时,可以局部短期用碘伏直至出现肉芽组织生长。

2.抗感染治疗

合并有严重感染、威胁肢体和生命的感染,即有骨髓炎和深部脓肿者,常需住院治疗。在血糖监测的基础上胰岛素强化治疗。可采用三联抗生素治疗,如静脉用第二和第三代头孢菌素、喹诺酮类抗菌药和克林霉素等。待细菌培养结果出来后,再根据药物敏感试验选用合适的抗生素。表浅的感染可采取口服广谱抗生素,如头孢霉素加克林达霉素。不应单独使用头孢霉素或喹诺酮类药物,因为这些药物的抗菌谱并不包括厌氧菌和一些其他革兰阳性细菌。深部感染治疗应首先静脉给药,以后再口服维持用药数周(最长达12周)。深部感染可能需要外科引流,包括切除感染的骨组织和截肢。在治疗效果不满意时,需要重新评估溃疡情况,包括感染的深度、微生物的种类、药物敏感和下肢血液供应情况,以及时调整治疗措施。

国际糖尿病足工作组推荐的静脉联合应用抗生素治疗的方案:①氨苄西林/头孢哌酮(舒巴坦);②替卡西林/克拉维酸;③阿莫西林/克拉维酸;④克林霉素加一种喹诺酮;⑤克林霉素和第二代或第三代头孢类抗生素;⑥甲硝唑加一种喹诺酮。多重耐药增加和耐甲氧西林的金黄色葡萄球菌(MRSA)的增加意味着需要选择新的抗生素。

3.辅助药物和其他措施

难以治愈的足溃疡可采用生物制剂或生长因子类物质治疗。Dermagraft 含有表皮生长因子、胰岛素样生长因子、角化细胞生长因子、血小板衍生生长因子、血管内皮生长因子、α-转运生长因子和 β-转运生长因子,以及基质蛋白如胶原1和胶原2、纤维连接素和其他皮肤成分,是一种人皮肤替代品,可用以治疗神经性足溃疡,促进溃疡愈合,改善患者的生活质量。愈合困难的足溃疡宜采用自体血提取的富含血小板凝胶治疗。这种凝胶不仅具有加速止血和封闭创面的特点,而且含有丰富的生长因子,能加速创面愈合。

2011 年,国际糖尿病工作组公布新版糖尿病足溃疡感染诊治指南,专家小组复习了 7 517 篇文献,其中 25 篇属于随机对照研究,4 篇为队列研究。专家组的结论是,已经报道的多种治疗方法如创面用抗生素、新型敷料、高压氧、负压吸引、创面用生物合成材料(包括血小板和干细胞在内的细胞材料),以及激光、电磁和微波等措施,只有负压吸引技术有足够的循证医学证据证明其有效性,高压氧治疗也有统计学意义的治疗效果。其他措施均缺乏循证依据。

高压氧治疗有利于改善缺氧状况,当下肢血管闭塞时,氧合作用指数下降,血乳酸升高,且代偿性血管舒张等加重水肿。此时若在 3 个绝对大气压下吸入 100% 氧气可提高组织氧含量,降低血乳酸。高压氧适用于 Wagner 分级中 3、4 级或较严重、不易愈合的 2 级溃疡,但高压氧治疗的长期效果不明。对于非厌氧菌的严重感染患者,尤其是合并肺部感染者不宜用高压氧治疗。用带有真空装置的创面负压治疗有较好疗效,并对创面负压治疗的适应证、方法和评估作出了详细规定。

(五)严重糖尿病足需要外科处理

1.严重足趾-跖趾关节感染

严重足趾-跖趾关节感染一般需要进行半掌或其他方式截肢。截肢前需要进行下肢血管造影检查,以了解血管病变水平。年轻患者的截肢位置应尽可能低,尽可能保留肢体功能。而老年患者的重点是保存生命,保证截肢创面的一期愈合。截肢手术后要给予康复治疗。老年糖尿病足患者合并多种疾病,发生急性下肢动脉栓塞的风险高,需要及时给予溶栓治疗。

当糖尿病足感染或坏疽影响到足中部和后跟,必须在截肢或保守治疗中进行选择。Caravaggi等报道,采取夏科关节手术(跗中切断术),经过1次或2次手术后取得了良好效果。该种手术可以避免足病变患者大截肢。如果患者的病变严重,应该行重建手术,如血管置换、血管成形或血管旁路术。但糖尿病患者下肢血管重建(特别是血管成形)术有争议。坏疽患者在休息时有疼痛及广泛的病变不能手术者要给予截肢。截肢前应行血管造影,以决定截肢水平。重建术包括受损关节的复位及融合术,但不能用于有坏疽或感染未控制者。术后约需5个月的时间达到固定,此期间患肢避免负重,术后加强一般治疗和支持治疗。全层皮肤缺损较大的溃疡可考虑皮肤移植,但要求伤口无坏死组织及感染,无暴露的肌腱、骨或关节,无不可清除的瘘或窦道。

2.难治性溃疡

难治性溃疡可以采用外科手术治疗。手术的目的是减少足部畸形,改善足的外观,减轻疼痛,改善血循环,减少溃疡形成,避免或减少截肢范围,尽量保留功能。趾伸肌腱延长术主要适用于跖趾关节过伸畸形或背侧脱位者。屈肌腱移位术主要适用于可屈性锤状趾畸形矫正。趾间关节成形术主要适用于固定性锤状趾畸形伴趾背或趾尖胼胝形成的治疗。跖骨头截骨短缩跖趾关节成形术主要适用于固定性锤状趾畸形伴跖趾关节脱位、跖底胼胝或溃疡的治疗。但是,这种治疗有严重的局部并发症。有学者认为,如果足跟溃疡能被避免,肌腱延长手术是治疗糖尿病前足和第1足趾处神经性溃疡的可选择方法。坏疽患者在休息时有疼痛及广泛的病变不能手术者,要给予有效的截肢。

3.神经压迫

感觉运动性周围神经病变患者常合并有神经压迫,下肢神经手术减压可降低高危糖尿病足和深部窦道的发生率。

4.夏科关节病

夏科关节病的治疗主要是长期制动。患者可以用矫形器具,鞋子内用特殊的垫子。如足底反复发生溃疡,可以给予多种适用于神经性糖尿病足溃疡和夏科关节的关节石膏支具,以减轻局部压力,同时又可在支具上开窗,使溃疡面暴露易于换药。支具不但可以使病变关节制动,还可以改变和纠正神经病变所致的足部压力异常。外科手术治疗夏科关节病是治疗的重要手段。手术方式包括切除踝骨和踝关节的残余物、松弛软组织、足的重排列和固定。6周后除去手术处理的固定物,再用石膏支具6周。3个月后,以矫正器替代石膏支具并让患者穿特制的鞋。

5.血管严重缺血

血管严重缺血治疗主要有经皮腔气囊血管成形术(PTA)和分流术(BGP)两种。前者是用带扩张球的导管逆行插入病变的血管以成形血管。当管腔完全闭塞或狭窄长度>10 cm,严重肝肾功能障碍时禁用该方法。BGP是用血管重建的方法恢复肢体灌注指数,多采用逆向隐静脉分流术,流入动脉多为周围动脉,流出动脉为足背动脉,适用于丧失行走能力的患者及不愈合的溃疡或坏疽。禁忌证为严重末端肢体缺血、器质性脑病长期卧床和膝部严重屈曲挛缩等。对于不稳定型心绞痛或充血性心力衰竭和急性肾功能不全的患者,应待病情稳定后再进行手术。总体上,糖尿病患者的下肢动脉闭塞性病变往往是多节段和远端病变更重,膝以下的动脉狭窄一般采取深部球囊扩张治疗。

6.钙化性小动脉病

钙化性小动脉病(calcific arteriolopathy,CAP)又称钙化性尿毒症性小动脉病(CUA),是动脉钙化的严重并发症。糖尿病是引起动脉钙化和 CAP 的常见原因,如果体格检查时发现局部组织缺血、淤血、血管扩张、小动脉钙化结节形成、四肢近端皮肤溃疡和组织坏死等,应想到 CAP 可能,并采用合适的影像检查予以证实。

(赵振华)

第六章 脂质代谢性疾病

第一节 家族性脂蛋白异常症

一、家族性高胆固醇血症

家族性高胆固醇血症分为单基因家族性高胆固醇血症和家族性多基因高胆固醇血症两种。杂合子异常（LDL 受体突变）所致的家族性高胆固醇血症（常染色体显性遗传）的最明显表现是早发性肌腱黄色瘤。患者的血胆固醇自幼升高，并随年龄的增长而进一步升高，肌腱黄色瘤加重，同时可出现扁平黄色瘤、结节疹性黄色瘤或其他皮肤脂性瘤斑。由于纯合子异常（LDL 受体突变）所致的家族性单基因高胆固醇血症亦呈常染色体显性遗传，患病个体的父母均为 LDL 受体突变者。因而病情重，预后不良。血胆固醇 >15 mmol/L（600 mg/dL），有时可高达 30 mmol/L（1 200 mg/dL）；多数患者早年即发生心绞痛、主动脉狭窄或冠心病，2 岁即可发生心肌梗死，寿命不超过 30 岁。此外，杂合子 LDL 受体突变携带者（血胆固醇可正常）亦易发生冠心病。

（一）LDL 受体-受体后信号分子突变引起家族性高胆固醇血症

家族性高胆固醇血症是一种相当常见的常染色体显性遗传性疾病。本病是低密度脂蛋白受体（LDL 受体，LDLR）途径（LDL-receptor pathway）变异（如 LDLR、LDLRAP1、PCSK9）所致的低密度脂蛋白代谢病，血浆总胆固醇水平和低密度脂蛋白水平升高，患者常有多个部位黄色瘤及早发冠心病。

1.家族性高胆固醇血症

发病的原因是低密度脂蛋白受体基因的自然突变，包括缺失、插入、无义突变和错义突变。已发现数十种低密度脂蛋白受体基因突变。造成肝及外周组织细胞膜表面的低密度脂蛋白受体功能异常导致血浆总胆固醇水平和低密度脂蛋白水平升高。一般可分为 5 种类型。

（1）Ⅰ类突变：突变基因不产生可测定的低密度脂蛋白受体，细胞膜上无低密度脂蛋白受体存在，是最常见的突变类型。

（2）Ⅱ类突变：突变基因合成的低密度脂蛋白受体在细胞内成熟和运输障碍，细胞膜上低密度脂蛋白受体明显减少，也较常见。

240

（3）Ⅲ类突变：突变基因合成的低密度脂蛋白受体可到细胞表面，但不能与配体结合。

（4）Ⅳ类突变：此类突变是成熟的低密度脂蛋白受体到达细胞表面后虽能结合低密度脂蛋白，但不能出现内移。

（5）Ⅴ类突变：低密度脂蛋白受体的合成、与低密度脂蛋白的结合及其后的内移均正常，但受体不能再循环到细胞膜上。

杂合子家族性高胆固醇血症发生率约为 1/500，典型杂合子家族性高胆固醇血症患者血浆胆固醇较正常升高 2~3 倍，常＞7.8 mmol/L（300 mg/dL），低密度脂蛋白胆固醇＞6.5 mmol/L（250 mg/dL），血浆甘油三酯不升高。但有些杂合子患者的血浆胆固醇可正常或稍升高。男性杂合子患者至 45 岁前后可有冠心病；而杂合子女性患者的发生年龄较男性晚 10 年左右。纯合子患者罕见，患者因体内无或几乎无功能性的低密度脂蛋白受体，血胆固醇显著升高，多数在 15.6~26.0 mmol/L（600~1 000 mg/dL），低密度脂蛋白浓度在 14.3~24.7 mmol/L（550~950 mg/dL）。并在 10 岁前出现冠心病，其特征性表现为降主动脉的广泛性动脉粥样硬化，并在 20 岁前死于心肌梗死。此外，因血浆低密度脂蛋白被巨噬细胞摄取，胆固醇沉积在动脉壁、肌腱和皮肤，患者几乎都伴有扁平状黄色瘤和角膜弓（胆固醇浸润所致）。

2.家族性混合性血脂谱异常症

家族性混合性血脂谱异常症病因未明。其主要临床特点：①在汉族人群中相对常见。②肥胖、胰岛素抵抗、高尿酸血症和早发性冠心病。③血 TG 和/或胆固醇中度升高，HDL-胆固醇降低。④排除糖尿病、肾病综合征和甲状腺功能减退可能。

（二）根据临床特征和基因突变分析确立家族性脂蛋白异常症诊断

如血浆胆固醇浓度超过 9.1 mmol/L（350 mg/dL），家族性高胆固醇血症的诊断即可成立；若同时发现患者或其一级亲属中有肌腱黄色瘤，第 1 代亲属中有高胆固醇血症或家庭成员有儿童高胆固醇血症，更支持其诊断。杂合子患者的血浆胆固醇为 6.5~9.1 mmol/L（250~350 mg/dL），并同时有上述表现之一者，亦可作出诊断。纯合子患者的诊断依据是父母有高胆固醇血症，患者在儿童暑期的血浆胆固醇超过 13.0 mmol/L（500 mg/dL），并出现黄色瘤。男性杂合子型年龄 45 岁可有冠心病，而杂合子女性患者发生的年龄较男性晚 10 年左右。纯合子患者因体内无或几乎无功能性的低密度脂蛋白受体，胆固醇水平很高，多在 10 岁前就出现冠心病的临床症状和体征，降主动脉易发生广泛的动脉粥样硬化，伴肌腱黄色瘤和眼睑扁平状黄色瘤。如不及时有效治疗多在20 岁前死于心肌梗死。

如果为单纯性高胆固醇血症，且血浆胆固醇浓度超过 9.1 mmol/L（350 mg/dL），家族性高胆固醇血症的诊断无困难；若同时发现患者或其一级亲属中有肌腱黄色瘤、第 1 代亲属中有高胆固醇血症、家庭成员有儿童期就被检出有高胆固醇血症者，更支持其诊断。对于杂合子家族性高胆固醇血症，血浆胆固醇浓度为 6.5~9.1 mmol/L（250~350 mg/dL），若同时有上述表现之一者，可作出家族性高胆固醇血症的诊断，但应与家族性载脂蛋白 B100 缺陷症、多基因高胆固醇血症和伴高甘油三酯血症的家族性高胆固醇血症鉴别。

家族性高胆固醇血症需与家族性载脂蛋白 B100 缺陷症、多基因遗传性高胆固醇血症和伴高甘油三酯血症的家族性高胆固醇血症鉴别。在儿童期，多基因遗传性高胆固醇血症者的血浆胆固醇正常，成年期后血胆固醇仅轻度升高，不伴有肌腱黄色瘤。

（三）综合治疗家族性高胆固醇血症

家族性高胆固醇血症的治疗应包括低脂肪饮食、低胆固醇饮食和联合药物治疗。单纯饮食控制,血浆胆固醇降低幅度较小(5%~15%)。他汀类药物是治疗家族性高胆固醇血症患者的首选药物,如洛伐他汀、辛伐他汀等。与其他降脂药物(如胆酸螯合剂)合用可使70%的杂合子患者的低密度脂蛋白降至正常。如果本有高甘油三酯血症,可在他汀类药物的基础上,加用烟酸类降脂药物或选择性PGD2受体拮抗剂(selective antagonist of PGD2-receptor)。

纯合子型家族性高胆固醇血症的治疗相当困难,饮食和药物治疗失败者可考虑定期血浆置换治疗或肝移植治疗。

二、家族性载脂蛋白B100缺陷症

家族性载脂蛋白B100缺陷症(familial defective apolipoprotein B-100)是一种较常见的脂质代谢性疾病。据估计,人群中家族性载脂蛋白B100缺陷症的发生率高达0.5%。

载脂蛋白B100(Apo-B100)突变造成含缺陷载脂蛋白B100的低密度脂蛋白与受体结合障碍,影响低密度脂蛋白在体内的分解代谢,血浆低密度脂蛋白和总胆固醇升高。在正常脑组织中,细胞因子(如TNF-α和IL-1α/β)的表达量很低,而脂质在正常脑组织中的含量高,代谢十分活跃。卒中后,脑组织的炎性反应强烈,细胞因子对脂质代谢和其后的ROS生成起了重要作用。磷脂酰胆碱和神经鞘脂属于脂质信号物,而神经鞘脂合酶是联系糖脂和神经鞘脂代谢的关键酶。TNF-α和IL-1α/β能诱导磷脂酶A2、C、D和神经磷脂酶、磷脂酰胆碱合酶和神经鞘脂合酶。

临床表现与家族性高胆固醇血症相似,包括血浆总胆固醇和低密度脂蛋白胆固醇浓度中度或重度升高、黄色瘤和早发冠心病。但家族性载脂蛋白B100缺陷症所引起的血浆胆固醇水平升高的幅度低于家族性高胆固醇血症者,但较少伴有重度高胆固醇血症。部分伴肌腱黄色瘤、颈动脉粥样硬化和高血压。

根据血浆低密度脂蛋白水平增高,甘油三酯水平正常,特别是有肌腱黄色瘤和早发冠心病家族史可作出临床诊断,必要时,载脂蛋白B100基因突变检测可予鉴别。由于家族性载脂蛋白B100缺陷症是单基因突变所致(家族性高胆固醇血症为多个基因突变性疾病),因此,载脂蛋白B100基因的突变检测是鉴别两者的最有效方法。

三、家族性异常β脂蛋白血症

家族性异常β脂蛋白血症又称为Ⅲ型高脂蛋白血症。ApoE常染色体显性突变患者罕见。多数属于ApoE常染色体隐性突变,多见于男性。家族性低β脂蛋白血症是ApoB代谢异常的常染色体显性遗传疾病,以血浆胆固醇和低密度脂蛋白胆固醇明显降低为特征。

(一)病因

大多数患者病因是由于Apo-B基因突变导致Apo-B蛋白的结构和功能异常,少数患者的病因未明。Apo-B脂蛋白降低导致血浆胆固醇和甘油三酯减少。Apo-B缺陷亦引起肠乳糜微粒形成障碍,并进一步影响脂质(包括胆固醇)和脂溶性维生素吸收,其中维生素E吸收不良导致退行性神经病变和退行性视网膜病变。

(二)临床表现与诊断

杂合子患者常见,无临床症状,偶伴有脂肪吸收障碍表现,低胆固醇血症多被意外发现,伴LDLC降低,而HDLC正常或轻度升高。发生冠心病的危险性低于正常人群。纯合子或复合性杂合子患者罕见,因脂肪吸收障碍和血浆胆固醇降低,伴吸收不良综合征、维生素E缺乏症、渐进性退行性神经病变、色素沉着性视网膜炎及棘红细胞血症。一些纯合子患者仍能产生足够的有功能的 Apo-B,其病情较轻。

因 *Apo-E* 基因的缺陷导致脂蛋白分解代谢的异常,其特点是血浆中聚集富含胆固醇的残体颗粒血症,高密度脂蛋白胆固醇正常,低密度脂蛋白胆固醇降低。手掌褶皱处有扁平黄瘤和在肘、膝、臀部皮肤出现黄色瘤。患者易过早发生外周血管病变和冠心病。当家族性异常 β 脂蛋白血症合并有希恩综合征时,血总胆固醇和低密度脂蛋白-胆固醇可有不同程度下降,但中密度脂蛋白-C 仍明显升高。非肝病者出现掌部的结节状黄色瘤具有诊断价值。琼脂糖凝胶电泳时极低密度脂蛋白迁移到 β 位置与正常的 β 位脂蛋白重叠,形成阔 β 带(阔 β 脂蛋白症)。血浆胆固醇 7.8~10.4 mmol/L(300~400 mg/dL)、甘油三酯 3.4~4.5 mmol/L(300~400 mg/dL)和血清胰岛素明显增高,高密度脂蛋白胆固醇正常,低密度脂蛋白胆固醇降低。手掌褶皱、肘、膝和臀部的扁平黄色瘤较常见,多数伴有早发性动脉粥样硬化、冠心病、周血管病变、肥胖和糖尿病等。

在临床上,血浆胆固醇和甘油三酯升高者应考虑本症可能,如血浆中以富含胆固醇的 β-极低密度脂蛋白和中间密度脂蛋白颗粒升高为特征。极低密度脂蛋白/甘油三酯≥0.3(mg/mg)有确诊意义;结节状黄色瘤对本症有特殊诊断价值,但要首先排除肝病可能。琼脂糖凝胶电泳时极低密度脂蛋白迁移到 β 位置,与正常的 β 位脂蛋白不可分离,故形成阔 β 带(阔 β 脂蛋白症)。等电点聚焦电泳常可发现异常的 Apo-E。

血浆总胆固醇及 LDLC 降低往往提示本病的诊断。血浆胆固醇和甘油三酯水平极低并伴有脂肪吸收障碍时要考虑纯合子型家族性低 β 脂蛋白血症可能,但应与 β-脂蛋白缺陷症和 Anderson 病(乳糜微粒滞留综合征)鉴别。Apo-B 凝胶电泳或基因突变分析可确定其分子病因。杂合子型患者无症状者无须特殊处理,补充脂溶性维生素有一定意义。纯合子型患者应口服大剂量维生素 E[100~300 mg/(kg·d)],以升高组织维生素 E 浓度,防止神经病变的发生。提高饮食中的脂肪含量(常占总热量的 15%至 20%)。禁忌补充中链甘油三酯(肝中毒)。血清残余脂蛋白-C(serum remnant lipoprotein cholesterol,RLP-C)和甘油三酯(TG)比值(RLP-C/ TG)及 Apo-E/Apo-CⅢ 比值升高可用于Ⅲ型高脂蛋白血症的筛选。

(三)治疗

治疗主要是控制体重,限制脂肪、饱和脂肪酸和胆固醇的摄入量。药物治疗主要是 HMG-CoA 还原酶抑制剂、烟酸和纤维素衍生物。绝经后女性Ⅲ型高脂蛋白血症可加用替勃龙,因其可明显降低血 TG、TC、VLDL-C 和 VLDL-甘油三酯水平。

（魏倩倩）

第二节　高脂血症

高脂血症是指血浆中胆固醇(C)和/或甘油三酯(TG)水平升高。由于血浆中胆固醇和甘油三酯在血液中是与蛋白质和其他类脂如磷脂一起以脂蛋白的形式存在,高脂血症实际上是血浆中某一类或几类脂蛋白含量增高,所以亦称高脂蛋白血症。近年来,已逐渐认识到血浆中高密度脂蛋白(HDL)降低也是一种血脂代谢紊乱。因而,有人建议采用脂质异常血症。

高脂血症是一类较常见的疾病,除少数是由于全身性疾病所致外(继发性高脂血症),绝大多数是遗传基因缺陷(或与环境因素相互作用)引起(原发性高脂血症)。遗传方面主要是载脂蛋白、脂蛋白受体和脂酶的先天性基因缺陷所致。而环境因素则主要是指饮食的不合理性,如高胆固醇、高脂肪和高热量摄入等。高脂血症与动脉粥样硬化和冠状动脉粥样硬化性心脏病(冠心病)关系非常密切,是冠心病的独立危险因素。

一、诊断依据

(一)临床表现

高脂血症的临床表现主要包括两大方面:①脂质在真皮内沉积所引起的黄色瘤。②脂质在血管内皮沉积所引起的动脉粥样硬化,产生冠心病和周围血管病等。由于高脂血症时黄色瘤的发生率并不十分高,动脉粥样硬化的发生和发展则需要相当长的时间,所以多数患者并无任何症状和异常体征。

黄色瘤是一种异常的局限性皮肤隆起,其颜色可为黄色、橘黄色或棕红色,多呈结节、斑块或丘疹形状,质地一般柔软。根据黄色瘤的形态、发生部位,一般可分为下列 6 种。

1.肌腱黄色瘤

肌腱黄色瘤为圆形或卵圆形的皮下结节,质硬,发生在肌腱部位(多见于跟腱、手或足背伸侧肌腱、膝部股直肌和肩三角肌腱),与其上皮肤粘连,边界清楚。常是家族性高胆固醇血症的较为特征性的表现。

2.掌皱纹黄色瘤

掌皱纹黄色瘤发生在手掌部的线条状扁平黄色瘤,呈橘黄色轻度凸起,分布于手掌及手指间皱褶处。对诊断家族性异常 β 脂蛋白血症有一定的价值。

3.结节性黄色瘤

结节性黄色瘤好发于身体的伸侧,如肘、膝、指节伸处,以及髋、距小腿(踝)、臀等部位,发展缓慢。为圆形状结节,其大小不一、边界清楚,早期质软,后期质地变硬。多见于家族性异常 β 脂蛋白血症或家族性高胆固醇血症。

4.结节疹性黄色瘤

结节疹性黄色瘤好发于肘部四肢伸侧和臀部,皮损常在短期内成批出现,呈结节状有融合趋势,疹状黄色瘤常包绕着结节状黄色瘤。呈橘黄色,常伴有炎性基底。主要见于家族性异常 β 脂蛋白血症。

5.疹性黄色瘤

疹性黄色瘤见于睑周,又称睑黄色瘤,较为常见。表现为眼睑周围处发生橘黄色略高出皮面的扁平丘疹状或片状瘤,边界清楚,质地柔软。泛发的可波及面、颈、躯干和肢体。常见于各种高脂血症,但也可见于血脂正常者。

角膜弓和脂血症眼底改变亦见于高脂血症,角膜弓又称老年环,若见于 40 岁以下者,则多伴有高脂血症,但特异性不很强。脂血症眼底改变是由于富含甘油三酯的大颗粒脂蛋白沉积在眼底小动脉上引起光散射所致,常常是严重的高甘油三酯血症并伴有乳糜微粒血症的特征表现。此外,严重的高胆固醇血症尤其是纯合子家族性高胆固醇血症可出现游走性多关节炎,但较罕见,且关节炎多为自限性。明显的高甘油三酯血症可引起急性胰腺炎。

(二)辅助检查

1.主要检查

(1)血脂:常规测定血浆总胆固醇(TC)和甘油三酯(TG)水平,以证实高脂血症的存在。目前认为中国人血清 TC 的合适范围为<5.2 mmol/L(200 mg/dL),5.23~5.69 mmol/L(201~219 mg/dL)为边缘升高,超过 5.72 mmol/L(220 mg/dL)为升高。TG 的合适范围为<1.7 mmol/L(150 mg/dL),>1.7 mmol/L(150 mg/dL)为升高。

(2)脂蛋白:判断血浆中有无乳糜微粒(CM)存在,可采用简易的方法,即把血浆放在 4 ℃冰箱中过夜,然后观察血浆是否有一"奶油样"的顶层。高密度脂蛋白胆固醇(HDL-C)也是常检测的项目,HDL-C>1.04 mmol/L(40 mg/dL)为合适范围,<0.91 mmol/L(35 mg/mL)为减低。血浆低密度脂蛋白胆固醇(LDL-C)可采用 Friedewald 公式进行计算,其公式:LDL-C(mg/dL)=TC-(HDL-C+TG/5),或 LDL-C(mmol/L)=TC-(HDL-C+TG/2.2)。LDL-C 的合适范围为<3.12 mmol/L(120 mg/dL),3.15~3.61 mmol/L(121~139 mg/dL)为边缘升高,>3.64 mmol/L(140 mg/dL)为升高。

2.其他检查

X 线、动脉造影、超声、放射性核素、心电图等检查有助于发现动脉粥样硬化和冠心病。

(三)高脂血症分类

1.病因分类法

病因分类法可分为原发性和继发性高脂血症。原发性高脂血症部分是基因缺陷所致,另一部分病因不清楚。继发性高脂血症指由药物或全身性疾病(如糖尿病、甲状腺功能减退症、肾病等)引起的血脂异常。

2.表型分类法

世界卫生组织(WHO)提出了高脂蛋白血症分型法(表 6-1)。为了指导治疗,有人提出了高脂血症的简易分型法(表 6-2)。

表 6-1 高脂蛋白血症 WHO 分型法

表型	血浆 4 ℃过夜外观	TC	TG	CM	VLDL	LDL	备注
I	奶油上层,下层清	↑→	↑↑	↑↑	↑↑	↓→	易发胰腺炎
IIa	透明	↑↑	→	→	→	↑↑	易发冠心病
IIb	透明	↑↑	↑↑	→	↑	↑	易发冠心病
III	奶油上层,下层浑浊	↑↑	↑↑	↑	↑	↓	易发冠心病
IV	浑浊	↑→	↑↑	→	↑↑	→	易发冠心病
V	奶油上层,下层浑浊	↑	↑↑	↑↑	↑	↓→	易发胰腺炎

注:↑示浓度升高;→示浓度正常;↓示浓度降低。

表 6-2 高脂血症简易分型

分型	TC	TG	相当于 WHO 表型[①]
高胆固醇血症	↑↑		IIa
高甘油三酯血症		↑↑	IV(I)
混合型高脂血症	↑↑	↑↑	IIb(III、IV、V)

注:①括弧内为少见类型。

3.基因分类法

由基因缺陷所致的高脂血症多具有家族聚集性和遗传性倾向,临床称为家族性高脂血症(表6-3)。

表6-3　家族性高脂血症的临床特征

常用名	基因缺陷	临床特征	表型分类
家族性高胆固醇血症	LDL受体缺陷	以胆固醇升高为主,可伴轻度甘油三酯升高,LDL明显增加,可有肌腱黄色瘤,多有冠心病和高脂血症家族史	IIa和IIb
家族性载脂蛋白B_{100}缺陷症	$ApoB_{100}$缺陷		
家族性混合型高脂血症	不清楚	胆固醇和甘油三酯均升高,VLDL和LDL都增加,无黄色瘤,家族成员中有不同类型高脂蛋白血症,有冠心病家族史	IIb
家族性异常β-脂蛋白血症	ApoE异常	胆固醇和甘油三酯均升高,乳糜颗粒和VLDL残粒及IDL明显增加,可有掌皱黄色瘤,多为$ApoE_2$表型	III
家族性异常高甘油三酯血症	LPL缺陷或ApoCII异常	以甘油三酯升高为主,可有轻度胆固醇升高,VLDL明显增加	IV

二、治疗措施

本病应坚持长期综合治疗,强调以饮食、运动锻炼为基础,根据病情、危险因素、血脂水平决定是否或何时药物治疗。对继发性高脂血症应积极治疗原发病。

(一)防治目标水平

(1)无动脉粥样硬化,也无冠心病危险因子者:TC＜5.72 mmol/L(220 mg/dL),TG＜1.70 mmol/L(150 mg/dL),LDL-C＜3.64 mmol/L(140 mg/dL)。

(2)无动脉粥样硬化,但有冠心病危险因子者:TC＜5.20 mmol/L(200 mg/dL),TC＜1.70 mmol/L(150 mg/dL),LDL-C＜3.12 mmol/L(120 mg/dL)。

(3)有动脉粥样硬化者:TC＜4.68 mmol/L(180 mg/dL),TG＜1.70 mmol/L(150 mg/dL),LDL-C＜2.60 mmol/L(100 mg/dL)。

(二)饮食治疗

饮食治疗是各种高脂血症治疗的基础,可以单独采用,亦可与其他治疗措施合用。目的不仅为降低血脂,并需在根据其性别、年龄及劳动强度的具体情况,保持营养平衡的健康膳食,有利于降低心血管病的其他危险因素。饮食治疗应以维持身体健康和保持体重恒定为原则。合理的膳食能量供应包括:①基础代谢(BMR)所必需的能量,BMR所需能量＝体重(kg)×100.5 kJ(24 kcal)/d。②食物的特殊动力作用能量消耗,占食物提供总热量的10%。③补充活动时的额外消耗,按轻、中、重体力活动分别需增加30%、40%、50%,相应的能量需要又与体重成比例。

美国国家胆固醇教育计划(NCEP)提出的高胆固醇血症的饮食治疗方案(表6-4),可供我国临床治疗高胆固醇血症时参考。其中为膳食治疗设计的二级方案,旨在逐步地改变饮食习惯、调整膳食结构,以趋于达到严格控制饮食可获得的效果。对于无冠心病的患者,饮食治疗从第一级方案开始,并在4～6周和3个月时测血清TC水平。如第一级饮食疗法方案未能实现血清TC

和 LDL-C 降低目标,可开始实行第二级饮食疗法方案。对已患冠心病或其他动脉粥样硬化症患者,一开始就采用饮食治疗第二级方案。

表 6-4　饮食疗法的二级方案

营养素	第一级控制方案	第二级控制方案
总脂肪	<30%总热量	<30%总热量
饱和脂肪酸	占总热量 8%～10%	<7%总热量
多不饱和脂肪酸	>10%总热量	>10%总热量
单不饱和脂肪酸	占总热量 10%～15%	占总热量 10%～15%
糖类	占总热量 50%～60%	占总热量 50%～60%
蛋白质	占总热量 10%～20%	占总热量 10%～20%
胆固醇摄入量(mg/d)	<300	<200
总热量	达到和保持理想体重	达到和保持理想体重

合理的饮食习惯和膳食结构主要内容包括以下几方面。

(1)保持热量均衡分配,饥饱不宜过度,不要偏食,切忌暴饮暴食或塞饱式进餐,改变晚餐丰盛和入睡吃夜宵的习惯。

(2)主食应以谷类为主,粗细搭配,粗粮中可适量增加玉米、莜面、燕麦等成分,保持糖类供热量占总热量的 55% 以上。

(3)增加豆类食品,提高蛋白质利用率,以干豆计算,平均每天应摄入 30 g 以上,或豆腐干 45 g,或豆腐 75～150 g。

(4)在动物性食物的结构中,增加含脂肪酸较低而蛋白质较高的动物性食物如鱼、禽、瘦肉等,减少陆生动物脂肪。最终使动物性蛋白质的摄入量占每天蛋白质总摄入量的 20%,每天总脂肪供热量不超过总热量的 30%。

(5)食用油保持以植物油为主,每人每天用量以 25～30 g 为宜。

(6)膳食成分中应减少饱和脂肪酸,增加不饱和脂肪酸(如以人造奶油代替黄油,以脱脂奶代替全脂奶),使饱和脂肪酸供热量不超过总热量的 10%,单不饱和脂肪酸占总热量 10%～15%,多不饱和脂肪酸占总热量 7%～10%。

(7)提高多不饱和脂肪酸与饱和脂肪酸的比值(P/S),西方膳食推荐方案应达到比值为0.5～0.7,我国传统膳食中因脂肪含量低,P/S 比值一般在 1 以上。

(8)膳食中胆固醇含量不宜超过 300 mg/d。

(9)保证每天摄入的新鲜水果及蔬菜达 400 g 以上,并注意增加深色或绿色蔬菜比例。

(10)减少精制米、面、糖果、甜糕点的摄入,以防摄入热量过多。

(11)膳食成分中应含有足够的维生素、矿物质、植物纤维及微量元素,但应适当减少食盐摄入量。

(12)少饮酒,少饮含糖多的饮料,多喝茶。

(三)改变生活方式

改变生活方式,如低脂饮食、运动锻炼、戒烟,行为矫正等,可使 TC 水平和 LDL-C 水平降低,达到治疗目的。

(四)调节血脂药物治疗

血脂异常的治疗在用于冠心病的预防时,若对象为临床上未发现冠心病或其他部位动脉粥样硬化者,属一级预防。这些对象在一般治疗后,以下血脂水平应考虑应用调节血脂药物:①无冠心病危险因子者,TC>6.24 mmol/L(240 mg/dL),LDL-C>4.16 mmol/L(160 mg/dL)。②有冠心病危险因子者,TC>5.72 mmol/L(220 mg/dL),LDL-C>3.64 mmol/L(140 mg/dL)。若对象为已发生冠心病或其他部位动脉粥样硬化者,属二级预防,则血脂水平为 TC>5.20 mmol/L(200 mg/dL)、LDL-C>3.12 mmol/L(120 mg/dL)时,应考虑应用调节血脂药物。

调节血脂药物有六大类:胆酸螯合剂或称树脂类、烟酸及其衍生物、羟甲基戊二酸单酰辅酶A(HMG-CoA)还原酶抑制剂(他汀类)、贝特类、鱼油制剂、其他类。其中以他汀类和贝特类最为常见。

1.他汀类

通过抑制 HMG-CoA 还原酶,减少肝细胞内胆固醇合成,使肝细胞内游离胆固醇含量下降,反馈上调肝细胞表面 LDL 受体的数量和活性,因而加速血浆 LDL 清除。他汀类调节血脂药物的降胆固醇作用最强,常规剂量下可使 TC 降低 20%~40%,同时也能降低 TG 20%左右,升高 HDL-C 10%左右。适合高胆固醇血症或以胆固醇升高为主的混合型高脂血症。常用制剂有洛伐他汀 10~40 mg(最大 80 mg)晚饭后顿服;辛伐他汀 5~20 mg(最大量 80 mg),晚饭后顿服;普伐他汀 10~40 mg,晚饭后顿服;氟伐他汀 20~80 mg,晚饭后顿服;阿伐他汀 2.5~10.0 mg(最大量 80 mg),晚饭后顿服;血脂康(国产他汀类调节血脂药),每次 0.6 g,每天 2 次,有效后改为 0.6 g,每天 1 次维持。他汀类用量宜从小剂量开始,逐渐加量。不良反应有肌痛、胃肠症状、失眠、皮疹、血转氨酶和肌酸激酶增高等。要注意其引起肝肾损害或横纹肌溶解的可能。

2.贝特类

贝特类为贝丁酸衍化物,通过增强脂蛋白脂酶的活性而降低血 TG 20%~50%,也降低 TC 和 LDL-C 10%~15%,而增高 HDL-C 10%~15%。适合于高甘油三酯血症。常用制剂有:非诺贝特(立平脂)100 mg,每天 3 次或其微粒型(微粒化非诺贝特)200 mg,每晚 1 次;吉非贝齐(诺衡)600 mg,每天 2 次或 300 mg,每天 3 次,或缓释型 900 mg,每天 1 次;苯扎贝特(必降脂)200 mg,每天 3 次或缓释型(必降脂缓释片或脂康平)400 mg,每晚 1 次;环丙贝特 100~200 mg,每天 1 次。不良反应有胃肠症状,皮疹,肝肾损害等,偶有肌病。一般不宜与他汀类合用。与抗凝剂合用要减少后者的用量。

3.烟酸及其衍生物

烟酸及其衍生物降脂作用机制尚不十分清楚,可能是通过抑制脂肪组织中激素敏感性脂肪酶的活性,抑制脂肪组织中的脂解作用,并减少肝中 VLDL 合成和分泌。此外,烟酸还可在辅酶A 的作用下与甘氨酸合成烟尿酸,从而阻碍肝细胞利用辅酶 A 合成胆固醇。可使 TC 降低10%~15%,LDL-C 降低 15%~20%,TG 降低 20%~40%,HDL-C 稍有增高。适用于高胆固醇血症和/或高甘油三酯血症。常用制剂有:烟酸 0.1 g,每天 3 次,饭后服,逐渐增量至每天 1~3 g;阿西莫可(乐脂平)0.25 g,每天 2~3 次,饭后服。不良反应有皮肤潮红发痒,胃部不适,肝功能受损,诱发痛风、糖尿病等。

4.树脂类

树脂类为一类碱性阴离子交换树脂,在肠道内不会被吸收,而与分泌进入肠道内的胆酸呈不可逆结合,从而阻断胆酸从小肠重吸收进入肝,随粪便从肠道排出的胆酸增加,因此促进肝细胞增加胆酸合成。通过反馈机制,刺激肝细胞膜加速合成 LDL 受体,其结果是肝细胞膜表面的 LDL 受体数目增多,受体的活性也增加,使血 TC 水平降低 10%～20%,LDL-C 降低 15%～25%,但对 TG 无作用或稍有增加。主要适用于单纯高胆固醇血症,但对纯合子型家族性高胆固醇血症无效。常用制剂有:考来烯胺(消胆胺)4～5 g,每天 3 次,用水或饮料拌匀,一般于饭前或饭时服用;考来替泊 5～10 g,每天 3 次,用法同考来烯胺;降胆葡胺 4 g,每天 3～4 次,用法同考来烯胺。不良反应有便秘、恶心、厌食、反流性食管炎、脂肪痢、影响脂溶性维生素的吸收等。

5.鱼油制剂

降脂作用机制尚不十分清楚,可能与抑制肝合成 VLDL 有关。主要降低甘油三酯,并有升高 HDL-C 的作用。适用于高甘油三酯血症。常用制剂有:多烯康胶丸 1.8 g,每天 3 次;脉乐康 0.45～0.90 g,每天 3 次;鱼油烯康 1 g,每天 3 次。不良反应为鱼腥味所致的恶心。

6.其他调脂药

其他调脂药包括弹性酶、普罗布考(丙丁酚)、泛硫乙胺(潘特生)等。这类药物的降脂作用机制均不明确。弹性酶 300 U,每天 3 次口服;普罗布考 0.5 g,每天 2 次,主要适用于高胆固醇血症,尤其是纯合子型家族性高胆固醇血症,不良反应包括胃肠症状,严重不良反应是引起 Q-T 间期延长;泛硫乙胺 0.2 g,每天 3 次,不良反应少而轻。

2001 年 8 月,美国报道了 31 例使用西立伐他汀者发生肌溶致死的病例,其中 12 例与吉非贝齐合用。由此导致西立伐他汀的生产厂商主动提出从全球撤出该药。针对这一事件,中华医学会心血管病学分会和中华心血管病杂志编辑委员会联合发表了《正确认识合理使用调脂药》一文,提出了如下注意点。

(1)与其他国家一样,我国也有血脂异常防治建议,其中设置了治疗血脂的目标值。为达到此要求,希望起始剂量不宜太大,在每 4～6 周监测肝功能与血肌酸激酶(CK)的条件下逐步递增剂量,最大剂量不超过我国批准的药物说明书载明的使用剂量。不应该任意加量追求高疗效。

(2)用药 3～6 个月定期监测肝功能,如转氨酶超过正常上限 3 倍,应减小剂量或暂停给药;肝功能保持良好可每 6～12 个月复查 1 次;如递增剂量则每 12 周检查一次肝功能,稳定后改为每半年 1 次。由药物引起的肝损害一般出现在用药 3 个月内,停药后逐渐消失。

(3)定期监测血 CK,如 CK 超过正常上限 10 倍,应暂停用药。

(4)肌病是肌溶所致的严重不良反应,其诊断为 CK 升高超过正常上限 10 倍,同时有肌痛、肌压痛、肌无力、乏力、发热等症状,肌病时应及时发现并停药,绝大多数肌病停药后症状自行缓解消失。肌溶进一步发展产生肌红蛋白尿,严重者引起肾衰竭。

(5)在用药期间,如有其他引起肌溶的急性或严重情况,如败血症、创伤、大手术、低血压、癫痫大发作等,宜暂停给药。

(6)一般情况下不主张他汀类与贝特类联合应用。如少数混合性高脂血症患者其他治疗效果不佳而必须考虑联合用药时,也应以小剂量开始,严密观察不良反应,并监测肝功能和血 CK。两类药物中不同品种合用要按其安全性和疗效选择,一般可参照产品说明书。

(五)血浆净化治疗

高脂血症血浆净化疗法亦称血浆分离法,意指移去含有高浓度脂蛋白的血浆,也称之血浆清除法或血浆置换。近年来发展起来的 LDL 滤过法由于只去除血浆中的 LDL,而不损失血浆的其他成分,临床应用前景好。

常用方法有常规双重滤过、加热双重滤过、药用炭血灌流、珠形琼脂糖血灌流、肝素-琼脂糖吸附、硫酸葡萄糖酐纤维素吸附、免疫吸附法、肝素沉淀法等。血浆净化治疗已成为难治性高胆固醇血症者最有效的治疗手段之一,尤其是双膜滤过和吸附的方法,可使血浆胆固醇水平降低到用药物无法达到的水平。

其指征如下:①冠心病患者经最大限度饮食和药物治疗后,血浆 LDL-C>4.92 mmol/L(190 mg/dL)。②无冠心病的 30 岁以上的男性和 40 岁以上的女性,经药物和饮食治疗后血浆 LDL-C>6.50 mmol/L(250 mg/dL)者,并有一级亲属中有早发性冠心病者,以及有一项或一项以上其他冠心病危险因素,包括血浆脂蛋白(a)>1.03 mmol/L(40 mg/dL)者。③纯合子型家族性高胆固醇血症患者,即使无冠心病,若同时有血浆纤维蛋白水平升高者或者降脂药物治疗反应差而血浆胆固醇水平又非常高者。

(六)外科治疗

能有效地治疗高脂血症的外科手术包括部分回肠末端切除术、门腔静脉分流吻合术和肝移植手术。这些手术疗效肯定,但不是首选治疗措施。适应证:①几乎无或完全无 LDL 受体功能。②其他治疗无效。③严格保守治疗中仍有动脉粥样硬化进展。④家庭和经济情况稳定(肝移植手术条件之一)。⑤身体一般情况良好,能耐受外科手术。⑥无影响寿命的其他疾病。

(魏倩倩)

第七章 其他代谢性疾病

第一节 老年高尿酸血症与痛风

高尿酸血症是血尿酸水平高于正常标准的一种状态,可以伴或不伴有临床症状。痛风为嘌呤代谢紊乱和/或尿酸排泄障碍所致血尿酸增高的一组临床症候群。其临床特征是高尿酸血症,表现为反复发作的关节炎、痛风石沉积和特征性的关节畸形,可累及肾脏引起慢性间质性肾炎和尿酸性肾石病。在临床上,高尿酸血症主要见于慢性酒精中毒、肥胖和代谢综合征。老年是高尿酸血症的高发人群,高尿酸血症的发生具有增龄效应,年龄是影响老年人血尿酸水平的因素之一,随年龄的增高,血尿素氮和肌酐水平的增高,以及很多老年人因高血压经常服用利尿剂,均是导致高尿酸血症及痛风的独立危险因素。研究显示,约90%的原发性老年高尿酸血症患者是由于肾脏的尿酸排泄减少所致,仅有少数患者存在内源性尿酸生成增多。原因是肾脏排泄尿酸的能力随年龄的增长而下降。此外,老年人发生慢性肾功能损伤的比率高于年轻人,这也是导致高尿酸血症发病率增高的原因,尤其在老年女性中多。

痛风曾一度被认为是少见疾病,且多流行于欧美国家,但随着社会富裕程度的提高,饮食结构的改善,饮食行为所导致的营养相关性疾病日益增加,痛风作为其中一员,如同肥胖、糖尿病、高血压一样,呈现进一步增加的趋势,尤其在类似中国这样的快速发展国家。痛风在世界各地均有发病,因种族和地区不同而有差异,饮食与饮酒、职业与环境、受教育程度、个人智能和社会地位等均影响其发病。此外,血尿酸水平增高不仅增加了痛风的患病率,而且也增加了心血管疾病的发病风险。不同年龄组间高尿酸血症与痛风的患病率有明显的差异,原发性者多见于中年人,占90%以上,40~50周岁为发病高峰,平均发病年龄为44周岁,而在儿童和老年患者中继发性高尿酸血症与痛风患病率较高,但近年的研究显示老年人群中原发性高尿酸血症与痛风的患病率显著增加。原发性痛风患病率在两性之间也存在差异,男女痛风之比为20:1;男女高尿酸血症之比为2:1,痛风的高发年龄男性为50~59周岁,女性在50周岁以后。研究显示,高尿酸血症和痛风也是心肌梗死和外周血管病变的危险因素之一。

一、病因和发病机制

尿酸是嘌呤代谢的终产物,主要由细胞代谢分解的核酸和其他嘌呤类化合物及食物中的嘌呤经酶的作用分解而来。人体内,内源性尿酸占总尿酸的80%。

嘌呤代谢的速度受磷酸核糖焦磷酸(PRPP)、谷氨酰胺、鸟嘌呤核苷酸、腺嘌呤核苷酸和次黄嘌呤核苷酸对酶的负反馈控制来调节。人体内尿酸生成的速度主要决定于细胞内PRPP的浓度,而PRPP合成酶、磷酸核糖焦磷酸酰胺移换酶(PRPPAT)、次黄嘌呤-鸟嘌呤磷酸核糖转移酶(HGPRT)和黄嘌呤氧化酶(XO)对尿酸的生成又起着重要的作用。

高尿酸血症痛风可分为原发性和继发性两大类。

(一)原发性高尿酸血症

1.肾脏排尿酸减少

痛风患者中80%~90%的个体具有尿酸排泄障碍,而尿酸的生成大多数正常,老年患者尤其如此。随着年龄的增加,肾功能逐渐减退,且同时多种疾病并存,应用多种药物,部分药物影响尿酸排泄。肾小球滤出的尿酸减少、肾小管排泌尿酸减少或重吸收增加,均可导致尿酸排泄减少,引起高尿酸血症。其中大部分由于肾小管排泌尿酸能力下降,少数为肾小球滤过减少或肾小管重吸收增加。其病因为多基因遗传变异,具体机制尚待阐明。

2.尿酸生成增多

若经过5天的限制嘌呤饮食(<3 mg/d)后,24小时尿中的尿酸排泄量超过3.57 mmol(600 mg),提示可能存在体内尿酸生成增多的情况。仅有10%以内的患者是由于尿酸生成增多所致高尿酸血症,原因主要为嘌呤代谢酶缺陷。

3.家族性肾病伴高尿酸血症

家族性肾病伴高尿酸血症是一种常染色体显性遗传疾病,与UMOD基因突变有关。主要表现是高尿酸血症、痛风、肾功能不全和高血压,但表现不均一。肾脏损害以间质性肾病为特点。

(二)继发性高尿酸血症

1.继发于先天性代谢性疾病

一些先天性的代谢紊乱,如Lesch-Nyhan综合征因存在HPRT缺陷,导致次黄嘌呤和鸟嘌呤转化为次黄嘌呤核苷酸和鸟嘌呤核苷酸受阻,引起PRPP蓄积,使尿酸的生成增多;糖原贮积症1型是由于葡萄糖-6-磷酸酶的缺陷,使磷酸戊糖途径代偿性增强,导致PRPP产生增多,并可同时伴有肾脏排泄尿酸较少,引起高尿酸血症。

2.继发于其他系统性疾病

骨髓增生性疾病如白血病、多发性骨髓瘤、淋巴瘤、红细胞增多症、溶血性贫血、癌症等可导致细胞的增殖加速,肿瘤的化疗和/或放疗后引起机体细胞大量破坏,均可使核酸的转换增加,造成尿酸的产生增多。

慢性肾小球肾炎、肾盂肾炎、多囊肾、铅中毒、高血压晚期等由于肾小球的滤过功能减退,使尿中的尿酸排泄减少,引起血尿酸浓度升高。慢性铅中毒可造成肾小管的损害而使尿酸的排泄减少。

在糖尿病酸中毒、乳酸性酸中毒及酒精性酮症等情况下,可产生过多的β-羟丁酸、游离脂肪酸、乳酸等有机酸,从而抑制肾小管的尿酸排泌,可出现一过性的高尿酸血症,但一般不会引起急性关节炎的发作。

3.继发于某些药物

噻嗪类利尿剂、呋塞米、乙胺丁醇、小剂量阿司匹林、烟酸、乙醇等药物可竞争性抑制肾小管排泄尿酸而引起高尿酸血症。有30%~84%的肾移植患者可发生高尿酸血症,可能与长期使用免疫抑制剂而抑制肾小管尿酸的排泄有关。

4.其他

乙醇和铁对尿酸的合成与排泄及关节炎症的发生发展均有明显的影响。饥饿对脂肪分解增多,可抑制肾小管排泌尿酸,引起一过性高尿酸血症。

二、病理生理

(一)痛风性关节炎

痛风性关节炎是因尿酸盐在关节和关节周围组织以结晶形式沉积而引起的急性炎症反应。局部损伤、寒冷、剧烈运动、酗酒使血尿酸达到饱和浓度以上时,血浆清蛋白及 $α_1$ 和 $α_2$ 球蛋白减少,局部组织 pH 和温度降低,尿酸盐的溶解度下降,尿酸盐容易以无定形或微小结晶的形式析出并沉积于组织中。尿酸盐被白细胞所吞噬,引起细胞死亡而释放溶酶体酶类,导致急性关节炎症,产生关节肿痛。滑膜内衬细胞也参与炎症过程,释放出白三烯 B_4（LTB_4）、白介素-1（IL-1）、白介素-6（IL-6）、白介素-8（IL-8）、前列腺素 E_2、溶酶体酶、血浆素、肿瘤坏死因子（TNF-α）等细胞因子导致局部炎症反应和发热等全身反应。

下肢关节尤其是跖趾关节,常为痛风性关节炎的好发部位。最容易发生尿酸盐沉积的组织为关节软骨,可引起软骨退行性改变,晚期可导致关节僵硬和关节畸形。

老年患者,应注意患者同时合并的骨关节退行性变、骨质疏松症等骨关节本身病变。

(二)痛风石

痛风特征性损害是痛风石,它是含一个结晶水的尿酸单钠细针状结晶的沉淀物,周围被反应性单核细胞、上皮肉芽肿异质体和巨大细胞所围绕着。痛风石常见于关节软骨、滑膜、腱鞘及其他关节周围结构、骨骺、皮肤皮下层和肾间质部位。关节软骨是尿酸盐最常见的沉积部位,甚至有时是唯一的沉积处。尽管沉积物在表面,但实际上是嵌入到细胞基质内。X 线摄片常见的穿凿样骨损害代表骨髓痛风石沉积物,它可通过在软骨的缺损与关节表面的尿酸盐层相连。在椎体,尿酸盐沉积物侵蚀邻近椎间盘的骨髓腔,同时也侵蚀椎间盘。

(三)痛风性肾脏病变

痛风肾唯一特征性的组织学表现仅是在肾髓质或乳头处有尿酸盐结晶,其周围有圆形细胞和巨大细胞反应。在痛风患者的尸体解剖中这些表现的比率较高,并常伴有急性和慢性间质炎症性改变、纤维化、肾小管萎缩、肾小球硬化和肾小动脉硬化。最早期肾脏改变是间质反应和肾小管损害。在无痛风石的肾脏,间质反应一般不损害髓质和近髓质的皮质。尽管在痛风中肾石病常见,但一般较轻且进展缓慢。间质性肾病的原因仍未明了。如果缺乏与高尿酸血症有关的结晶样沉积物,甚至间质性肾病也难以确定。其他可能的因素包括肾动脉硬化、尿酸性肾石病、尿道感染、老化及铅中毒等。结晶样沉积物可发生在远曲小管和集合管。其组成成分可能是尿酸,并与管内尿酸浓度和尿液 pH 有关;它们可导致近曲小管扩张和萎缩。间质内沉积物的成分是尿酸钠,它的形成与血浆和间质液中升高的尿酸盐浓度有关。

三、临床表现

原发性高尿酸血症和痛风发病高峰年龄为 40 岁左右,以男性患者多见,女性约占 5%,多见于更年期后发病,常有家族遗传史。随着人口的老龄化,老年原发性高尿酸血症和痛风的发生率逐年增加,并成为高尿酸血症和痛风的主要人群。高尿酸血症多无典型临床症状,痛风根据不同的临床表现,可分为无症状期、急性关节炎期、间歇期和慢性关节炎期四个阶段。

(一)无症状期

仅有血尿酸持续性或波动性升高,无任何临床表现。由无症状的高尿酸血症发展至临床痛风,一般需历时数年至数十年,有些可终身不出现症状。但随年龄增长出现痛风的比率增加。通常,高尿酸血症的程度及持续时间与痛风症状的出现密切相关。导致高尿酸血症进展为临床痛风的确切机制尚不清楚。多数情况下,长期无症状的高尿酸血症一般不会引起痛风性肾病或肾石病。此外,无症状的高尿酸血症还可反映胰岛素诱导的肾小管对尿酸重吸收情况,故可作为监测胰岛素抵抗和肾血管疾病的一项观察指标。

(二)急性关节炎期

典型的发作起病急骤,多数患者发病前无先兆症状。常有以下特点:①于夜间突然发病,并可因疼痛而惊醒。症状一般在数小时内发展至高峰,受累关节及周围软组织突然出现红、肿、热、痛和功能障碍症状;②患者可出现发热、头痛等症状,伴有血白细胞增高,血沉增快;③初发本病呈自限性,经过数天或数周可自行缓解;④伴有高尿酸血症;⑤关节液白细胞内有尿酸盐结晶,或痛风石针吸活检有尿酸盐结晶,是确诊本病的依据。初次发病时绝大多数仅侵犯单个关节,其中以踇趾关节和第一跖趾关节最常见,偶可同时发生多关节炎。大关节受累时可伴有关节腔积液。症状反复发作可累及多个关节。

通常,急性关节炎症状在春季较为多见,秋季发病者相对较少。关节局部的损伤如扭伤、着鞋过紧、长途步行及外科手术、饥饿、饮酒、进食高嘌呤食物、过度疲劳、寒冷、受凉、感染等均可诱发痛风性关节炎的急性发作。

(三)间歇期

急性痛风性关节炎发作缓解后,患者症状可以全部消失,关节活动完全恢复正常,此阶段称为间歇期,可持续数月至数年。患者受累关节局部皮肤出现瘙痒和脱屑为本病的特征性表现,但仅部分患者可见。多数患者于1年内症状复发,其后每年发作数次或数年发作一次。少数患者可终身仅有一次单关节炎发作,其后不再复发。个别患者发病后也可无明显的间歇期,关节炎症状长期存在,直至发生慢性痛风性关节炎。

(四)痛风石慢性关节炎期

未经治疗或治疗不规则的患者,尿酸盐在关节内沉积增多,炎症反复发作进入慢性阶段而不能完全消失,引起关节骨质侵蚀缺损及周围组织纤维化,使关节发生僵硬畸形、活动受限,受累关节可逐渐增多,严重者可累及肩、髋、脊柱、骶髂、胸锁、下颌等关节及肋软骨,患者有肩背痛、胸痛、肋间神经痛、坐骨神经痛等表现,少数可发生腕管综合征。此外,持续高尿酸血症导致尿酸盐结晶析出并沉积在软骨、关节滑膜、肌腱及多种软组织等处,形成黄白色,大小不一的隆起赘生物即痛风结节(或痛风石),为本期常见的特征性表现。痛风石一般位于皮下结缔组织,为无痛性的黄白色赘生物,以耳郭及跖趾、指间、掌指、肘等关节较为常见。浅表的痛风石表面皮肤受损发生破溃而排出白色粉末状的尿酸盐结晶,溃疡常常难以愈合,但由于尿酸盐具有抑菌作用,一般很少发生继发性感染。此外,痛风石可浸润肌腱和脊柱,导致肌腱断裂、脊椎压缩和脊髓神经压迫。产生时间较短的质软痛风石在限制嘌呤饮食,应用降尿酸药物后,可以逐渐缩小甚至消失,但产生时间长的、质硬结节,由于其纤维增生,故不易消失。

四、实验室和其他检查

(一)血液检查

1.血尿酸测定

尿酸作为嘌呤代谢的最终产物,主要由肾脏排出体外,当肾小球滤过功能受损时,尿酸即潴留于血中,故血尿酸不仅对诊断痛风有帮助,而且是诊断肾损害严重程度的敏感指标。

尿酸通常采用尿酸氧化酶法进行测定,男性正常值为 $380\sim420\ \mu mol/L(6.4\sim7.0\ mg/dL)$,女性为 $300\ \mu mol/L(5\ mg/dL)$。影响血尿酸水平的因素较多,患者血尿酸水平与临床表现严重程度并不一定完全平行,甚至有少数处于关节炎急性发作期的患者其血尿酸浓度可以正常。应在清晨空腹抽血检查血中尿酸(即空腹 8 小时以上)。进餐,尤其是高嘌呤饮食可使血尿酸偏高。患者在抽血前一周,应停服影响尿酸排泄的药物。抽血前避免剧烈运动,因为剧烈运动可使血尿酸增高。由于血尿酸有时呈波动性,一次检查正常不能排出高尿酸血症,必要时应反复进行。

虽然尿酸值越高者患痛风的概率越大,但仍有高达 30% 的痛风患者尿酸值在正常范围。另外,急性痛风关节炎发作的前、中和后期,人体血液中的尿酸含量可以没有大幅度的变化,这是由于身体通过自我调节加速了尿酸的排出。

2.酶活性测定

可测定患者红细胞中 PRPP 合酶、PRPPAT、HPRT 及黄嘌呤氧化酶的活性,将有助于确定酶缺陷部位。

3.其他

关节炎发作期间可有外周血白细胞增多,血沉加快。尿酸性肾病影响肾小球滤过功能时,可出现血尿素氮和肌酐的升高。

(二)尿尿酸测定

尿液中尿酸浓度,在痛风所致的肾脏损害中有重要作用。尿尿酸的测定可用磷钨酸还原法和尿酸氧化酶-过氧化物酶偶联法。通过尿液检查可了解尿酸排泄情况,有利于指导临床合理用药。

正常人经过 5 天限制嘌呤饮食后,24 小时尿尿酸排泄量一般不超过 3.57 mmol(600 mg)。由于急性发作期尿酸盐与炎症的利尿作用,使患者尿尿酸排泄增多,因而此项检查对诊断痛风意义不大。但 24 小时尿尿酸排泄增多有助于痛风性肾病与慢性肾小球肾炎所致肾衰竭的鉴别。有尿酸性结石形成时,尿中可出现红细胞和尿酸盐结晶。尿酸盐结晶阻塞尿路引起急性肾衰竭时,24 小时尿尿酸与肌酐的比值常>1.0。

(三)滑囊液检查

滑囊液晶体分析是痛风诊断的重要方法。通过关节腔穿刺术抽取滑囊液,在显微镜下可发现白细胞中有针形尿酸钠结晶。关节炎急性发作期的检出率一般在 95% 以上。

(四)痛风石活检

对表皮下的痛风结节可行组织活检,通过偏振光显微镜可发现其中有大量的尿酸盐结晶。也可通过紫尿酸铵试验、尿酸氧化酶分解及紫外线分光光度计测定等方法分析活检组织中的化学成分。

(五)肾脏检查

1.肾穿刺活检

痛风常累及肾脏,使其体积变小,肾穿刺活检可见被膜腔下肾表面有颗粒及颗粒瘢痕,皮质变薄,髓质和椎体内有小的白色针状物,呈放射状的白线表示有尿酸钠结晶(MSU)沉着椎体减少,尿道可察见肾脏内尿酸盐结石,显微镜下肾小管变性、萎缩及肾小球硬化等改变。

2.腹部平片

可见肾内尿酸结石,透光,平片上不显影。但如果钙化,肾区或相应部位可见结石阴影。长期慢性痛风的患者腹部平片可见肾脏影缩小,此时常有明显的肾功能损害。

3.静脉肾盂造影

如果发现静脉注射造影剂 10 分钟后摄片两侧肾影密度增高,至 20、40 分钟后,仅两侧肾实质密度增高,肾盂、肾盏不能清楚显影,输尿管上段隐约显影,说明肾脏功能较差,排空延迟。

(六)特殊检查

采用高效液相电化学分析(HPLC-ED)测定唾液中的尿酸含量,同时与单个或多个电极的安培电化学测定系统比较,发现唾液中的尿酸可作为诊断的一个参考依据。

五、诊断与鉴别诊断

(一)诊断

(1)多为中年肥胖男性,少数见于绝经后女性,男女之比为 20∶1。

(2)主要侵犯周围单一关节,常反复发作,首次发作多为第一跖趾关节,此后可累及跗、踝、腕关节,呈游走性。

(3)起病突然,关节红肿热痛,活动受限,一天内可达高峰,晨轻暮重。

(4)反复发作,关节肥厚畸形僵硬。

(5)在耳郭关节附近骨骼中,腱鞘软骨内,皮下组织等可存在痛风结节。

(6)高尿酸血症,血尿酸>420 μmol/L(7 mg/dL)。

(7)发作可自行终止。

(8)对秋水仙碱反应特别好。

(9)X 线摄片检查可见关节附近骨质中有整齐的穿凿样圆形缺损。

鉴于老年患者高尿酸血症和痛风的高发,第一条标准并不重要。而诊断高尿酸血症仅需要血尿酸水平大于同性别参考值上限即可。

(二)鉴别诊断

本病需与下列可累及关节的疾病进行鉴别。

(1)原发性痛风与继发性痛风的鉴别。

(2)与关节炎鉴别包括类风湿关节炎、化脓性关节炎与创伤性关节炎、关节周围蜂窝织炎、假性痛风、其他类型的关节炎等。急性关节炎期尚需与系统性红斑狼疮、复发性关节炎及 Reiter 综合征鉴别,慢性关节炎期还应与肥大性骨关节病、创伤性及化脓性关节炎的后遗症等进行鉴别。通常,血尿酸测定有助于以上疾病的鉴别诊断。

对于老年患者,与骨关节病变鉴别尤为重要。

六、治疗

(一)老年无症状性高尿酸血症的治疗

老年高尿酸血症中只有少部分发生痛风,而绝大多数患者为无症状性高尿酸血症。高尿酸血症与胰岛素抵抗及糖代谢异常、心血管事件、终末期肾损害密切相关,而上述情况本身与增龄相关,因此,其治疗成为预防代谢综合征及痛风的新切入点。临床医师应该意识到高尿酸血症是一些类型肾病及心、脑血管疾病不良预后的可能标志,更重要的是作为识别代谢综合征的早期标志。目前推荐的高尿酸血症饮食包括限制嘌呤、蛋白质和乙醇的摄入及减轻体质量。但是研究表明,不仅要限制热量和碳水化合物的摄入,而且要增加摄入不饱和脂肪酸来替代蛋白质和饱和脂肪酸,对胰岛素抵抗(IR)患者有益,可增强胰岛素的敏感性,能降低血尿酸和血脂水平。过去一直强调低嘌呤饮食,但目前的研究则显示,再严格的饮食控制也只能降低约 60 $\mu mol/L$ 的血清尿酸,对于本来食量就不多的老年患者,已不再如以往强调低嘌呤饮食。对饮食控制等非药物治疗后血尿酸浓度仍>475 $\mu mol/L$,24 小时尿酸排泄量>654 mmol/L,或有明显高尿酸血症和痛风家族史者,即使无症状也应使用降低尿酸的药物,包括促尿酸排泄药(如苯溴马隆)和抑制尿酸生成的药物(如别嘌醇)等。

(二)老年有症状高尿酸血症的治疗

痛风是部分老年高尿酸血症所谓的"典型症状"。原发性痛风目前尚无根治方法,但通过控制高尿酸血症通常可有效地减少发作,使病情逆转。本病的治疗目标:①尽快终止急性关节炎发作;②防治关节炎复发;③慢性高尿酸血症者的治疗目标是使血尿酸维持在 360 $\mu mol/L$(6.0 mg/dL)以下;④控制尿酸性肾病与肾石病,保护肾功能。

1.一般治疗

控制饮食总热量;限制饮酒和高嘌呤食物,如动物的内脏(心、肝、肾、脑),部分鱼类,牡蛎,牛羊肉等;每天饮水 2 000 mL 以上以增加尿酸的排泄;慎用抑制尿酸排泄的药物;避免诱发因素和积极治疗相关疾病等。

2.急性关节炎期的治疗

此期的治疗目的是迅速终止关节炎发作。首先应绝对卧床休息,抬高患肢,避免受累关节负重,持续至关节疼痛缓解后 72 小时方可逐渐恢复活动。同时,应尽早予以药物治疗使症状缓解。延迟用药会导致药物疗效降低。

(1)秋水仙碱:对控制痛风急性发作具有非常显著的疗效,为痛风急性关节炎期的首选用药。它的作用机制包括对化学因子的调控、前列腺素的合成和中性粒细胞及内皮细胞黏附分子的抑制作用,而这些黏附分子参与了关节炎症的发生和发展。该药常规剂量为成人每次 0.5 mg,每小时 1 次;或每次 1 mg,每 2 小时 1 次,直至关节疼痛缓解或出现恶心、呕吐、腹泻等胃肠道不良反应时停药。达到治疗量一般为 3~5 mg,48 小时内剂量不得超过 7 mg。通常用药后 6~12 小时内可使症状减轻,约 80% 的患者在 24~48 小时内症状可完全缓解。该药对胃肠道有刺激作用。有肾功能减退者,24 小时总剂量应控制在 3 mg 以内。该药可静脉应用,但如果静脉注射时药物外漏,可引起组织坏死。除了胃肠道的不良反应以外,部分患者使用秋水仙碱治疗后,可发生骨髓抑制、肝功能损害、脱发、精神抑郁、上行性麻痹、呼吸抑制等。因此,有骨髓抑制及肝肾功能损害者使用该药时,剂量应减半,并密切观察不良反应的情况。秋水仙碱的不良反应与药物的剂量有关,口服较静脉注射安全性高。极少数患者使用秋水仙碱后,可发生急性心力衰竭和严重的室性心律失常而导致死亡。反复应用秋水仙碱控制痛风或家族型地中海热症状后,可抑制成骨细胞矿化功能,导致骨矿化不良和骨折不愈合,有时还可引起异位骨化。老年,尤其是高龄老年患者的资料缺乏,尤其需要注意老年患者应用该药的毒副作用,谨慎地给予成人剂量的一半或更小剂量。

(2)非甾体抗感染药(nonsteroidal anti-inflammatory drug,NSAID):无并发症的急性痛风性关节炎发作可首选非甾体抗感染药物,特别是不能耐受秋水仙碱的患者尤为适用。非甾体类抗感染剂与秋水仙碱合用,可增强止痛效果。此类药物应在餐后服用,以减轻药物对胃肠道的刺激。常用的药物包括吲哚美辛,开始时剂量为 50 mg,每 6 小时 1 次。症状减轻后逐渐减为 25 mg,每天 2～3 次;或布洛芬,0.2～0.4 g,每天 2～3 次,通常可使症状 2～3 天内得到控制。老年患者酌情减量。

(3)糖皮质激素:一般使用秋水仙碱或非甾体消炎镇痛药物治疗急性痛风性关节炎均有效,不必全身性应用促肾上腺皮质激素(ACTH)或糖皮质激素。尽管糖皮质激素对急性关节炎发作具有迅速的缓解作用,但停药后症状容易复发,且长期服用易致糖尿病、高血压病等并发症,故不宜长期应用。仅适用于少数急性痛风反复发作十分严重的患者,对于秋水仙碱、非甾体抗炎药治疗无效或有禁忌证者可考虑短期使用。糖皮质激素具有很强的抗炎作用,对各种因素(包括细菌性、化学性、机械性和过敏性等)所引起的炎症反应,均有明显抑制作用。一般用泼尼松 10 mg,每天 3 次。或地塞米松 10～20 mg 静脉滴注,应用3～5 天症状缓解后逐渐减量至停药,以免症状复发。减量应慢,以免出现"反跳"现象。严重的精神病和癫痫、溃疡病、骨折、创伤修复期、角膜溃疡、肾上腺皮质功能亢进症、严重的高血压、糖尿病、孕妇、水痘、真菌感染等患者禁用。

(4)其他药物:少数关节疼痛剧烈者,可口服可待因或肌内注射哌替啶。降低血尿酸的药物在用药早期可使进入血液中的尿酸增多,有诱发急性关节炎的可能,故在痛风急性期不宜使用。

3.慢性期的治疗

间歇期及无症状高尿酸血症的治疗,目的是使血尿酸维持在正常范围内,以预防急性关节炎的发作,防止痛风结节及泌尿系统结石发生与发展,使病情长期稳定。因此,降低血尿酸药物为本期治疗的主要用药,治疗目标为血尿酸水平维持在 360 μmol/L(6 mg/dL)以下。应用降低血尿酸药物的适应证包括:①经饮食控制后血尿酸仍超过 416 μmol/L(7 mg/dL)者;②每年急性发作在 2 次以上者;③有痛风石或尿酸盐沉积的 X 线证据者;④有肾石病或肾功能损害者。

降低血尿酸的药物主要包括抑制尿酸合成与促进尿酸排泄两大类,通常根据患者的肾功能及 24 小时尿酸排泄量的情况进行药物选择。对肾功能正常、24 小时尿尿酸排泄量<3.75 mmol者,可选用促进尿酸排泄的药物;如果患者的肾功能减退、24 小时尿尿酸排泄量>3.75 mmol,则应用抑制尿酸合成的药物。

(1)抑制尿酸合成药物,分别进行以下内容叙述。

别嘌醇:为黄嘌呤氧化酶的抑制剂,可控制高尿酸血症。适用于:①原发性和继发性高尿酸血症,尤其是尿酸生成过多引起的高尿酸血症;②反复发作或慢性痛风者;③痛风石;④尿酸性肾结石和/或尿酸性肾病;⑤伴有肾功能不全的高尿酸血症。该药主要通过抑制黄嘌呤氧化酶,使次黄嘌呤和黄嘌呤不能转换为尿酸。药物进入体内后,一方面被逐渐氧化,生成易溶于水的异黄嘌呤,随尿液排出;另一方面在有 PRPP 存在的情况下,可转变成相应的核苷酸,使 PRPP 的消耗增加,并可抑制PRPPAT,使尿酸的合成进一步减少。因而可迅速降低血尿酸浓度,抑制痛风石及尿酸性结石的形成。别嘌醇与促进尿酸排泄药物合用可加快血尿酸降低的速度,并动员沉积在组织中的尿酸盐,使痛风石溶解。

成人常用剂量为 100 mg,每天 2～4 次。每周可递增 50～100 mg,至每天 200～300 mg,分 2～3 次服用。每 2 周检测血和尿尿酸水平,如已经达到正常水平,则不再增量,如仍高可再递增。但最大量一般不大于每天 600 mg。

该药不良反应患病率为 5%～20%,其中约有半数需要停药,停药后一般均能恢复正常。少数患者有发热、过敏性皮疹、腹痛、腹泻、白细胞和血小板数较少等症状。通常不良反应多见于有肾功能不全者,因此伴有肾功能损害的患者,使用时剂量应酌情减少。

尽管别嘌醇排泄并不会随年龄增长而逐渐减少,但其活性代谢产物氧嘌醇的排泄量与年龄呈负相关,因而老年患者用药后更容易发生不良反应,应严密观察并酌减剂量。

非布司他:一种选择性的黄嘌呤氧化酶抑制剂,较别嘌醇降低血尿酸的作用更显著。每天 1 次,常用剂量为 10～100 mg/d,最大剂量为 240 mg/d。该药的主要不良反应包括腹泻、恶心、呕吐等消化道反应,也有关于该药能增加心血管事件发生的不良反应的报道。此外,该药慎用于肾功能不全的患者,老年患者资料缺乏。

(2)促进尿酸排泄药物:此类药物主要通过抑制肾小管对尿酸的重吸收,增加尿尿酸排泄而降低血尿酸。适用于肾功能正常、每天尿尿酸排泄不多的患者。对于 24 小时尿尿酸排泄 >3.57 mmol(60 mg)或已有尿酸性结石形成者,有可能造成尿路阻塞或促进尿酸性结石的形成,故不宜使用。为避免用药后因尿中的尿酸排泄急剧增多而引起肾脏损害及肾石病,用药时应注意从小剂量开始。在使用排尿酸药物治疗时,应每天服用碳酸氢钠以碱化尿液;并注意多饮水,以利于尿酸的排出。

丙磺舒:初始剂量为 0.25 g,2 次/天。服用 1 周后增至 0.5 g,每天 2 次。最大剂量不应超过 2 g/d。

磺吡酮:该药不良反应较少,一般初始剂量为 50 mg,每天 2 次。后逐渐增至 100 mg,每天 3 次,最大剂量为 600 mg/d。

苯溴马隆:具有较强的利尿酸作用。常用剂量为 25～100 mg,每天 1 次。上述药物在老年患者中应用均应酌情减少剂量。

4.其他治疗

伴有肥胖、高血压、冠心病、尿路感染、肾衰竭等的患者,需进行相应治疗。关节活动有障碍者,可适当进行理疗。有关节畸形者可通过手术矫形。

如果用一般药物控制血尿酸的效果不理想,尤其对于伴有血脂异常和高血压病的患者,可使用血管紧张素Ⅱ受体拮抗剂、非诺贝特或阿托伐他汀治疗,有助于降低血尿酸水平,其作用机制可能与促进肾小管对尿酸排泌的作用有关。

(三)继发性痛风的治疗

继发性高尿酸血症及痛风的治疗最关键的是积极治疗原发病,因为原发病往往比痛风更严重、预后更差。一般的治疗原则:①积极治疗原发病;②在治疗原发病同时,仔细分析、比较后选择药物和治疗手段;③尽快控制急性痛风性关节炎的发作;④一般首选抑制尿酸合成的药物;⑤一般不提倡使用促尿酸排泄药物;⑥肾移植术后高尿酸血症在较长时间内可以无任何症状,但不能忽视对痛风和尿路结石的预防及对血尿酸的控制;⑦控制饮食,限制嘌呤摄入和忌酒;⑧多饮水和服用碳酸氢钠等,积极稀释和碱化尿液;⑨注意生活习惯,避免饥饿、劳累、感染和其他刺激；⑩积极治疗原发性高血压、糖尿病、肥胖症等并发症，减少高胰岛素血症的影响。老年患者更应关注治疗的有效性及肝肾功能变化、药物可能的毒副作用。

（赵振华）

第二节 骨质疏松症

骨质疏松症是一种以骨量低下、骨微结构破坏、导致骨脆性增加、易发生骨折为特征的全身性骨病。2001 年美国国立卫生研究院提出骨质疏松症是以骨强度下降、骨折风险性增加为特征的骨骼系统疾病，骨强度反映了骨骼两个主要方面特征的总和，即骨密度和骨质量。该病可发生于不同性别和任何年龄，但多见于绝经后妇女和老年男性。骨质疏松症分为原发性和继发性两大类。原发性骨质疏松症包括绝经后骨质疏松症、老年性骨质疏松症和特发性骨质疏松症 3 种。绝经后骨质疏松症一般发生在妇女绝经后 5～10 年；老年性骨质疏松症一般指老人 70 岁后发生的骨质疏松症；而特发性骨质疏松症主要发生在青少年，病因尚不明。继发性骨质疏松症指由任何影响骨代谢的疾病或药物所致的骨质疏松症。

随着我国老年人口的增加，骨质疏松症发病率处于上升趋势，在我国乃至全球都是一个值得关注的健康问题。截至 2012 年年底，我国老年人口数量达到 1.94 亿，是世界上老年人口绝对数量最多的国家。近年来，我国髋部骨折的发生率有明显上升趋势，预计未来几十年中国人髋部骨折率还会明显增长。但也有研究认为，随着生活水平提高、钙剂和维生素 D 补充、抗骨质疏松症药物广泛应用等，髋部骨折率的增长趋势可能逐渐平缓。骨质疏松症的严重后果是发生骨质疏松性骨折（脆性骨折），危害很大，导致病残率和死亡率的增加。如发生髋部骨折后 1 年之内，死于各种合并症者达 20％，而存活者中约 50％致残，生活不能自理，生命质量明显下降。而且骨质疏松症及骨质疏松性骨折的治疗和护理，需要投入巨大的人力和物力，费用高昂，造成沉重的家庭、社会和经济负担。

一、病因与危险因素

（一）老龄

绝大多数骨质疏松症源自与年龄相关的骨量丢失。人体骨骼的骨量在 30～40 岁达到顶峰。决定骨量峰值的因素包括性别、种族、遗传、营养及体力活动状态等。男性的骨量明显高于女性，黑人骨量高于白人或亚洲人。就某一特定人种群体而言，遗传同样也是决定峰值骨量的一个重要因素。例如，在白人女性中超过一半的峰值骨量变异是由遗传因素决定的。在骨骼生长的高峰阶段钙的摄入是非常重要的。例如，在孪生子研究中发现，青春期补充钙者能显著增加骨量。

人体骨骼在 40 岁以后表现为缓慢的、年龄依赖性的骨量丢失。这种骨量丢失在男性和女性均以相似的速率发展，骨皮质和骨小梁丢失也是相似的，一生中大约各丢失 25％。随着年龄增加，骨量丢失到一定程度后就会大大增加骨折的风险，特别是那些未达到理想峰值骨量的个体更是如此。年龄相关的骨量丢失在不同人种中大致相似。

此外，老龄是骨折风险增加的独立因素。研究表明，同样骨密度但年龄增加 20 岁时，骨折风险增加 4 倍。同时肌肉力量下降也是骨折风险增加的另一原因。

(二)性激素缺乏

绝经后骨量的快速丢失使得女性骨质疏松性骨折的危险性大大高于男性,卵巢早衰则使其危险性更为增高。绝经后 5 年内会有一个显著加速的骨量丢失阶段,每年骨量可丢失 2%～5%,有研究发现从绝经后到 75 岁,女性约丢失全部骨量的 22%。绝经后骨量丢失是不成比例的,骨小梁丢失约 25%,骨皮质丢失约 10%,骨小梁骨质丢失更为明显可以解释女性脊椎骨折比髋部骨折出现更早,因为椎体骨主要由松质骨组成。

性腺功能减退的男性也存在着骨丢失问题,睾酮的替代治疗是有益的。传统观念认为就骨而言,睾酮在男性中的作用与雌激素在女性中的作用同样重要。然而,在罕见的雌激素作用缺陷的男性病例中会出现骨骺闭合延迟、骨量峰值的显著降低等表现。雌激素作用减弱是由雌激素合成最后阶段中芳香化酶的缺乏或雌激素受体的缺陷导致。这表明即使睾酮水平正常的男性,雌激素对于软骨和骨骼的发育也是非常重要的。这也提示性腺衰竭对骨的影响是多因素作用的结果。而近期更有研究表明,对于男性骨质疏松症而言,雌激素作用的缺陷较睾酮水平降低更为重要。

(三)遗传因素

骨质疏松症以白人尤其是北欧人种多见,其次为亚洲人,而黑人少见。骨密度为诊断骨质疏松症的重要指标,骨密度值主要取决于遗传因素,其次受环境因素的影响。有报道青年双卵孪生子之间的骨密度差异是单卵孪生子之间差异的 4 倍;而在成年双卵孪生子之间骨密度差异是单卵孪生子的 19 倍。在绝经前女性中,具有绝经后腰椎和髋部骨折家族史者与无此家族史的同龄女性相比,前者腰椎、股骨颈部位的骨密度更低。有研究指出,骨密度与维生素 D 受体基因型的多态性密切相关。维生素 D 受体基因型可以预测骨密度的差异,可占整个遗传影响的 75%,经过对各种环境因素调整后,bb 基因型者的骨密度可较 BB 基因型高 15% 左右;在椎体骨折的发生率方面,bb 基因型者可较 BB 型晚 10 年左右,而 bb 基因型者髋部骨折的发生率仅为 BB 型者的 1/4。维生素 D 受体基因多态性对骨密度影响的研究结果在各人种和各国家间存在很大的差异,最终结果仍有待进一步深入研究。截至目前,全基因组关联研究已发现大约 80 个基因位点可能影响骨密度水平,而其中绝大部分基因可能影响了 Wnt 通路或 RANK/RANGKL/OPG 信号转导通路。

(四)营养因素

已经发现青少年时钙的摄入与成年时的骨量峰值直接相关。钙的缺乏导致甲状旁腺激素(PTH)分泌和骨吸收增加,低钙饮食者易发生骨质疏松症。维生素 D 缺乏导致骨基质的矿化受损,可出现骨软化症。长期蛋白质缺乏造成骨基质蛋白合成不足,导致新骨生成落后,如同时有钙缺乏,骨质疏松症则出现更早。维生素 C 在骨基质羟脯氨酸合成中是不可缺少的,能保持骨基质的正常生长和维持骨细胞产生足量的碱性磷酸酶,如缺乏维生素 C 则可使骨基质合成减少。

(五)废用因素

肌肉对骨组织产生机械力的影响,肌肉发达者骨骼强壮,骨密度值较高。老年人活动减少,使肌肉强度减弱、机械刺激降低、骨量减少,同时肌肉强度的减弱和协调障碍使老年人较易跌倒,伴有骨量减少时则易发生骨折。研究表明 50 岁以后,肌肉强度每 10 年可下降 10%～20%。老年人患有脑卒中等疾病后长期卧床制动,因废用因素导致骨量丢失,容易出现骨质疏松症。

(六)药物及疾病

抗惊厥药,如苯妥英钠、苯巴比妥及卡马西平,可引起维生素 D 缺乏及肠道钙的吸收障碍,导致继发性甲状旁腺功能亢进症。过度使用包括铝制剂在内的制酸剂,能抑制磷酸盐的吸收及导致骨矿物质的分解。糖皮质激素能直接抑制骨形成,降低肠道对钙的吸收,增加肾脏对钙的排泄,引起继发性甲状旁腺功能亢进症,短期大量糖皮质激素应用可刺激破骨细胞活性,糖皮质激素还可抑制性腺轴及生长激素-胰岛素样生长因子-1 轴的功能。长期使用肝素会出现骨质疏松症,具体机制未明。化疗药,如环孢素 A,已证明能增加啮齿类动物的骨转换。长期应用质子泵抑制剂可能通过影响肠道钙的吸收引起或加重骨质疏松症。

肿瘤细胞,尤其是多发性骨髓瘤的肿瘤细胞产生的细胞因子能激活破骨细胞,儿童或青少年的白血病和淋巴瘤导致的骨质破坏常是局灶性的。胃肠道疾病,如炎性肠病导致吸收不良和进食障碍;神经性厌食症导致快速的体重下降及营养不良,并可引起闭经,均与骨质疏松症发病有关。珠蛋白生成障碍性贫血,可出现骨髓过度增生及骨小梁连接处变薄,这类患者中还会出现继发性性腺功能减退症。

(七)其他因素

酗酒对骨有直接毒性作用,与骨的更新减慢和骨小梁体积减小有关。有研究证实,长期酗酒能增加男性和女性髋部骨折的危险性。吸烟对于男性和女性骨密度和骨质丢失速率均有不良影响。吸烟的女性对外源性雌激素的代谢明显快于不吸烟的女性,另外还能造成体重下降并致提前绝经。过量咖啡因的摄入与骨量的减少有关,咖啡因的摄入能增加与骨密度无关的髋部骨折风险。

二、病理生理

以下三方面因素可以导致骨骼脆性增加:在生长期没有达到理想的骨量和骨强度;过度的骨吸收导致骨量减少及骨微结构破坏;骨重建过程中,骨形成不足以代偿过度的骨吸收。

为了维持健康骨骼,骨重建过程不断地将陈旧的骨骼去除,并以新的骨骼替代。骨重建过程是成人骨骼中骨细胞的主要活动,骨重建可以发生在不规则的小梁骨表面的吸收陷窝,也可以发生在相对规则的皮质骨的哈弗氏系统。该过程始于多能干细胞活化为破骨细胞,而这需要与成骨细胞的相互作用才能完成。由于骨重建过程中的骨吸收和逆转阶段非常短暂,而需要成骨细胞完成修复的阶段较长,因此,任何骨重建的加快均会导致骨丢失增加。而且大量未经修复替代的吸收陷窝和哈弗氏管会使骨骼更加脆弱,过度的骨吸收还会导致小梁骨正常结构的彻底丧失。因此,骨吸收增加会通过多种途径导致骨骼变得脆弱。然而,骨吸收增加并不一定导致骨量丢失,比如,骨骼在青春期加速生长期的改变。因此,骨重建过程中骨形成不足以代偿骨吸收才是骨质疏松病理生理过程的关键因素。

老年人的骨量等于青年时(30～40 岁)时峰值骨量减去其后的骨量丢失。绝经和老龄会导致骨转换加快及骨量的丢失,从而导致骨折风险增加,而其他与老龄相关的功能下降将进一步放大骨折的风险。当脆弱的骨骼负荷过度时,跌倒或进行某些日常活动时即可能发生骨折。

三、临床表现

许多骨质疏松症患者早期常无明显的症状,往往在骨折发生后经 X 线或骨密度检查时才发现已有骨质疏松症。骨质疏松症典型的临床表现包括疼痛、脊柱变形和发生脆性骨折。

(一)疼痛

患者可有腰背疼痛或周身骨骼疼痛,负荷增加时疼痛加重或活动受限,严重时翻身、起坐及行走有困难。发生骨折的部位可有明显的疼痛和活动障碍。

(二)脊柱变形、身高变矮

骨质疏松症严重者可有身高缩短、脊柱后突或侧弯畸形和伸展受限。胸椎压缩性骨折会导致胸廓畸形,影响心肺功能;腰椎骨折可能会改变腹部解剖结构,导致便秘、腹痛、腹胀、食欲减低等胃肠道症状。

(三)骨折

脆性骨折是指低能量或者非暴力骨折,如从站高或者小于站高跌倒或因其他日常活动而发生的骨折。发生脆性骨折的常见部位为胸、腰椎,髋部,桡、尺骨远端和肱骨近端。髋部骨折会导致疼痛及功能丧失,患者的功能往往不能完全恢复,许多患者需要永久性护理。腰椎骨折是最常见的骨质疏松症相关性骨折,也会导致疼痛及功能丧失,但症状相对较轻,其中 2/3 以上的患者可以无相关临床表现,通常通过常规影像学检查而发现,腰椎骨折常常反复发作,后果一般与骨折的次数相关。患者发生过一次脆性骨折后,再次发生骨折的风险明显增加。

四、实验室检查

(一)常规检查

血、尿常规,肝肾功能,钙、磷、碱性磷酸酶、血清蛋白电泳等。影像学检查包括骨骼 X 线片。酌情检查项目血沉、性腺激素、25(OH)D、甲状旁腺激素、尿钙和磷、甲状腺功能、皮质醇、血气分析、血尿轻链、肿瘤标志物、甚至放射性核素骨扫描、骨髓穿刺或骨活检等检查。

(二)骨转换生化标志物

骨转换生化标志物分为骨形成标志物和骨吸收标志物,前者代表成骨细胞活动及骨形成时的代谢产物,后者代表破骨细胞活动及骨吸收时的代谢产物,特别是骨基质降解产物。在正常人不同年龄段,以及各种代谢性骨病时,骨转换标志物在血循环或尿液中的水平会发生不同程度的变化,代表了全身骨骼的动态状况。

五、诊断与鉴别诊断

临床上诊断骨质疏松症应包括确定骨质疏松症;排除其他影响骨代谢的疾病或药物两方面。

(一)骨质疏松症的诊断

各个国家和专业学会对于骨质疏松症的诊断均基于发生脆性骨折和/或骨密度低下。

(1)脆性骨折是骨强度下降的明确体现,也是骨质疏松症的最终结果及合并症。发生了脆性骨折临床上即可诊断骨质疏松症。

(2)基于骨密度结果的诊断标准,骨质疏松性骨折的发生与骨强度下降有关,而骨强度是由骨密度和骨质量所决定。骨密度约反映骨强度的 70%,若骨密度低同时伴有其他危险因素会增加骨折的危险性。因目前尚缺乏较为理想的骨强度直接测量或评估的方法,临床上仍采用骨密度(BMD)测量作为诊断骨质疏松症、预测骨质疏松性骨折风险、监测自然病程及评价药物干预疗效的最佳定量指标。骨密度是指单位体积(体积密度)或者是单位面积(面积密度)的骨量,能够通过无创技术对活体进行测量。骨密度及骨测量的方法也较多,不同方法在骨质疏松症的诊断、疗效的监测及骨折危险性的评估作用也有所不同。

双能 X 线吸收测定法(DXA)是目前国际学术界公认的诊断骨质疏松症的金标准,可对髋部、腰椎及全身的骨密度进行测定。定量计算机断层照相术(QCT)可以对单位体积的骨密度进行测定,是骨质疏松症科研工作中的重要工具,但在临床工作中的应用远远不如 DXA 普遍。

基于 DXA 测定的骨质疏松症诊断标准采用世界卫生组织(WHO)推荐的诊断标准:骨密度值低于同性别、同种族正常成人的骨峰值不足 1 个标准差属正常;降低 1.0～2.5 个标准差为骨量低下(骨量减少);降低程度≥2.5 个标准差为骨质疏松症;骨密度降低程度符合骨质疏松症诊断标准同时伴有一处或多处骨折时为严重骨质疏松症。骨密度通常用 T-Score(T 值)表示,T 值＝(测定值－骨峰值)/正常成人骨密度标准差。

目前上述诊断标准主要用于绝经后女性及年龄大于 50 岁的男性。对于儿童、绝经前妇女及＜50 岁的男性,其骨密度水平建议用 Z 值表示,Z 值＝(测定值－同龄人骨密度均值)/同龄人骨密度标准差。国际临床骨密度学会(ISCD)推荐 Z 值＜－2.0 时则考虑骨密度水平降低,需进一步明确其可能病因。

(二)骨质疏松症的鉴别诊断

低骨量或骨痛、骨折等症状不仅见于骨质疏松症,还可见于佝偻病/骨软化症等其他代谢性骨病,需要通过相关检查进行鉴别。骨质疏松症也可由多种病因所致。在诊断原发性骨质疏松症之前,一定要重视排除其他影响骨代谢的疾病或药物(即继发性骨质疏松症),以免发生漏诊或误诊。需要鉴别的疾病包括以下几种。

(1)内分泌疾病:皮质醇增多症、性腺功能低减、甲状旁腺功能亢进症、甲状腺功能亢进症、1 型糖尿病等。

(2)风湿性疾病:类风湿性关节炎、系统性红斑狼疮、强直性脊柱炎、血清阴性脊柱关节病等。

(3)恶性肿瘤和血液系统疾病:多发性骨髓瘤、白血病、肿瘤骨转移等。

(4)药物长期超生理剂量:糖皮质激素、甲状腺激素过量,抗癫痫药物,锂、铝中毒,细胞毒或免疫抑制剂(环孢 A、他克莫司),肝素,引起性腺功能低下的药物(芳香化酶抑制剂、促性腺激素释放激素类似物),质子泵抑制剂等。

(5)胃肠疾病、慢性肝病(尤其是原发性胆汁性肝硬化)、炎性肠病(尤其是克罗恩病)、胃大部切除术、胃肠吸收不良性疾病等。

(6)肾脏疾病:各种病因导致肾功能不全或衰竭。

(7)遗传性疾病:成骨不全、马凡氏综合征、血色病、高胱氨酸尿症、卟啉病等。

(8)其他:任何原因维生素 D 不足,酗酒,神经性厌食,营养不良,长期卧床,妊娠及哺乳,慢性阻塞性肺疾病,脑血管意外,器官移植,淀粉样变,多发性硬化,获得性免疫缺陷综合征等。

六、治疗

骨质疏松症的预防和治疗策略较完整的内容包括基础措施、药物干预及康复治疗。

(一)基础措施

1.调整生活方式

(1)富含钙、低盐和适量蛋白质的均衡膳食:在老年人中普遍存在饮食中的钙、维生素 D 和蛋白质的不足。充足的蛋白质摄入对于维持肌肉骨骼系统是必要的,同时可减少骨折后并发症的发生。但也有研究表明高蛋白质摄入可能增加骨吸收及影响肠钙吸收。

(2)适量负重的体育锻炼和康复治疗:制动是导致骨量丢失的重要因素,在床上制动一周的患者所丢失的骨量可能是非制动患者一年所丢失的骨量。而前瞻性队列研究表明,适量活动可降低老年女性髋部骨折发生率;而一项总结了 10 项研究的 Meta 分析表明,与对照组相比,适量活动可降低老年人总体骨折发生率。而目前尚无相关研究表明高强度运动对于升高骨密度或减少骨折发生风险有益处。

(3)避免嗜烟、酗酒、慎用影响骨代谢的药物:有研究显示戒烟的老年女性髋部骨折风险可降低 40%。而对于绝经后女性患者,吸烟可能减少激素替代治疗所带来的益处。

(4)90%的髋部骨折与跌倒相关,因此应采取防止跌倒的各种措施。

(5)加强自身和环境的保护措施(包括各种关节保护器)等。

2.骨健康基本补充剂

(1)钙剂:我国营养学会建议,成人每天元素钙摄入推荐量 800 mg 是获得理想骨峰值、维护骨骼健康的适宜剂量,绝经后妇女和老年人每天元素钙摄入推荐量为 1 000 mg,如果饮食中钙供给不足可选用钙剂补充。目前的膳食营养调查显示我国老年人平均每天饮食钙约 400 mg,故平均每天应补充元素钙 500～600 mg。钙摄入可减缓骨量的丢失,改善骨矿化。用于治疗骨质疏松症时,应与其他药物联合使用。单纯补钙并不能替代其他抗骨质疏松症药物治疗。钙剂选择要考虑其安全性和有效性,高钙血症时应该避免使用钙剂。此外,应注意避免超大剂量补充钙剂可能增加肾结石和心血管疾病的风险。

(2)维生素 D:促进钙的吸收,对骨骼健康、保持肌力、改善身体稳定性、降低骨折风险有益。维生素 D 缺乏可导致继发性甲状旁腺功能亢进症,增加骨吸收,从而引起或加重骨质疏松症。成年人推荐剂量为普通维生素 D 200 U(5 μg)/d,老年人因缺乏日照及摄入和吸收障碍常有维生素 D 缺乏,故推荐剂量为 400～800 U(10～20 μg)/d。维生素 D 用于治疗骨质疏松症时,剂量可为 800～1 200 U/d,还可与其他药物联合使用。可通过检测血清 25(OH)D 浓度了解患者维生素 D 的营养状态,适当补充维生素 D。国际骨质疏松基金会建议保持老年人血清 25(OH)D 水平≥30 ng/mL(75 nmol/L)以降低跌倒和骨折风险。此外,临床应用维生素 D 制剂时应注意个体差异和安全性,定期监测血钙和尿钙,酌情调整剂量。

(二)药物治疗

抗骨质疏松症药物有多种,其主要作用机制也有所不同。有的以抑制骨吸收为主,有的以促进骨形成为主,也有一些具有多重作用机制的药物。临床上抗骨质疏松症药物的疗效判断应当包括是否能提高骨量和骨质量,最终降低骨折风险。目前国内已批准上市的抗骨质疏松症药物如下。

1.双膦酸盐类

双膦酸盐是焦膦酸盐的稳定类似物,其特征为含有 P-C-P 基团。双膦酸盐与骨骼羟磷灰石有高亲和力的结合,特异性结合到骨转换活跃的骨表面上抑制破骨细胞的功能,促进破骨细胞凋亡,从而抑制骨吸收。不同双膦酸盐抑制骨吸收的效力差别很大,因此临床上不同双膦酸盐药物使用的剂量及用法也有所差异。

(1)阿仑膦酸钠:中国 SFDA 批准用于治疗绝经后骨质疏松症和糖皮质激素诱发的骨质疏松症。有些国家也批准治疗男性骨质疏松症。临床研究证明其能够增加骨质疏松症患者腰椎和髋部骨密度、降低发生椎体及非椎体骨折的风险。用法为口服片剂:70 mg,每周 1 次或 10 mg,每天 1 次;阿仑膦酸钠 70 mg+维生素 D 32 800 U 的复合片剂,每周一次。建议空腹服药,用

200～300 mL 白开水送服,服药后 30 分钟内不要平卧,应保持直立体位。另外,在此期间也应避免进食牛奶、果汁等饮料及任何食品和药品。胃及十二指肠溃疡、返流性食道炎者慎用。

(2)依替膦酸钠:中国 SFDA 批准用于治疗原发性骨质疏松症、绝经后骨质疏松症和药物引起的骨质疏松症。临床研究证明其能够增加骨质疏松症患者腰椎和髋部骨密度、降低椎体骨折风险。用法为口服片剂,每次 0.2 g,一天 2 次,两餐间服用。本品需间歇、周期服药,服药两周后需停药十周,然后重新开始第二周期,停药期间可补充钙剂及维生素 D_3。服药二小时内,避免食用高钙食品(如牛奶或奶制品)及含矿物质的营养补充剂或抗酸药。肾功能损害者、孕妇及哺乳期妇女慎用。

(3)伊班膦酸钠:中国 SFDA 批准用于治疗绝经后骨质疏松症。临床研究证明其能够增加骨质疏松症患者腰椎和髋部骨密度、降低发生椎体及非椎体骨折的风险。该药为静脉注射剂,每3 个月一次间断静脉输注伊班膦酸钠 2 mg,入 250 mL 生理盐水,静脉滴注 2 小时以上。肌酐清除率每分钟<35 mL 的患者不能使用。

(4)利塞膦酸钠:国内已被 SFDA 批准治疗绝经后骨质疏松症和糖皮质激素诱发的骨质疏松症,有些国家也批准治疗男性骨质疏松症。临床研究证明其能够增加骨质疏松症患者腰椎和髋部骨密度、降低发生椎体及非椎体骨折的风险。用法为口服片剂 5 mg,每天 1 次;或口服片剂35 mg,每周 1 次。服法同阿仑膦酸钠。胃及十二指肠溃疡、返流性食道炎者慎用。

(5)唑来膦酸:中国已被 SFDA 批准治疗绝经后骨质疏松症。临床研究证明增加骨质疏松症患者腰椎和髋部骨密度、降低发生椎体及非椎体骨折的风险。唑来膦酸静脉注射剂 5 mg,静脉滴注至少 15 分钟以上,每年 1 次。肌酐清除率每分钟<35 mL 的患者不能使用。

长期应用双膦酸盐的罕见不良反应包括颌骨坏死、不典型骨折等,需要在临床应用中给予关注。

2.降钙素类

降钙素是一种钙调节激素,能抑制破骨细胞的生物活性和减少破骨细胞的数量,从而阻止骨量丢失并增加骨量。降钙素类药物的另一突出特点是能明显缓解骨痛,对骨质疏松性骨折或骨骼变形所致的慢性疼痛及骨肿瘤等疾病引起的骨痛均有效,因而更适合有疼痛症状的骨质疏松症患者。目前应用于临床的降钙素类制剂有两种:鲑鱼降钙素和鳗鱼降钙素类似物,临床研究证实均可增加骨质疏松症患者腰椎和髋部骨密度,SFDA 均批准用于治疗绝经后骨质疏松症,两者的使用剂量和用法有所差异。

(1)鲑鱼降钙素:有鼻喷剂和注射剂 2 种。鲑鱼降钙素鼻喷剂应用剂量为每天 200 U;鲑鱼降钙素注射剂一般应用剂量为每次 50 U,皮下或肌内注射,根据病情每周 2～7 次。随机双盲对照临床试验显示每天 200 U 鲑鱼降钙素鼻喷剂降低发生椎体及非椎体骨折的风险。

(2)鳗鱼降钙素:为注射制剂,用量为每周 20 U,肌内注射。此类药物不良反应包括少数患者有面部潮红、恶心等不良反应,偶有过敏现象,可按照药品说明书的要求确定是否做过敏试验。此外,降钙素使用中需警惕肿瘤发生风险。

3.狄诺塞麦

RANKL 是破骨细胞活化的必要因素,当 RANKL 与其受体结合时会刺激破骨细胞生成增加。狄诺塞麦是 RANKL 的单克隆抗体,可降低破骨细胞生成。研究表明,该类药物可增加骨密度水平,降低绝经后妇女骨折发生率。

4.雌激素类

雌激素类药物能抑制骨转换,阻止骨丢失。临床研究已证明激素疗法(HT),包括雌激素补充疗法(ET)和雌、孕激素补充疗法(EPT)能阻止骨丢失,降低骨质疏松性椎体、非椎体骨折的发生风险,是防治绝经后骨质疏松症的有效措施。在各国指南中均被明确列入预防和治疗绝经妇女骨质疏松症药物。有口服、经皮和阴道用药多种制剂。药物有结合雌激素、雌二醇、替勃龙等。激素治疗的方案、剂量、制剂选择及治疗期限等应根据患者情况个体化选择。其适应证为60岁以前的围绝经和绝经后妇女,特别是有绝经期症状(如潮热、出汗等)及有泌尿生殖道萎缩症状的妇女,以及无法耐受其他抗骨质疏松症药物者。禁忌证包括雌激素依赖性肿瘤(乳腺癌、子宫内膜癌)、血栓性疾病、不明原因阴道出血及活动性肝病和结缔组织病为绝对禁忌证。子宫肌瘤、子宫内膜异位症、有乳腺癌家族史、胆囊疾病和垂体催乳素瘤者慎用。需注意严格掌握实施激素治疗的适应证和禁忌证,绝经早期开始用(60岁以前),使用最低有效剂量,规范进行定期(每年)安全性检测,重点是乳腺和子宫。

5.甲状旁腺激素

甲状旁腺激素(PTH)是当前促进骨形成药物的代表性药物,小剂量 rhPTH(1-34)有促进骨形成的作用。国内已批准治疗绝经后严重骨质疏松症。临床试验表明 rhPTH(1-34)能有效地治疗绝经后严重骨质疏松症,提高骨密度,降低椎体和非椎体骨折发生的危险。用法为 20 μg/d,皮下注射。用药期间应监测血钙水平,防止高钙血症的发生。治疗时间不宜超过 2 年。有动物研究报告,rhPTH(1-34)可能增加成骨肉瘤的风险,因此对于合并骨骼疾病放射治疗史、肿瘤骨转移及合并高钙血症的患者,应避免使用。

6.选择性雌激素受体调节剂类

选择性雌激素受体调节剂类(SERMs)不是雌激素,其特点是选择性地作用于雌激素的靶器官,与不同形式的雌激素受体结合后,发生不同的生物效应,在骨骼上与雌激素受体结合,表现出类雌激素的活性,抑制骨吸收,而在乳腺和子宫上则表现为抗雌激素的活性,因而不刺激乳腺和子宫。国内已被 SFDA 批准的适应证为治疗绝经后骨质疏松症。临床试验表明雷洛昔芬可降低骨转换至女性绝经前水平,阻止骨丢失,增加骨密度,降低发生椎体骨折的风险;降低雌激素受体阳性浸润性乳癌的发生率。雷洛昔芬用法为 60 mg,每天 1 片,口服。少数患者服药期间会出现潮热和下肢痉挛症状,潮热症状严重的围绝经期妇女暂时不宜用。国外研究报告该药轻度增加静脉栓塞的危险性,国内尚未发现类似报道。故有静脉栓塞病史及有血栓倾向者如长期卧床和久坐期间禁用。

7.锶盐锶

锶盐锶是人体必需的微量元素之一,参与人体许多生理功能和生化效应。锶的化学结构与钙和镁相似,在正常人体软组织、血液、骨骼和牙齿中存在少量的锶。人工合成的锶盐雷奈酸锶,是新一代抗骨质疏松症药物。国内已被 SFDA 批准治疗绝经后骨质疏松症。体外实验和临床研究均证实雷奈酸锶可同时作用于成骨细胞和破骨细胞,具有抑制骨吸收和促进骨形成的双重作用。临床研究证实雷奈酸锶能显著提高骨密度,改善骨微结构,降低椎体骨折及所有非椎体骨折风险。用法为每天口服 2 g,睡前服用,最好在进食 2 小时之后。不宜与钙和食物同时服用,以免影响药物吸收。不推荐在肌酐清除率<30 mL/min 的重度肾功能损害的患者中使用。具有高静脉血栓(VTE)风险的患者,包括既往有 VTE 病史的患者,应慎用雷奈酸锶;2012 年欧洲药监局已明确规定对合并静脉血栓的患者不可使用雷奈酸锶。2013 年 7 月新增禁忌证:缺血性心

脏病、外周动脉疾病、脑血管疾病、高血压控制不佳者不能使用。此外,部分患者可能出现严重的皮肤反应,包括中毒性表皮坏死性炎等,如出现上述表现,也应立即停药并不再使用。

8.维生素 K_2(四烯甲萘醌)

四烯甲萘醌是维生素 K_2 的一种同型物,是 γ-羧化酶的辅酶,在 γ-羧基谷氨酸的形成过程中起着重要的作用。γ-羧基谷氨酸是骨钙素发挥正常生理功能所必需的。动物试验和临床试验显示四烯甲萘醌可以促进骨形成,并有一定抑制骨吸收的作用。中国已获 SFDA 批准治疗绝经后骨质疏松症,临床研究显示其能够增加骨质疏松症患者的骨量,预防骨折发生的风险。用法为口服 15 mg,一天 3 次,饭后服用(空腹服用时吸收较差,必须饭后服用)。少数患者有胃部不适、腹痛、皮肤瘙痒、水肿和转氨酶暂时性轻度升高。服用华法林者禁忌使用。

七、预后

骨质疏松症的防治需要筛选合适的人群,减少危险因素,规律体力活动,补充钙剂和维生素 D,在次基础上根据个体差异给予个体化治疗,最终达到防止骨折、延缓疾病进展的目的。

(赵振华)

第三节 佝偻病和软骨病

佝偻病和软骨病均属于骨前质矿化障碍性骨疾病。佝偻病是指发生在婴幼儿童,即长骨骨骺尚未闭合的骨骺软骨及骨的矿化都有缺陷,主要累及前者,造成干骺端增宽,影响身体增长;骨软化症是指发生在骨骺生长板已经闭合的成人骨基质矿化障碍。两者病因和发病机制相似,只是在不同年龄显示不同的临床表现。

一、维生素 D 缺乏性佝偻病与软骨病

(一)病因

1.维生素 D 摄入不足

主要有严重营养不良、长期不合理忌食和偏食、婴幼儿与妊娠和哺乳期需要量增加而供给不足、缺乏日照、户外活动不足、单纯牛奶或其他代用品喂养等导致维生素 D 摄入不足。

2.维生素 D 吸收不良

维生素 D 吸收不良见于小肠吸收不良综合征、胃肠切除术后、慢性肝胆疾病、胆瘘、胆管梗阻、慢性胰腺炎或糖尿病所致的慢性腹泻等。

3.维生素 D 合成障碍

肝肾功能不全、日照不足、户外活动减少等引起维生素 D 合成障碍,内源性维生素 D 合成减少。

(二)发病机制和病理

1.维生素 D 缺乏

维生素 D 缺乏可导致肠钙吸收减少,血钙磷降低,钙磷乘积减少,骨基质缺乏矿物质沉积,新骨生成不足。低钙血症刺激 PTH 分泌,作用于骨和肾小管,促进骨吸收并抑制磷的重吸收,

加重骨损害和低磷血症。

2.佝偻病的特征

佝偻病的特征是骨骺矿化不良,类骨质增多和骨畸形。软骨病主要表现为骨质变软,矿物质缺乏,骨变型和骨折。佝偻病和骨软化病病程迁延时可伴继发性甲状旁腺功能亢进,骨骼呈现纤维囊性骨炎的病理变化。

(三)临床表现

1.佝偻病的临床表现

(1)骨骼变化:①颅骨软化见于 3～9 个月婴儿、囟门边缘软、闭合迟、颞枕部乒乓球样软化、方颅(额骨、顶骨及枕骨隆起)、头颅变形。②牙生长发育迟。③肋骨骺端肥大、钝圆隆起、串珠状、胸骨下缘凹沟(赫氏沟)、鸡胸畸形。④长骨干骺端肥大:腕似手镯、爬行时上肢弯曲、下肢"O"形腿,"X"形腿。⑤脊柱弯曲。⑥骨盆前后径短、耻骨狭窄。⑦骨折。

(2)神经精神症状:①不活泼。②食欲减退。③容易激动、脾气不好、睡眠不安、夜间常惊醒吵闹。④多汗,头部出汗尤著。⑤神情呆滞、条件反射建立较慢。

(3)发育不良:智能发育迟缓、行走较晚。

(4)手足搐搦。

(5)营养不良:毛发稀疏、枕秃、肌肉无力、贫血、苍白、腹胀膨大、肝脾大。

(6)抵抗力弱、易有感染。

(7)生化检查:血钙下降或正常,血磷下降,血钙磷乘积明显下降,血 ALP 升高,血 PTH 多升高等。

(8)X 线检查:骨骺骨化中心延迟出现,干骺端边缘模糊不清,呈毛刷状或杯口状改变等有助于佝偻病的诊断。

就疾病发展进程快慢来说,急性佝偻病发展迅速,常见于 6 个月以下婴儿,骨质软化明显,血钙磷明显降低,ALP 显著升高。亚急性佝偻病发生于年龄较大儿童,骨骼以增生为主,症状出现较缓慢。经恰当治疗后,佝偻病进入恢复期,症状、体征与 X 线像所见有恢复。晚发性佝偻病是维生素 D 缺乏所致的骨量减少性疾病,日后影响较高峰值骨量的获得,并与成人期 OP 有密切关系,骨密度检查对晚发性佝偻病有重要诊断价值。复发性佝偻病由于气候与生活环境不利、喂养治疗不当,呈反复发作。

2.软化症临床表现

多见于妊娠、多产妇,体弱多病老年人。患者往往先有腰痛,下肢乏力和疼痛,冬季较明显,夏秋季较轻。如未予治疗,上述症状加重,骨痛持续存在并扩展到骨盆、胸肋以致全身。骨痛的特点是部位不固定,活动后加重,可有骨压痛,但无红肿。坐位起立吃力、上楼困难,重者不能行走,或走路呈"鸭步""企鹅步",蹒跚而两边摆动。伴肌无力、肌萎缩、骨折及假性骨折。软骨病的骨骼 X 线改变有一定的特异性,是本病诊断的重要依据。X 线表现为弥漫性骨质密度减低,骨小梁和骨皮质模糊不清,呈绒毛状。常见骨畸形,下肢长骨弯曲形成髋内翻和膝外翻,髋臼内陷。脊椎椎体上下缘呈半月形凹陷。在耻骨、坐骨、肋骨、股骨上段及尺骨常有假骨折线的形成(Looser 带)。

(四)诊断及鉴别诊断

佝偻病与骨软化症的诊断要根据病史、症状、体征、生化检查和 X 线影像作全面综合考虑。因为任何一种表现或检查结果都无特异性,但综合资料与检查所见可以确诊。对不同原因也应查明。

如本病应与原发性甲状旁腺功能亢进症和骨质疏松鉴别。原发性甲状旁腺功能亢进症血呈高血钙、高尿钙，无手足抽搐发生，有骨吸收的骨 X 线征象。骨质疏松 X 线表现为骨密度减低，皮质变薄但边缘清晰，无绒毛状改变，骨小梁清晰可见，血钙磷水平多在正常范围。

(五)治疗

1.一般治疗

一般治疗包括增加运动，多晒太阳，进食富含维生素(B、D、C)及蛋白质的食物。妊娠期、哺乳期和生长发育期注意加强营养供给，满足机体对蛋白质、矿物质(钙、磷、镁等)和多种维生素的需要。

2.原发病的治疗

治疗能够引起维生素 D 吸收和/或合成障碍的原发病，但须同时注意补充维生素 D。

3.补充维生素 D 治疗

维生素 D_2 和 D_3 制剂对本病的疗效基本相同。

(1)维生素 D_2 片剂，每片 5 000 U，30 000 U/d。

(2)维生素 D_2 注射剂，每支 40 万单位，或维生素 D_3 注射剂，每支 30 万单位。肌内注射，每月 1 支维生素 D_2 或维生素 D_3，1～3 次为 1 个疗程。

(3)鱼肝油制剂，必须注意所用制剂的维生素 D 的浓度，有维生素 A、维生素 D 滴剂、胶丸和注射剂，每天服用维生素 D 为 2 U 左右。

(4)如果维生素 D 缺乏是由于脂肪性腹泻，口服维生素 D 的效果就较差，可用 25-$(OH)D_3$ 20～30 $\mu g/d$ 或 1α,25-$(OH)_2D_3$ 0.15～0.50 $\mu g/d$。或用阿法骨化醇(Alpha D_3)，成人 0.25～0.50 $\mu g/d$，老年人 0.5 $\mu g/d$，体重 20 kg 以上儿童起始量 1 $\mu g/d$，维持量 0.25～1.00 $\mu g/d$。或肌内注射维生素 D_3(胆钙化醇，cholecalciferol)每次 30 万单位，必要时可 2～4 周重复 1 次。因此大剂量维生素 D 可用于佝偻病治疗。一般治疗 1～2 周骨痛减轻，1～2 个月骨痛消失，超过 3 个月见骨质明显修复，6 个月至 1 年可治愈，但已出现的畸形不能消失。

4.补充钙剂

较重患者如有手足抽搐，应先用静脉补充钙剂，继而口服钙剂及用维生素 D 或其生理衍生物治疗以急救。补钙量视病情而定，每天口服元素钙 1.0～1.5 g(元素钙 1.0 g 约相当于葡萄糖酸钙 10.7 g、乳酸钙 7.7 g、氯化钙 3.7 g、碳酸钙 2.5 g)。

5.日光浴或紫外线照射

皮肤中的 7 脱氢胆固醇在日光中紫外线的作用下可转变为维生素 D，可达到补充维生素 D 同样的目的。

6.手术

严重骨骼畸形者，在纠正血生化异常和去除原发病因之后进行手术矫形。

二、维生素 D 依赖性佝偻病

维生素 D 依赖性佝偻病的病因与维生素 D 的遗传性代谢障碍或作用失敏有关，而非维生素 D 供给不足或吸收不良所致。本病有下列几种类型。

(一)维生素 D 依赖性佝偻病 I 型

此病属常染色体隐性遗传，基因定位于 12q14。患者的蜕膜细胞缺乏 1α-羟化酶活性，因而可推论患者肾脏缺乏此酶,不能够将 $25\text{-}(OH)D_3$ 转化为 $1\alpha,25\text{-}(OH)_2D_3$。给予通常的治疗佝偻病的维生素 D 剂量无疗效,给予超常规剂量方有疗效,且需终身治疗,因此此类疾病被称为"假性维生素 D 缺乏症"。

1.临床特征

本病临床表现与维生素 D 缺乏性佝偻病相似,具有下列特征:①出生后 3～6 个月发病。②血钙磷均降低,伴有手足抽搐、肌无力、发育障碍及骨龄延迟。③骨病变与维生素 D 缺乏性佝偻病相同。④部分患者伴氨基酸尿,尿磷可增加。

2.治疗

本病须终身维生素 D 治疗,维生素 D 缺乏性佝偻病维生素 D 治疗量(1 500～5 000 U/d)可有效,而本病则需要更大的维生素 D 的剂量,为上述剂量的 30～40 倍。每个患者的治疗剂量须个体化,其原则是所用的剂量能使血钙上升至正常,症状体征好转,而又不发生高钙血症。故治疗量有一个探索过程。开始时每数天查血钙血磷 1 次,根据血钙磷情况调整剂量。剂量稳定后,每 1～2 个月查血钙血磷,及时调整剂量。但以 $1\alpha(OH)D_3$ 或 $1\alpha,25\text{-}(OH)_2D_3$ 治疗则只需要生理剂量或稍高于生理剂量即可,且更为合理,通常 0.25～3.00 μg/d。除了用维生素 D 或其生理衍生物,还给予适量的钙剂治疗。

(二)维生素 D 依赖性佝偻病Ⅱ型

Brooks 报道一个病例:患者表现为低钙血症、骨软化症、血 $1\alpha,25\text{-}(OH)_2D_3$ 高于正常,用大剂量维生素 D 治疗使 $1\alpha,25\text{-}(OH)_2D_3$ 进一步提高,且有一定疗效,血钙得以纠正。当时 Brooks 将此病命名为"维生素 D 依赖性佝偻病Ⅱ型"。后来的研究发现此种疾病约有一半患者不管用何种类型的维生素 D 或其衍生物予以治疗均无反应,因此将此病称为"遗传性 $1\alpha,25\text{-}(OH)_2D_3$ 抵抗症",与维生素 D 依赖性佝偻病Ⅱ型这一命名同时使用。

1.临床特征

本病属常染色体隐性遗传性疾病,其突变基因亦被定位于 12 号染色体,由于系维生素 D 受体基因的突变,因而 $1\alpha,25\text{-}(OH)_2D_3$ 不能起作用。最主要的临床特点:①严重程度不等的佝偻病/骨软化症。②无缺乏维生素 D 及钙的病史及因素。③血钙与血磷水平低。④约 2/3 的患者有秃发。⑤血 $1\alpha,25\text{-}(OH)_2D_3$ 水平增高。⑥生理剂量的维生素 D 或其衍生物不能使疾病缓解,大剂量的维生素 D 对有些患者有效,对有些患者无效。

2.治疗

由于有些患者治疗有效,有些患者经治疗无效,为避免长期无效治疗的浪费故须密切观察。应积极治疗 3～5 个月,部分患者有疗效则坚持治疗。治疗包括:①轻型患者用大剂量维生素 D,每天数万单位,重型患者用 $1\alpha,25\text{-}(OH)_2D_3$ 或 $1\alpha\text{-}(OH)D_3$ 每天 30～60 μg。试选剂量过程中定期查血钙,只要不发生高钙血症就无过量之虞。②每天给钙剂,相当于钙元素 2 g。③坚持治疗 3～5 个月,观察血钙磷及骨 X 线片。以 X 线影像有进步而血钙不超过正常为满意。

(三)Strewler 家族性维生素 D 依赖性佝偻病

患者的血、尿钙降低,但与维生素 D 依赖性佝偻病Ⅰ型或Ⅱ型有不同之处:①血 PTH 多正常。②对大剂量维生素 D 治疗效果较好。③伴有甲状旁腺功能减退症。因此,被认为是另一型维生素 D 依赖性佝偻病。

三、家族性低血磷抗维生素 D 佝偻病

本病多为 X 性连锁显性遗传性疾病,由于近端肾小管对磷酸盐的重吸收障碍而使大量磷从

尿中丢失,从而导致血磷低和骨矿化障碍而引起佝偻病或骨软化。患者维生素 D 受体无异常,但用常规剂量的维生素 D 治疗无效,而需补磷和大剂量的维生素 D 治疗,提示本病对维生素 D 作用有部分抵抗。

(一)临床特征

本病临床特点:①血磷低。②尿排磷增加。③佝偻病或骨软化,有骨畸形或多发性病理性骨折。④血钙正常或稍低。⑤血清 ALP 升高。

(二)诊断

临床诊断根据:①家族史。②幼儿期发生佝偻病(成年人则发生骨软化)。③血磷明显降低,尿磷排泄增多,TMP/GFR 比值减小。④单独给予大剂量 $1,25\text{-}(OH)_2D_3$ 治疗无反应,同时补充磷制剂虽可使儿童佝偻病愈合,但尿中磷酸盐排泄增加和低磷血症仍得不到纠正。

本病应与其他低血磷性抗维生素 D 佝偻病(或骨软化)进行鉴别,如常染色体隐性与显性低血磷性佝偻病与 X-性连锁低血磷性佝偻病、低血磷性抗维生素 D 佝偻病(或骨软化)、肿瘤引起的低血磷性抗维生素 D 骨软化、范科尼综合征。

(三)治疗

本病一旦诊断确定,即给予恰当的治疗,这样虽不能使肾小管重吸收磷减少的遗传性缺陷得到纠正,但可防止骨骼畸形的发生和骨骼生长延迟,使患者的身高能够赶上同性别的儿童。治疗的药物主要是活性维生素 D[即 $1,25\text{-}(OH)_2D_3$ 或 $1\alpha\text{-}(OH)D_3$]和磷酸盐制剂。前者剂量要大,为药理剂量,但获得疗效所需的剂量个体间有差异。一般 $1,25\text{-}(OH)_2D_3$ 或 $1\alpha\text{-}(OH)D_3$ 剂量为每天 $1\sim3~\mu g$,早晨 1 次服。补磷治疗至关重要,目的要使血磷水平恢复到接近正常,以有利于骨骼的愈合。可用磷酸氢二钠(373.1 g)和磷酸二氢钾(6.4 g)配制成 pH 为 7.0 的口服液 1 000 mL,分次口服,每天摄入磷酸盐 $0.7\sim2.1~g$,隔 $4\sim6$ 小时服 1 次。特别应当强调的是由于口服磷制剂必须白天和晚上都得服用,每 $4\sim6$ 小时 1 次,以保持血磷水平稳定。补磷可使血钙下降,如果同时用维生素 D 制剂则可避免。

四、抗癫痫药物性佝偻病、软骨病

长期服用抗癫痫药物如苯妥英钠、丙戊酸钠、扑米酮、丙戊酰胺(癫健安)、卡马西平(酰胺咪嗪)等可诱发肝微粒体混合氧化酶系,使维生素 D 降解增加,活性代谢产物显著减少,血 $25\text{-}(OH)D_3$ 和 $1,25\text{-}(OH)_2D_3$ 减少,肠钙吸收不良,而导致佝偻病或软骨病。停用药物可自行恢复,加用维生素 D 有助于缩短恢复时间。维生素 D 与抗癫痫药物合用可预防佝偻病及软骨病的发生。抗癫痫药物性佝偻病或软骨病的轻重与应用抗癫痫药物的剂量、疗程、日光照射情况及维生素 D 活性代谢产物下降水平有关。治疗宜补充大剂量维生素 D 及钙剂。

五、肿瘤相关性佝偻病、软骨病

某些肿瘤可伴磷酸盐尿症及进行性低磷血症,发生佝偻病或软骨病,当其肿瘤被切除后代谢异常和代谢性骨病多可好转。引起佝偻病、软骨病的肿瘤大多数属于间质的肿瘤,但亦见于表皮层或内皮层所发生的癌。也有此病发生于纤维增生异常症,神经纤维瘤等疾病。在大多数情况下肿瘤生长缓慢,比较隐蔽,需要仔细地检查方能发现。其发病机制未明,可能与肿瘤释放排磷素或 1α-羟化酶抑制因子有关。患者有佝偻病或软骨病的临床表现和 X 线特征,而血钙一般正常。切除肿瘤为改善症状最有效的方法,如果肿瘤不能摘除,应补给磷制剂及 $1,25\text{-}(OH)_2D_3$。

六、高钙血症与高钙危象

血清蛋白正常时,成人血清钙正常值为 2.25～2.75 mmol/L,>2.75 mmol/L 即为高钙血症(hypercalcemia)。按血钙水平可将高钙血症分为轻、中、重度,轻度高钙血症为血总钙值<3 mmol/L;中度为 3～3.5 mmol/L;重度时>3.5 mmol/L,同时可导致一系列严重的临床征象,称为高钙危象。

(一)病因

一般可根据甲状旁腺细胞功能是否紊乱分为两大类,即甲状旁腺依赖性高钙血症和非甲状旁腺依赖性高钙血症。

1.甲状旁腺依赖性高钙血症

甲状旁腺依赖性高钙血症:①原发性甲旁亢。②三发性甲旁亢。③家族性低尿钙高钙血症。④锂盐中毒。

2.非甲状旁腺依赖性高钙血症

非甲状旁腺依赖性高钙血症:①恶性肿瘤。②维生素 A、D 中毒。③结节病和其他肉芽肿疾病。④甲亢。⑤肾上腺皮质功能减退。⑥肾脏疾病。⑦Williams 综合征。⑧限制活动。⑨噻嗪类利尿药。⑩Jansen 干骺端软骨发育不良症等。

(二)临床表现

高钙血症临床表现累及多个系统。症状的出现与否及轻重程度与血中游离钙升高的程度、速度及患者的耐受性有关。血钙<3.0 mmol/L 时,症状常较轻或无症状,而血钙浓度>3.5 mmol/L时,几乎都有明显的症状,即出现高钙危象。

1.神经精神症状

一般表现有乏力、倦怠、软弱、淡漠。病情继续发展出现头痛、肌无力、腱反射抑制、抑郁、易激动、步态不稳、语言障碍、听觉和视力障碍、定向力丧失、木僵、精神行为异常等神经精神表现。

2.泌尿系统症状

高血钙可致肾小管损害,肾浓缩功能下降,使体液丢失,严重者每天尿量达 8～10 L,致水、电解质及酸碱代谢失衡。

3.消化系统症状

消化系统症状表现有食欲减退、恶心、呕吐、腹痛、便秘,甚至麻痹性肠梗阻。易发生消化性溃疡及急性胰腺炎。

4.心血管系统和呼吸系统症状

心血管系统和呼吸系统症状可发生高血压和各种心律失常及呼吸困难,甚至呼吸衰竭。

(三)诊断依据

一般将高钙血症的诊断分为两步,首先明确有无血钙升高,>2.75 mmol/L 即为高钙血症;然后明确高血钙的病因。

(四)治疗

血钙<3.0 mmol/L 时可暂不予处理,当血钙>3.5 mmol/L 即达高钙危象时,则须紧急处理降低血钙。高钙危象的处理措施如下。

1.扩容、促进尿钙排泄

扩容、促进尿钙排泄可纠正脱水及增加尿钠、钙排泄。每天补给等渗盐水 6 000 mL 以上。高血钙合并低血钾者并不少见,故需同时补充钾盐。积极输注生理盐水的同时使用髓襻性利尿药,以加强钙的排泄。给予呋塞米 40～80 mg 静脉注射,每 2～6 分钟注射 1 次。若有疗效,血钙可在 24 分钟内下降 0.5～1.0 mmol/L。忌用可使血钙升高的噻嗪类利尿药,因该制剂可增加肾小管钙的重吸收。

2.抑制骨吸收

(1)二磷酸盐:能抑制破骨细胞活性,对破骨细胞、肿瘤细胞均产生抗增生、诱导凋亡作用,能降低血钙并对抗肿瘤的骨转移,治疗恶性肿瘤诱发的高钙血症有效率达 90%。一般治疗高钙危象时须从静脉途径给药,维持输注 4 分钟以上。

(2)氨磷汀:为有机三磷酸盐,为放射治疗或化学治疗中正常组织的保护剂。由于能抑制 PTH 分泌及降低血钙,因而用于原发性甲旁亢及肿瘤所致高钙血症,也能直接抑制骨钙吸收,减少肾小管钙的重吸收。

(3)降钙素:其作用为直接抑制破骨细胞功能,快速抑制骨吸收,促进尿钙排泄,降低血钙。治疗剂量:鲑鱼降钙素 2～8 U/kg,鳗鱼降钙素 0.4～1.6 U/kg,每 6 小时 1 次,肌内注射或皮下注射,使用 6 分钟内可降低血钙 0.25～0.50 mmol/L。

(4)普卡霉素:是细胞毒性抗生素,可抑制 RNA 合成,减少骨吸收并拮抗 PTH 作用。静脉注射25～50 μg/kg,维持 6 分钟,血钙于 36～48 分钟内下降,疗效维持不超过 5 天,必要时 5～7 天后重复应用。

(5)磷制剂:口服中性磷酸盐 40～80 mg,每天 3 次。

3.糖皮质激素

糖皮质激素用于治疗维生素 D 中毒、结节病及血液系统肿瘤所致高钙血症。口服泼尼松40～80 mg/d 至血钙正常,或氢化可的松 200～300 mg/d,静脉滴注 3～5 天。

4.前列腺素抑制药

对少数可能由 PGS 所致的癌性高钙血症有效。通常用吲哚美辛 50～100 mg/d,或阿司匹林 2～3 g/d,经用 5～7 天无效,即可停药。

5.钙螯合剂

依地酸二钠可与钙结合成为可溶性复合物,增加尿钙排出,每天 2～4 g,于糖盐水中静脉滴注 4 分钟以上,故肾功能减退者慎用。

6.透析疗法

经以上治疗无效的重症急性高血钙,尤其是并发严重肾功能不全者。用无钙或低钙透析液做腹膜透析或血液透析有效。

(黄丽莉)

第四节 低血糖症

低血糖症是一组由于各种病因导致的血浆葡萄糖浓度过低所致的临床症候群。一般认为在非糖尿病患者的血糖浓度＜2.8 mmol/L(约为 50 mg/dL)时可认为是低血糖,在糖尿病患者中,目前倾向于血糖浓度＜3.8 mmol/L(约为 70 mg/dL)时就可以定义为低血糖症。但在低血糖症患者中是否会出现临床症状个体差异非常大。血糖过低时可对机体的各个器官造成损害,尤其是神经系统,主要是自主神经兴奋性增高和中枢神经系统功能障碍,早期给予葡萄糖或食物可迅速缓解,抢救不及时可致中枢神经系统不可逆性损害,甚至死亡。导致低血糖症的病因复杂,在非糖尿病者中最常见者为不明原因功能性低血糖症,胰岛素瘤是器质性低血糖症中最常见病因,其他较常见病因有内分泌疾病性低血糖症、肝源性低血糖症、遗传性肝酶系异常等。

一、病因分类

(一)空腹低血糖症

1.胰岛功能亢进

(1)胰岛素瘤(胰岛 β 细胞瘤)、胰岛腺瘤、胰岛微腺瘤等。

(2)胰岛 β 细胞增生(特发性、婴幼儿、胰管细胞新生胰岛)。

(3)多发性内分泌腺瘤Ⅰ型伴胰岛细胞瘤。

2.内分泌源性低血糖症

内分泌源性低血糖症主要原因是拮抗胰岛素的激素分泌不足所致,包括:①垂体前叶功能减退;②肾上腺皮质功能不全;③甲状腺功能减退症;④胰岛 α 细胞功能低下。

3.肝病源性低血糖症

(1)各种获得性肝病,包括重型肝炎(病毒性、中毒性)、肝硬化晚期、肝淤血、肝内瘀胆型肝炎。

(2)肝酶系缺乏,包括肝糖原累积病、肝糖异生酶缺乏、磷酸烯醇或丙酮酸激酶缺乏、肝糖原合成酶缺乏、遗传性果糖不耐受症、半乳糖血症。

4.肿瘤源性低血糖症

(1)来自中胚层间质细胞组织的肿瘤,包括梭状细胞肉瘤、平滑肌肉瘤、横纹肌肉瘤、脂肪肉瘤、间质细胞瘤、神经纤维瘤、网状细胞肉瘤。

(2)各种腺癌,包括肝细胞癌、胆管细胞癌、胃癌、结肠癌、肺癌、乳腺癌、胰腺癌、肾上腺皮质癌、卵巢癌。

(3)其他肿瘤,包括类癌、嗜铬细胞瘤、神经母细胞瘤、交感神经节瘤、肾母细胞瘤(Wilms 瘤)。

5.肾源性低血糖症

肾源性低血糖症包括家族性肾性糖尿、肾小管酸中毒、慢性肾功能不全尿毒症期。

6.特发性低血糖症

特发性低血糖症包括自体免疫性低血糖症、酮症性低血糖症、Reye 综合征。

7.葡萄糖摄入不足、利用(丧失)过多

葡萄糖摄入不足、利用(丧失)过多包括哺乳、妊娠、剧烈运动、发热、年老衰弱、神经性厌食、长期慢性腹泻。

(二)餐后(反应性)低血糖症

1.滋养性低血糖症

滋养性低血糖症包括胃大部切除术及胃肠吻合术后、迷走神经切断术后。

2.原因不明的反应性低血糖

原因不明的反应性低血糖包括功能性低血糖症、2 型糖尿病早期、遗传性果糖不耐受症、半乳糖血症、家族性亮氨酸过敏性低血糖症等。

(三)药物性低血糖症

(1)糖尿病患者治疗过程中,降糖药使用不当。

(2)对葡萄糖代谢有影响的药物,包括抗微生物药物(抗疟疾药、喹诺酮类、β 内酰胺类、治疗病毒性肝炎的药物、异烟肼等)、β_2 受体兴奋剂、治疗心律失常的药物(利多卡因、奎尼丁、酚妥拉明等)及对氨基水杨酸钠、可乐定、乙醇、某些中药。

(四)其他原因

1.中枢神经系统疾病

某些中枢性疾病,包括下丘脑病变、脑干病变、大脑发育不全、交通性脑积水等,可以导致低血糖症。

2.感染性疾病

某些感染性疾病如恶性疟疾、流行性出血热、绿脓杆菌败血症等,有可能导致低血糖症。

二、临床特点

(一)临床表现

低血糖典型的症状以自主神经系统表现为主,尤其是交感神经兴奋为主,表现为发病时可有心慌、心悸、饥饿、软弱、手足颤抖、皮肤苍白、出汗、心率增快、血压轻度升高等,更严重的或没有得到有效治疗的低血糖常伴有中枢神经系统功能障碍的表现,如精力不集中,思维和语言迟钝,头晕,嗜睡,视物不清,步态不稳;可出现幻觉、躁动、易怒、行为怪异等精神失常表现。病情进一步加重,可出现神志不清,动作幼稚,肌肉震颤及运动障碍,甚至出现癫痫样抽搐,瘫痪,并出现病理反射,昏迷、体温降低、瞳孔对光反射消失等。

在非糖尿病患者中,低血糖多起病缓慢,早期症状较轻,可自然进食后缓解,以后发作次数增多,症状逐步加重。

在胰岛素瘤(胰岛 β 细胞瘤)中,可以有 Whipple 三联征:①自发性反复发作的低血糖症状,包括一般的症状到严重的脑功能障碍的表现,每天单次或多次在空腹或劳动后发作;②发作时血糖<2.8 mmol/L;③口服含糖食物或葡萄糖,以及静脉注射葡萄糖后,上述症状可以迅速消失。

(二)导致血糖过低的相关疾病的病史及体征

糖尿病患者应用各种降糖药,包括胰岛素和口服降血糖药治疗过程中出现低血糖反应,是临床最常见的低血糖症,其症状轻重与药物剂量或病情轻重有关,也与是否合并有糖尿病自主神经病变有关,很多患者可以无任何交感神经兴奋表现,直接进入昏迷或猝死。但一般可以问到糖尿病病史或应用各种降糖药物的病史。

非糖尿病者中以功能性(餐后、反应性)低血糖最常见,低血糖症发作病史可较长,但症状轻、持续时间短,常在餐后 2~4 小时发作,虽多次发作但无进行性加重,无昏迷病史。部分患者有胃肠手术史。如低血糖病史较久,进行性加重,常在空腹期或运动后发作,以脑功能障碍为主,多为器质性低血糖症。胰岛素瘤是器质性低血糖症中最常见病因。

还要注意患者有无肝病史、内分泌疾病史、饮食情况及饮酒史、慢性消耗性疾病(肿瘤、结核史、长期发热等)、胃肠疾病及手术史等。

体态较胖的中年女性应注意功能性低血糖症。如有全身皮肤色素加深,暴露处、摩擦处、乳晕、瘢痕等处尤为明显,黏膜色素沉着,体重减轻、四肢无力等要高度怀疑艾迪生病;如体态消瘦、皮肤色素减少、毛发脱落、性腺及乳房萎缩常提示垂体前叶功能低下;黏液性水肿体征提示甲状腺功能减退的存在;阵发性或持续性高血压伴阵发性加剧应除外嗜铬细胞瘤的存在;皮肤、淋巴结、胸腹部检查对肝源性低血糖、胰腺内或外肿瘤等的诊断常提供重要依据。

三、实验室检查、功能试验及影像学检查

(一)血糖测定(血浆葡萄糖)

非糖尿病患者多次测定空腹或发作时血糖≤2.8 mmol/L(约 50 mg/dL);糖尿病患者血糖≤3.8 mmol/L(约 70 mg/dL)。

(二)常规或延长口服葡萄糖耐量试验(OGTT)

于清晨空腹时,采血检测静脉血浆葡萄糖。将 75 g 无水葡萄糖(或 82.5 g 含 1 分子水的葡萄糖)溶于 250~300 mL 温开水中,嘱患者于 5 分钟内饮完。从饮用第一口糖水开始计时,于饮糖水后 1~5 小时每小时采血一次检测静脉血浆葡萄糖。儿童患者的葡萄糖量按每公斤体重1.75 g 计算,总量不超过 75 g。结果判断见表 7-1。

表 7-1　几种常见低血糖病因的口服葡萄糖耐量试验结果比较

病因	空腹血糖	血糖高峰	曲线下降情况
2 型糖尿病早期	高	高	服糖后 2 小时仍高,至 3~5 小时可出现低血糖反应
胰岛素瘤	低	低	服糖后 2 小时,血糖低
滋养性低血糖症	正常	较高	服糖后 2 小时左右可出现低血糖反应
功能性低血糖症	正常	正常	服糖后 2~3 小时可有低血糖反应
肝源性低血糖症	较低或很低	高	服糖后 2 小时后较高

(三)血浆胰岛素测定

不同实验室有不同的正常参考值。胰岛素瘤患者胰岛素分泌呈自主性,其浓度常高于正常,可达 160 mU/L。高胰岛素血症也见于肥胖症、2 型糖尿病早期(肥胖者)、肢端肥大症、皮质醇增多症、妊娠后期等,故血糖及胰岛素须同时采血反复测定才有助鉴别。

可以计算胰岛素释放指数=胰岛素(μU/mL)/血糖(mg/dL),或胰岛素释放修正指数=血清胰岛素(μU/mL)×100/血浆血糖-30(mg/dL)。当血浆血糖值<2.8 mmol/L 时,正常人胰岛素释放指数<0.3 μU/mg;胰岛素瘤者则>0.4 μU/mg。对某些血糖很低而胰岛素不很高的患者,应计算修正指数:正常人<50 μU/mg,胰岛素瘤者>85 μU/mg。

(四)饥饿试验

协助诊断胰岛素瘤。适用于疑诊胰岛素瘤,临床无发作且空腹血糖又不低者。

1.具体方法

禁食 72 小时法:从晚餐开始后禁食至 72 小时止,若无低血糖发作,可运动 2 小时诱发低血糖发作。低血糖发作时,抽静脉血测血糖并同时测胰岛素、C 肽,计算胰岛素释放指数,对某些血糖很低而胰岛素不很高的患者,应计算胰岛素释放修正指数。

2.结果分析

当血浆血糖＜2.8 mmol/L 时,正常人血浆免疫反应胰岛素释放指数＜0.3 μU/mg;胰岛素瘤者则＞0.4 μU/mg。也可用胰岛素释放修正指数。正常值＜50 μU/mg,胰岛素瘤者＞85 μU/mg。若 C 肽水平低,而胰岛素水平高,则外源性胰岛素所致低血糖可能性大。

(五)肝功能、肾功能、有关内分泌腺功能检测

对肝源性、肾源性、内分泌性低血糖症诊断有帮助。血钙、磷、碱性磷酸酶、尿钙、尿磷检测对 MEN-1 伴有胰岛素瘤的诊断有帮助。各种肿瘤标志物的检测对非胰岛素瘤的肿瘤性疾病导致的低血糖症的诊断有一定的作用。

(六)遗传性酶系异常的检测

(1)糖原累积症中Ⅰ、Ⅲ、Ⅵ、Ⅸ型伴发低血糖症:①胰高糖素 0.5～1.0 mg 肌内注射后,除Ⅲ型(脱支酶缺乏)于高糖饮食后有升糖反应外,其余反应均较差或无反应。②肝活检及各种相应的酶测定有阳性发现。③界限糊精试验:肝脏、肌肉、红细胞、白细胞中有界限糊精存在(Ⅲ型)。

(2)其他肝糖酶的异常,包括肝糖异生酶(果糖 1,6-二磷酸酶、丙酮酸羧化酶、磷酸烯醇式丙酮酸羧激酶)缺乏;肝糖原合成酶缺乏;果糖 1-磷酸醛缩酶缺乏导致的遗传性果糖不耐受;半乳糖 1-磷酸尿嘧啶核苷转换酶或半乳糖激酶缺乏导致的半乳糖血症等,都可以用分子诊断的方法,发现患者有关酶系的基因突变位点或缺失,帮助诊断相关疾病。

(七)影像学检查

1.一般检查

B 超、CT、MRI、ECT、X 线拍片及胃肠造影等有助于肿瘤定位诊断。胰岛素瘤定位诊断困难时也可以选用超声内镜进行无创性的检查,以提高胰岛素瘤的定位准确性。

2.特殊检查

胰岛素瘤定位诊断困难时选用下列检查。

(1)腹腔动脉和胰动脉造影:有学者认为胰岛素瘤血运丰富,血管造影可显示瘤直径＞0.5 cm 的肿瘤,阳性率 80%。借此可显示肿瘤数目、大小、位置。

(2)经肝门静脉穿刺插管(PTPC),从胰、脾、门静脉分段取血测定胰岛素,以确定胰岛素的来源。

(3)选择性动脉钙刺激静脉取血(ASVS)测定胰岛素:选择性腹腔动脉造影后,可行胃十二指肠动脉、肠系膜上动脉和脾动脉插管注射葡萄糖酸钙(Ca^{2+} 1 mg/kg),分别于注射后 30 秒、60 秒、120 秒时从肝静脉取血测胰岛素,一般到 120 秒时胰岛素含量已开始下降,胰岛素瘤患者血清胰岛素含量仍明显增高。

四、诊断

低血糖症的诊断分为低血糖的诊断、低血糖的病因诊断及有关肿瘤的定位诊断。①低血糖症的诊断:非糖尿病患者多次测定空腹或发作时血糖≤2.8 mmol/L(约 50 mg/dL);糖尿病患者血糖≤3.8 mmol/L(约 70 mg/dL)。②低血糖的病因诊断:参见低血糖症病因。其中,糖尿病低血糖症需要有糖尿病的确定诊断;胰岛素瘤需要有胰岛素不适当分泌增加的依据;其他各种肿瘤导致的低血糖症,需要有关肿瘤的诊断依据。

(一)胰岛素瘤

胰岛素瘤为成人器质性低血糖症较常见病因,多为良性腺瘤,90% 为单个,少数为多个。腺癌次之,体积较大,诊断时多有局部淋巴结及肝脏转移。低血糖多在晨空腹发作,饥饿、劳累、精神刺激、饮酒、月经来潮、发热等均可诱发。症状由轻渐重，由偶发到频发。早期以交感神经兴奋及肾上腺素分泌过多症群为主，病情随病程延长而加重，后期多以脑功能障碍为主。久病者血糖可降至 2.24 mmol/L 以下，甚至 1.1 mmol/L(20 mg/dL)。给予葡萄糖后症状很快消失。久病多次发作常影响智力及记忆力、定向力等。腺癌者低血糖症更严重，伴消瘦、肝大、腹块、腹痛等。多发性内分泌腺瘤 I 型(MEN- I 型)伴胰岛素瘤者，除低血糖症外常伴有甲状旁腺功能亢进、肢端肥大症、皮质醇增多症、甲状腺腺瘤、胰岛 D 细胞瘤等症状和体征。本病诊断依据：①存在 Whipple 三联征；②空腹(基础)血浆胰岛素(放射免疫法，IRI)＞30 mU/L(甚至 160 mU/L)；③发作时血糖＜1.6 mmol/L(30 mg/dL)；④胰岛素释放指数＞0.4，修正指数＞85 μU/mg(正常＜50 μU/mg)；⑤胰岛素原和胰岛素类似物(PLC)值超过所测胰岛素浓度的 25%。定位诊断借助于 B 超、CT、MRI、ECT 等。

(二)内分泌性低血糖症

1.垂体前叶功能减退症

诊断依据：①有垂体前叶功能减退的病史及体征；②垂体前叶激素测定值低于正常；③甲状腺激素(T_3、T_4)、血尿皮质醇、性激素(E_2、T)低于正常；④低血糖症诊断确立。

2.甲状腺功能减退症

诊断依据：①甲状腺功能减退病史及体征存在；②T_3、T_4 测定值低于正常，TSH 水平增高；③发作时血糖＜2.8 mmol/L，给予葡萄糖后症状消失。

3.慢性肾上腺皮质功能减退症

诊断依据：①低血糖症诊断明确；②艾迪生病病史及体征；③血、尿皮质醇低于正常；④血浆 ACTH 增高；⑤有结核病史或自身免疫性疾病史等。

4.嗜铬细胞瘤伴低血糖症

本病时释放大量儿茶酚胺，诱发高血糖，后者又刺激胰岛素分泌过多而致低血糖症。恶性嗜铬细胞瘤伴有肝转移时，产生一种胰岛素样活性物质(NSILA)，引起低血糖发作，其发作程度酷似胰岛素所致低血糖危象，病死率较高。诊断依据：①有阵发性高血压或者持续性高血压阵发性加重等病史及体征；②24 小时尿 VMA 增高；③血尿儿茶酚胺水平增高；④糖耐量异常或糖尿病曲线；⑤B 超、CT 等检查证实肾上腺(髓质)肿瘤或双侧增生。

5.胰岛 α 细胞功能减退

胰岛 α 细胞分泌胰高血糖素不足，使胰岛素的降糖作用缺少了拮抗激素而致低血糖症。临床表现类似于胰岛素瘤。本病诊断有赖于胰腺组织病理检查：α/β 细胞比例低于正常。

(三)胰岛素自身免疫综合征性低血糖症

体内出现针对胰岛素抗体，抗胰岛素抗体可逆性地结合大量胰岛素，与抗体结合的胰岛素可逐渐解离出来发挥其生物活性，引起严重的低血糖症。部分患者体内出现胰岛素受体抗体，具有模拟胰岛素样作用，比胰岛素的降血糖作用强，引起严重低血糖症。诊断依据：血浆胰岛素测定(放射免疫法，IRI)总胰岛素明显升高，常在 1 000 mU/L 以上，甚至超过 10 000 mU/L。伴有自身免疫性疾病，如毒性弥漫性甲状腺肿、红斑狼疮、肾炎、自身免疫性血小板减少、恶性贫血、萎缩性胃炎、黑棘皮病等。部分可由药物诱发，如抗甲状腺药物甲巯咪唑等。

五、鉴别诊断

低血糖症的鉴别诊断：由于低血糖症时可以出现各种精神神经症状，因此要与脑血管痉挛、脑血管意外、偏瘫、精神分裂症、癔症、癫痫等鉴别。也需要与糖尿病急性并发症，如糖尿病酮症酸中毒、乳酸性酸中毒昏迷、糖尿病高渗综合征等鉴别。

六、治疗

出现自主神经功能症状和早期中枢神经系统症状时给予口服葡萄糖或含葡萄糖食物时通常能够缓解。在糖尿病患者中,使用胰岛素或磺脲药治疗时若突然出现意识混乱,行为异常,建议饮用一杯果汁或加 3 匙糖的糖水。也可食用任何含糖较高的食物。建议胰岛素治疗患者随时携带糖果或含有葡萄糖的其他食物。接受促胰岛分泌药物治疗的患者,尤其是服用长效药物者,可在数小时或数天内反复发生低血糖。当口服葡萄糖不足以缓解低血糖时,可静脉推注葡萄糖,或使用糖皮质激素及胰高血糖素。

当症状严重或患者不能口服葡萄糖时,应静脉推注 50% 葡萄糖 50~100 mL,继而 10% 葡萄糖持续静脉滴注(可能需要 20% 或 30% 葡萄糖)。开始 10% 葡萄糖静脉滴注几分钟后应用血糖仪监测血糖,以后要反复多次测血糖,调整静脉滴注速率以维持正常血糖水平 24~48 小时。对有中枢神经系统症状的儿童,开始治疗用 10% 葡萄糖,以每分钟 3~5 mg/kg 速率静脉滴注,根据血糖水平调整滴速,保持血糖水平正常。

也可以采用胰高血糖素治疗。对急症治疗很有效。成人常用剂量是 0.5~1.0 U,皮下、肌肉或静脉注射;儿童为 0.025~0.100 U/kg(最大剂量 1 U)。若胰高血糖有效,低血糖症的临床症状通常在 10~25 分钟内缓解。若患者对 1 U 胰高血糖素在 25 分钟内无反应,再次注射有效的可能性较小,故不主张第二次注射。主要不良反应是恶心、呕吐。胰高血糖素的疗效主要取决于肝糖原储存量,胰高血糖素对饥饿或长期低血糖患者几乎没有疗效。

如果仍不能够维持血糖的平稳,可以考虑加用糖皮质激素,并反复多次测定血糖,维持正常血糖水平 24~48 小时。

自身免疫综合征性低血糖症者,可使用糖皮质激素,剂量依患者反应而定,原则为用最小有效剂量。

由于摄入果糖,半乳糖或亮氨酸激发的低血糖症,治疗方法是限制或阻止这些物质的摄入。发生在胃肠道术后或特发性饮食性低血糖需要少量、多餐高蛋白、低碳水化合物饮食。荤素兼吃,合理搭配膳食,保证摄入全面充足的营养物质;宜适当多吃富含蛋白质食物;伴有食少食欲缺乏者,宜适当食用能刺激食欲的食物和调味品。

其他导致低血糖的肿瘤疾病手术切除是最好的方法。最多见单个胰岛素瘤,切除可治愈,但肿瘤定位困难(约 14% 胰岛素瘤为多发性),常需再次手术或胰腺部分切除。术前使用二氮嗪和奥曲肽可用于抑制胰岛素分泌。有胰岛素分泌的胰岛细胞癌患者一般预后差。

(黄丽莉)

第五节　糖原贮积病

一、概论

糖原贮积病是由先天性酶缺陷所造成的糖原代谢障碍疾病。多数属常染色体隐性遗传,发病因种族而异,较为罕见。根据欧洲资料,其发病率为 0.004%~0.005%。这类疾病有一个共同的生化特征,即是糖原贮存异常,绝大多数是糖原在肝脏、肌肉、肾脏等组织中贮积量增加。仅少数病种的糖原贮积量正常,而糖原的分子结构异常。对各类型糖原贮积病的诊断,最近在 Duke 医学中心遗传科已能提供有关肝脏或肌肉组织酶的分析。该实验室对羊膜细胞培养成功,使三种类型的糖原贮积病(Ⅱ、Ⅲ和Ⅵ型)产前诊断也成为可能。

二、类型

糖原合成和分解代谢中所必需的各种酶至少有 8 种。由于这些酶缺陷所造成的临床疾病有两大类 12 型。一类为Ⅰ、Ⅲ、Ⅳ、Ⅵ、Ⅸ型以肝脏病变为主的肝型糖原贮积病;另一类为Ⅱ、Ⅴ、Ⅶ型以肌肉组织受损为主的肌型糖原贮积病。临床以Ⅰ型糖原贮积病最多见,常见类别及其主要临床表现见表 7-2。

表 7-2 糖原贮积病分类

类别	酶缺陷	受累组织	临床表现
0	糖原合成酶	肝	低血糖、高血酮、耐受频繁喂饲、早期死亡
Ⅰa	葡萄糖-6-磷酸酶	肝	肝大和进行性肾衰竭、空腹低血糖、酸中毒、血小板功能紊乱
Ⅰb	微粒体膜葡萄糖-6-磷酸移位酶	肝	如Ⅰa,另外有复发性中性白细胞减少症、细菌感染
Ⅰc	微粒体膜磷酸-转运器	肝	如Ⅰa
Ⅱ	溶酶体酸性糖苷酶	全身组织	幼儿型:早年发病,进行性肌张力降低、心力衰竭,两岁前死亡 青年型:迟发性肌病伴有不同程度心脏受累 成年型:肢体肌肉营养不良样表现
Ⅲ	淀粉-1,6-糖苷酶(脱支酶)	肝、肌肉心脏	空腹低血糖,婴儿期肝脏大,部分有肌病表现,罕见有临床心脏表现
Ⅳ	淀粉-1,4-1,6-转糖苷酶(分支酶)	肝、肌肉白细胞	肝脾大,一般于婴儿期死于肝硬化,可有迟发性肌病
Ⅴ	肌磷酸化酶	肌肉	运动后肌痛、痉挛和进行性衰弱,50%呈赭红肌尿
Ⅵ	肝磷酸化酶	肝、白细胞	肝大、轻度低血糖,预后好
Ⅶ	磷酸果糖激酶	肌肉、红细胞	如Ⅴ型,此外有中等度溶血性贫血
Ⅸ	磷酸化酶 b 激酶	肝、白细胞	如Ⅵ、X-链遗传
X	cAMP 依赖激酶	肝、肌肉	肝大、轻度低血糖

三、发病机制

糖原贮积病至少分成 12 种类型之多,其中 0 型(糖原合成障碍)和Ⅳ型(淀粉-1,4-1,6-转葡萄糖苷酶缺乏)都会导致肝硬化和肝功能衰竭。Ⅰ型(葡萄糖-6-磷酸酶缺乏)可发展为良性肝腺瘤和腺癌。Ⅲ型(淀粉-1,6-葡萄糖苷酶缺乏、脱支酶缺乏)可发展为肝纤维化或肝硬化。

四、病理学

电镜超微结构特点主要为肝细胞胞质内见大量糖原堆积及大小不等的脂滴形成,线粒体有浓聚现象,内质网等细胞器数量减少且有边聚现象,部分肝血窦狭窄,腔内偶见糖原沉积。

(一)糖原贮积病Ⅲ型

本型的特点是肝内纤维隔及无脂肪沉积,肝硬化往往发生在两个酶以上同时缺陷,即除脱支酶缺陷外,还有磷酸酶和/或磷酸激酶的缺陷。超微结构示脂肪滴小且少。除肝脏病变外,心、骨骼、肌肉也有糖原累积。缺乏淀粉-1,6-葡萄糖苷酶。肝大伴肝细胞粒细胞等胞浆内糖原贮积。后果表现肌压力、心功能不全及容易感染。

(二)糖原贮积病Ⅳ型

本型肝脏呈小结节性肝硬化,伴有宽纤维束围绕或插入肝小叶。门脉区胆管轻度增生。白色的两染性物质或嗜碱性染色物质沉积在肝细胞、心肌、骨骼肌和脑细胞。肝小叶周边细胞内可发现嗜酸性或无色包涵体沉积在细胞质,把肝细胞核推向一侧,构成了GSD-Ⅳ的特征性病变。组织化学染色显示肝细胞内沉积物系异常糖原。

五、临床表现

临床症状表现为肝大,患儿体型较矮小,脸圆,腹大,颊、臀部脂肪堆积,常因感染诱发酸中毒、酮尿、高脂血症、乳酸血症、血尿酸增高等。除酸性麦芽糖酶、分支酶和一些特异性肌酶缺乏外,往往都伴有低血糖,且可因低糖血症而致智能低下。肌型糖原贮积病以运动后肌肉酸痛、痉挛、伴肌红蛋白尿等为主要表现。特别是Ⅱ型,分为Ⅱa或Ⅱb两型,Ⅱa又称乳儿型,生后数月内发病,表现为心肌大生糖原堆积,肌无力,2岁左右死亡。Ⅱb为青年型,发病晚,以肌无力为主,有家族史。

六、诊断

(一)生化检查

Ⅰ型患者空腹血糖降低至 $2.24\sim2.36$ mmol/L,乳酸及血糖原含量增高,血脂酸、尿酸值升高。

(二)白细胞酶的测定

对Ⅲ、Ⅳ、Ⅵ、Ⅸ型患者可能有帮助。

(三)糖代谢功能试验

1.肾上腺素耐量试验

注射肾上腺素60分钟后,0、Ⅰ、Ⅲ型患者血糖均不升高。

2.胰高血糖素试验

0、Ⅰ、Ⅲ、Ⅳ型患者示血糖反应低平,餐后1~2分钟重复此试验,0、Ⅲ型血糖可转为正常。

3.果糖或半乳糖变为葡萄糖试验

Ⅰ型患者在负荷果糖或半乳糖时不能使葡萄糖升高,但乳酸明显上升。

4.糖耐量试验

糖耐量试验呈现典型糖尿病特征。

(四)肌肉组织或肝组织活检

活检组织做糖原定量和酶活性测定,可作为确诊的依据,但损伤性大。

(五)分子生物学检测

目前研究较多的为葡萄糖-6-磷酸酶(G-6-Pase)基因,G-6-Pase缺乏可引起Ⅰ型GSD。*G-6-Pase*基因位于第17号染色体,全长 12.5 kb、包含 5 个外显子,目前已检测出多种 *G-6-Pase*

基因突变,其中最多见于 R83C 和 Q347X,约占 Ⅰ 型 GSD 的 60%。但有地区差异,中国人群以 nt327G→A(R83H)检出频率最高,其次为 nt326G→A(R83C),因此 *G-6-Pase* 基因第 83 密码子上的 CpG 似乎是突变的热点。应用 PCR 结合 DNA 序列分析或 ASO 杂交方法能正确地鉴定 88% Ⅰ 型糖原累积症患者携带的突变等位基因。基因检测可避免侵害性的组织活检,亦可用于携带者的检出和产前诊断。

七、治疗

预防低血糖、高乳酪血症、高尿酸血症和高脂血症,常血糖水平、提高食欲。胰高血糖素、各种类固醇激素、甲状腺素对改善症状皆可有暂时的疗效。外科方法如做门-腔静脉吻合术,使肠吸收的葡萄糖越过肝,直接进入血液循环,可能术后肝缩小,生长加速,但长期效果并不肯定。亦有报道做肝移植者,效果不明且不易推广。其他有采用酶替代治疗等,但效果并不佳。总之,对本症主要是饮食治疗和对症处理,使患儿能度过婴幼儿期,因 4 岁后机体逐步适应其他代谢途径,临床症状可减轻。

(刘素华)

第六节 肥 胖 症

肥胖是指体重指数(body mass index,BMI)超过正常的一种临床综合征。病因未明的肥胖称为单纯性肥胖(simple obesity)或原发性肥胖(primary obesity);病因明确者称为继发性肥胖(secondary obesity)。WHO 将 BMI 在 $25.0 \sim 29.9$ kg/m² 者定为 1 度肥胖或超重(overweight);$30.0 \sim 39.9$ kg/m² 者定为 2 度肥胖,BMI$\geqslant$40 kg/m² 者定为重度肥胖或 3 度肥胖。

2004 年中华医学会糖尿病分会建议,肥胖的诊断暂按中国肥胖问题工作组的中国人超重及肥胖建议的诊断分割点。以 BMI 为标准,我国正常人的 BMI 在 24 kg/m² 以下,>24 kg/m² 为超重,>26 kg/m² 为轻度肥胖,>28 kg/m² 为中度肥胖,>30 kg/m² 为重度肥胖。国外对肥胖的分级标准为:轻度 $30.0 \sim 34.9$ kg/m²,中度 $35.0 \sim 39.9$ kg/m²,重度$\geqslant$40 kg/m²,BMI<18.5 kg/m² 为低体重。为方便起见,临床常以体重(body weight,BW)作为肥胖的粗略估计方法,当体内贮积的脂肪量$\geqslant$标准体重的 20%(不是指实际体重$\geqslant$标准体重的 20%)时称为肥胖。但是,肥胖与"健壮(muscularity)"是两个完全不同的体质概念,前者系指体内的皮下和内脏脂肪组织增多,伴体重增加;后者是指机体的骨骼肌发达,呈"超力型(sthenic type)"体型。如按标准体重衡量,肥胖的定义对于某些特殊个体(如健美和举重运动员)是不适用的。

本文重点介绍单纯性肥胖。肥胖和 2 型糖尿病(T2DM)及代谢综合征的发病率呈平行性升高,且并发症相互关联。

一、脂肪组织与脂肪细胞因子

(一)棕色脂肪调节能量代谢

棕色脂肪(brown fat,BAT)的特点:①分布于全身(主要分布在颈、肩和腋窝等处),约占成人体重的 1%，因细胞含有大量的细胞色素 C 和线粒体而呈棕色；②血管丰富，代谢旺盛，细胞中线粒体较多；③受交感神经支配；④含有解耦联蛋白（uncoupling protein，UCP；白色脂肪细胞无 UCP），交感神经兴奋可使细胞呼吸和氧化磷酸化失耦联，产热时消耗能量；⑤功能性棕色脂肪的生长和激活受一些激素的调节，在能量平衡中起重要作用。在机体的许多部位存在不同的棕色脂肪前身细胞群，这些前身细胞与骨骼肌细胞和白色脂肪细胞同源，而且在特定的条件下，白色脂肪细胞可转变为棕色脂样脂肪细胞（brown fat-like adipocytes），并由脂肪酸贮存的细胞表型转变为脂肪消耗表型。

(二)白色脂肪储存能量

白色脂肪（white fat）组织分布广泛，如脏器周围、网膜、腹膜以及皮下等，因血管较少而呈白色，其主要作用是储存能量并具有内分泌功能，其组成成分除了成熟脂肪细胞外，还含有大量的成纤维细胞、前脂肪细胞、免疫细胞、基质血管细胞、结缔组织基质和神经组织等。因此，体内不同部位的脂肪组织表现出各不相同的生理特点和代谢行为（metabolic behavior）。

(三)脂肪因子调节内分泌代谢功能

脂肪细胞分泌数十种细胞因子，如瘦素、脂联素、酰化刺激蛋白、网膜素（omentin）和细胞因子等，统称为脂肪因子（adipokines）。在生理情况下，脂肪因子主要在脂肪组织局部起作用（旁分泌或自分泌）或通过血液循环作用于远处的靶器官，调节其生长发育、代谢和组织重建（tissue remodeling）。但在病理情况（如肥胖和代谢综合征）下，脂肪因子的合成与分泌紊乱，肥胖脂肪组织的内分泌功能重点在于脂肪组织过剩造成的代谢负效应（negative metabolic effects）；其主要后果是促进糖尿病、动脉粥样硬化等肥胖相关性疾病的发生。肥胖与胰岛素抵抗、高血糖、低度炎症、血脂异常和代谢综合征（metabolic syndrome，MS）密切相关。

1.脂肪因子参与炎症性免疫反应

肥胖是一种低级别的炎症状态（inflammation state），肥胖者过剩的脂肪组织局部和血循环多种细胞因子与化学趋化因子（chemotactic factors）升高，对胰岛素敏感性、能量代谢及心血管病变产生不良影响。

(1)前炎症细胞因子：主要包括 TNF-α 和白细胞介素（如 IL-6、IL-1α、IL-8 等）。肥胖者脂肪组织中 TNF-α 表达增加，与肥胖和胰岛素抵抗呈正相关。TNF-α 降低胰岛素敏感性，诱发胰岛素抵抗，其可能的机制是：①TNF-α 抑制脂肪生成和脂蛋白生成转录因子基因，改变脂联素、IL-6等脂肪因子水平，下调 PPAR-γ 表达。②削弱胰岛素信号，降低信号传导效率；诱发胰岛素抵抗。TNF-α 增加 PAI-1，降低脂联素水平。脂肪细胞合成数种白细胞介素，以 IL-1α 和 IL-6 为主。循环中 IL-6 约 1/3 来自脂肪组织，内脏脂肪 IL-6 的表达量为皮下脂肪的 2～3 倍。肥胖患者外周脂肪组织释放的 IL-6 明显增加。

(2)抗炎症因子：肥胖者脂肪组织 IL-1Ra、IL-10 表达明显增加，通过拮抗 IL-1α 和 IL-1β 与受体结合，减轻炎症；后者能稳定动脉粥样硬化损伤。两者虽无法逆转肥胖的炎症状态，但总体上限制了前炎症因子的活性。

(3)补体及补体相关因子：脂肪细胞能合成补体替代途径的所有因子，该途径可能在局部脂肪组织营养不良中产生作用。adipsin 的表达受糖皮质激素和胰岛素的调控，肥胖时调节 adipsin 表达的组织特异性转运子活性降低。酰化刺激蛋白（acylation stimulating protein，ASP）为另一种脂源性补体蛋白，是甘油三酯合成的主要调节因素之一。

(4)其他免疫调节因子：肥胖的脂肪组织巨噬细胞浸润增多，激活的巨噬细胞分泌巨噬细趋化因子-1(macrophages and monocyte chemoattractant protein-1,MCP-1),诱导单核细胞聚集于炎症局部。循环 MCP-1 增高可吸引大量单核细胞聚集于动脉壁,引起血管内膜增生与动脉粥样硬化。

2.脂肪因子调节脂质代谢

(1)刺鼠相关肽(AgRP)。刺鼠相关肽的作用是:①以旁分泌或自分泌的方式增加脂类合成,通过 Ca^{2+} 依赖机制抑制脂肪分解;②增加瘦素合成及分泌;③刺激胰腺 β 细胞 Ca^{2+}＋信号,促进胰岛素释放,刺激胰淀素释放,调节血糖;④作用于下丘脑,参与食欲调节。肥胖时的刺鼠相关肽和刺鼠相关肽相关蛋白研究较少,目前发现刺鼠相关肽突变与基因多态性与某些遗传性肥胖综合征相关。

(2)甘油三酯代谢调节酶和相关蛋白:激素敏感脂酶(hormone-sensitive lipase,HSL)动员脂肪、促进脂肪分解;perilipin 为包被脂滴的结构蛋白,能稳定脂滴和抑制脂肪分解;胆固醇酯转运蛋白促进甘油三酯与血浆游离脂蛋白的胆固醇酯交换;维生素 A 结合蛋白参与维生素 A 的储存与代谢;脂肪细胞脂质结合蛋白(aP2)与 HSL 结合,削弱脂肪酸对 HSL 水解活性的抑制。但是,肥胖与甘油三酯代谢调节酶和相关蛋白的关系未明。

(3)血管生成素样蛋白 4(angiopoietin-like protein 4,ANGPTL4):在脂质代谢中发挥一定作用。

(4)非酯化脂肪酸:肥胖者血浆 FFA 升高,通过酰基 CoA 等介导细胞内脂肪酸氧化,诱发肝脏、骨骼肌胰岛素抵抗;肥胖直接下调骨骼肌内线粒体基因表达,抑制骨骼肌分解代谢,在糖尿病心肌病变中发挥了一定作用。

3.脂肪因子调节类固醇类激素代谢

脂肪组织表达一系列酶参与调节类固醇激素的激活、灭活及转换。脂肪组织表达的类固醇生成酶有细胞色素 P450 依赖的芳香化酶、17β-HSD、11β-HSD1、3β-HSD、3α-HSD、7α-羟化酶、17α-羟化酶、5α-还原酶和 UDP-葡萄糖醛酸转移酶 2B15。由于肥胖时脂肪因子代谢紊乱,因而脂肪组织的类固醇类激素的代谢明显异常,并成为诱发和加重肥胖及其并发症的重要原因。

(1)脂肪组织的性激素代谢:芳香化酶将雄激素转化为雌激素,雄烯二酮转化为雌酮,睾酮转化为雌二醇。17β-HSD 则将弱的雌、雄激素转化为强效产物,雄烯二酮转化为睾酮;雌酮转化为雌二醇。17β-HSD 与芳香化酶的比例参与调节脂肪局部性激素水平,是影响肥胖和体脂分布的重要因素。

(2)脂肪组织的特异性糖皮质激素代谢:肥胖、糖尿病、高血压及高血脂,心血管疾病和PCOS 患者的 1 型 11β-羟类固醇脱氢酶活性升高,可导致局部组织的皮质醇作用扩增与强化,催化无活性的 11β-酮糖皮质激素代谢产物(皮质酮等)转化为活性皮质醇,并进而引起血脂谱异常、胰岛素抵抗和其他代谢紊乱。

4.脂肪因子与肥胖和代谢综合征相关

(1)肾素-血管紧张素系统(RAA 系统):脂肪组织过多时,RAA 系统的所有成分包括肾素、血管紧张素原、AT-1 和 AT-2,AT-1 和 AT-2 受体,血管紧张素转换酶和其他能够产生 AT-2 受体的蛋白酶(组织蛋白酶 D 和 G 等)的表达均增加,促进肝糖异生和糖原分解,恶化糖尿病,引起心血管并发症。

(2)脂联素:脂联素(adiponectin)具有抗糖尿病、抗炎症和抗动脉粥样硬化作用,血浆脂联素水平往往先于肥胖和胰岛素抵抗的发生而下降。脂联素主要通过以下途径调节代谢:①增加肝脏胰岛素敏感性,减少非酯化脂肪酸(NEFAs)内流,增加脂肪酸氧化,降低肝糖输出;②刺激骨骼肌葡萄糖利用和脂肪酸氧化;③下调血管壁黏附分子表达,抑制单核细胞黏附;④下调清道夫受体表达,抑制巨噬细胞转化为泡沫细胞;⑤抑制迁入内膜的平滑肌细胞增殖;⑥增加内皮细胞NO产生,刺激血管生成。当血管内皮细胞的屏障受到损伤时,通过环磷酸腺苷蛋白激酶A(camp-PKA)和核因子κB信号通路的串语(cross-talk)调控内皮细胞炎症反应。血浆PAI-1增加和脂联素降低共同导致肥胖患者心血管病变的发生。

(3)血浆纤溶酶原激活抑制物:脂肪细胞分泌血浆纤溶酶原激活抑制物(plasminogen activator inhibitor,PAI-1)。肥胖和胰岛素抵抗者血浆PAI-1水平与代谢综合征正相关,与血管生成和动脉粥样硬化形成相关,PAI-1水平能预测T2DM和心血管疾病的发病风险。

(4)前列腺素:前列腺素E_2与人类脂肪细胞受体结合,具有抗脂肪形成作用。前脂肪细胞产生的PGF2α能维持脂肪细胞的非分化状态。PG可能对肥胖和糖尿病的发展起重要作用。

(5)PPAR-γ:PPAR-γ调节脂肪细胞分化,促进脂肪酸的储存,对维持内环境葡萄糖平衡,调节胰岛素敏感性起重要作用。PPAR-γ还有抗感染、抗动脉粥样硬化、调节血压和肿瘤免疫、生殖功能等作用。激活的PPAR-γ受体能抑制巨噬细胞炎症因子释放,抑制血管平滑肌细胞迁移、增殖和基质金属蛋白酶表达;调节内皮细胞趋化因子和内皮素表达,预防动脉粥样硬化发生。

(6)瘦素:主要调节能量平衡。瘦素(leptin)主要生理功能为调控进食、调节能量消耗和体重。下丘脑是瘦素调节能量摄入和消耗的中枢作用点。瘦素还能直接作用于骨骼肌、胰岛细胞等外周组织调节能量平衡。当机体因限制热量而体重下降时,瘦素快速下降。然而,通常大部分肥胖者循环瘦素升高,瘦素抵抗可能与瘦素信号传导缺陷或穿越血-脑脊液屏障的转运异常有关。

(7)FGF21:FGF21是一种内分泌激素,能增强胰岛素敏感性,降低甘油三酯和体重。禁食后,肝脏表达的FGF21增多。FGF21诱导PPARr辅激活子表达,促进肝糖异生、脂肪氧化和酮体生成。FGF21阻滞前体生长,而PPARr诱导FGF21表达。

(8)网膜素-1:网膜素-1(mentin-1)为新近发现的一种脂肪因子,含有313个氨基酸残基,主要在内脏脂肪细胞表达。生理情况下,其血浆浓度较高,但肥胖和T2DM患者降低而体重恢复正常后升至正常。网膜素-1与血脂联素和高密度脂蛋白-胆固醇呈正相关,而与瘦素、BMI、腰围、胰岛素抵抗呈负相关。网膜素-1促进胰岛素依赖性葡萄糖摄取,同时能扩张血管。因而网膜素-1可能与肥胖及其相关性疾病有密切的病因关系。

二、肥胖与肥胖分类

(一)肥胖是突出的公众健康问题

近十几年来,无论在发达国家或发展中国家的成年人或儿童中,超重和肥胖的患病率都以惊人的速度增长,肥胖已经成为重要的公众健康问题。美国成人总体肥胖发病率2004年达32%。2007年,多达66%的成人超重或者肥胖,16%的儿童及青少年超重且34%有超重危险。葡萄牙成人总体超重及肥胖率为53.6%,其中超重率为39.4%,肥胖率为14.2%。韩国成人总体超重及肥胖率为30.6%,其中男性发生率为32.4%,女性发生率为29.4%。2002年调查结果表明,我国有近3亿人超重和肥胖,18岁以上成年人超重率为22.8%、肥胖率为7.1%;其中城市超重和肥胖率分别为28.1%和9.8%,农村超重及肥胖率为20.6%和6%。2000年,我国7~18岁儿童及青少年肥胖检出率,男性高于女性,分别在4.94%~8.41%和2.25%~4.85%。

(二)临床采用多种方法分类肥胖

肥胖分类对某些疾病的诊断和肥胖的预后判断有一定帮助。如 Cushing 综合征为向心性肥胖;腹型肥胖者比均匀性肥胖者的预后差,常引发许多疾病,特别是心脑血管病。肥胖的类型、分度与疾病(糖尿病、高血压、血脂谱异常、冠心病等)风险的密切程度,见表 7-3。此外,成年人在 18～20 岁如体重增加 5 kg 以上,糖尿病、高血压、血脂谱异常、冠心病等的发病风险明显提高;体重增加越多,风险越高。

表 7-3　肥胖分度与风险

体重类型	BMI(kg/m²)	疾病风险
低体重	<18.5	增加
正常	18.5～24.9	正常
超重	25.0～29.9	增加
肥胖		
Ⅰ度	30.0～34.9	增高
Ⅱ度	35.0～39.9	较高
Ⅲ度	≥40.0	极高

从病理生理角度观察,有增殖性肥胖(proliferating obesity)、肥大性肥胖(hypertrophic obesity)和健康性肥胖(healthy obesity;也称良性肥胖,benign obesity)之分;肥大性肥胖是只有脂肪细胞贮积脂肪量增多,但脂肪细胞数目增加不明显,其特点为肥胖常从中年时期开始,脂肪堆积在身体中央(躯干)部位,故又称中心型肥胖(central obesity),其所带来的不良后果比增殖性肥胖更为严重。增殖性肥胖是指脂肪细胞数目增加,其特点是肥胖从儿童期开始,青春发育期进一步加重肥胖。脂肪主要堆积在身体的外周,故又称周围型肥胖(peripheral obesity),到成年可同时伴有肥大性肥胖。健康性肥胖约占 30%,是指个体有超重或"肥胖样"表型,但心血管指标正常,心血管疾病的危险性似乎并未增加,减轻体重的意义未明。

三、病因与发病机制

单纯性肥胖(simple obesity)的病因和发病机制尚不完全清楚,其主要原因是摄入的能量大于消耗的能量,但遗传因素不可忽视。脂肪细胞来源于成纤维细胞的分化。正常成人约含有 350 亿个脂肪细胞,每个脂肪细胞含 0.4～0.6 μg 甘油三酯。重度肥胖者的脂肪细胞数目可增加至正常的 4 倍,而每个脂肪细胞的含脂量也相应加倍,这样一来,重度肥胖者的体脂含量可达到正常人的 10 倍。肥胖者体内过多的脂肪具有浸润作用,导致脂肪肝、血脂谱异常、糖尿病和动脉粥样硬化等。

一般认为,人类的种族易患性、肥胖基因和肥胖相关基因变异(突变与多态性)以及个体的代谢类型(食欲、消化吸收功能、睡眠质量和代谢效能)是单纯性肥胖的发病基础,而不良生活方式(体力活动过少和能量摄入过多)为发病的必要条件。流行病学调查表明,多数单纯性肥胖者有家庭发病倾向。肥胖父母所生子女中,患单纯性肥胖者比父母双方体重正常者所生子女高 5～8 倍;但多数单纯性肥胖并非肥胖基因或肥胖相关基因变异所致。从大样本肥胖人群的调查中发现,约有 250 个基因或表达序列标志(expressed sequence tag,EST)的功能与肥胖有关,其中有些基因的生物学行为(biologic behavior)可能在肥胖的发病中起了关键作用(主效基因,

master genes），而另一些基因所起的作用相对较弱，但目前的研究还不深入。

(一)基因变异导致肥胖

单基因突变所致肥胖的特点是具有明确的遗传性，肥胖发生年龄早、进展快、肥胖程度重和并发症多。

1.肥胖基因突变

肥胖(ob)基因位于第 6 号染色体上，与 Pax4 非常接近，同时紧靠一限制性片段长度多态性标志 D6RCK13。肥胖基因由 3 个外显子和 2 个内含子组成，编码 4.5kb mRNA，其表达产物为瘦素，由外显子 2 和 3 编码。瘦素的 mRNA 含有 167 个氨基酸残基组成的开放性阅读框架。瘦素由白色脂肪组织分泌，其分泌呈脉冲式，并具有昼夜节律。瘦素通过与其受体(有 4 种异构受体)结合而发挥其生理作用。将体内脂肪贮存的信息传送到下丘脑和弓状核饱食中枢，减少神经肽 Y 的分泌，摄食减少。ob/ob 小鼠有多食、肥胖、高血糖、高胰岛素血症、糖尿病、低体温和不育；而 db/db 小鼠的表型虽与 ob/ob 相同，但血瘦素水平升高。将 db/db 小鼠与野生型小鼠联体共生，则可使野生型小鼠的摄食减少而致死。由此可见，瘦素与调节摄食及肥胖的发生有关。人的瘦素基因突变可引起极度肥胖。此外，瘦素基因突变还与低促性腺激素性性腺功能减退症、免疫功能异常、高胰岛素血症相关，并与儿童生长发育迟缓、继发性甲状腺功能减低等亦有一定的病因关系。

2.其他基因突变

POMC 基因突变可能与肥胖和肾上腺皮质功能减退有关。激素原转换酶 1(prohormone convertase 1)基因、黑皮素 4 受体(melanocortin 4 receptor，MC4)基因、激素原转换酶 1 和 SIM1 基因突变可引起肥胖。近来发现，kisspeptin 具有多种生理作用，其中最主要的是调节生殖和性激素分泌，kisspeptin 是联系营养和生殖功能的物质基础，可能与肥胖有重要联系。

(二)精神心理因素刺激摄食行为

刺激下丘脑的腹内侧核可使动物拒食，而完全破坏这一神经核则引起多食。周围神经系统对摄食也有调节作用。神经肽的食欲兴奋性(orexigenic)和食欲抑制性(anorexigenic)信号分别通过各自的受体途径而影响和调节机体的食欲与食量；进食足量后，通过周围神经将"饱感"信号传送到中枢神经，因而停止继续进食。神经精神方面的任何异常均可通过心理应激、精神感觉和运动功能的改变而促进食欲，导致肥胖。在悲伤或过于兴奋的情况下进食减少，说明精神因素对摄食也有调节作用。在临床上，下丘脑病变易引起肥胖或消瘦。神经性贪食患者具有极度饥饿感和贪婪的食欲，患者要满足饥饿感就不停地进食，通常暴饮暴食，暴食后又引吐，这种现象与精神压抑和强迫观念有一定关系，但具体的发病机制未明。

Facchinetti 等在 13 名肥胖儿童中发现，血浆 β-内啡肽升高，且不能被地塞米松抑制，推论肥胖儿童的 β-内啡肽不受 CRH 的控制，而阿片类拮抗剂纳洛酮可使多食现象消失。肥胖者有胰岛素抵抗和高胰岛素血症，后者引起胰岛素受体降调节，又进一步增加胰岛素抵抗，形成恶性循环。胰岛素分泌增多，刺激摄食，同时抑制脂肪分解，因此引起体内脂肪堆积和肥胖。脂肪组织中的酶活性升高是发生胰岛素抵抗的重要原因。

(三)某些激素促进食欲并诱发肥胖

调节摄食行为的激素很多，其中较肯定而明显的激素主要是皮质醇、雌激素与瘦素。

1.皮质醇

单纯性肥胖者的皮质醇生成量增多，但因组织对皮质醇的清除增加，故血清皮质醇不一定升高。脂肪细胞在 11β 羟类固醇脱氢酶的作用下生成皮质醇,而且皮质醇的生成量与脂肪细胞的数量呈正比,因此可出现 Cushing 综合征样体脂分布和中心性肥胖。

2.雌激素

青春期开始时,体脂约占体重的 20％。男性在青春期末的体脂减少到 15％,而女性则增加到 25％,成年肥胖以女性居多(特别是经产妇和口服避孕药者),提示性激素在单纯性肥胖的发病中起了一定作用。女性的体脂比例高于男性,而且其体脂的分布特殊(女性体脂分布和女性体型),绝经后体脂重新分布,多余的体脂同样积聚于内脏,故绝经后肥胖女性的心血管病和 T2DM 的危险性较绝经前明显增加,说明雌激素起了重要作用。体外试验发现,雌激素对 11β 羟类固醇脱氢酶的影响具有组织特异性,雌激素降低该酶在肝、肾和睾丸的活性,但升高内脏组织前脂肪细胞的活性。因此,雌激素可增加皮下脂肪细胞的体积,抑制脂解;而绝经后因雌激素缺乏使脂解增加,PAI-1 减低,心血管病风险增加。

3.食欲素与瘦素

食欲素可增强食欲,饥饿状态可上调前食欲素原表达。食欲素 A 受体(OX1R)属于 G 蛋白耦联受体家族成员的一种,食欲素 B 受体(OX2R)与 OX1R 有 64％的序列同源,两种受体存在交叉结合现象。OX1R 和 OX2R 仅存在于脑组织中,主要分布于下丘脑的"摄食中枢",而瘦素受体主要分布于"饱食中枢"。

瘦素是重要的能量调节激素。肥胖和代谢综合征患者的高胰岛素血症、胰岛素抵抗、免疫功能异常等均与瘦素抵抗有关。中枢性瘦素缺乏综合征(central leptin insufficiency syndrome)是指下丘脑和其他脑细胞缺乏瘦素活性,导致能量代谢调节障碍;瘦素抵抗综合征(leptin resistance syndrome)通过刺激脑组织的瘦素受体和抑制食欲而降低体重,但单独用外源性瘦素并不能减低肥胖者的体重,因为肥胖者并不缺乏瘦素,相反存在瘦素抵抗。肥胖者脂肪细胞分泌的瘦素增多,后者作用于下丘脑的瘦素受体,抑制神经肽 Y(NPY)的分泌并促进 α-MSH 的释放,α-MSH 作用于 MC4(摄食抑制性)受体,抑制食欲。瘦素也抑制刺鼠相关肽相关肽(AGRP,α-MSH 拮抗剂)的分泌,使摄食减少,体重下降。中枢神经系统存在促进食欲和抑制食欲与摄食行为的两套调节系统。神经肽 Y、黑色素浓集素(melanin concentrating hormone,MCH)、食欲素 A 和 B、甘丙素及刺鼠相关肽相关蛋白均为促进食欲的调节因子,而 α-MSH、CRH、胆囊收缩素(CCK)、可卡因和苯丙胺调节性转录物(cocaine and amphetamine regulated transcript,CAR)、神经降压素(neurotensin)、胰高血糖素样肽-1(GLP-1)和铃蟾肽均为抑制食欲的调节因子。

(四)能量摄入过多引起肥胖

不爱活动的人能量消耗减少,易发生肥胖。运动员在停止运动后、经常摄入高热量饮食、睡前进食或吸烟者在戒烟后都与单纯性肥胖的发生有关。能量摄入和能量消耗之间的平衡反映在体重上。

1.节俭基因型

近几十年的人类生存环境发生了巨变,这种变化远远超越了人类进化的速度和对环境的适应能力,人类的体重基本上缺乏有力的调节机制,人类生存环境的巨变必然影响到基因的表达和功能。环境巨变远远超越了人类的进化速度和对环境的适应力,环境因素通过"节俭基因型"(thrifty genotype)和"共同土壤(common soil)"导致肥胖。人类生存的环境的巨变必然影响到基因的表达和功能。另一方面,现代文明显著减轻了体力活动的负担和能量消耗。

人类进化过程中所选择的"节俭"基因有利于食物充足时促进脂肪堆积和能量储存,以供天灾饥荒时食物短缺时耗用。因此,具有在进食后能较多地将食物能量以脂肪形式储存起来的个体,就较易耐受长期饥饿而生存下来。这种有"节俭"基因型的个体在人类进化中有利于在逆境中生存而被保留下来。但是到了食品供应充足的现代社会,有"节俭"基因的个体就易出现肥胖、胰岛素抵抗和糖尿病;也就是说,在体力活动减少、热量供应充足的情况下,"节俭"基因转变成了肥胖和 T2DM 的易感基因。流行病学调查表明,糖尿病、高血压、血脂紊乱、肥胖等这些成人常见病在家族中有聚集现象(代谢综合征)。"共同土壤"假设认为,这些疾病有各自不同的遗传和环境因素参与发病,但还可能有共同的遗传及环境因素基础,家族内孪生子、同胞及亲属患者之间上述并发症发生的一致率高。

2.能量摄入过多

能量消耗的去路有静息性能量消耗(resting energy expenditure)、热量生成(themogenesis)和体力活动(physical activity)。静息性能量消耗由个体的大小和机体成分等因素确定,一般占能量消耗总量的 $50\%\sim80\%$;热量生成用于食物的消化、吸收和体温的调节,约占 10%;静息性能量消耗和热量生成是基本固定的,而体力活动所需的能量差异很大。但是,人类能量摄入和能量消耗之间的平衡主要靠个体的主观感受和行为自我控制。摄食行为容易受许多特殊食物、环境因素和心理因素的刺激,引起摄食过多。因此,个体每天的能量摄入量差异平均波动在 $20\%\sim40\%$,而体力活动的波动更大。

3.能量密度过高

能量密度是指食物中脂肪的含量和比例,食物中的脂肪含量和比例越高,其能量密度(energy density)也越大。能量密度在人类食欲和能量摄入行为的调节中起了重要作用。现代食品工业尽力提供高甜度高能量食品,以适应人们口感需要。现代饮食的另一个问题是高脂肪。人们被脂肪的香味所诱惑,食物的能量密度相当高。

4.代谢效能过强

机体将体外能量物质转化为自身贮存能量的效率差异很大,这种差异可理解为代谢效能(metabolic efficacy)。胖者和瘦者的 Na^+/K^+-ATP 酶活性和对各种激素及环境刺激的代谢效能是不一样的,β_3-肾上腺能受体在肥胖的病因中有重要影响,可认为它是一种肥胖候选基因。静息代谢率(resting metabolic rate,RMR)的个体差异主要由机体中的瘦体质(fat-free mass)和遗传因素决定,此外也受甲状腺激素水平、交感神经活动性等的影响。RMR 似乎是肥胖"易感因素"中最重要者。老年人往往因胰岛素抵抗和体力活动减少而导致肥胖,其中肌肉组织的胰岛素抵抗还伴有细胞线粒体功能紊乱,心肌 GLUT4 和解耦联蛋白-3 表达降低,代谢效能明显降低,因此更易引起肥胖。

糖皮质激素过多引起 Cushing 综合征,包括了代谢综合征的所有成分,如肥胖、T2DM、高血压、血脂紊乱、心血管病变等。在代谢综合征和肥胖中,虽然血清糖皮质激素水平不高或稍微升高,但更突出的表现在脂肪组织的低度炎症(low-grade inflammation)与 1 型 11β-羟类固醇脱氢酶(11beta-hydroxysteroid dehydrogenase type 1,11β-HSD1,基因 HSD11B1)活性升高。11β-HSD1 反映了糖皮质激素在细胞内的作用强度,其活性越高,引起的炎症反应和能量-物质代谢的效应也越大。

5.慢性炎症

慢性炎症与肥胖(如进食行为异常)的关系密切,炎症还是许多肥胖并发症(如血管病变)的主要原因。但是目前对两者的联系机制了解甚少。

6.不安全食物

肥胖与不安全食物(food insecurity)亦有一定关系。不安全食物引起肥胖的原因是多方面的,可能主要与人为地增加食物的美感、色泽、含糖量、调味剂、食欲促进剂等有关,而要达到此目的,就很可能需要添加一些不安全的物质。

(五)疾病和药物促发肥胖

1.疾病导致的肥胖

疾病和药物促发的脂肪堆积属于继发性肥胖的范畴,但对理解肥胖的发病机制很有帮助。神经精神疾病、下丘脑疾病、Cushing 综合征、慢性酒精中毒是继发性肥胖的常见原因,这类疾病的共同特点是下丘脑功能紊乱,可能通过摄食、食欲和其他一些未知因素促进了肥胖的发生与发展。此外,进行腹膜透析患者易发生肥胖,而肥胖又促进肾功能恶化。流行病学资料显示,患过先兆子痫的妇女以后易发生心血管病,因先兆子痫常与糖尿病、高血压、血脂紊乱、肥胖和代谢综合征相联系。研究表明,母乳喂养可在一定程度上预防肥胖的发生,此可能与母乳含有一些特殊的营养成分有关。

2.药物导致的肥胖

许多药物可引起肥胖,见表 7-4。

表 7-4　致肥胖药物及其作用机制

药物类型	具体药物	作用机制
抗惊厥药	丙戊酸钠、酚妥因、加巴喷丁	不明
抗抑郁药	西酞普兰	血清素
抗精神病药	氯丙嗪、利哌酮	多巴胺激动剂
糖皮质激素	泼尼松、地塞米松	促进脂肪沉积,增加食欲
胰岛素	胰岛素和胰岛素类似物	增加食欲
性激素	甲羟孕酮、黄体酮、避孕药	增加食欲
治疗偏头痛药物	苯噻啶	血清素拮抗剂
蛋白抑制剂	印地那韦、利托那韦	促进特殊部位的脂肪沉积

四、临床表现

(一)体重增加

1.症状与体征

肥胖者喜欢吃肥肉、甜食、油腻食物或啤酒者易于发胖。睡前进食和多吃少动为单纯性肥胖的常见原因。单纯性肥胖者的体重增加缓慢(女性分娩后肥胖除外),短时间内快速发胖应多考虑为继发性肥胖。一般轻中度单纯性肥胖无自觉症状,重度肥胖者则有不耐热、活动能力减低甚至活动时有气促,睡眠时打鼾。有的可并发原发性高血压、糖尿病、痛风等。约 1/2 的成年肥胖者有幼年肥胖史。吸烟者在戒烟后往往有体重增加趋势。能量代谢正平衡(positive balance)的结果是剩余的能量以白色脂肪的形式蓄积在体内。在 T2DM 中,肥胖被认为是重要的环境因素,也是发展中国家糖尿病患病率急剧攀升的主要原因。

头向后仰时,枕部皮褶皱明显增厚。胸圆,乳腺因皮下脂肪厚而增大。站立时腹部前凸出于胸部平面,脐孔深凹。短时间明显肥胖者,在下腹部两侧、双大腿、上臂内侧上部和臀部外侧可见紫纹或白纹。儿童肥胖者的外生殖器埋于会阴皮下脂肪中,阴茎变小变短。手指和足趾粗短,手背因脂肪增厚而使掌指关节骨突处皮肤凹陷,骨突不明显。

2.肥胖类型

肥胖有 3 种类型。

(1)中心型肥胖(central obesity):多见于男性,故亦称为男性肥胖(male type obesity)或腹部肥胖(abdominal obesity),多余的白色脂肪主要分布于腹内,尤其是腹部皮下、网膜和内脏器官。

(2)周围型肥胖(peripheral obesity):多见于女性,故亦称为身体下部肥胖(lowe body obesity)或女性肥胖(female type obesity),多余的白色脂肪主要分布于髋部、大腿和下部躯干的皮下。

(3)混合性肥胖(mixed obesity):兼有中心型肥胖和周围型肥胖的特征。中心型肥胖者发生代谢综合征、糖尿病、高血压、血脂谱异常、冠心病和脑血管病的风险明显高于周围型肥胖者和混合型肥胖者。

(二)肥胖相关并发症

严重而长期的肥胖引起肥胖相关并发症,如臀部、腋部和大腿内侧皮肤变得粗厚而多皱褶,形如黑棘皮病。长期肥胖可合并高血压、代谢综合征、血脂谱异常、糖耐量异常与糖尿病、高胰岛素血症、冠心病、脑血管病、特发性颅高压、白内障、睡眠呼吸暂停综合征、脂肪肝、胆石症、胰腺炎、骨关节病、高尿酸血症与痛风等。当并发这些疾病时,可有相应的临床表现。肥胖少动者易于进展为高血压,这类休息方式所花的时间越长,高血压的进展越快,反过来又加重肥胖。肾移植患者在术后易发生肥胖(移植后肥胖)。C 型肝炎因氧化应激等原因易发生肥胖和代谢综合征。精神性疾病易发生肥胖和代谢综合征。

如青少年时期为低体重或消瘦,成年后肥胖者发生代谢综合征和心血管不良事件的风险更大。代谢综合征是肥胖的发展结果,其中肥胖后的异位脂肪沉积(ectopic fat storage)是导致胰岛素抵抗和 T2DM 的重要原因。

1.高胰岛素血症和胰岛素抵抗

肥胖患者存在高胰岛素血症和胰岛素抵抗,胰岛素调节外周组织对葡萄糖的利用率明显降低,周围组织对葡萄糖的氧化、利用障碍,胰岛素对肝糖生成的抑制作用降低,非酯化脂肪酸(FFA)升高。高水平的 FFA 可刺激 β 细胞分泌胰岛素增多而产生高胰岛素血症,并损害胰岛 β 细胞功能;FFA 可明显抑制 β 细胞对葡萄糖刺激的胰岛素分泌;FFA 升高可能使胰岛 β 细胞中脂酰辅酶 A 升高,后者为甘油三酯(TG)合成的原料,胰岛 β 细胞中脂质的增加可能影响其分泌胰岛素的功能。高胰岛素血症降低胰岛素与受体的亲和力,胰岛素作用受阻,引发胰岛素抵抗,需要 β 细胞分泌和释放更多的胰岛素,又引发高胰岛素血症,如此形成糖代谢紊乱与 β 细胞功能不足之间的恶性循环,最终导致 β 细胞功能严重缺陷。

2.异位脂肪储积

肥胖者的过多脂肪可发生脂肪的异位储积(ectopic fat storage),异位脂肪可储积于肝脏、肌肉、脾脏、胰腺和其他内脏器官,大量的皮下脂肪和异位储积的脂肪在脂肪细胞因子和内分泌激素的作用下,脂解增加,血甘油三酯升高,肝游离脂肪酸释放增多,最终引起胰岛素抵抗、T2DM和代谢综合征。内脏脂肪蓄积引发胰岛素介导的葡萄糖清除率明显降低,促进胰岛素抵抗,导致脂代谢紊乱和高血压,这些代谢异常紧密联系,互为因果,在一定时期出现糖耐量减低或糖尿病。严重肥胖患者的骨骼肌积聚有大量的甘油三酯(肌细胞内脂质,intramyocellular lipids,IMCL),发生心血管病的风险急剧增加。

3.T2DM

肥胖是 T2DM 的重要环境因素。流行病学研究显示,肥胖、体力活动不足是 T2DM 的危险因素,肥胖和超重是发展中国家糖尿病患病率急剧攀升的主要原因。胰岛素抑制肝糖生成作用降低,FFA 升高,进而引起高胰岛素血症,损害胰岛 β 细胞功能。胰岛素作用受阻,引发胰岛素抵抗,糖代谢紊乱与 β 细胞功能不足的恶性循环导致 β 细胞功能严重缺陷和 T2DM。

4.代谢综合征

许多代谢综合征患者存在肥胖、营养过剩、脂肪过度堆积。脂肪在胰岛细胞堆积导致 β 细胞分泌功能受损;脂肪在骨骼肌和肝脏堆积引起胰岛素抵抗。肝脏脂肪过多可导致血脂谱异常,血脂升高又可导致血栓形成和炎症状态。肥胖还可致高血压。

营养过剩可迅速诱导氧化应激和炎症反应,产生过多的过氧化物,后者与核内转录激活因子 NF-κB 结合,减少 NF-κB 抑制分子(inhibitory NF-κB,IκB)表达,激活激活蛋白-1(activator protein-1,AP-1)和早期生长反应基因-1(early growth response gene-1,Egr-1)的表达。

5.血脂谱异常

肥胖是血浆胆固醇升高的重要因素。体重增加一方面促进肝脏合成载脂蛋白 B,LDL 增加;肥胖亦增加胆固醇合成,抑制 LDL 受体合成。肥胖患者容易发生异位脂肪储积,在脂肪细胞因子和内分泌激素的作用下,脂解增加,血甘油三酯升高,肝游离脂肪酸释放增多。

(三)肥胖与其他躯体疾病密切相关

肥胖亦与许多躯体疾病相关,其中最常见的是胆石症、胰腺炎、非酒精性脂肪肝、阻塞性睡眠性呼吸困难、高尿酸血症和骨关节病。

1.胆石症

胆石症的发生率随 BMI 升高而呈直线升高,奇怪的是,当肥胖者减肥时,胆石症的发生率也呈增加趋势,此可能与胆汁中的胆固醇过饱和可促进胆固醇结晶的成核作用(nucleation effect)有关。同时,减肥期间的胆囊收缩功能下降也促进了胆石形成。当肥胖者的减肥速度超过每周 1.5 kg 时,胆石症的发生率迅速升高。如果患者接受的是极低热量饮食(<2 512 kJ/d)、低脂饮食(1~3 g/d)或胃肠手术治疗,其胆石症的发生率可达 25%~35%。低脂饮食使胆囊的收缩功能明显降低,低于 10 g/d 的脂肪摄入可引起胆囊无收缩。因此,此时应同时给予熊去氧胆酸(ursodeoxycholic acid)600 mg/d 以预防其发生。

2.胰腺炎

主要是增加胆石症相关性胰腺炎(cholelithiasis-related pancreatitis)和高甘油三酯血症相关性胰腺炎(hypertriglyceridemia-related pancreatitis)的发生率。胰腺炎的病情较非肥胖者重,男性肥胖特别容易诱发重型胰腺炎。胰周和腹膜后的大量脂肪堆积是引起胰腺炎后脂肪坏死(adiponecrosis)和局部并发症的重要原因。

3.非酒精性脂肪肝

线粒体功能紊乱可见于缺少运动、摄食过多和胰岛素抵抗所致的 T2DM 以及非酒精性脂肪肝的全过程中。由于线粒体功能紊乱,能量生成的底物氧化障碍。非酒精性脂肪肝(nonalcoholic fatty liver disease,NAFLD)的发生主要与脂质淤积(steatosis)即脂肪的异位储积有关。脂肪组织脂解增加,血甘油三酯升高,肝游离脂肪酸释放增多。另一方面,脂质生成亦增多,同时伴肝脏的脂肪酸氧化增多。肝脏脂质过氧化和相关的细胞因子可直接损伤肝细胞,引起肝炎和肝纤维化。体重减轻后不一定能逆转 NAFLD。NAFLD 类似于一种特殊化的棕色脂肪与白色脂肪组织的混合体,可发生微管性脂质淤积(microvesicular steatosis,通常见于棕色脂肪)、大血管性脂质淤积(macrovesicular steatosis,通常见于白色脂肪)和脂质小滴(fatty droplet),肝脏的解耦联蛋白表达减少。这些病理改变引起脂肪细胞因子的大量生成,导致脂肪堆积和细胞氧化应激反应,进一步发展则引起 T2DM 和肝纤维化及肝功能障碍。与肥胖和肝脂肪浸润有关的 NAFLD 表现为肝大、肝功能异常、脂肪变性、脂性肝炎、肝硬化,酶学指标升高。

4.阻塞性睡眠性呼吸困难

阻塞性睡眠性呼吸困难(obstructive sleep apnea)患者在睡眠期间出现发作性呼吸暂停、呼吸困难和通气不足。检查时可发现心肺功能障碍和低氧血症。肥胖并发阻塞性睡眠性呼吸困难和自发性脑脊液漏。肥胖低通气综合征(obesity hypoventilation syndrome,OHS)易发生肺动脉高压和心血管病。$PaCO_2 \leqslant 6.7$ kPa(50 mmHg),伴低氧血压,肺泡通气因呼吸表浅。膈肌抬高与潮气量下降和降低,OHS 的重型表现是肥胖肺换气不足综合征(Pickwickian 综合征),其表现为重度肥胖、呼吸不规则、呼吸暂停、嗜睡、发绀,继发性红细胞增多症和右心肥大等。

5.肥胖低通气综合征

肥胖低通气综合征(obesity hypoventilation syndrome,OHS)是常见表现。肥胖是指 $BMI \geqslant 30$ kg/m^2,低通气是指肥胖者日间出现高碳酸血症和低氧血症(daytime hypoventilation)和睡眠呼吸障碍(sleepdisordered breathing),且不能用神经肌肉、机械或代谢等原因解释的低氧血症状态。患者表现为通气障碍、睡眠性呼吸困难。坐位时的 $PaO_2 < 6.0$ kPa(45 mmHg),$PaCO_2 > 9.3$ kPa(70 mmHg)。

6.高尿酸血症与痛风

高尿酸血症与肥胖的关系密切,肥胖引起或合并高尿酸血症的机制包括饮食在内的生活习惯及酒精摄入等环境因素外,内脏脂肪蓄积、尿酸生成过多和胰岛素抵抗引发肾脏尿酸排泄功能下降等因素。当劳累、饥饿时,脂肪分解动员产生热量供机体活动需要,脂肪分解伴随产生酸性代谢产物则抑制尿酸排泄,间接使血尿酸水平增高。

高尿酸血症与肥胖之间可能存在某些遗传共同缺陷,瘦素可能是联系肥胖和高尿酸血症的中间环节。

7.性腺功能减退

肥胖对男性和女性的性腺功能都有较大影响,女性更甚。女性肥胖是发生多囊卵巢综合征、不育不孕、产科意外、产后无乳汁分泌、胎儿畸形的主要原因。肥胖女性不易受孕,发生妊娠并发症的概率增加,尤其是死胎和前置胎盘的发生率明显增加。多囊卵巢综合征(PCOS)的发病率随着肥胖的流行而增高,脂肪组织膨胀(adipose tissue expandability)假说认为,皮下脂肪组织的膨胀是有限的,当超过某个代谢临界线后,更多的脂肪将沉积于非脂肪组织中,并导致胰岛素抵抗和脂毒性(lipotoxicity)。在 PCOS 患者中,肥胖引起的高胰岛素血症又进一步导致高雄激素血症、月经稀少和卵巢多囊。男性内脏肥胖者的炎症反应增强,内皮细胞功能紊乱,并伴血睾酮降低;内皮细胞功能紊乱和雄激素缺乏引起勃起功能障碍。一氧化氮合酶活性不足亦引起血管扩张功能减退和阴茎勃起障碍,男性肥胖和性腺功能似乎形成恶性循环,肥胖引起性腺功能减退,而后者又加重肥胖,并成为心血管病的重要风险因素。

8.骨关节病

负重关节因体重负荷明显增加而受损,主要累及双膝关节。

9.肥胖相关性肿瘤

脂肪组织与肿瘤关系密切,肥胖和 T2DM 患者的肿瘤发病率高于健康人群。过多的脂肪组织可通过性激素、胰岛素、生长因子和前炎症性细胞因子(proinflammatory cytokines)等引起肿瘤(肠癌、前列腺癌、乳腺癌、胰腺癌、肾癌等)或促进肿瘤生长。肥胖时,因亲脂性和脂溶性致瘤物而导致动物慢性化学中毒(chronic chemical poisoning),后者通过目前仍不清楚的机制引起肿瘤,同时又进一步促进肥胖。虽然肥胖与肿瘤的确切关系仍未明了,但充当联系肥胖和肿瘤的慢性化学中毒因子至少包括了有机氯化物(organochlorine)、杀虫剂(pesticides)和某些内分泌分裂剂(endocrine disruptor)。

五、辅助检查与诊断

肥胖的辅助检查主要用于确定肥胖的类型、程度与并发症。

(一)体脂测量确定全身和局部脂肪贮积的程度

1.身高-体重推算

方法简单,但只是粗略估计。男性标准体重(kg)=身高(cm)−105;女性标准体重(kg)=身高(cm)−100。如果被检者的实际体重超过标准体重的 20%,则为肥胖。标准体重百分率是将被检者实际体重与同龄同性别者的标准体重进行比较,计算公式为:标准体重百分率=被检人实际体重/标准体重×100。标准体重百分率≥120%而<125%为轻度肥胖,≥126%而<150%为中度肥胖,≥150%为重度肥胖;标准体重百分率可能较单纯的身高-体重推算准确,但两者均不能确定全身肥胖和局部脂肪贮积的程度。

2.体质指数

我国正常人的体质指数在 24 kg/m² 以下,>24 kg/m² 为超重,>26 kg/m² 为轻度肥胖,>28 kg/m² 为中度肥胖,>30 kg/m² 为重度肥胖。中国肥胖问题工作组建议的超重和肥胖诊断分割点是:BMI(kg/m²)<18.5 为体重过低,18.5～23.9 为正常,24.0～27.9 为超重,≥28.0 为肥胖。但是,也同时建议,为了与国际数据可比,在进行 BMI 数据统计时,应计算并将 BMI ≥25 kg/m² 及≥30 kg/m² 的数据纳入。为更好反映肥胖情况,曾提出过许多公式,如 W/H(m)、W/H3、W3/H(ponderale index)、W/H₂[W 为体重(kg),H 为身高(m)]等,实践证明后者虽然更为可靠,但计算过于复杂,使用欠方便。

BMI 与总体脂明显相关。根据 BMI 可计算体脂百分率,计算公式为:男性体脂百分率=$1.218(W/H_2)-10.13$;女性体脂百分率=$1.48(W/H_2)-7.0$。如果体重和身高以磅和英寸为单位,则 BMI 的计算公式为:BMI=体重(1bs)/身高 2(英寸)−703。Poskill 等指出,判定儿童肥胖应以相对 BMI 来衡量。相对 BMI 是指同龄的第 50 百分位点的身高和第 50 百分位点的体重所得到相关 BMI 指数。BMI 与体脂含量的关系为曲线;也就是说,BMI 并不能直接代表体脂的多少,但因简单易行,故使用广泛。

3.腰围和腰臀比

腰围(waist circumference,WC)主要反映腹部的脂肪含量,而成年后的体重增加一般只反映体脂增多,因此腰臀比(waist/hip ratio,WHR)能更好地反映中心性肥胖的程度。腰臀比是指以脐为标志的腰腹围长度(cm)与以髂前上棘为标志的臀部围长(cm)之比值。Despre 等对年龄在 18～42 岁、BMI 在 16～38 kg/m² 的 110 例男性的测量结果为:腰腹周长 91.7 cm±13.7 cm(范围 63.5～120.0 cm),髋周长 98.8 cm±9.5 cm(范围 75.9～125.2 cm),腰髋比值 0.93 cm±0.06 cm(范围 0.78～1.04 cm)。此结果没有将 BMI 正常者与异常者分开,因此不能作为正常参考值。Lemieux 等对 213 名男性和 190 名女性(年龄 37.3 岁±12.1 岁)进行了腰围和腰臀比值测量,正常男女腰围在 95 cm 左右,男性 WHR 0.94;女性 0.88;腰围与腹部内脏脂肪堆积的相关性比 WHR 好。因此认为,用腰围来评估内脏脂肪堆积比 WHR 好,且不受性别的影响。

4.中心型肥胖指数

中心型肥胖指数(index of central obesity,ICO)定义为 WC 与身高之比。因为身高与腰围(WC)存在正相关关系,对于身高特别长和身高特别短的个体来说,WC 并不能真实反映体脂含量。因此在肥胖的诊断中,应该考虑身高对 WC 的影响。据报道,ICO 的敏感性优于 WC。

5.皮褶厚度

皮褶厚度(skin fold thickness,SFT)是用特制的卡钳(caliper)测量不同部位的皮褶厚度。一般测 4 个部位(肱三头肌、肱二头肌、肩胛下和髂嵴);有的测 7 个部位(胸、腋、肱三头肌、肩胛下、腹、股和髂前上棘);也有只测肱三头肌、腹和髋上 3 处的皮褶厚度。测定时,用拇指和示指捏起皮肤及皮下脂肪,然后将卡钳放在抓起皮褶的两侧,校正卡钳上的附属压力计,使卡钳施以皮肤的压力为 10 g/cm²(压力影响测量结果)。3 秒后,从卡钳上可读出皮褶厚度。每处连测 3 次,取其平均值。皮下脂肪厚度等于皮褶厚度的 1/2。此方法简单,但测量结果受测量者熟练程度和皮肤坚实度的影响,松软的皮肤组织易于受压,结果偏低。由于个体的体脂分布和皮下脂肪深度(0.1～0.7 mm)不同,皮褶厚度不能精确反映全身实际的脂肪堆积量。此外,皮褶厚度还受年龄和性别的影响。根据皮褶厚度评定肥胖,应该建立不同年龄、不同性别和各部位皮褶厚度正常值的上限。孟昭恒等提出:在儿童中,身高增长 10 cm,皮褶厚度增加 4 mm 为轻度肥胖,增加 4～10 mm 为中度肥胖,增加 10 mm 以上为重度肥胖。

6.臂围

一般选择上臂肩峰突到尺骨鹰嘴连线的中点处作为测量臂围(arm circumference)的部位,测量臂周长和肱三头肌处的皮褶厚度可以计算该部位的皮下脂肪面积:脂肪面积(cm²)=SCa/2+πS2/4。式中 Ca 为臂中部的周长,S 为肱三肌皮褶厚度。从臂周长和肱三头肌皮褶厚度还可计算出全身肌肉重量,其公式为:全身肌肉重量(kg)=身高(cm)×(0.0284+0.029)×cAMA。式中,cAMA 为校正后的臂中部肌肉面积。因为计算臂中部脂肪面积的前提是假定臂中部是圆形的,肱三头肌皮褶厚度是脂肪缘平均直径的 2 倍,臂中部肌肉部分是圆的,骨骼被包括在人体测量臂肌肉面积之中,纠正假定所带来的误差后,称之为校正后的臂中部肌肉面积。男女的 cAMA 计算公式不同。男性 cAMA=(MAC−πS)2/4π−10;女性 cAMA=(MAC−πS)2/4π−6.5。式中,MAC 为臂中部周长,误差为 5%～9%。

(二)特殊检查评价肥胖及其风险

1.脂肪细胞计数及脂肪细胞脂质测定

有助于增殖性与肥大性肥胖的鉴别,脂肪细胞计数及平均脂肪细胞的脂质含量测定的常用方法是四氧化锇(osmium teroxide)法。取 1 份脂肪细胞悬液作脂肪提取,测定脂质含量即可得到已知湿重的脂肪细胞每单位容积中所含脂质总量;另 1 份先通过尼龙筛以去除细胞碎屑,然后做脂肪细胞计数。过筛前,在脂肪细胞悬液中加入 2% 四氧化锇(放于 Collidine 缓冲液中),于 37 ℃下放置 48 小时。

正常者的脂肪细胞数约 3.1×10^{10}；每个脂肪细胞平均脂质含量为 $0.5 \sim 0.6$ μg。肥胖者脂肪细胞数增加 $20 \sim 25$ 倍，脂肪细胞体积增大 $50\% \sim 100\%$。脂肪细胞计数及平均脂肪细胞的脂质含量可鉴别增殖性和肥大性肥胖，但其缺点是不含脂质的细胞未被计入。

2.双能 X 线吸收法体脂测量

用双能 X 线吸收法（DXA）测量全身体脂成分具有准确、快速及微创等优点。一般借助机器自带的软件将全身分为上肢、躯干及下肢等部分。躯干定义为颌以下，髋关节水平线以上及双侧肋外缘垂直线之间的区域；下肢则定义为髋关节水平线以下的组织。体成分测量对于研究、评价中心性肥胖、高脂血症等多种代谢内分泌疾病以及骨质疏松的发生发展有重要意义。X 线球管发生的 X 线经 K 边缘滤波后，形成 70 keV 和 38 keV 两个能量不同的峰，它们经过密度不同的组织则有不同的衰减率。软组织的衰减率（Rst）可在测量时获得，纯脂肪和瘦组织的衰减（Rf 和 Rl）可从理论计算和人体实验中获知。

此方法无创（使受检者接触放射量仅为 <0.1 μGy）、准确、测定快（每例 10 分钟），并可测全身或局部的脂肪量。

3.磁共振成像

Rolland-Cachera 等用磁共振上臂成像测得儿童的上臂中部臂周长为 1.2 cm± 0.4 cm，根据公式：[臂周长（C）－（肱三头肌皮褶厚度（TS）$\times \pi$)2]/4π 计算出臂中部的肌肉面积（UMA）和上臂总面积（TUA）$= C2/4\pi$，将 TUA 减去 UMA 即得上臂的脂肪面积（UFA）。正常儿童为 13.8 cm$^2 \pm 4.6$ cm^2，而用传统的臂周长和肱三头肌皮褶厚度两指标，按公式计算所得的上臂中部脂肪面积为 11.2 cm$^2 \pm 4.4$ cm^2，比磁共振的测得值低。因为上臂中部皮下脂肪缘并非对称性分布，而是呈矩形，所以计算上臂中部脂肪面积的公式为上臂脂肪面积评估（upper arm fat area estimation，UFE）。UFE＝C（臂周长）$\times$（肱三头肌皮褶厚度/2）。此公式计算出的 UFE 为12.4 ± 5.0，与核共振所测结果更为接近（上臂脂肪百分率＝UFE/TUA，正常儿童为 $35.9\% \pm 9.5\%$）。故可认为，UFE 为判断身体组成的可靠指标。此外，磁共振光谱测定（magnetic resonance spectroscopy，MRS）能精确定量肝脏的脂肪含量。

4.心脏功能评价

肥胖的主要风险是心血管并发症，因而早期发现这些病变有积极意义。人们发现，在肥胖的较早期，即有心肌舒张功能降低，左心室收缩与舒张功能异常，右心室收缩与舒张功能异常，心房肌变形等。严重肥胖或已伴有高血压、血脂谱异常或 T2DM 者，显然可发现多种心血管病变。

5.组织活检

非酒精性脂肪肝病（NAFLD）常伴有代谢综合征、肥胖和胰岛素抵抗。一般认为，肝脏超声和 CT 仅能提供定性信息，而肝活检是诊断 NAFLD 的金标准。

六、鉴别诊断

必须注意，排除继发性肥胖后，才能诊断单纯性肥胖。按照发病年龄，继发性肥胖可进一步分为成人继发性肥胖和儿童继发性肥胖两类，两者的病因和鉴别诊断重点有较大差别。

(一)成人单纯性肥胖与继发性肥胖鉴别

许多疾病可伴随或并发继发性肥胖。无论是单纯性肥胖还是继发性肥胖，在早期均缺乏典型表现。继发性肥胖都有原发性疾病的临床特征。

1.库欣综合征

早期的库欣综合征往往只有肥胖或肥胖伴多毛,容易被误诊为单纯性肥胖。鉴别的主要指标是 24 小时尿游离皮质醇。典型库欣综合征有向心性肥胖、皮肤紫纹、高血压、月经紊乱或闭经、满月脸、水牛背、多毛、多血质面容、骨质疏松等表现;血浆皮质醇、小剂量地塞米松抑制试验、肾上腺 CT、肾上腺静脉采血测定血浆皮质醇及动脉造影有助于诊断。

2.多囊卵巢综合征

女性初潮后多年月经仍不规则、月经稀少和/或闭经,同时伴或不伴有肥胖者应疑及 PCOS。典型 PCOS 有闭经或月经周期延长、不育、多毛、肥胖、痤疮、男性化等表现;血浆睾酮、去氢异雄酮及其硫酸盐升高,盆腔 B 超、CT 可见卵巢增大。其中,高雄激素血症、月经稀少或闭经、多囊卵巢是诊断 PCOS 的主要指标。

3.下丘脑性肥胖

一般为均匀性肥胖,常伴有下丘脑其他功能紊乱的临床表现。自主神经功能检查、GnRH 兴奋试验、头颅 CT 或垂体 CT 或磁共振脑电图等检查有助于明确下丘脑病变的性质。

4.原发性甲状腺功能减退

伴肥胖时,有怕冷、全身水肿、脱发、贫血外貌、肌肉晨僵感、上睑下垂,跟腱反射恢复期延长、月经过多等表现;血甲状腺激素降低,TSH 升高。

5.良性对称性脂肪增多症

良性对称性脂肪增多症(benign symmetric lipomatosis,BSL)是一种病因不明的脂质代谢障碍引起的脂肪异常蓄积性疾病,可能与酒精性肝损害有关。患者多为男性,有长期烟酒嗜好史。临床表现为双侧上肢近端、肩背部、颈部、双侧乳腺、腹部(脐以上)皮下脂肪局部增多,近端肌肉萎缩等。患者合并有血脂谱异常、高尿酸血症、慢性肝损害、糖耐量异常及胰岛素抵抗。

(二)儿童单纯性肥胖与遗传性肥胖综合征鉴别

儿童继发性肥胖主要见于下丘脑性肥胖糖原贮积症、肥胖性生殖无能症、GH 缺乏症和 GH 抵抗综合征、Prader-Willi 综合征等。

七、一般治疗

肥胖的一般治疗主要包括生活方式与摄食行为干预及增加体力活动等。减轻脂肪堆积后,可使胰岛素抵抗和血脂谱异常得到改善,并减少心血管事件发生率。

(一)生活方式与摄食行为干预是防治肥胖的优先途径

良好的生活习惯可以预防肥胖及其相关疾病的发生。全球长寿的地区、村落、部族很多,例如地中海居民和日本冲绳的居民长寿,其主要原因是生活方式健康。传统的冲绳饮食热量低而营养密度(nutritional dense)和植物营养素含量(尤其是抗氧化剂和黄酮类化合物)高,饮食结构中的蔬菜水果多而肉类、精制谷物、饱和脂肪酸、糖和盐少,符合功能食物(functional foods)的要求。中华民族更有悠久而良好的生活习惯,各地的健康生活习惯有所不同,但饮食和生活方式的本质与国际上的长寿居民基本一致。这些人群的另一个显著特点是很少发生肥胖。

发生肥胖后,减肥的获益主要如下:①减轻胰岛素抵抗,改善血糖控制状况,肥胖伴 T2DM 者用具有减肥作用的口服降糖药可降低空腹血糖和 HbA1c 值。体重下降 15% 以上者可以停用口服降糖药,但伴有严重 T2DM 者的糖尿病不能消除。②明显降低血清甘油三酯、总胆固醇和 LDL-胆固醇水平,升高 HDL-胆固醇浓度。③减肥后收缩压和舒张压均有所下降,但只要体重回升,血压亦恢复至原来的高水平,胃肠手术的降压效果优于饮食治疗和药物治疗,可使 2/3 的重度肥胖者的血压恢复正常,但多数患者在术后 2～3 年后血压有明显反弹。体重下降后,因血容量减少、血流动力学负荷减轻,可明显减轻心血管疾病的症状,减少心血管事件发生率,但难以逆转已有的心血管损害。④减肥可增强肺功能甚至治愈肥胖低通气综合征和阻塞性睡眠性呼吸困难。

社会支持对减肥很重要。教育和行为治疗还包括自我训练、情绪治疗、改变不正确的认识和饮食行为。患者应充分认识减轻体重后,血脂、血压、血糖有较明显的下降,呼吸睡眠暂停综合征有明显的改善。因而不必强调将肥胖者的体重迅速降至正常范围,这不仅极难做到,而且弊大于利,可能会引起新的代谢紊乱。如果这一目标能够达到并能保持一段时间,再考虑进一步减重。减重的饮食治疗应该采取个体化处理(one-to-one dietetic management)、多种措施结合(multi-component interventions)和长期坚持(long-term maintenance)3 个基本原则。

减肥的速度至关重要。减得太快,主要是减少水分,反弹也快,同时也增加了胆石症及电解质紊乱的风险。合理的减肥速度是 6 个月减少体重 10%,如 BMI 在 27～35 kg/m²,每天减少 1 256.0～2 093.4 kJ(300～500 kcal)的热量摄入,或适当增加消耗,可达到每周体重减少 0.5 kg,6 个月减少体重 10% 的目标。达到 6 个月减少体重 10% 的目标后,患者可出现体重反弹。这一阶段的目标是体重在 2 年内增加不得超过 3 kg,同时腰围至少减少 4 cm。在维持体重阶段,应积极随访,鼓励患者持久坚持,在维持阶段体重保持不变的时间越长,长期减肥成功的可能性越大。有些肥胖患者在治疗前体重增加迅速,在治疗后相当长一段时间内体重可能未见明显下降。这些患者的治疗目标是防止体重进一步增加,保持体重就是治疗有效的标志,为下一步的治疗提供保证。

多种不良饮食习惯会导致心血管疾病的发生。加入一些辅助方法可提高减肥效果:①调节心理因素:针对多食导致的肥胖,首先要从情绪因素上调节。通过心理医师深入浅出的讲解,认识到肥胖的发生、发展与情绪有关。再接触那些减肥见效者,消除疑虑、增强信心,受到启发。②音乐疗法:音乐疗法不失为一条有效调节情绪的途径。感觉饥饿或想进食时,常常会有焦虑不安等情绪反应。音乐疗法通过对情绪的调节,可降低食欲。③自我控制疗法:不很胖的人可在家采用自我控制疗法减肥,避免处于进食的暗示情境中,或通过改变就餐时间、地点等办法来达到这一目的。④增加体力活动:在以上基础上,轻度肥胖者不一定要严格限制进食,但应增加体力活动。中度和重度肥胖者则严格控制热量的摄入,并增加运动量,加大热量消耗。

(二)体力活动增加能量消耗

低脂饮食可促进体重内能量消耗、降低饮食的能量密度。低碳水化合物饮食可促进减肥,该种饮食因脂肪分解而具有利尿作用,患者的食欲低落,摄食量随之下降。但可引起水、电解质平衡紊乱、高尿酸血症、肌无力(糖原贮存减少)、尿钙增多和血脂谱异常。

1.等张运动与等长运动

等张运动(isotonic exercise)又称为动力性运动(dynamic exercise),是一种肌肉长度变化较大,能使耗氧量、每搏量、心排血量与收缩压增高和外周阻力下降的可人为控制的运动方式,而等长(静力性)运动(isometric/static exercise)则是突然爆发的较大强度的运动。在减肥的运动治疗中,建议多采用等张运动,并在此基础上,逐渐增大运动量,以达到较高的减肥效果。等张运动导致心脏容量超负荷,而等长运动引起压力超负荷。心室质量与结构对这些运动的适应性反应不同。等长运动时,收缩压、舒张压与平均压突然增高,但耗氧量与心排血量的增加相对较小。

等张运动处于稳态时,可以受到人为控制(尽管这种控制并不一定训练有素);而等长运动不受控制,因为躯体应力是突然施加的。

2.有氧运动和无氧运动

有氧运动(aerobic exercises)和无氧运动(anaerobic exercises)指的是运动时所诱发的肌肉代谢种类,取决于运动的类型、强度与持续时间。动力性运动只持续数分钟,一般是有氧性的;而长期高强度动力性运动则是无氧性的。一般来说,患者可以进行时间有限的低至中等的等张运动;而长时间进行高强度的等张运动需要得到医师的认可。

体能训练可以改善心血管功能,提高运动耐量,以相对较少的耗能来完成一定强度的运动。监督体能条件是心脏康复程序(cardiac rehabilitation programs)的主要环节之一,我国古代的身心放松锻炼(mind-body relaxation exercises,如太极拳)对心血管系统功能大有裨益,包括降低体循环血压,改善血脂,提升微循环功能及内皮依赖性血管舒张等。

运动与饮食治疗相结合,体重减轻更明显;但如果用极低热量饮食再加上活动,则难以被肥胖者接受和坚持。活动不仅使体重减轻,而且能使减轻的体重得以保持。

3.运动量和运动方式

应因人而异,原则上应采取循序渐进的方式。活动或运动方式应以简单易行为主,结合个人爱好。

肥胖者以平均每周消耗 4 184 kJ(1 000 kcal),每周体重减轻 0.5~1.0 kg 为宜。每减轻 1 kg 体重约需消耗热量 29 288 kJ(7 000 kcal)。对肥胖者来说,宜选择中等强度的活动或运动,但应根据个体情况循序渐进。

(三)节食降低体脂储存和体重

根据 NIH 的诊疗指南,伴 1~2 种心血管病危险因素的超重和 I 度肥胖患者,每天的热量摄入量减少约 2 093 kJ(500 kcal),可使每周的体重下降 0.45 kg(1 磅),坚持 6 个月可使体重下降约 10%。更严重的肥胖者可每天减少 2 093~4 186 kJ(500~1 000 kcal)。一般用 Harris-Benedict 方程或 WHO 方程计算每天的热量需要量。低热量饮食 16~26 周后可使体重降低约 8%,而极低热量饮食可降低体重 15% 左右。

常量营养素的摄入原则和比例是:脂肪 20%~30%;其中饱和脂肪酸 8%~10%,单不饱和脂肪酸 15%,多不饱和脂肪酸 10%,胆固醇 < 300 mg/d;蛋白质 15%~20%;碳水化合物 55%~65%。

1.极低热量饮食

供应热量为 3 329 kJ/d(800 kcal/d)。此种饮食可完全用流汁饮料,但含有供人体需要的最低能量。用此种饮食治疗平均每周减轻体重 1.5~2.5 kg,12~16 周的体重可减轻约 20 kg。随着体重下降,极低密度脂蛋白水平降低,血脂谱改善。此种饮食治疗方案虽然体重减轻快,但其缺点是:①患者的顺应性差,难以坚持,只能短期应用;②不适于伴有严重器质性疾病患者;③需要医学监护;④停止这种饮食治疗 12 个月后,75% 患者的体重又增加,2 年后 85%~95% 增加到治疗前的体重水平;⑤约 10% 的人发生胆石症。

由于肥胖者难于坚持此种饮食治疗,因此有人采用极低热量饮食与低热量饮食交替,治疗 20 周,体重可平均减轻 9.5 kg,较易被接受和坚持。

2.低热量饮食

供给热量约 5 024 kJ/d(1 200 kcal/d),或者在根据年龄、性别及体重计算每天所需热量的基础上,减少 2 093 kJ/d(500 kcal/d)。治疗 12 周可使体重减轻 5 kg,如果配合运动和教育则可使体重减轻更多。该方法的优点:①易被接受;②体重减轻虽比极低热量减轻体重慢,但能使体重得到保持。饮食治疗使体重减轻后,仍然需要坚持饮食治疗,否则体重很快恢复到治疗前水平。

八、药物治疗

理想的减肥药(anti-obesity agents)的基本要求是安全、有效、经济和依从性高,一般应该达到如下要求:①能持久而选择性地减少体内脂肪,特别是减少腹部脂肪;②对体内蛋白质的分解影响小;③达到标准体重后能防止体重增加,停药后无反弹;④患者的服药顺应性良好,最好是每天 1 次;⑤安全性高,无明显不良反应,无成瘾;⑥能纠正体内代谢紊乱,如使血浆甘油三酯、游离脂肪酸、总胆固醇、高胰岛素血症和高血糖水平下降;⑦能减少致代谢紊乱的脂肪细胞因子(如 TNF-α、胰岛素抵抗因子、PAI-1 等),增加有益于代谢和心血管保护的因子(如脂联素等)。因为肥胖的发病机制复杂而食量和体重的控制主要受制于个体的心理行为,迄今为止尚无疗效满意的减肥药。

(一)抑制食欲并增加产热的西布曲明存在多种不良反应

短期的临床试验发现,肥胖者经西布曲明(sibutramine)治疗后,体重/BMI/腰围、腰臀比、左心室厚度、血 TG/LDL-C/ HbA1c、尿酸和 hsCRP 下降,而 HDL-C、抗炎因子 IL-10 与脂联素升高,表明西布曲明能降低体重,而且具有较全面降低肥胖及其并发症风险的作用。但是,长期的临床试验结果表明,西布曲明的不良反应多,特别是增加心血管事件风险,如心率增快、血压升高、QT 间期延长、心律失常、心力衰竭、心肌梗死等。SCOUT(Sibutramine Cardiovascular and Diabetes Outcome Study)研究发现,高心血管风险者使用 10～15 mg/d 后的心血管事件发生率明显增高。因而,美国 FDA 建议对西布曲明的说明书提出黑框警告(black box warning),我国亦于 2010 年宣布西布曲明退市。

(二)奥利司他抑制脂肪吸收

奥利司他(orlistat)为四氢脂酶(tetrahydrolipstatin)抑制素,服药 12 周(30 mg/d)减轻体重 3.61 kg;服 180 mg/d 者为 3.69 kg;服 360 mg/d 者为 4.7 kg。与低脂饮食配合,体重减轻更多。不良反应由于脂肪吸收不良引起,主要有稀便、便急和脂溶性维生素吸收障碍等。

(三)其他药物有一定减肥作用

二硝基酚(dinitrophenol)、甲状腺粉、麻黄碱和黄嘌呤等能增加能量消耗,因为它们的不良反应多而弃之。格列酮类增加胰岛素敏感性,用于肥胖伴胰岛素抵抗的治疗,但可导致体重的进一步增加,其中罗格列酮已经因为心血管风险而在一些国家和地区退市。其他用于减轻体重的药物有一定效果,但均存在较多的不良反应。有些药物正在研究开发中,其具体疗效尚不明确。

1.已经或正在准备使用的药物

二甲双胍能抑制食欲,减轻体重,可能特别适应于 T2DM 或女性 PCOS 患者,对原发性肥胖亦有效。普兰林肽(pramlintide)为胰淀素(amylin)的类似物,已被批准用于糖尿病胰岛素治疗的辅助药物,具有糖调节作用,因增强饱感(satiety)而减少摄食。120～240 μg/d 的减重效果中等。托吡酯(topiramate,抗癫痫药)、芬特明(phentermine,抑制食欲药)、安非他酮(bupropion,抗抑郁剂)、纳曲酮(naltrexone)和选择性 5-羟色胺(5-HT)2C 拮抗剂 lorcaserin 正在等待上市。利莫那班(rimonabant)为大麻受体(cannabinoid receptor)抑制剂,初步的临床观察证明其减轻体重的作用明确，并能同时降低 HbA1c 和甘油三酯，但可引起精神异常（抑郁或焦虑）、恶心、呕吐等。如果能开发高选择性的周围组织大麻受体抑制剂，可望减轻不良反应。

2.具有开发前景的抗肥胖药或干预靶点

富含半胱氨酸的酸性分泌蛋白（secreted protein acidic and rich in cysteine，SPARC）首先是一种抗肿瘤（乳腺癌、子宫内膜癌、食管癌）药物，后来发现有较强的抗肥胖作用，其作用机制大约与抑制白色脂肪的生成和干扰脂肪细胞的细胞周期、增殖、黏附、移行、凋亡等有关。脂肪酶抑制剂（lipase inhibitors）主要以表面活化剂（surfactants）方式作用于脂质颗粒的表面，通过与脂肪酶竞争而抑制脂肪酶的活性。但目前尚无具体的药物供应。一磷酸腺苷激酶（adenosine mono-phosphate-kinase）可消耗能量，减少脂肪生成，但是否能成为肥胖的干预靶点并开发出药物未明。recQ 介导的基因组不稳定性（因子）-1（recQ-mediated genome instability-1，RMI1）是调节能量代谢的重要因子，RMI1 缺乏小鼠能明显抵抗高脂肪饮食，有可能成为肥胖治疗的新靶点。

（四）特殊人群的肥胖治疗需要权衡利弊

1.儿童肥胖

儿童肥胖的预防比治疗重要，儿童肥胖已成为现代社会的严重健康问题；同样，先有消瘦，继而发生肥胖者也明显增加了肥胖相关性疾病的发生率，其发生 T2DM 的危险性更大。此外，妊娠期肥胖不但给母亲增加了产科意外的风险，同时还对胎儿的发育、分娩、出生后生长和成年后的健康不利。肥胖也给许多疾病的预防、诊断、治疗和康复增添困难，最明显的例子是糖尿病、高血压、痛风、血脂谱异常症、肾病、冠心病、胰腺炎和胆石症等。儿童期的 BMI 越高，发生心血管病的风险也越大。

单纯性肥胖治疗的重点应放在饮食控制和增加体力活动上，而不应依赖药物治疗。由于儿童肥胖的病因主要与能量摄入过多、活动过少和胰岛素抵抗（约 50%）有关，所以其治疗的根本目的是减轻体重和提高胰岛素的敏感性。饮食治疗的原则是减少热量摄入（禁用极低热量饮食治疗），但必须保证必需营养物质的正常供给。儿童肥胖者的体力活动应尽量增加体力活动的强度和时间，原则上应采取循序渐进的方式，并特别注意心理引导和体力活动训练，提高运动与饮食治疗相结合治疗的依从性。即使需要亦仅能使用 orlistat，美国 FDA 未批准二甲双胍用于儿童肥胖的治疗。

2.抗精神病药物引起的肥胖

文献报道，第二代抗精神病药物引起的肥胖可用二甲双胍和托吡酯治疗，由于托吡酯的不良反应多，且可能干扰抗精神病药物的疗效，故首选二甲双胍。

3.长期卧床者肥胖

瘫痪后因为运动受限，容易发生肥胖。每天进食总热量 4 187～6 280 kJ（1 000～1 500 kcal）即可。身体条件允许的患者在活动时应达到出汗及心率提高 30%～50% 的强度，具体做法因人而异。活动方式可选择锻炼肢体的交替抬举、拉伸、拍打及负重。通过反复收腹或按揉来加强腹肌运动。被动运动由旁人帮助对不能自己活动的部位进行锻炼，可帮助按揉腹部及四肢。这不仅有益于减肥，也对患肢康复及防止肌肉萎缩有重要意义。

4.肥胖伴 T2DM

双胍类不引起高胰岛素血症和体重增加，双胍类的抗动脉粥样硬化、抗血栓、改善血脂谱异常、抗氧化作用也适合于肥胖 T2DM 的治疗，但 70 岁以上的 T2DM 和严重肾衰竭患者禁用。噻唑烷二酮类衍生物（thiazolidinedione，TZD）选择性激活 PPARγ 而解除胰岛素抵抗，在胰岛 β 细胞具有一定分泌功能的情况下,具有降糖效应和保护胰岛 β 细胞功能的作用,对肥胖 T2DM 和胰岛素抵抗的效果较好,但禁用于肝病、过敏、酮症酸中毒、心功能不全、妊娠、哺乳妇女及儿童患者。肠促胰岛素的降糖药物利拉鲁肽(liraglutide)具有促进胰岛素原合成和胰岛素基因表达,葡萄糖浓度依赖性促进胰岛素释放、诱导 β 细胞形成、抑制 β 细胞凋亡,而不增加体重。

5.肥胖-低通气综合征

目前没有肥胖-低通气综合征的治疗共识或指南,治疗方案和具体措施应根据患者的临床表现和特点进行。在解除肥胖后,如果仍有明显的通气功能障碍,则针对病因实施必要的手术治疗和对症处理(氧疗、静脉放血、气管开口等)。药物治疗效果未明,必要时使用呼吸刺激剂(respiratory stimulants)、甲羟孕酮(medroxyprogesterone)、乙酰唑胺(acetazolamide)等。甲羟孕酮作用于下丘脑,刺激呼吸中枢,有人用甲羟孕酮(60 mg/d)明显降低 $PaCO_2$。乙酰唑胺可引起代谢性酸中毒,通过抑制碳酸酐酶而增加通气量。

九、手术治疗

(一)手术治疗伴有多种高危因素的重型肥胖

手术治疗肥胖的建议指征:①BMI 超过 40 kg/m^2;②BMI 36～40 kg/m^2 且伴有严重并发症,或亚洲患者 BMI≥30 kg/m^2,经过严格的饮食、运动和药物治疗,体重不减或有增加趋势,并存在一种以上肥胖并发症者;③严重肥胖至少存在 5 年以上,非手术治疗不能使体重减轻;④无酒精中毒和重大精神病史。

"糖尿病手术峰会"文件指出:对于 BMI≥35 kg/m^2、生活方式干预及药物治疗无效且适合手术的患者,可以考虑采用胃肠转流术(RYGB)、腹腔镜调节式胃束带手术、胆胰管分流术治疗(A 级证据);对于 BMI 30～35 kg/m^2 且适合手术者,手术可作为血糖控制不佳患者的非首选治疗方案(B 级证据),RYGB 可作为此类患者的治疗选择(C 级证据)。

(二)术后补充营养素并接受长期医学干预

随着麻醉技术、手术器械的发展,手术疗法已成为重度肥胖症的主要选择。手术治疗只适用于严重肥胖者,可使患者体重很快减轻。手术方式有胃成形术(gastroplasty)和胃搭桥术。前者有垂直性胃成形术和水平性胃成形术两种式式。食物仍从缝合的小胃进入留下来的大胃中。腹腔镜垂直束带胃成形术的减重效果确实,并发症较少,是目前最常用的减肥手术。据统计,手术后平均减重 30～40 kg,肥胖并发症(如糖尿病、高血压、左心室功能异常、高脂血症和呼吸睡眠暂停综合征)明显缓解甚至消失。术后伤口感染率 23%,部分发生术后顽固性呕吐、食管反流和小胃出口狭窄。胃搭桥术后可发生吻合口瘘和营养不良。因此,手术治疗的选择对象应严格控制。

手术后患者可出现维生素、叶酸和微量元素缺乏,而非处方的多种维生素制剂不能提供足够的维生素 B_{12}、铁、脂溶性维生素和钙剂,孕妇可能导致贫血、先天性胎儿畸形、低体重儿和发育障碍。补充维生素和矿物质有助于控制体重和体脂,并能降低全身氧化应激。血清钙浓度却与BMI 呈显著负相关,人群钙摄入量与肥胖率呈负相关,故需补充钙、维生素 D 和其他营养素。

(黄丽莉)

第八章 肾上腺疾病

第一节 库欣综合征

一、概述

库欣综合征是由于肾上腺皮质分泌过量的糖皮质激素(主要是皮质醇)所致,主要临床表现为满月脸、多血质、向心性肥胖、皮肤紫纹、痤疮、高血压和骨质疏松等。病因有多种,因垂体分泌ACTH 过多所致者称为库欣病。

二、病因与发病机制

(一)垂体性库欣综合征

垂体性库欣综合征即库欣病,因垂体分泌过量的 ACTH 引起。库欣病患者约占库欣综合征患者总数的 70%。70%～80%患者存在垂体 ACTH 微腺瘤(直径<10 mm),大部分病例发病位置在垂体,切除微腺瘤可治愈;其余为下丘脑功能失调,切除微腺瘤后仍可复发。ACTH 微腺瘤并非完全自主性,此组肿瘤分泌皮质醇可被大剂量地塞米松抑制。约 10%患者存在 ACTH大腺瘤,可有蝶鞍破坏,并可侵犯邻近组织,极少数为恶性肿瘤,伴远处转移。少数患者垂体无腺瘤,而呈 ACTH 细胞增生,增生的原因尚不清楚,有些可能为下丘脑功能紊乱,CRH 分泌过多所致。此型患者肾上腺增生为双侧性,极少数为单侧性。

(二)异位 ACTH 综合征

垂体以外的肿瘤组织分泌过量有生物活性的 ACTH,使肾上腺皮质增生并分泌过量皮质醇,由此引起的库欣综合征为异位 ACTH 综合征。异位 ACTH 综合征占库欣综合征患者总数的 10%～20%。随着人们对本病认识的提高,本病的发生率会更高。异位分泌 ACTH 的肿瘤可分为缓慢发展型和迅速进展型两种。迅速进展型肿瘤瘤体大,恶性程度高,发展快,肿瘤较易发现。但常常因病程太短,典型的库欣综合征临床表现尚未显现患者已死亡。缓慢发展型肿瘤瘤体小,恶性程度低,发展慢,这类患者有足够的时间显现出典型的库欣综合征临床表现,临床上难以和垂体性库欣综合征鉴别。最常见的是肺癌(约占 50%),其次为胸腺癌和胰腺癌(各约占 10%)。

(三)原发性肾上腺皮质肿瘤

原发性肾上腺皮质肿瘤可为腺瘤(约占 20%)或腺癌(约占 5%)。这些肿瘤的生长和分泌功能为自主性,不受垂体 ACTH 的控制,此组肿瘤分泌皮质醇一般不被大剂量地塞米松抑制。肿瘤分泌大量皮质醇,反馈抑制垂体 ACTH 的释放,患者血中 ACTH 降低,肿瘤外同侧及对侧肾上腺皮质萎缩。引起皮质醇增多症的腺瘤一般较引起原发性醛固酮增多症者为大,直径多为2~5 cm。引起皮质醇增多症的皮质腺癌一般体积较大,晚期可转移至淋巴结、肝、肺等处。切面常具坏死、出血,往往也有核异型和核分裂,但是不能只根据细胞的形态来决定肿瘤是否为恶性,而必须看肿瘤细胞是否浸润或穿过包膜,或侵入淋巴结、血管中。

(四)肾上腺皮质结节样增生

根据发病机制及病理变化特点可分为以下几种。

1.不依赖 ACTH 性双侧肾上腺皮质小结节样增生

此病又称原发性色素性结节性肾上腺病或皮质增生不良症。此病少见,患者多为儿童或青年,一部分为家族性。肾上腺皮质总重量不大,有多个小结节。皮质醇分泌过量,超大剂量地塞米松不能将其抑制;血 ACTH 低或测不到。目前认为此病是一种肾上腺的自身免疫性疾病。

2.不依赖 ACTH 性双侧肾上腺皮质大结节样增生

不依赖 ACTH 性双侧肾上腺皮质大结节样增生又称腺瘤样增生。表现为双侧性,体积可大于腺瘤,多个结节融合在一起。原因不明,多数学者认为是由于 ACTH 的过量分泌导致肾上腺皮质在增生的基础上形成结节。这些结节往往具有很强的自主性,血 ACTH 低或测不到,皮质醇的分泌一般不被大剂量地塞米松抑制。

三、临床表现与并发症

典型的病例比较容易诊断。患者有特殊的外貌,望诊即可明确诊断。有些病例需经过比较详细的实验室检查才能确诊。有些患者可在疾病早期以严重的生殖系统功能障碍为主,如女性出现闭经,男性出现勃起功能障碍。大多数患者因肥胖、乏力就诊。少数患者以高血压及糖尿病起病。以下分述各系统的表现。

(一)特征性外貌

患者大多呈特征性外观:满月面,向心性肥胖,腹部膨出,而四肢显得相对细小,锁骨上及颈背部有脂肪堆集,形成所谓水牛背。本病患者呈向心性肥胖者约占 60%,其余患者虽有不同程度肥胖,但不呈典型向心性,少数患者体形正常。大多数患者面部红润光泽,皮脂溢出现象明显,呈多血质外观。多血质外观的主要原因是由于蛋白质分解过度,皮肤变薄,血色易于显露。蛋白质分解过度使毛细血管壁抵抗力减低,皮肤容易发生瘀点及瘀斑。紫纹也为本病特征性表现之一,发生部位多见于下侧腹部、臀部、大腿部。紫纹的形状为中央宽、两端细,呈紫红或淡红色,常为对称性分布。

(二)心血管系统

约 75% 的库欣综合征患者有高血压。高血压的严重程度不一,50% 以上患者舒张压超过 16.0 kPa(100 mmHg)。一般在疾病早期,血压只轻微升高。病程长者,高血压的发生率增加,且严重程度也成比例增加。长期高血压可导致心、肾、视网膜的病理变化,心脏可肥大或扩大,但心力衰竭并不多见。经适当治疗,病愈之后,血压下降或恢复正常。

(三)精神症状

约有 2/3 患者有精神症状。轻者表现为情绪不稳定、烦躁易怒、焦虑、抑郁、注意力不集中及记忆力减退,欣快感较常见,偶尔出现躁狂。患者大多有失眠或早醒。严重者可出现精神变态,包括严重忧郁、幻觉、幻想、妄想狂,甚至企图自杀。

(四)性腺功能障碍

女性多数有月经紊乱或闭经,且多伴有不孕。男性患者睾丸小而软,男性特征减少,性欲减退、勃起功能障碍及前列腺缩小。如肾上腺皮质雄性激素分泌增多,可导致痤疮、女子多毛,严重者表现为女性男性化。

(五)糖代谢紊乱

糖代谢紊乱为本病重要表现之一,约 70% 病例有不同程度的糖代谢紊乱。其中一部分患者空腹血糖即高于正常,其余患者糖耐量试验显示糖耐量减退。糖皮质激素过多所致糖尿病的特点是,即使血糖很高,发生酮症者甚少,患者对胰岛素不敏感,微血管病变极罕见。皮质醇增多症被控制后,糖耐量可恢复正常。

(六)电解质紊乱

大量的皮质醇有潴钠排钾作用,从而引起高血压、水肿、多尿、低血钾。但明显的低血钾性碱中毒主要见于肾上腺皮质癌和异位 ACTH 综合征,可能与其分泌大量具有盐皮质激素作用的去氧皮质酮有关。

(七)骨质疏松

由于皮质醇促进蛋白分解,骨基质减少,钙沉着受影响,导致骨质疏松。骨质疏松以胸椎、腰椎及骨盆最为明显,患者常诉腰痛及全身疼痛。骨质疏松严重者,可出现脊椎压缩性骨折。

(八)对感染抵抗力减弱

皮肤真菌感染多见。化脓性细菌感染不易局限化,感染后炎症反应往往不显著,发热不高,易于漏诊。

(九)皮肤色素沉着

皮肤色素沉着多见于异位 ACTH 综合征患者,因肿瘤产生大量的 ACTH、人 β-促脂解素、ACTH 前身物氨基端肽,其内均包含有促黑色素细胞活性的肽段,使皮肤色素明显加深。

四、诊断与鉴别诊断

(一)临床诊断

库欣综合征的诊断一般分两步:①确定是否为库欣综合征,必须有高皮质醇血症的实验室依据;②进一步检查明确库欣综合征的病因。患者若有满月面、向心性肥胖、水牛背、皮肤紫纹、多血质、皮肤薄等典型临床表现,则可为库欣综合征的诊断提供重要线索。有典型临床表现者约占80%,其余的可只有其中的几项。有些患者表现不典型,须和其他疾病如单纯性肥胖、高血压、糖尿病、多囊性卵巢综合征等相鉴别。有典型临床表现者,亦应除外因长期应用糖皮质激素或饮用乙醇饮料引起的类库欣综合征。

影像检查对库欣综合征的病因鉴别及肿瘤定位是必不可少的。首先应确定肾上腺是否有肿瘤。目前,肾上腺 CT 薄层扫描及 B 超检查已为首选。肾上腺放射性核素[131]I-胆固醇扫描对区别双侧肾上腺增生还是单侧肾上腺肿瘤有较大价值。若影像学检查提示肾上腺双侧增生,则应检查是否有垂体瘤或垂体以外的异位 ACTH 分泌瘤的可能。垂体 ACTH 瘤中 80%～90% 为微腺瘤,目前分辨率最好的蝶鞍 CT 的微腺瘤发现率为 60%,蝶鞍 MRI 检查优于 CT。放射介入技术的引入对库欣综合征的病因和定位诊断更为精确。选择性双侧岩下窦取血测定 ACTH、肾上腺静脉取血测定皮质醇和醛固酮,以及分段取血测定 ACTH 技术能更加明确垂体 ACTH 瘤、异位 ACTH 瘤或肾上腺肿瘤的诊断。

(二)检验诊断

各型库欣综合征均有糖皮质激素分泌异常、皮质醇分泌增多,失去昼夜分泌节律,且不能被小剂量地塞米松抑制。24 小时尿游离皮质醇和尿 17-羟皮质类固醇排泄升高。血尿常规和生化测定可为本病的诊断提供线索,但确诊依赖皮质醇与 ACTH 的实验室结果与动态试验。

1.血液常规

库欣综合征患者的红细胞和血红蛋白增多,中性粒细胞增高,嗜酸性粒细胞、淋巴细胞减少。

2.血糖、电解质

库欣综合征患者的血清钾偏低,血糖偏高,葡萄糖耐量试验减退。

3.血、唾液皮质醇的测定及其昼夜节律变化

(1)测定方法:放射免疫分析、化学发光免疫分析。

(2)标本:血清、血浆、唾液。血清标本在室温下放置不宜超过 8 小时;如血清标本 8 小时内不能进行检测,则应置 2～8 ℃保存,2～8 ℃冷藏不宜超过 48 小时。超过 48 小时不能检测的标本应置-20 ℃以下保存。避免反复冻融。

(3)参考范围:①血皮质醇在上午 8 时的参考值为 140～690 nmol/L,下午 4 时:80～330 nmol/L;②唾液皮质醇为 8.39～8.99 nmol/L;午夜超过 7.5 nmol/L(0.27 μg/dL),清晨超过 26.7 nmol/L(1.0 μg/dL)即可诊断;但各实验室应建立自己的正常值范围。

(4)临床诊断价值和评价:①库欣综合征患者血浆皮质醇水平增高。②血皮质醇浓度的变化有节律,一般上午最高,下午逐渐下降,夜间及清晨最低。库欣综合征时血中皮质醇虽基本维持正常的昼夜节律形式,但波动甚大,而基础水平高于正常。③因唾液中只存在游离状态的皮质醇,并与血中游离皮质醇浓度平行,且不受唾液流率的影响,故唾液皮质醇水平的昼夜节律改变和午夜皮质醇低谷消失是库欣综合征患者较稳定的生化改变。④血浆皮质醇水平实际上反映体内 ACTH 的水平。因此除近期服用氢化可的松或可的松外,影响血 ACTH 水平的因素如昼夜节律、应激状态、生活事件及激素类用药均可导致血浆皮质醇水平的异常波动。而血浆皮质醇的半衰期为 80 分钟,长于 ACTH,因此血浆皮质醇对外来刺激反应稍滞后于 ACTH。这可影响血浆皮质醇和 ACTH 同步测定的意义。⑤由于雌激素可诱导肝脏皮质醇结合蛋白合成增加,因此孕妇和口服避孕药者日间皮质醇水平往往可达 50 μg/dL,但皮质醇和皮质类固醇结合球蛋白解离速度很快,故应以入睡后 1 小时皮质醇测定值为准。⑥甲状腺素可调节皮质醇的代谢速度,但不影响下丘脑-腺垂体-肾上腺轴的反馈,因此甲亢和甲减时均不影响血浆皮质醇的水平。⑦体重对皮质醇无很大影响,但严重营养不良可影响皮质醇的代谢,使血皮质醇水平升高。年龄与血浆皮质醇水平无关,但出生 9 个月到 1 年的婴儿体内尚未建立昼夜节律,且刚出生几天内血皮质醇水平低于皮质酮,故此时血浆皮质醇水平偏低。

4.24 小时尿游离皮质醇

(1)检测方法:同血皮质醇。

(2)标本:24 小时尿液。塑料容器中预先加入 33% 乙酸或盐酸 20 mL,置冰块上,准确留取 24 小时尿,记录尿量,混合后用有盖试管取约 10 mL 置冰盒内送检。

(3)参考范围:88.3~257.9 nmol/24 h。

(4)临床诊断价值和评价:①体内的游离型和结合型皮质激素及它们的代谢产物90%以上从尿中排泄,未被蛋白结合的部分(包括葡萄糖醛酸苷、硫酸酯和游离皮质醇)都从尿排出。尿游离皮质醇测定对诊断高皮质醇血症的患者灵敏度高,且患者与健康人的数值几乎没有重叠,仅1%~2%可能有重叠,尿游离皮质醇排出与血皮质醇呈正比。增多见于皮质醇增多症、甲状腺功能亢进、部分单纯性肥胖者及先天性肾上腺增多症。减少则见于肾上腺皮质功能减退、垂体前叶功能减退、甲状腺功能减退、全身消耗性疾病、恶病质和肝硬化等,结果<27.6 nmol/24 h可排除库欣综合征,但低值不能诊断皮质功能低下,因留取标本、肾脏疾病等因素可导致错误结果,应做兴奋试验。②24小时尿游离皮质醇在诊断皮质醇症方面,其特异性及准确性远较17-羟类固醇及17-酮类固醇为优。24小时尿游离皮质醇测定可以避免血皮质醇的瞬时变化,也可以避免血中皮质类固醇结合球蛋白浓度的影响,对库欣综合征的诊断有较大的价值,诊断符合率达90%~100%。值得注意的是,非库欣综合征中也有7%~8%患者的24小时尿游离皮质醇升高,且利尿剂和进高盐饮食,也可使尿游离皮质醇增高。

5.血浆 ACTH

(1)测定方法:放射免疫分析、化学发光免疫分析。

(2)标本:血清、血浆。血浆标本应用塑料管分装,不应用玻璃试管,血清标本在室温下保存不应超过8小时,2~8 ℃冷藏不应超过48小时,可在-20 ℃以下长期保存,避免反复冻融。血浆 ACTH 的半衰期仅为8分钟左右,在室温下不稳定,可被血细胞和血小板的酶降解,并可黏附于玻璃和塑料表面致使所测值偏低。

(3)参考范围:0~18.9 pmol/L。

(4)临床诊断价值和评价:库欣综合征可引起血中 ACTH 升高。患者处于如发热、疼痛、外伤等急性应激状态时,ACTH 分泌均会升高。而严重抑郁症,尤其是老年患者体内的 ACTH 水平也高于健康人。

6.尿 17-羟皮质类固醇(17-OHCS)

(1)方法:液相色谱法。

(2)标本:24小时尿,以醋酸或盐酸10 mL 防腐,记录尿量。

(3)参考范围:8岁以下<4.1 μmol/24 h 尿(1.5 mg/24 h 尿);8~12岁<12.4 μmol/24 h 尿(4.5 mg/24 h 尿);12~18岁为6.4~29.7 μmol/24 h 尿(2.3~10.9 mg/24 h 尿);成年男性为8.3~33.2 μmol/24 h 尿(3.1~12 mg/24 h 尿);成年女性为6.9~27.6 μmol/24 h 尿(2.5~10.0 mg/24 h 尿)。

(4)临床诊断价值和评价:17-OHCS 增多见于:库欣病、库欣综合征、异位 ACTH 肿瘤;肾上腺性征异常综合征、11-β 羟化酶缺乏症;甲状腺功能亢进症、肥胖症、手术、各种应激。17-OHCS 减少见于:肾上腺皮质功能减退(原发或继发)、艾迪生病,血浆 ACTH 升高,ACTH 刺激试验无反应或反应减低;垂体功能减退症,如 ACTH 单独缺乏症、希恩综合征;先天性肾上腺皮质增生症如21-羟化酶缺陷症、17-羟化酶缺陷症;医源性皮质功能减退症,如长期使用类固醇皮质激素、肾上腺皮质失用性萎缩;其他原因,如甲状腺功能减退症、肝硬化、肾功能不全等。

(三)鉴别诊断

1.单纯性肥胖

肥胖可伴有原发性高血压、糖耐量减低、月经稀少或闭经,皮肤也可能出现皮纹、痤疮、多毛,

24 小时尿 17-OHCS 和 17-KS 排出量比正常升高,与库欣综合征表现相似。但单纯性肥胖脂肪分布不是向心性,而是分布对称均匀,无皮肤菲薄及多血质改变,皮纹大多为白色,有时可为淡红色,但一般较细。血浆皮质醇、24 小时尿游离皮质醇、24 小时尿检查均在正常范围;小剂量地塞米松抑制试验大多能被抑制;X 线检查蝶鞍无扩大,亦无骨质疏松;B 超检查双侧肾上腺无异常发现。

2.2 型糖尿病性肥胖

2 型糖尿病可有肥胖、高血压,检查有糖耐量降低、24 小时尿 17-OHCS 偏高,需与之鉴别。但与库欣综合征有下列不同:血浆皮质醇正常,正常昼夜节律存在;24 小时尿游离皮质醇正常;其肥胖亦非向心性。

3.颅骨内板增生症

多见于女性,临床表现有肥胖、多毛症、高血压及神经精神症状,需与之鉴别。但与库欣综合征不同于:其肥胖以躯干及四肢显著;无皮质醇分泌过多引起的代谢紊乱表现;颅骨 X 线片显示额骨及其他颅骨内板增生,而无蝶鞍扩大改变;无骨质疏松改变。

五、治疗

库欣综合征治疗的目标:①将每天皮质醇分泌量降至正常范围;②切除任何有害健康的肿瘤;③不产生永久性内分泌缺陷;④避免长期激素替代。

库欣综合征是由脑垂体 ACTH 分泌过多造成的,直接处理垂体似乎更合理,以使库欣综合征患者的临床征象、ACTH 和皮质醇的水平恢复到正常。实际上,除肾上腺皮质腺瘤手术切除有良好的效果外,还没有一种疗法是完美无缺的。当前的主要治疗手段包括手术、放疗及药物治疗。

(一)垂体性库欣综合征

垂体切除术主要用于那些具有较大垂体瘤的库欣综合征患者。如果保留垂体,可能会侵犯视神经或由于压迫周围组织造成神经学上的损伤。全垂体切除的不利之处为常规通过前额途径,是一个大手术,而且随着垂体的切除会导致垂体其他功能的低下。早在 1970 年经蝶垂体瘤摘除术开展前已广泛开展,该手术如果由有经验的外科医师施行,治愈率提高,并发症非常小,而且很少复发。

垂体手术前应先行垂体 CT 检查,做好垂体肿瘤的定位诊断。部分垂体较大腺瘤及可由 CT、MRI 定位的微腺瘤均可通过经鼻经蝶鞍垂体微腺瘤摘除。有人报道 CT 扫描未能找到垂体微腺瘤者,经鼻经蝶手术探查时,90%患者仍能发现微腺瘤。术前测定岩窦下静脉血和周围静脉血 ACTH 比值,以及进一步测定双侧岩窦静脉血 ACTH 的差别,则能帮助确定是否存在垂体微腺瘤及定位垂体腺瘤。患者术后可能出现激素撤退症状,需补充生理剂量的肾上腺糖皮质激素直到下丘脑-垂体-肾上腺(HPA)轴恢复正常;对于症状严重者,可短期静脉内使用超生理剂量的肾上腺糖皮质激素治疗。建议在术后第 1 周内停用肾上腺糖皮质激素或改用小剂量地塞米松,测定上午的血清皮质醇浓度以评估手术效果。如停用激素,必须密切观察患者是否出现肾上腺皮质功能不全症状。

垂体放射治疗一直是作为库欣综合征行肾上腺切除术后,对垂体肿瘤的一种补充治疗。对怀疑垂体肿瘤手术切除不彻底或晚期垂体肿瘤合并心肾功能不全、糖尿病、年老体弱者,也可考虑放射治疗。垂体放射治疗的类型有两种,一种是外照射,通常采用高能直线加速器治疗,也可应用[60]Co 行大剂量垂体照射,此法虽然有一定的疗效,但远期并发症多,如放射性脑病、脑软化等;另一种是内照射,将^{198}Au或^{90}Y植入垂体内行内照射,有效率为65％,一般对垂体功能无明显不良影响。总之,垂体放疗照射定位不精确,照射剂量无法准确控制,容易损伤垂体周围组织,疗程长,疗效出现慢,并发症多,常不被患者所接受。近年来,国内、外兴起的立体定向放射外科治疗技术为垂体腺瘤的治疗开辟了新途径。立体定向放射外科是利用立体定向的方法,选择性地确定正常及病变组织的颅内靶点,使用大剂量管束电离射线,精确地集中照射靶点而产生局灶性组织破坏,达到治疗疾病的目的。

对库欣综合征,在有条件的地区应首选针对垂体ACTH瘤进行治疗,可采用经鼻、经蝶手术或立体定向放射治疗。对垂体手术疗效不满意者或影像学无垂体瘤表现的患者,可针对ACTH的靶器官肾上腺进行手术治疗,通常采取一侧肾上腺全切、另一侧大部切除＋垂体放射治疗。这样一方面去除皮质醇的来源,使库欣综合征得到缓解;另一方面保留的部分肾上腺仍具有分泌功能,可免除长期替代治疗。垂体肿瘤的积极治疗或放疗又可以预防术后Nelson综合征的发生。常将两侧肾上腺手术分两期进行,先行病变明显的一侧肾上腺全切除,再观察随访。此法既明确了诊断,又可经腰部切口手术,手术风险小。如术后内分泌症状基本缓解,可继续随访;如临床症状和实验室检查指标显示皮质醇增多仍很明显,则应择期对另一侧肾上腺再行大部切除(80％)。有学者主张,在双侧肾上腺全切除后再行部分肾上腺组织自体移植术。但因难以做到带血管蒂移植,往往以组织块种植为主,所以成活率不高。随着临床移植技术的提高,近年来肾上腺组织自体种植的成活率已有所提高。有报道显示,种植成活的肾上腺组织也能有效地分泌部分皮质激素,至少能减少糖皮质激素的替代治疗量。

(二)肾上腺病变的处理

1.肾上腺肿瘤

肾上腺肿瘤包括肾上腺皮质腺瘤和腺癌。

腺瘤的治疗方法简单,只要诊断明确,可行腺瘤切除。术前定位明确者经腰部第10或11肋间切口,术前定位不明确者可经腹切口行双侧肾上腺探查。腺瘤大多有包膜,容易分离,可完整摘除。如边界不清,可行同侧肾上腺切除术。目前,大多数肾上腺腺瘤可行经腹或经后腹腔途径的腹腔镜手术。腹腔镜手术具有创伤小、恢复快等优点,已逐步替代开放性手术成为肾上腺手术的金标准。腺瘤多数为单侧性,而对侧肾上腺往往是萎缩的,所以术后恢复期激素的调整非常重要。由于术中解决应激状态及术后的替代治疗常使用大剂量糖皮质激素,使下丘脑及垂体进一步遭受抑制,所以术后在了解肾上腺皮质功能的条件下,逐渐减少激素用量。单侧肾上腺切除术中给予氢化可的松100 mg静脉滴注,术后维持1～2天。若对侧肾上腺萎缩者,则在补充皮质激素的同时应用ACTH。一侧全切另一侧部分切除者,应用氢化可的松从300 mg/d逐步减量,一周后改为口服泼尼松,25 mg/d,逐步减量到12.5 mg/d,视情况维持2～3周。在停止替代治疗前应全面了解肾上腺皮质功能,如化验尿17-OHCS、17-KS及血尿皮质醇等。如一年以上肾上腺功能仍不能恢复者,恐怕需要终身替代治疗。双侧肾上腺全切除者需终身服用皮质激素。

肾上腺皮质腺癌也以手术治疗为主,越早越好,早期尚未转移者疗效为佳。对肿瘤局限于肾上腺区域者,行单侧肾上腺根治性切除术;若肿瘤已发生远处转移,原发肿瘤组织和转移处均应尽力切除,这样可提高药物治疗和局部放疗的效果。对肿瘤小、边界清晰者,可经腰背切口。肿瘤较大、界限不清或有浸润者,可取胸腹联合切口或单侧肋缘下弧形切口,将肿瘤、肾上腺、同侧淋巴结一并切除。对侵犯肾脏、下腔静脉壁或腔静脉有瘤栓者,应做同侧肾切除、腔静脉壁的部分切除和腔静脉瘤栓取出术。肾上腺皮质癌发展快,淋巴转移早,发现时约2/3患者已有周围组织的浸润,患者术后 5 年存活率仅 25%,预后差。

2.原发性肾上腺皮质增生

这类患者往往血 ACTH 降低,而影像学检查又无法发现肾上腺区域明显的占位性病变。有学者认为对这类患者应首先行病变严重(即体积较大侧)一侧肾上腺全切除术,如症状缓解满意,则可继续随访观察;如症状仍较严重,可再行另一侧肾上腺大部切除术。此类患者术后预后比较好,常不需终身激素替代措施。

(三)异位 ACTH 综合征

对于异位 ACTH 综合征,首选的治疗方法是切除原发肿瘤,切断异位 ACTH 分泌的来源。但往往明确诊断时,肿瘤已无法切除。此时,一方面可行肿瘤的化疗、放疗,另一方面可应用药物治疗减轻库欣综合征的症状。在以下情况,也可选用双侧肾上腺全切或一侧全切、另一侧次全切以缓解症状:①异位 ACTH 综合征诊断明确,但未找到原发肿瘤;②异位 ACTH 肿瘤已广泛转移,无法切除,而高皮质醇血症症状严重;③异位 ACTH 肿瘤已经找到,但无法切除,患者情况尚能接受肾上腺手术。

(四)药物治疗

药物治疗是库欣综合征治疗的一个重要方面,但只是一种辅助治疗,适用于衰弱或新近心肌梗死不能手术者,以及垂体、异位 ACTH 肿瘤或肾上腺肿瘤未能成功切除者。影响肾上腺分泌的有酮康唑、氨鲁米特、美替拉酮和米妥坦;影响 ACTH 分泌的有赛庚啶和溴隐亭。无论是作用于垂体或肾上腺,均需长期服药,且有一定的不良反应,不能达到完全治愈的效果。

1.皮质醇合成抑制剂

(1)酮康唑:是咪唑类似物,对碳链酶及 17-羟化酶均有抑制作用。用法:每次 0.3 g,每天 3 次口服。皮质醇水平降至正常后适当减量。不良反应包括肾上腺皮质功能不足、肝功能异常和肝脏毒性反应。

(2)氨鲁米特:是格鲁米特的衍生物,主要作用是阻断胆固醇向孕烯醇酮的转变,同时也阻断甲状腺素的合成。用法:每次 0.25 g,每天 3 次口服。用药 1 周后,库欣综合征的临床表现可获得不同程度的缓解。不良反应包括头痛、头晕、皮疹及胃不适等。

(3)美替拉酮:甲吡酮,为 11β-羟化酶的抑制剂。价格昂贵,国内很少应用。用法:每天 1～2 g,分 4 次口服。

2.ACTH 抑制剂

(1)赛庚啶:为 5-羟色胺受体拮抗剂。垂体性库欣综合征患者 ACTH 分泌增加可能与 5-羟色胺的紊乱有关。Krieger 等首先提出用赛庚啶治疗库欣综合征,每天服用 24 mg,3～6 个月后可见血浆 ACTH 及皮质醇下降,临床症状缓解,但不是全部患者都有效。文献曾报道 40 例,取得满意缓解的达 60%。在体外已证实,该药对肿瘤或分泌 ACTH 的异位肿瘤有直接效应。用法:每次 8 mg,每天 3 次口服,连续 6 个月以上。不良反应包括嗜睡、口干、恶心、眩晕等,大剂量时可出现精神错乱和共济失调。

(2)甲磺酸溴隐亭:为多巴胺受体激动剂,大剂量能抑制 CRF、ACTH 分泌。一项研究中,口服 2.5 mg 溴隐亭之后,13 例患者中有 6 例血浆 ACTH 和皮质醇明显下降。1 例异位 ACTH 分泌的支气管类癌患者,ACTH 亦被抑制。用法:5～10 mg,每天分 3～4 次口服。不良反应包括口干、恶心、呕吐、便秘、头晕、直立性低血压、失眠、小血管痉挛等。

(王保岚)

第二节　原发性醛固酮增多症

一、概述

醛固酮增多症分为原发性和继发性两大类。原发性醛固酮增多症(以下简称原醛症)指肾上腺皮质自主性分泌过多醛固酮,病因多数为单侧肾上腺腺瘤,较少为双侧肾上腺皮质增生。继发性醛固酮增多症的病因在于肾上腺皮质以外的因素,如血容量减少或肾脏缺血等原因引起肾素-血管紧张素系统活动增强,导致继发性醛固酮分泌增多。

二、病因与发病机制

(一)醛固酮瘤

醛固酮瘤也叫 Conn 综合征,占原醛症的 35%,以单侧肾上腺腺瘤最多见,双侧或多发性腺瘤较少,本病患者可为一侧腺瘤伴对侧增生。腺瘤直径多为1~2 cm,有完整包膜,切面呈金黄色,腺瘤同侧和对侧肾上腺组织可以正常、增生或伴结节形成,亦可发生萎缩。醛固酮瘤的成因不明,患者血浆醛固酮浓度与血浆 ACTH 的昼夜节律平行,而对血浆肾素的变化无明显反应。在产生醛固酮腺瘤中,有一种特殊类型,称为肾素反应性腺瘤,此种腺瘤在立位动态试验中的反应不同于一般醛固酮腺瘤,而与特发性增生型原醛症相同,即站立位所引起的血浆肾素变化使血醛固酮明显升高。

(二)特发性醛固酮增多症(特醛症)

近年来国内、外文献报道的特醛症有增多趋势,约占本病 60%。特醛症患者肾上腺病变为双侧球状带细胞增生,有时可伴有结节。低血钾较轻,血浆肾素活性不如醛固酮瘤患者那么低,立位时稍见升高。肾上腺全切除不能治愈特醛症的高血压,而醛固酮瘤切除后血压可很快降至正常。特醛症病因不明,发病机制可能是由某种肾上腺外的可兴奋醛固酮分泌的因子所引起;另一种看法认为,特醛症是患者对血管紧张素 II 敏感性增高的结果。有一种特殊类型,称为原发性增生,其病理变化为双侧肾上腺结节样增生,在病理生理上却不同于伴肾上腺增生的特醛症而类似腺瘤,对兴奋肾素-血管紧张素系统的试验及抑制性试验均无反应。

(三)糖皮质激素可抑制性醛固酮增多症

糖皮质激素可抑制性醛固酮增多症是一种特殊类型的原醛症,较罕见,约占1%。有显著的家族发病倾向,可能为常染色体显形遗传,肾上腺呈大、小结节性增生,血浆醛固酮浓度与血浆 ACTH 的昼夜节律平行,用生理替代性的糖皮质激素数周后可使醛固酮分泌量、血压、血钾恢复正常。从分子生物学研究方面有学者认为,其与醛固酮合成酶基因的异位表达有关,导致产生一种 11β-羟化酶-醛固酮合成酶嵌合体。正常时醛固酮合成酶在肾上腺小球状带表达,11β-羟化酶在束状带表达,后者受 ACTH 兴奋性调控。上述嵌合型基因的形成导致醛固酮合成酶在束状带异位表达,并受 ACTH 的调控。

(四)醛固酮癌

肾上腺癌引起原醛症者少见。肿瘤在组织学上与腺瘤的区别是在整个肿瘤内有特征性的厚壁血管。癌组织除分泌大量醛固酮外,往往还分泌其他激素,造成混合性征群。患者血醛固酮可异常增高,而且对立卧位、ACTH兴奋均无反应。癌的体积甚大,直径常超过6 cm。

(五)异位醛固酮分泌腺瘤或癌

很罕见,可发生在肾、肾上腺的其余部分或卵巢。

三、临床表现与并发症

(一)高血压

高血压为最常出现的症状,一般不呈恶性演进,少数可表现为恶性进展,随着病情进展,血压渐高,大多数在22.7/16.0 kPa(170/100 mmHg)左右,高时可达28.0 /17.3 kPa(210/130 mmHg)。

(二)钾耗损

大量醛固酮作用于肾远曲小管,使钠重吸收和钾排泄增加,钾从尿中丢失,尿钾增高,血清钾下降。低血钾可引起以下临床表现:①肌无力及周期性瘫痪,血钾愈低,肌肉受累愈重;②心律失常,可为期前收缩或阵发性心动过速,严重时可出现心室颤动;③尿多、夜尿多、烦渴,由于长期严重缺钾,肾小管空泡变性使肾浓缩功能障碍造成。

(三)碱中毒

细胞内大量钾离子丢失后,钠、氢离子从细胞内排出的能力下降,导致细胞内钠、氢离子增加,细胞内pH下降;细胞外液氢离子减少,pH升高,出现代谢性碱血症。细胞外液碱中毒时,游离钙减少,可出现肢体麻木及手足搐搦。

(四)其他

儿童患者有生长发育障碍,与长期缺钾等代谢紊乱有关。缺钾时胰岛素释放减少、作用减弱,可出现糖耐量减低。糖皮质激素可抑制性醛固酮增多症患者多数有家族史,常在青少年时发病,有明显的遗传倾向,儿童期发病则影响其生长发育。

四、诊断与鉴别诊断

原醛症患者醛固酮分泌过多可造成肾小管对钠离子的重吸收和钾离子排出的增加,引起水钠潴留及低血钾。血尿醛固酮测定值增高是本病的特征性表现和诊断的关键指标,但多种因素会影响其测定值,因此血肾素、血管紧张素Ⅱ测定、螺内酯试验、低钠试验、高钠试验等可用于辅助诊断。

(一)诊断

1.血(尿)钠、钾、血气分析

(1)大多数患者出现低血钾、高尿钾、高血钠,血钾多为2~3 mmol/L,严重者更低,可低至1.5 mmol/L以下,低血钾多呈持续性,血钾<3.5 mmol/L,尿钾>25 mmol/L,血钾<3 mmol/L,尿钾>20 mmol/L,提示尿路失钾;血钠一般在正常高限或略高于正常。

(2)碱血症:血pH和二氧化碳结合力为正常或高于正常。持续性或间歇性低钾血症,血钠在正常范围上界或稍高,血pH轻度升高,尿pH中性或偏碱。尿钾增多,经常超过25 mmol/24 h(胃肠道丢失钾所致低钾血症者,尿钾均低于15 mmol/24 h),肾脏浓缩功能减退,夜尿多>750 mL。唾液Na^+/K^+比率<1,如<0.4,则有醛固酮增多症的诊断意义(健康人唾液Na^+/K^+比率>1)。

2.血浆肾素、血管紧张素Ⅱ测定

(1)测定方法:放射免疫法、高效液相-荧光检测法、酶联免疫吸附法。

(2)标本:血浆。首先在清晨静卧4小时后采血,测定基础值。继而患者立位4小时,并肌内注射呋塞米20 mg,测血肾素活性和血管紧张素Ⅱ水平。肘静脉取血5 mL,拔出针头后注入酶抑制剂抗凝管中(采血管应有盖或塞),将管口封好后上下颠倒数次,混匀后即刻放入冰水浴中或4 ℃冰箱中1～2小时,取出后4 ℃离心,分离血浆。

(3)参考值和参考范围。①肾素活性。普通饮食:卧位肾素活性为0.05～0.79 $\mu g/(L \cdot h)$;立位肾素活性为1.95～3.99 $\mu g/(L \cdot h)$;低钠饮食:卧位肾素活性为0.70～5.96 $\mu g/(L \cdot h)$;立位肾素活性为1.13～8.10 $\mu g/(L \cdot h)$。②血管紧张素Ⅱ。普食:卧位时血管紧张素Ⅱ参考值为15～97 pg/mL;立位时血管紧张素Ⅱ参考值为19～115 pg/mL;低钠:卧位时血管紧张素Ⅱ参考值为36～104 pg/mL;立位时血管紧张素Ⅱ参考值为45～240 pg/mL。

(4)临床诊断价值与评价。①醛固酮/肾素活性是目前最可靠的原醛症筛查实验室指标。目前大多数学者提出用血浆醛固酮与肾素活性的比值来鉴别原醛症或原发性高血压,如PAC(ng/dL)/PRA[ng/(mL·h)]>25,高度提示原醛症的可能;而PAC/PRA>35,则可确诊原醛症。如果同时满足PAC/PRA>30且PAC>20 ng/dL,其诊断原醛症的灵敏性为90%,特异性为91%。但是腺瘤患者醛固酮分泌也具有波动性,因此计算PAC/PRA比值时,最好采用立位2小时测定值,其诊断符合率较卧位值高。②患者清晨静卧4小时后测定PRA和血管紧张素Ⅱ水平均明显低于正常范围。立位4小时后测血PRA和血管紧张素Ⅱ水平,两者均无显著升高。健康人两者均显著升高。③原醛症患者血浆醛固酮水平增高而PRA、血管肾张素Ⅱ均降低,在低钠饮食、利尿剂及站立体位等因素刺激下,PRA也可无明显升高。④药物影响:β受体阻滞剂、血管扩张剂、利尿剂及甾体激素、甘草、甲基多巴、可乐定、利血平等药物均影响体内肾素水平,一般要在停药2周后测定PRA。若用利血平等代谢缓慢的药物,则应在停药3周后测定PRA。不宜停药的患者可改服胍乙啶等降压药。⑤肾素分泌呈周期性变化,高钠饮食时PRA分泌减少,低钠饮食时PRA分泌增多;同一体位时早晨分泌量最多,中午至下午分泌量最少;肾素的分泌随年龄增加而减少;成年女性卵泡期最少,黄体期最多,并随年龄增加分泌量减少。

3.血、24小时尿醛固酮测定

(1)测定方法:放射免疫法。

(2)标本:血清、血浆;24小时尿液,留取24小时尿液,内加浓盐酸10 mL防腐。

(3)参考范围:①血液醛固酮参考范围如下。卧位:男(218.8±94.2)pmol/L,女(254.8±110.8)pmol/L;立位:男(537.4±177.3)pmol/L,女(631.6±246.5)pmol/L。②24小时尿液醛固酮参考范围如下。正常钠饮食:6～25 $\mu g/24 h$;低钠饮食:17～44 $\mu g/24 h$;高钠饮食:0～6 $\mu g/24 h$。

(4)临床诊断价值与评价。①血浆中醛固酮含量存在昼夜节律性分泌,一般晨起之前血浆中醛固酮水平最高。原醛症表现为血浆醛固酮明显增高,增生型原醛症患者立位时醛固酮明显增加。说明增生型患者醛固酮对肾素血管紧张素反应增强,而醛固酮瘤者立位时增加不明显,甚至下降。原醛症患者血、尿醛固酮均明显增高,可为参考值的2～4倍。②部分原醛症与原发性高血压患者的血浆醛固酮浓度有重叠,因此,仅用PAC作为筛选试验具有局限性。③继发性醛固酮增多症如肾性高血压、Bartter综合征、充血性心力衰竭、肾病综合征、肝硬化腹水和肾素瘤等均可引起继发性醛固酮增多,与原醛症鉴别有赖于血浆肾素活性和血管紧张素水平的测定。④24小时尿醛固酮:醛固酮降解后的主要产物为四氢醛固酮,均从尿中排出,其水平分别与卧位、立位血醛固酮及卧位、立位醛固酮/肾素活性比值有较好的相关性。

4.18-羟皮质酮

(1)检测方法:放射免疫分析、高效液相色谱。

(2)标本:血清(浆)或 24 小时尿液。

(3)18-羟皮质酮参考范围如下。①血浆:115～550 ng/L;②尿液:1.5～6.5 µg/24 h。

(4)临床诊断价值与评价:18-羟-皮质酮为盐皮质激素,其分泌功能受 ACTH 和肾素-血管紧张素系统双重调节,生物效应主要为潴钠排钾。该结果对鉴别原醛症病理类型有重要价值。腺瘤型原醛症患者血浆 18-羟皮质酮较增生型原醛高;上午立位 4 小时,腺瘤型患者血浆 18-羟皮质酮明显下降,而增生型患者明显上升。原醛症患者的血浆 18-羟皮质酮水平升高,醛固酮腺瘤患者可见浓度＞1 000 ng/L;特发性醛固酮增多症患者仅为 550～1 100 ng/L。

5.18-羟皮质醇

(1)测定方法:放射免疫分析、高效液相色谱。

(2)标本:血清或血浆。

(3)18-羟皮质醇参考范围如下。成人普通饮食:36～168 ng/L;钠钾平衡饮食(上午 8 时):36～105 ng/L。

(4)临床诊断价值与评价:普遍认为,18-羟皮质醇来源于肾上腺。研究发现,体外 18-羟皮质醇与糖皮质激素和盐皮质激素受体的亲和力约为 0.1%,18-羟皮质醇本身无生理活性。国外关于原醛症的研究发现,血浆 18-羟皮质醇水平在糖皮质激素可抑制性醛固酮增多症患者中可升高至正常值的 20～40 倍,腺瘤患者升高 2～10 倍;尿液的含量在 GSH 患者可升高 5～10 倍,腺瘤可升高 1.5～4.0 倍;而特发性醛固酮增多症的水平与正常值相重叠。原醛症三种亚型的18-羟皮质醇水平无明显重叠,因此 18-羟皮质醇的测定有助于原醛症亚型之间的鉴别诊断,在原醛症的诊断和鉴别诊断中具有比较重要的意义。手术前后 18-羟皮质醇的变化也为原醛症腺瘤患者的手术治疗效果提供了一个较好的随访指标。另外,作为一种简便、快速的方法,18-羟皮质醇的测定有望成为在高血压人群中大规模筛选原醛症腺瘤和 GSH 患者的指标,以期早期诊断和治疗这类疾病。

6.18-氧皮质醇

(1)测定方法:放射免疫法。

(2)标本:血浆。

(3)18-氧皮质醇参考范围如下。普食:36～168 ng/L;成人(上午 8 时)钠钾平衡饮食:36～105 ng/L。

(4)临床诊断价值与评价:皮质激素可抑制性醛固酮增多症,一种常染色体显性病,糖皮质激素可抑制醛固酮分泌,18-氧皮质醇明显增多。

(二)鉴别诊断

原醛症主要需和以下一些可引起高血压和低血钾的疾病相鉴别。

1.原发性高血压因某种原因发生低血钾

原发性高血压因某种原因发生低血钾常见的病因是为降血压应用排钾利尿剂,引起尿钾丧失而未补钾或补钾量不足。需停药 1 个月并补钾,随后再观察药物影响是否清除。

2.伴高血压、低血钾的继发性醛固酮增多症

(1)因肾血管、肾实质性病变引起的肾性高血压,急进型恶性高血压致肾脏缺血而引起伴有高血压的继发性醛固酮增多症,其大部分患者也可有低血钾。一般来说,此种患者高血压病程进

展较快,眼底改变较明显,肾动脉狭窄时腹部可闻到血管杂音,恶性高血压者常有心、脑、肾并发症,测定血浆醛固酮及肾素水平均增高。

(2)分泌肾素的肿瘤,因肾脏存在分泌肾素的肿瘤而致高肾素性醛固酮增多症,多见于青年人,高血压、低血钾甚为严重,血浆肾素活性极高。测定血浆醛固酮水平及肾素活性、行肾脏影像学检查等可确诊。

3.非醛固酮所致盐皮质激素过多综合征

患者呈高血压、低血钾性碱中毒,肾素-血管紧张素系统受抑制,但血、尿醛固酮不高,反而降低。

4.利德尔综合征

利德尔综合征为一种常染色体显性遗传性家族性疾病,表现为肾脏潴钠过多综合征,是因肾小管离子转运异常所致。临床表现为高血压、低血钾、碱中毒、尿钾排泄增多,但醛固酮分泌正常或稍低于正常,口服醛固酮拮抗剂螺内酯不能纠正低钾血症,仅有肾小管钠离子转运抑制剂氨苯蝶啶才可使尿排钠增加,排钾减少,血压恢复正常。故可用上述两种药物的治疗效果来进行鉴别。

五、治疗

(一)饮食治疗

低盐饮食。

(二)手术治疗

肾上腺肿瘤患者应做病侧肾上腺切除术,术前应给予短期低钠饮食和螺内酯治疗,以纠正高血压和低血钾的临床症状,增加手术的安全性和有助于术后肾素-血管紧张素-醛固酮轴的功能恢复。

(三)药物治疗

1.螺内酯

螺内酯为醛固酮的拮抗剂,并有轻度的类固醇合成酶抑制作用,由于特发性醛固酮增多症。开始剂量:250 mg/(m^2·d),分3～4次口服,血压和电解质正常后减至维持量。主要不良反应为高血钾、低血钠、消化道症状和男性乳房发育,女性月经紊乱等。少数有皮疹,嗜睡及运动失调。

2.卡托普利

卡托普利为血管紧张素转化酶抑制剂,主要用于治疗特发性醛固酮增多症。一般剂量:开始量每天1 mg/kg,最大量每天6 mg/kg,分3次服用。

3.氨苯蝶啶

氨苯蝶啶为钠转运抑制剂,可抑制远曲小管对钠的重吸收,阻抑小管排钾,引起钠利尿,尿钾排出减少。常用剂量:2～4 mg/(kg·d),分2次服。主要不良反应是高血钾,偶见眩晕,变态反应,长期服用偶可导致肾结石。

4.硝苯地平

硝苯地平为钙通道阻滞剂,可阻断血管紧张素Ⅱ促进细胞外钙离子进入细胞内的作用,故可减少醛固酮的合成。一般剂量:0.1～0.2 mg/kg,每天3次。

5.地塞米松

地塞米松主要用于地塞米松可抑制性醛固酮增多症。剂量:每次 50 μg/kg,每天 3 次,最大量不超过 2 mg/d,服药 10～15 天即可见效,减量维持,需长期服用。多数患者需同时补充盐和小量降压药。

（王保岚）

第三节　继发性醛固酮增多症

继发性醛固酮增多症(继醛症)是由于肾上腺外的原因引起肾素-血管紧张素系统兴奋,肾素分泌增加,导致醛固酮继发性的分泌增多,并引起相应的临床症状,如高血压、低血钾和水肿等。

一、病因

(一)有效循环血量下降所致肾素活性增多的继醛症
(1)各种失盐性肾病:如多种肾小球肾炎、肾小管性酸中毒等。
(2)肾病综合征。
(3)肾动脉狭窄性高血压和恶性高血压。
(4)肝硬化合并腹水及其他肝脏疾病。
(5)充血性心力衰竭。
(6)特发性水肿。
(二)肾素原发性分泌增多所致继醛症
(1)肾小球旁细胞增生(Bartter 综合征)Gitelman 综合征。
(2)肾素瘤(球旁细胞瘤)。
(3)血管周围细胞瘤。
(4)肾母细胞瘤。

二、病理生理特点

(一)肾病综合征、失盐性肾脏疾病
由于缺钠和低蛋白血症,有效循环血量减少,球旁细胞压力下降,使肾素-血管紧张素系统激活,导致肾上腺皮质球状带分泌醛固酮增加。
(二)肾动脉狭窄
肾动脉狭窄时,入球小动脉压力下降,刺激球旁细胞分泌肾素。
(三)醛固酮
85％在肝脏代谢分解,当患有肝硬化时,对醛固酮的清除能力下降,血浆醛固酮半衰期延长,有30分钟延长至 60～90 分钟。同时由于腹水的存在,刺激球旁细胞肾素分泌增多,两者均可导致患者醛固酮水平明显增高。
(四)特发性水肿
特发性水肿是由于不明原因的水盐代谢紊乱所致,水肿所产生的有效循环血量下降刺激肾

317

素分泌增多,导致醛固酮水平增高。

(五)心力衰竭

心力衰竭可以使醛固酮的清除能力下降,且有效循环血量不足,均可兴奋肾素-血管紧张素系统,使醛固酮的分泌增加。

(六)Batter综合征(BS)

BS是常染色体显性遗传疾病,主要表现为高血浆肾素活性、高血浆醛固酮水平、低血钾、低血压或正常血压、水肿、碱中毒等。病理显示患者的肾小球旁细胞明显增多,主要是肾近曲小管或髓襻升支对氯离子的吸收发生障碍,并伴有镁、钙的吸收障碍,使钠、钾离子重吸收被抑制,引起体液和钾离子丢失,导致肾素分泌增加和继发性醛固酮增多;前列腺素产生过盛;血管壁对血管紧张素Ⅱ反应缺陷;肾源性失钠、失钾;血管活性激素失调。

目前临床上将BS分为3型。

1.经典型

幼年或儿童期发病,有多尿、烦渴、乏力、遗尿(夜尿增多),有呕吐、脱水、肌无力、肌肉痉挛、手足搐搦、生长发育障碍。不治疗者可出现身材矮小。尿钙正常或增高,肾脏无钙质沉着。

2.新生儿型

多发病于新生儿,也可在出生前被诊断。胎儿羊水过多,胎儿生长受限,大多婴儿为早产。出生后几周可有发热、脱水,严重时可危及生命。部分患儿伴有面部畸形、生长发育障碍、肌无力、癫痫、低血压、多饮、多尿。儿童早期被诊断前通常有严重的电解质紊乱和相应的症状。常因高尿钙,早期即有肾脏钙质沉着。

3.变异型

变异型即Gitelman综合征(GS)。发病年龄较晚,多在青春期后或成年起病,症状轻。有肌无力、肌肉麻木、心悸、手足搐搦。生长发育不受影响。部分患者无症状,可有多饮、多尿症状,但不明显。部分患者有软骨钙质沉积,表现为受累关节肿胀疼痛。是BS的一个亚型,但目前也有人认为GS是一个独立的疾病。

(七)Gitelman综合征(GS)

Gitelman等报道了3例不同于BS的生化特点的一种疾病,除了有低血钾性代谢性碱中毒等外,还伴有低血镁、低尿钙、高尿镁。血总钙和游离钙正常。尿钙肌酐比(尿钙/尿肌酐)$\leqslant 0.12$,而BS患者尿钙肌酐比>0.12。GS患者100%有低血镁,尿镁增多,绝大多数PGE_2为正常。

(八)肾素瘤

肿瘤起源于肾小球旁细胞,也称血管周细胞瘤。肿瘤分泌大量肾素,可引起高血压和低血钾。本病的特点:①患者年龄轻,但高血压严重。②有醛固酮增多症的表现,有低血钾。③肾素活性明显增加,尤其是肿瘤一侧肾静脉血中。④血管造影可显示肿瘤。

(九)药源性醛固酮增多症

甘草内含有甘草次酸,具有潴钠排钾作用。服用大量甘草者,可并发高血压、低血钾,血浆肾素低,醛固酮的分泌受抑制。

三、临床表现

继发性醛固酮症由多种疾病引起,各有其本身疾病的临床表现,下述为本症相关的表现。

（一）水肿

原有疾病无水肿,出现继醛症时一般不引起水肿,因为有钠代谢"脱逸"现象。原有疾病有水肿(如肝硬化),发生继醛症可使浮肿和钠潴留加重,因为这些患者钠代谢不出现"脱逸"现象。

（二）高血压

因各种原因引起肾缺血,导致肾素-血管紧张素-醛固酮增加,高血压发生。分泌肾素的肿瘤患者,血压高为主要的临床表现。而肾小球旁细胞增生的患者,血压不高为其特征。其他继醛症患者血压变化不恒定。

（三）低血钾

继醛症的患者往往都有低血钾。

四、实验室检查与特殊检查

(1)血清钾为 1.0～3.0 mmol/L,血浆肾素活性多数明显增高,在 27.4～45.0 ng/(dL·h)[正常值 1.02～1.75 ng/(dL·h)];血浆醛固酮明显增高。

(2)24 小时尿醛固酮增高。

(3)肾上腺动脉造影,目的是了解有否肿瘤压迫情况。

(4)B 超探查对肾上腺增生或肿瘤有价值。

(5)肾上腺 CT 扫描,磁共振检查是目前较先进的方法,以了解肿瘤的部位及大小。

(6)肾穿刺:了解细胞形态,能确定诊断。

五、治疗

（一）手术治疗

手术切除肾素分泌瘤后,可使血浆高肾素活性、高醛固酮症、高血压和低血钾性碱中毒所致的临床症状恢复正常。

（二）药物治疗

1.维持电解质的稳定

低钾的患者补充钾盐是简单易行的方法,口服或静脉输注或肛内注入。手足搐搦或肌肉痉挛者可给予补钙、补镁。

2.抗醛固酮药物

螺内酯剂量根据病情调整,一般每天用量 60～200 mg。螺内酯可以拮抗醛固酮作用,在远曲小管和集合管竞争抑制醛固酮受体,增加水和 Na^+、Cl^- 的排泌,从而减少 K^+、H^+ 的排出。

3.血管紧张素转换酶抑制药

ACEI 应用较广,它可有效抑制肾素-血管紧张素-醛固酮系统,阻断 AT I 向 AT II 转化,有效抑制血管收缩,减少醛固酮分泌,帮助预防 K^+ 丢失。同时还可降低蛋白尿,降高血压等作用。

4.非甾体抗炎药

吲哚美辛应用较广,它可抑制 PG 的排泌,并有效抑制 PG 刺激的肾素增高,保持血压对血管紧张素的反应性。另外,还有改善患儿生长发育的作用。GS 患者因 PGE_2 为正常,故吲哚美辛 GS 无效。

六、预后

BS 和 GS 两者均不可治愈,多数患者预后较好,可正常生活,但需长期服药。

（王保岚）

第四节 慢性肾上腺皮质功能减退症

慢性肾上腺皮质功能减退症分为原发性和继发性。继发性是指下丘脑-垂体病变引起,原发性又称艾迪生病,是指由于双侧肾上腺本身病变引起皮质功能绝大部分破坏而致的一组临床综合征。

一、病因

(一)特发性慢性肾上腺皮质功能减退

特发性慢性肾上腺皮质功能减退是由于自身免疫破坏引起,病理常显示特异性自身免疫性肾上腺炎,约75%的患者血中检测出抗肾上腺自身抗体,50%患者伴有其他器官的自身免疫性疾病,称为自身免疫性多内分泌综合征,最常见的是艾迪生病、桥本甲状腺炎和糖尿病三者的组合,称为 Schmidt 综合征。

(二)双侧肾上腺结核

双侧肾上腺结核也为本病常见病因,因血行播散所致。肾上腺皮质和髓质均遭到严重侵袭,肾上腺有干酪样坏死和钙化、纤维化等改变。

(三)其他病因

扩散性真菌感染也可以引起肾上腺炎症性破坏;在 HIV 感染者,巨细胞病毒或 HIV 本身引起的肾上腺炎可导致肾上腺功能衰退;肾上腺脊髓神经病,一种 X 连锁隐性遗传病,也是年轻男性肾上腺皮质功能减退的病因;肺、乳腺、小肠癌肾上腺转移、淋巴瘤、白血病浸润、淀粉样变性、双侧肾上腺切除或放射治疗、类固醇激素合成酶抑制药酮康唑、氨鲁米特等均可导致慢性肾上腺皮质功能减退。

二、病理生理与临床表现

本病主要由皮质醇及醛固酮缺乏所致,突出的临床表现为显著乏力,特征性色素沉着和直立性低血压。

(一)乏力

乏力见于所有患者,乏力程度与病情严重程度有关,严重者甚至卧床不起,无力翻身。乏力主要是由于皮质醇和醛固酮减少造成蛋白质合成不足,糖代谢紊乱及水电解质代谢异常引起。

(二)色素沉着

色素沉着见于全身的皮肤黏膜,为棕褐色,有光泽。于暴露部位和易摩擦部位更明显,如面、颈部、手背、掌纹、肘、腕、甲床、足背、瘢痕和束腰带部位;于齿龈、舌下、唇、颊部、阴道、肛周黏膜等处也有色素沉着;在正常情况下有色素沉着的部位如乳晕、腋部、脐部、会阴等色素沉着更加明显;在色素沉着的皮肤常常间有白斑点。色素沉着是垂体 ACTH 及黑素细胞刺激素(MSH)、促脂素(LPH)(三者皆来源于一共同前体 POMC)分泌增多所致。

(三)低血压

由于皮质醇缺乏,对儿茶酚胺升压反应减弱,查体可出现心脏缩小、心音低钝等。

(四)胃肠道症状和消瘦

食欲缺乏、恶心、呕吐、腹胀、腹泻、腹痛、胃酸分泌减少、消化不良。患者均有不同程度的体重减轻,消瘦常见。

(五)低血糖

皮质醇缺乏致糖异生减弱、肝糖原耗损,患者易发生低血糖,尤其在饥饿、创伤、急性感染等情况下更易出现。

(六)其他表现

重者出现不同程度的精神、神经症状,如淡漠、抑制、神志模糊、精神失常等。也伴有男性性功能减退,女性月经失调,腋毛和阴毛脱落。肾上腺皮质低功时常伴有醛固酮缺乏,机体保钠能力降低,引起血容量降低、低钠血症和轻度代谢性酸中毒。由于皮质醇作用使 ADH 释放增多,肾脏对自由水清除减弱,易发生水中毒。

(七)肾上腺皮质危象的病理生理和临床表现

当原有慢性肾上腺皮质功能减退症加重或由于肾上腺皮质破坏(急性出血、坏死和血栓形成、感染严重的应激状态),会导致肾上腺皮质功能急性衰竭。

正常人在应激时肾上腺皮质可以几倍至几十倍地增加糖皮质激素分泌,以提高机体的应激能力。慢性肾上腺皮质功能减退时,其肾上腺皮质激素贮备不足,当遇到感染、过劳、大量出汗、呕吐、腹泻、分娩、手术、创伤等应激情况时,不能过多分泌肾上腺皮质激素,导致病情恶化,发生危象。而肾上腺皮质破坏、出血患者很快出现肾上腺皮质功能衰竭。临床上表现为严重的糖皮质激素伴(或不伴)盐皮质激素缺乏的综合征。

患者病情危重,出现低血压或休克及高热,体温可达 40 ℃伴脱水表现。同时可伴有精神萎靡,嗜睡甚至昏迷,可有惊厥。恶心、呕吐、腹泻、腹痛、低血糖、低钠血症也经常发生。若不及时抢救,会很快死亡。

三、实验室检查

(1)血生化改变:常有低血钠和高血钾,由于血容量不足常有肾前性氮质血症,可有轻、中度高血钙和空腹低血糖。

(2)血皮质醇水平及 24 小时尿游离皮质醇、17-DH-CS 及 17-KGS 普遍低于正常,且皮质醇昼夜节律消失。轻者由于反馈性 ACTH 增高,上述指标可维持于正常范围内。

(3)血尿醛固酮可以正常或偏低。

(4)ACTH 水平和 ACTH 兴奋试验。原发性肾上腺皮质功能减退者基础 ACTH 明显升高,甚至可达正常人的数十倍,即 88～440 pmol/L。继发下丘脑或垂体者 ACTH 水平降低。ACTH 兴奋试验:静脉滴注 25 U 的 ACTH,持续 8 分钟,检查尿 17-羟 DHCS 和/或皮质醇变化,正常人在刺激后第 1 天较对照增加 1～2 倍,第 2 天增加 1.5～2.5 倍,或由 3～7 mg/g 肌酐增至 12～25 mg/g 肌酐。快速 ACTH 兴奋实验也常用:静脉注射人工合成 ACTH24 肽(1～24 片断),注射前及注射后 30 分钟测血浆皮质醇,或肌内注射,之前及注射后 60 分钟测血浆皮质醇,正常人兴奋后血浆皮质醇增加 10～20 $\mu g/dL$,而原发性肾上腺皮质功能减退者因肾上腺皮质贮备减少,刺激后血皮质醇上升很少或不上升。继发性肾上腺皮质功能减退者可以上升很少或不上升,病变轻者也可以有正常的反应,这时可以做美替拉酮试验或胰岛素低血糖试验来判断垂体 ACTH 的贮备功能,不正常者常见于轻度和初期的继发性肾上腺皮质低功。应用 3～5 天连续

ACTH 刺激试验,也可鉴别原发性与继发性及完全性与部分性肾上腺皮质功能不全,部分性肾上腺皮质低功或艾迪生病前期者基础值可在正常范围,刺激后第 1 天、第 2 天尿 17-DHCS 上升但不及正常,第 3 天反而下降。继发者基础值很低,以后逐渐上升,第 3～5 天甚至可以达到正常反应水平。

四、诊断与鉴别诊断

多数患者就诊时已有典型慢性肾上腺皮质功能低下的临床表现:皮质黏膜色素沉着、乏力、恶心呕吐、消瘦和低血压等,为临床诊断提供了重要线索,此时要依赖实验室检查和影像学检查排除有关鉴别诊断后方可明确诊断。

血尿皮质醇、尿 17-DHCS 及血 ACTH 浓度、ACTH 兴奋试验为鉴别诊断和病因诊断所必需。肾上腺抗体测定、结核菌素试验及肾上腺和蝶鞍 CT 及 MRI 检查对病因诊断也有重要价值。

五、治疗

(一)疾病教育

疾病教育是必要的,也是治疗成功的关键。主要内容如下。

1.疾病的性质及终身治疗的必要性

需长期坚持激素生理替代治疗。当在手术前、严重感染及发生并发症等应激情况,应及时将糖皮质激素增量至 3～5 倍甚至 10 倍以上,学会注射地塞米松或氢化可的松以应付紧急情况。

2.随身携带疾病卡片

标明姓名、地址、亲人姓名、电话和疾病诊断。尽量让周围人知晓自己的病情和注意事项,告之遇病情危急或意识不清立即送往医院,应随身携带强效皮质激素,如地塞米松等。

(二)饮食

膳食中食盐的摄入量应多于正常人,10～15 g/d。当大量出汗、呕吐、腹泻等情况应及时补充盐分。另外保证膳食中有丰富的糖类、蛋白质和维生素。

(三)皮质激素替代治疗

1.皮质激素

皮质激素是本病的治疗基础。根据身高、体重、性别、年龄、劳动强度等,予以合适的基础量即为生理替代量,并模拟皮质醇的昼夜分泌规律,予以清晨醒后服全日量的 2/3,下午 4:00 服 1/3。应激状态时酌情增至 3～5 倍乃至 10 倍进行应激替代。给药时间以饭后为宜,可避免胃肠刺激。氢化可的松即皮质醇,是最常用替代治疗药物,一般清晨 20 mg,下午 10 mg 为基础量,以后在此剂量上调整。醋酸可的松口服后容易吸收,吸收后经肝脏转化为皮质醇,肝脏功能障碍者不适合应用,基础剂量为早晨 25 mg,下午 12.5 mg。泼尼松和泼尼松龙分别为人工合成的皮质醇和可的松的衍生物,与氢化可的松及氟氢可的松等联合治疗,也可有效控制病情,一般泼尼松与泼尼松龙不单独应用治疗艾迪生病,因为它们的保钠作用很弱。常用药物剂量见表 8-1。

表 8-1　治疗慢性肾上腺皮质低功常用药物

种类	药物名称	每片剂量(药效相当,mg)	糖代谢作用	滞纳作用	替代剂量	作用时间及给药次数(次/天)
糖皮质激素	氢化可的松	20	1	1	20~30	短效,2~4
	可的松	25	0.8	0.8	25.0~37.5	短效,2~4
	泼尼松	5	4	0.8	5.0~7.5	中效,2~4
	泼尼松龙	5	4	0.8	5.0~7.5	中效,2~4
	甲泼尼龙	4	5	0		中效,2~4
	地塞米松	0.75	25~30	0	0.5~1.0	长效,1~3
盐皮质激素	氟氢可的松	0.05	10	400	0.05~0.15	长效,1
	去氧皮质酮	油剂,25~50 mg	0	30~50	1~2	长效,1/2~1

糖皮质激素药物的主要不良反应之一是引起失眠,所以下午用药时间一般不晚于 5:00。儿童皮质醇用量一般 20 mg/m² 或 <5 岁 10~20 mg/d,6~13 岁 20~25 mg/d,≥14 岁 30~40 mg/d。

疗效判断:目前还缺乏标准实验指标来衡量替代治疗剂量是否得当。血浆皮质醇本身呈脉冲式分泌,易受应激等各种因素影响,加之服药种类、时间及采血情况的不同,其水平测定对判定疗效几乎没有帮助,血 ACTH 除有昼夜节律变化之外,其替代应用的糖皮质激素种类不同时对 ACTH 的抑制时间、程度的不同,故也无法作为疗效判断标准。

目前,判断糖皮质激素替代治疗是否适当,主要是观察患者的病情变化。皮质醇用量不足时,疲乏等临床症状不见好转,皮肤色素沉着不见减轻,可出现直立性低血压、低血钠、高血钾及血浆肾素活性升高等。而皮质醇用量过大时,体重过度增加,引起肥胖等库欣综合征表现,可出现高血压和低血钾等。皮质醇用量适中时,患者自觉虚弱、疲乏、淡漠等症状消失,食欲好转,其他胃肠道反应消失,体重恢复正常,皮肤色素沉着明显减轻。

2.盐皮质激素

若患者在经糖皮质激素替代治疗并且予足够食盐摄入后,仍有头晕、乏力、血压偏低等血容量不足表现的,可予加用盐皮质激素。

氟氢可的松是人工合成制剂,可以肌内注射、皮下埋藏或舌下含化。常每天上午 8:00,0.05~0.20 mg 1 次顿服,是替代醛固酮作用的首选制剂。心肾功能不全、高血压、肝硬化患者慎用。

醋酸去氧皮质酮(醋酸 DOCA)油剂,每天 1~2 mg 或隔天 2.5~5.0 mg 肌内注射,适用于不能口服的患者。开始宜小剂量,可根据症状逐渐加量。去氧皮质酮缓释锭剂,每锭 125 mg,埋藏于腹壁皮下,每天可释放约 0.5 mg,潴钠作用可持续 8 个月至 1 年。

中药甘草流浸膏主要成分为甘草次酸,有保钠排钾作用。每天 10~40 mL 稀释后口服,用于无上述药物时。

用药期间应监测血压及电解质。用药剂量适当,则血压遂上升至正常,无直立性低血压,血清钠和钾在正常水平。若盐皮质激素过量,则出现水肿、高血压、低血钾,甚至发生心力衰竭。而用量不足时头晕、疲乏症状无好转,血压偏低,化验血钠偏低而血钾偏高。

3.性激素

以雄激素为主,还具有蛋白质同化作用,可改善倦怠、乏力、食欲缺乏和体重减轻等症状,对孕妇、充血性心力衰竭者慎用。甲睾酮 2.5～5.0 mg/d,分 2～3 次服用或苯丙酸诺龙 10～25 mg,每周 2～3 次肌内注射。

上述各激素替代治疗剂量为一般完全性艾迪生病患者的需要量。对于肾上腺全部或大部手术切除者,糖皮质激素的替代剂量可适当大些,但不易过大。60 岁以上老年患者激素替代量应适当减少些。对伴有早期糖尿病、肥胖症和溃疡病的患者,激素量应减少 20%～30%。而在发生急性感染、创伤、手术等应激情况时,激素量需增至 3 倍以上,必要时改用静脉用药。

对部分性艾迪生病患者,一般无应激时,无需补充糖皮质激素和加大食盐摄入量,在发生感冒、腹泻等轻度应激时,应短期加用小剂量皮质激素治疗。

(四)病因治疗

病因是肾上腺结核者应抗结核治疗。活动性结核应在全量(生理需要量)应用糖皮质激素的同时充分系统地抗结核治疗,这样不会造成结核的扩散,也会改善病情。陈旧性结核在应用糖皮质激素替代时有可能引起结核活动,应于初诊后常规用半年的抗结核药物。

若病因是自身免疫性疾病者,应检查是否存在多腺体受累,并酌情给予相应治疗。若合并甲状腺低功,需先给足糖皮质激素后再补充甲状腺素,若合并胰岛素依赖型糖尿病,可予以胰岛素治疗,注意从小剂量开始逐渐加量,以防低血糖发生。

对真菌感染、肿瘤转移等引起的肾上腺功能低下者也应予相应的病因治疗。

(五)特殊情况下艾迪生病治疗

1.外科手术时

应增加皮质激素的用量,以避免发生肾上腺危象,手术后逐渐减至原来的替代治疗剂量。小手术只需在术前肌内注射醋酸可的松 75～100 mg 即可。在全麻下施行大手术,应静脉给予水溶性皮质激素,直至患者苏醒后继续 2 天。应用剂量根据手术大小和时间长短进行调整。一般手术当日麻醉前静脉注射氢化可的松 100 mg,8 小时后再给予同样剂量,手术当日总量需 200～300 mg,次日剂量减半,第 3 天再减半,以后迅速恢复到基础替代剂量。如果手术出现并发症,皮质激素剂量应在并发症控制后减量。重症感染和重症外伤时糖皮质激素用量与大手术相同。

2.妊娠及分娩时

妊娠早孕反应和分娩均处于应激状态,应予加大激素药物剂量。妊娠早期出现妊娠剧吐而不能口服者,应改为肌内注射或静脉滴注。如氢化可的松 50 mg/d,注意维持水、电解质平衡,可适当静脉补充氯化钠和葡萄糖,待妊娠反应过后,恢复原来的替代治疗剂量,自妊娠 3 个月起至分前,对皮质激素的需要量与妊娠前基本相同或略做调整。与外科手术一样,分娩时为较大的应激反应,皮质激素的需要量明显增加。分娩开始时肌内注射氢化可的松 100 mg,分娩过程中每 8 小时肌内注射 1 次,每次 100 mg,分娩时另肌内注射 100 mg。分娩时注意补充血容量,若无并发症,于第 2～3 天减量至分娩日的一半,第 4～5 天再继续减半,直至恢复原来的替代剂量。

3.肾上腺危象时

采用 5 秒治疗方法。5 秒分别指类固醇激素、盐、糖、支持治疗和寻找诱因。

(1)类固醇皮质激素:首选药物为氢化可的松 100 mg 静脉注射,使血皮质醇迅速达到正常人在发生应激时的水平,以后每 6 小时静脉滴注 100 mg,使最初 24 小时总量约 400 mg。一般

12 小时以内可见病情改善。第 2 天后总量可减至 300 mg,分次静脉滴注。若病情好转,继续减总量至 200 mg,以后 100 mg。呕吐停止,可进食者改为口服。使用类固醇皮质激素应注意:①病情严重者,尤其有较重并发症,如败血症等,大剂量皮质醇治疗持续时间应相对长些,直至病情稳定。②原发性肾上腺皮质功能减退患者,当每天皮质醇口服剂量减至 50～60 mg 时,常需盐皮质激素治疗,应加用氟氢可的松 0.05～0.20 mg/d。③继发性肾上腺皮质功能减退患者,当皮质醇每天口服剂量减至 50～60 mg 时,不必加服氟氢可的松,若有水钠潴留,可应用泼尼松或地塞米松代替皮质醇。④在危象危急期不适合应用醋酸可的松肌内注射,因为该药代谢缓慢,需在肝中转化为皮质醇才发挥生物效应,故不易达到有效的血浆浓度,不能有效抑制 ACTH 水平。

(2)补充盐水:危象患者液体损失量可达细胞外液的 20%～40%,故予迅速补充生理盐水,第 1 天、第 2 天一般予 2～3 L,并根据失水、失钠程度、低血压情况结合患者心肺功能因素进行调整。若低血压明显,可酌情给予右旋糖酐-40 注射液 0.5～1.0 L,或输入全血或血浆,也可考虑辅用升压药,如多巴胺、间羟胺等。如有酸中毒时可适当给予碱性药物。随着低血容量及酸中毒的纠正及皮质激素的使用,钾离子排出增加及转入细胞内液增多,危象初期的高血钾逐渐解除,此时应注意防止低血钾的发生。遇此情况可予 1 L 中加入氯化钾 2 g 静脉滴注。

(3)补充葡萄糖:危象患者常伴随着低血糖,故应予静脉滴注 5% 葡萄糖注射液,并持续到患者低血糖纠正、呕吐停止、能进食。对于那些以糖皮质激素缺乏为主,脱水不甚严重者,应增加葡萄糖输液量至 1.5～2.5 L,同时补充盐水量适当减少。

(4)消除诱因和支持疗法:发生急性肾上腺危象的最常见诱因是急性感染,感染得不到控制,危象难以消除,故应针对病因选择有效的抗生素,对于存在多脏器功能衰竭也应积极抢救。同时给予全身性的支持疗法,治疗 2 天后仍处于昏迷状态的,可予下鼻饲,以补充流食和有关药物。

六、预后

早期诊断、合理的替代治疗及疾病教育是预后良好的关键。在有了快速诊断技术和替代治疗以后,自身免疫性艾迪生病患者可获得与正常人一样的寿命,与正常人一样地生活。而其他原因引起的肾上腺皮质功能减退,其预后取决于原发病。结核病引起者只要经过系统的抗结核治疗,预后也良好,极少数患者甚至可停用或应用很少量糖皮质激素。如病因是恶性肿瘤转移或白血病引起,预后不佳。儿童患者若能得到良好的指导,补充合适剂量激素,可以正常生长发育。

(王保岚)

第九章 性 腺 疾 病

第一节 卵巢过度刺激综合征

卵巢过度刺激综合征(ovarian hyperstimulation syndrome,OHSS)是促排卵引起的医源性并发症,常发生在应用 HCG 后,主要原因为毛细血管通透性改变,大量体液转移到组织间隙,从而引起胸腔积液、腹水、血液浓缩和低血容量,后者可致重要脏器灌注不足、低血容量性休克及血栓形成,严重的 OHSS 可危及患者健康和生命,近年来随着辅助生殖技术的广泛开展,促排卵药物的使用越来越普遍,OHSS 的发生呈上升趋势。

一、发生率

OHSS 的发生与患者所用促排卵药物的种类、剂量、治疗方案、患者的易感性、内分泌状况及是否妊娠等因素有关。一般在接受促排卵的患者中,OHSS 的发生率在 $1\%\sim14\%$,重度 OHSS 为 $0.1\%\sim0.5\%$。在妊娠周期中,OHSS 发生率高于非妊娠周期,而 OHSS 患者中妊娠率较非 OHSS 患者高。

二、发病机制

OHSS 病因未明,发病机制尚不清楚,目前认为与以下因素有关。

(一)血管内皮生长因子(vascular endothelial growth factor,VEGF)

VEGF 是血管形成因子和血管渗透因子,特异性作用于血管内皮的多功能细胞因子,具有增加微血管与小静脉的通透性,促进血管内皮细胞分裂、增殖等作用。VEGF 在 OHSS 发病中可能起主导作用。在中重度 OHSS 患者的血清、腹水及卵泡液中,VEGF 明显增高,且与病情相关。有研究发现注射 HCG 后发生 OHSS 的患者,其 VEGF 水平较未发生者高。HCG 诱导颗粒细胞通过 Sp1 和 CREB 通路分泌 VEGF,且在体外培养发现 VEGFmRNA 表达与 HCG 呈时间、剂量依赖关系。VEGF 与 VEGF 受体-2 结合促进黄体期血管形成,增加血管通透性。促性腺激素释放激素激动剂(gonadotropin releasing hormone agonist,GnRH-a)及拮抗剂(gonadotropin releasing hormone antagonist,GnRH-ant)均可减少 VEGF 及其受体 mRNA 的表达。VEGF 受体-2 抑制剂 SU5416 可减轻 VEGF 引起的高血管通透性,减少体液渗出,减轻症状,可能为治疗 OHSS 开辟了新途径,但尚存在争议。

(二)炎症介质或细胞因子

各种炎症介质可以调节血管通透性,血管通透性增大是 OHSS 病理生理的基础。白细胞介素(interleukin,IL)可调节卵巢功能、卵泡发育和排卵、黄体生成和解体,研究表明 IL-1、IL-2、IL-6、IL-8 与 OHSS 的发生有关,溶血磷脂酸(lysophosphatidic acid,LPA)在排卵前卵泡液里大量存在,LPA 通过 LPA 受体、核因子 $\kappa\beta$、促有丝分裂蛋白激酶通路调节黄素化颗粒细胞 IL-6、IL-8 的表达,LPA 诱导的 IL-6、IL-8 增加单层内皮的血管形成和通透性的改变。但是这些血管活性细胞因子在 OHSS 形成的具体作用机制尚不清楚。另外肿瘤坏死因子(tumor necrosis factor,TNF)具有多种生物学效应,包括介导炎症和免疫反应,促进和抑制多种细胞增生,血管形成及细胞毒性作用,调节血管通透性,还能促进卵泡生长发育,卵巢既是其来源又是其靶器官,并受促性腺激素(gonadotropin,Gn)调节。有报道 OHSS 患者的血清及腹水中 TNF 显著增高,提示 TNF 与 OHSS 患者血管的高通透性有关。

(三)卵巢肾素-血管紧张素-醛固酮系统

卵巢存在与肾脏无关的 R-A-A-S,并可产生肾素原,此系统参与调节卵巢的自身稳定,可被 LH 及 HCG 激活,使无活性的血管紧张素 I 转化为有活性的血管紧张素 II,促进血管生成及毛细血管通透性增加,形成 OHSS 体液外渗的病理变化。在重度 OHSS 患者血清血管紧张素转换酶的活性明显升高,并与 OHSS 病情相关。

(四)激素

OHSS 患者血、尿及卵泡液中雌二醇(E_2)明显升高,但 E_2 并不是引起 OHSS 的原因。无论在动物实验和临床中,给予大剂量雌激素并不能诱导 OHSS 的发生。促排过程中无论血清 E_2 多高,在没有 HCG 激发下,极少发生 OHSS,E_2 仅仅是颗粒细胞活性指标。此外 Pellicer 等报道一例 17/20 碳裂解酶基因突变患者,血清 E_2 很低但仍发生 OHSS。E_2 在预测 OHSS 发生存在一定局限性。在促排后随着黄体形成或妊娠,黄体酮水平上升,末梢静脉存在孕激素受体,高浓度黄体酮可增加毛细血管通透性,孕激素受体拮抗剂可逆转这种作用。

(五)一氧化氮(NO)

在卵泡液中可找到 NO 合成酶,表明卵巢可以合成 NO。NO 对排卵有影响,可抑制 HCG 诱发的排卵,亦可调节细胞因子对各组织器官的作用。NO 可使超氧阴离子失活,后者使细胞膜磷脂过氧化,进而影响膜的完整性和通透性,故 NO 有维持膜稳定性和通透性的作用。低浓度的 NO 使过氧化物对膜的破坏增加,致使膜渗透性增大。有报道 OHSS 患者腹水中 NO 的主要代谢产物亚硝酸盐量很少,推测腹腔中 NO 降低增加了毛细血管的通透性,NO 可能与 OHSS 的发生有关。

OHSS 发生的确切机制尚不清楚,其发生并非由单一机制引起,可能是多因素共同作用的结果。

三、病理生理

OHSS 基本病理生理变化是 Gn 对卵巢的过度刺激所引起的卵巢增大及性激素大量分泌,大量性激素及外源性 HCG 诱导血管活性物质生成,导致全身血管通透性增加使血管内体液外渗造成血容量减少最后导致循环衰竭。在促排中常用 HCG 诱发卵子成熟,而 HCG 是 OHSS 发生的激发因子,其剂量及血浓度维持时间对 OHSS 的严重程度及病程有直接影响。在未使用

HCG 促排者很少发生严重 OHSS。HCG 注射后 3～7 天为 OHSS 血管体液外渗的高峰期,腹水的产生是由于卵巢局部毛细血管甚至静脉,以及腹膜、大网膜毛细血管通透性增加引起,除体液外渗外,还有蛋白质渗出。血管内体液和蛋白质丢失引起低血容量和血液浓缩可并发低血压、血凝增加和肾灌注降低。肾灌注降低又可引起近曲小管的 Na^+、水重吸收增加,因而引起少尿、尿钠减少,由于到达远曲小管的钠降低,H^+-Na^+ 及 K^+-Na^+ 交换减少,导致高钾性酸中毒。随着肾灌注及清除率降低,尿素氮及肌酐上升,肾血流量的减少激活肾素血管紧张素醛固酮系统,进一步恶化病情。若不及时纠正低血容量将并发严重的水电解紊乱、血栓、肾衰竭、弥散性血管内凝血,甚至死亡。

四、临床表现

本病常表现为胃肠道不适症状,如腹胀、恶心、呕吐、腹泻等,卵巢增大的局部腹痛,进行性腹围增大,腹水、胸腔积液、少尿,以及并发症发生后叠加相应的临床症状和体征,形成复杂的综合征。OHSS 通常出现在使用 HCG 后,早发型常发生在注射 HCG 后 3～7 天,晚发型常发生在HCG 注射后 12～17 天,晚发型与妊娠相关,胚胎着床后滋养细胞产生大量 HCG,诱发和加重OHSS,晚发型 OHSS 较早发型病情更重,常持续 2～3 个月,严重的 OHSS 常发生在获得妊娠的患者。OHSS 是一种自限性疾病,一旦体内 HCG 消失,激素水平下降,如妊娠失败或流产发生,症状、体征迅速缓解,腹水逐渐消退。无并发症者,进入缓解期的患者一般无需特别的治疗。

五、高危因素

(1)年轻(<35 岁)、瘦小的患者,因为这些患者有大量卵泡募集,高密度的 Gn 受体,故对Gn 反应更敏感。

(2)对促排卵敏感的卵巢如 PCOS、卵巢多囊样改变(排卵正常),多数小卵泡在促排卵药物的刺激下均可发育,易发生 OHSS,另外 LH/FSH>2、高雄激素血症亦是发生 OHSS 的危险因子。

(3)基础抗苗勒管激素(anti-mullerian hormone,AMH)基础 AMH 升高被认为是发生OHSS 的一级风险,基础 AMH 超过 3.6 ng/mL 在预测 OHSS 发生的特异度为 81.3%,灵敏度为 90.5%。

(4)E_2 及卵泡数:E_2>4 000 pg/mL,卵泡数>30 个易发生 OHSS,E_2>6 000 pg/mL,卵泡数>30 个,重度 OHSS 发生率为 80%,单独 E_2 增高或卵泡数增加并不能预测其发生,只有两种结合才有意义。

(5)应用 HCG 诱导排卵及黄体支持,以及妊娠后内源性 HCG 的产生,均可加重 OHSS,且HCG 的剂量及血浓度维持时间直接影响 OHSS 病情及病程。

(6)FSH 受体突变、有过敏史亦是发生 OHSS 的高危因素。

六、预防

由于目前缺乏针对性强的有效治疗方法,预防远较治疗更为重要。

(1)慎重选择超促排卵对象,警惕有高危因素的患者,如 PCOS、年轻、瘦小、有 OHSS 病史者,对有 OHSS 倾向的患者应予个体化治疗方案,如用长效 GnRH-a 降调后,推迟开始使用外源性 Gn 的时间,或低剂量 Gn 促排,根据 E_2 水平及募集的卵泡数调整 Gn 剂量。最近一项荟萃分析显示 GnRH-ant 方案较 GnRH-a 方案明显减少重度 OHSS 的发生率,但妊娠率较低。

(2)在促排卵后期疑发生 OHSS 者,可延迟、减少 HCG 注射量诱发卵子成熟,或改用外源性 LH 或使用 GnRH-a 诱发内源性 LH 促卵泡成熟,LH 半衰期明显短于 HCG,故对卵巢持续作用比较弱,可减少 OHSS 的发生。另外在黄体期不用 HCG 而改用孕酮进行黄体支持。

(3)Coasting 疗法:Coasting 不能完全避免 OHSS 的发生,但能有效降低 OHSS 发生风险及减少重度的 OHSS 发生。如患者在促排卵后出现明显的 OHSS 倾向,停止使用 Gn,使雌激素下降到较安全水平,然后再使用 HCG。在停用 Gn 3 天后,63% 的高危患者血清雌激素水平下降。Coasting 开始时间取决于雌激素水平和卵泡数量。当血 $E_2 > 4\ 500$ pg/mL,成熟卵泡个数在 15~30 个时可考虑开始 Coasting 疗法,并每天监测 E_2 水平,当 E_2 降到 $< 3\ 500$ pg/mL 时,给予 HCG 3 000~5 000 IU;如果 $E_2 > 6\ 500$ pg/mL,成熟卵泡超过 30 个,Coasting 时间超过 4 天,建议取消周期。Coasting 持续 3 天可减少 OHSS 发生率,不影响妊娠率,但持续 4 天或更长时间会降低着床率,可能激素骤降影响内膜容受性。

(4)多巴胺激动剂:动物实验表明多巴胺激动剂能抑制 VEGF 受体-2 磷酸化,进而逆转 VEGF 受体-2 介导的内皮通透性增高,但不影响黄体血管的生成。之后卡麦角林被用于临床试验,取卵后当天给予卡麦角林 0.5 mg/d,连用 3 周,发现两组种植率、妊娠率、流产率无差别,而卡麦角林明显减少早发型 OHSS 的发生率,但不降低晚发型 OHSS 的发生率。另一研究亦发现多巴胺激动剂喹高利特能有效减少早发型中重度 OHSS 的发生,并呈剂量依赖关系,但不降低已获得妊娠者的 OHSS 发生率。

(5)NSAI 类抗炎药:NSAI 类抗炎药可减少炎症渗出,减少 VEGF 的表达,在促排当天始给予小剂量阿司匹林可有效预防 OHSS 的发生。

(6)IVM:IVM 适用于 PCOS 患者,不仅可以避免 OHSS 发生,而且也减少医疗费用,并可取得相对满意的妊娠率。但 IVM 存在未成熟卵子回收率低,活产率较常规体外受精低及未成熟卵母细胞较高的纺锤体及染色体异常导致其在临床应用价值减低,未能成为不孕的主要治疗方法。

(7)在 IVF-ET 周期中,若发生 OHSS,可将胚胎冷冻保存取消移植,待症状缓解后再行冻胚移植,冻胚移植的妊娠率与新鲜胚胎的相近。

(8)清蛋白预防性治疗:在取卵时静脉注射清蛋白可有效减少重度 OHSS 发生。清蛋白可保持胶体渗透压,减少体液外渗,降低游离 E_2,及一些有害因子水平,是目前较常用的预防措施,但其安全性有待进一步评估。

七、治疗

由于发病机制仍未阐明,故对本病仍缺乏明确有针对性的方法,原则上轻度予以密切观察,中度适当干预,重度患者积极治疗。所有 OHSS 患者常规每天记录液体出入量、腹围、体重及观察生命体征,注意心肺功能、水电解质及血凝状态等。患者应卧床休息,防止发生卵巢破裂或扭转,禁止盆腹腔检查、重压及剧烈运动。中重度患者治疗包括以下措施。

(1)首先应注意精神鼓励,以树立克服疾病的信心。通常患者因腹胀、胃纳欠佳,不愿进食,应鼓励患者少食多餐,进食高蛋白饮食。

(2)停用任何促性腺激素包括 HCG,以肌内注射或阴道给予黄体酮替代 HCG 黄体支持。

(3)纠正血容量:维持体液外渗期的血容量和及早纠正低血容量是预防各种循环障碍并发症

的关键。依病情采用清蛋白、右旋糖酐-40 扩容或利尿,在少尿期应慎用利尿剂,因其可进一步减少血容量,导致休克或血栓形成,必要时使用肝素抗凝防止血栓形成,同时监测水电解质平衡和血凝状态,病情稳定后,可停止补液,并严格控制水摄入量,保持在 1 L/d,以防止胸腹水增加,加剧病情。

(4)胸腔积液、腹水的处理:胸腹水引起明显腹胀、腹痛及呼吸困难者,可在 B 超诱导下进行胸穿或腹穿,以减轻症状,严重者腹穿时同时抽出卵巢黄素囊肿液以减少进入血循环的 E_2 量。

(5)改善血管通透性:可使用前列腺素拮抗剂如吲哚美辛或抗组胺药物氯苯那敏维持膜通透性的稳定,减少毛细血管渗出,有助于保持血容量。必要时使用糖皮质激素如泼尼松,口服 5 mg,每天 3 次。

(6)其他药物:OHSS 合并肾衰、休克者,在补充血容量的前提下,可静脉滴注多巴胺,以扩张肾血管,血管紧张素拮抗剂及血管紧张素转换酶抑制剂可减少体液外渗。

(7)一般增大的卵巢无需特殊处理可自行消退,但需注意卵巢囊肿破裂、出血或扭转的发生,必要时手术治疗,应尽量保留卵巢。

(8)身体状况不良时应注意预防感染;严重患者应果断终止妊娠。

八、与 OHSS 相关的并发症

(一)张力性腹水
张力性腹水是毛细血管过度渗漏的一种表现形式。腹部张力升高时,腔静脉受压、腹腔和胸腔间的不平衡,压迫纵隔或膈肌升高、与同时发生的胸腔积液一同导致心排血量减少、呼吸困难、呼吸加快。严重者,同时出现腹水,胸腔积液甚至心包积液,导致循环、呼吸功能严重受损。

(二)肾功能障碍
重度 OHSS 患者严重低血容量,加上张力性腹水,腹部张力升高,肾灌流量下降,引起肾前功能障碍,表现为少尿,尿素氮和肌酐上升。这一过程进一步恶化导致无尿、高血钾和尿毒症。纠正血容量不足、减低腹压,改善循环状况可以改善肾灌注量,恢复泌尿功能。另一方面,由于利尿剂使用不当,有可能加重血容量不足和血液浓缩,并使这种状况恶化。

(三)血栓形成
OHSS 的病理过程可导致血液黏度升高,过高的激素水平又可损伤内皮细胞,若不及时纠正低血容量及高凝状态,多种因素的综合作用导致发生严重的血栓形成,动静脉均可发生。急性心脑肺栓塞死亡率极高。

(四)肝功能障碍
在 OHSS 患者中,肝功能障碍表现为肝细胞障碍和胆汁淤积通常可在一个月内缓解。

(五)卵巢或附件扭转
不规则增大的卵巢各极重量不同,明显腹胀使局部空间增大,如果在不恰当的体位突然转变,极有可能导致卵巢或附件扭转,如复位不成功常需手术治疗。

(六)成人呼吸窘迫综合征
呼吸窘迫综合征常发生在极重度 OHSS 患者,严重威胁患者生命。重度低氧血症合并 OHSS 的其他后果可以导致呼吸、循环功能严重受损。肺毛细血管和肺泡上皮损害导致通透性改变,使血浆和胶体分子外渗,从而引起肺水肿和肺不张。如不及时处理将引起肺间质纤维化,导致呼吸心搏骤停。治疗时采用呼吸机予高压氧给氧,抗血管通透性药物,输入清蛋白或血浆提高胶体渗透压,以及抗生素预防和控制肺炎。伴有成人呼吸窘迫综合征的 OHSS 患者成活率为 50%。

（孙 雪）

第二节 卵巢早衰

卵巢早衰(premature ovarian failure,POF)指月经初潮年龄正常或青春期延迟,第二性征发育正常的妇女,于 40 岁以前发生的继发性闭经,又称为高促性腺激素性闭经。卵巢早衰患者血清促性腺激素水平升高,特别是血中促卵泡激素(FSH)增高,雌二醇(E_2)水平下降。近年来由于放射免疫技术的开展,染色体分析技术的提高及腹腔镜下取卵泡活检的应用,对卵巢早衰有了较深入的了解,但对其真正的发病机制仍不完全清楚。

卵巢早衰的发生率为全部妇女的 0.3%～1.0%,占继发性闭经的 10%,卵巢早衰并非不可逆,有 25% 的患者可能在 1～5 年自行恢复卵泡生长。

一、病因

卵巢功能早衰可由多种因素引起。

(一)自身免疫因素

免疫因素是卵巢功能早衰常见的原因,约占 39%。自身免疫疾病,如艾迪生病、甲状腺炎、紫癜、红斑狼疮、重症肌无力等。患者血清中存在抗卵巢抗体,卵巢活检见到有淋巴细胞浸润。虽然已十分清楚卵巢早衰同时伴有免疫疾病,但仍缺乏准确和非损伤性的诊断方法来证实卵巢早衰患者的自身免疫性过程是如何选择性地作用于发育中的卵泡。

(二)促性腺激素及其受体的因素

这类患者卵巢中有正常发育的卵泡,但对促卵泡激素及黄体生成素(LH)不敏感,甚至对升高的 FSH,LH 也不敏感。对 FSH 的反应能力是卵泡成熟过程中必需的,如果反应能力缺乏,可导致卵泡闭锁加快,这是由于卵巢中 FSH、LH 受体缺乏,造成对 FSH 的反应缺乏,或促性腺过度刺激加速卵泡闭锁。

(三)细胞及分子遗传因素

先天性卵巢内卵泡数目不足可引致卵巢早衰。如 Turner 综合征,染色体为 45XO,其原始生殖细胞在正常胚胎发育的第 16 天以前未达到生殖嵴,从而使达到生殖嵴生殖细胞少,患者的卵泡闭锁速度与正常人相同,但因卵泡少,故卵巢发生早衰,或胚胎早期生殖细胞移行到生殖嵴的过程与正常人女性相同,但到第 5 个月时,其卵泡大量变性,从而发生原发或继发闭经。

染色体异常也可发生闭经,如 47XXX,XX/XO,XO/XX/XXX 等嵌合体,或 X 染色体长臂缺失等。Conway 对 46 例自发性卵巢早衰妇女进行脆性 X 染色体突变筛选,结果发现 9 例家族性卵巢早衰患者中有 2 例有脆性 X 染色体突变。

多项研究已显示染色体 Xq 远侧末端缺失与卵巢早衰有关,初步测定卵巢早衰基因定位于 Xq21-3-Xq27 区域内。因此对卵巢早衰妇女应做常规的染色体分析,并利用分子生物学技术从分子基因水平对之进行深入研究。

（四）放射或药物治疗后损伤卵巢

对卵巢的放射剂量超过 8.0 Gy 及大剂量的烷化剂化疗可引致卵巢早衰。

（五）感染及其他

麻疹可引起卵巢萎缩或呈索条状。久治不愈的重症结核患者可引致卵巢功能早衰。

二、病理生理

卵巢衰竭的生理改变是卵巢中的卵泡闭锁所致。卵泡闭锁、雌激素生成减少，又反馈性地引起垂体促性腺激素的分泌增加。大多数患者的卵子早已排完，导致过早闭经；少数患者表现为单纯的卵巢早衰，即有继发性闭经伴高促性腺激素及低雌激素水平，但卵巢活检标本中仍有卵泡存在。个别患者的卵巢活检标本中可见很多始基细胞，淋巴细胞与浆细胞浸润。这些变化被认为可能与卵泡中的受体有关，也可能是自体免疫过程。

无卵泡型卵巢早衰多见于卵细胞迁移缺陷，卵泡闭锁增加，卵泡生成缺陷。

卵泡型卵巢早衰多见于受体缺陷、自体免疫。

三、临床表现

患者月经初潮年龄常有异常，可有月经失调、继发闭经；或开始月经规律，后出现月经失调；也有突发闭经者（曾有妊娠分娩者）。由于雌激素逐渐减少，20%～70%患者出现血管舒缩不稳定症状，即潮热、出汗等，伴随出现精神神经症状，即焦虑、紧张、感情抑郁、易激怒等。卵巢及子宫萎缩、阴道干燥、性欲下降、骨质疏松等。

卵巢早衰患者中约 17% 有其他内分泌紊乱的表现及综合征，并可进一步发展为多腺体衰竭，特别是合并甲状腺和肾上腺疾病。

四、诊断

根据病史、临床所见、血或尿激素测定为基础，并进行病理组织学检查。

（一）内分泌学检查

妇女在小于 40 岁以前闭经达半年以上至少两次闭经（间隔至少 1 个月），血 FSH>40 IU/L，或 LH>50 IU/L、E_2<25 pg/mL、PRL 正常，即可诊断为卵巢早衰。

也有人提出对卵巢早衰患者每天测血 FSH、LH 和 E_2，连续 1 个月，并做黄体生成素释放激素（LHRH）兴奋试验，若 FSH 有波动性增高或降低，伴一时性 E_2 升高者，可能有机会恢复排卵。或者每周测血 FSH、LH 和 E_2 各一次，连续 1 个月。若发现血 E_2 值超过绝经期妇女的水平，LH/FSH=2：1 者，提示其激素反馈机制存在，予以诱发排卵治疗可能成功。

（二）腹腔镜检查

镜下可见双卵巢萎缩或条索状。取卵巢活检未见卵泡，但镜下活检不能代表卵巢全貌，有其局限性，因有的卵泡深埋在卵巢间质部，以取卵巢深部组织更为适宜。

（三）盆腔超声检查

观察有无发育中卵泡，卵巢早衰与低雌激素性原发闭经不同，后者无自然月经来潮，血 E_2 和 FSH 值均低。

五、治疗

(一)性激素治疗

卵巢早衰并非不可逆,仍有自然缓解、排卵及妊娠的可能。其机制可能是外源性雌激素反馈性地使内源性促性腺激素水平降低,当外源性雌激素停止后,体内促性腺激素可发生一个反应性高峰,有可能触发卵泡成熟并排卵。此外,雌激素治疗可使 FSH 及 LH 受体增加,促使残留卵泡发育。

服药方法:结合雌激素 0.625 mg/d,连服 22 天,最后 10 天加服甲羟孕酮 10 mg/d,也可用戊酸雌二醇 2 mg/d 连服 22 天,最后 10 天加服环丙孕酮 1 mg/d。

(二)诱导排卵

给予外源性促性腺激素释放激素激动剂(GnRH-a)抑制内源性 FSH 至绝经前水平,促使卵泡生长同步化,停药后抑制撤除,快速升高 FHS 水平可刺激卵泡发育而排卵,此种方法诱导排卵的成功率并不很高。也可用氯酚胺(每天 50 mg,共 5 天)加雌激素(20 天)联合应用促排卵。或氯酚胺(50 mg,共 5 天)在月经中期注射绒毛促性腺激素(1 000 IU/d,共 5 天)诱导排卵。

(三)免疫抑制剂

对于由自身免疫引起的卵巢早衰,可采用糖皮质激素治疗。有报道使用性激素治疗的同时加用泼尼松治疗,可使月经恢复。

(四)补充钙剂或降钙素

预防骨质疏松骨折及其他绝经综合征。

卵巢早衰病因复杂,其中以免疫、遗传和高促性腺激素及其受体异常为主要因素。随着分子生物学和免疫学的发展,从分子水平阐明其病因和发病机制,并采用有效的治疗方法,对本病的预后将有很大帮助。

(王 沛)

第三节 多囊卵巢综合征

多囊卵巢综合征(polycystic ovary syndrome,PCOS)是常见的妇科内分泌疾病,以长期无排卵和高雄激素血症为基本特征,普遍存在胰岛素抵抗,临床表现异质性,约 50% 的 PCOS 患者超重或肥胖。育龄妇女中 PCOS 的患病率是 5%～10%,而在无排卵性不育症患者中的发病率高达 30%～60%。近年来的研究发现该疾病的功能紊乱远超出生殖轴,由于存在胰岛素抵抗,常发展为 2 型糖尿病、脂代谢紊乱及心血管疾病等;且 PCOS 患者的代谢综合征的患病率为正常人群的 4～11 倍。

一、病因

PCOS 的确切病因至今尚不是很清楚,现有的研究表明,PCOS 发病与遗传因素,如肥胖、2 型糖尿病、脂溢性脱发、高血压等家族史,以及宫内环境、出生后的饮食结构、生活方式等密切相关,提示 PCOS 可能是遗传与环境因素共同作用的结果。

(一)遗传学因素

研究发现 PCOS 患者有明显的家族聚集性,如具有肥胖、2 型糖尿病、脂溢性脱发、高血压等家族史者,其 PCOS 的发生率较高。

目前发现可能与 PCOS 发生有关的基因主要有以下几类:①与甾体激素合成和作用相关的基因,如胆固醇侧链裂解酶 CYP11A、CYP17、CYP21 等;②与促性腺激素作用和调节相关的基因,如 LH 受体基因、卵泡抑素基因、β-FSH 基因等;③与糖代谢和能量平衡相关的基因,如胰岛素基因、胰岛素受体基因、IRS 基因、钙激活酶基因等;④主要组织相容性位点。

这些基因可出现表达水平或单核苷酸多态性变化。另外,研究还发现 PCOS 也存在某些基因 DNA 甲基化的异常,2002 年 Hickey 等首次对雄激素受体(AR)的 CAG 重复序列多态性、甲基化和 X 染色体失活进行了研究,认为 AR(CAG)n 位点甲基化类型可能影响 PCOS 的发生、发展。

(二)PCOS 的环境因素

近年来发现 PCOS 患者的高胰岛素或高血糖血症可能通过影响胎儿宫内环境导致子代出生后生长发育及代谢异常;并且出生后饮食结构、生活方式也可以影响 PCOS 的发生、发展。

二、病理生理

PCOS 病理生理的基本特征:①长期排卵功能障碍;②雄激素过多;③卵巢呈多囊样改变伴间质增生;④胰岛素抵抗(insulin resistence,IR)。PCOS 存在激素异常的交互影响,但始动因素至今尚未阐明。

以下讨论 PCOS 病理生理机制及相互关系。

(一)雄激素过多症

正常女性循环中的雄激素有雄烯二酮、睾酮、脱氢表雄酮及硫酸脱氢表雄酮,主要来源于卵巢和肾上腺,少部分来源于腺外转化;PCOS 患者的卵巢及肾上腺分泌的雄激素均增多,其机理如下。

1.肾上腺功能初现亢进

PCOS 起于青春期的肾上腺功能初现亢进,即 PCOS 患者肾上腺功能初现时,肾上腺产生的雄激素过多。但关于 PCOS 肾上腺功能初现时雄激素分泌过多的机制尚不清楚,可能与肾上腺 P450c17α 酶系统活性增加有关。

2.促性腺激素分泌异常

PCOS 患者垂体 LH 的合成量增加,其脉冲分泌的幅度和频率增加,使循环中黄体生成素(luteinizing hormone,LH)水平增高,而卵泡刺激素(follicle stimulating hormone,FSH)分泌正常或稍低于正常水平,从而使血中 LH/FSH 比值增加。过高的 LH 可促进卵巢内间质及卵泡膜细胞雄激素(包括睾酮和雄烯二酮)分泌过多;LH 也可促进卵巢内 IGF-I 的活性,而 IGF-I 与卵巢内卵泡膜 IGF-I 受体结合是促进卵巢雄激素产生的又一条途径。

但关于 PCOS 促性腺激素 LH 分泌异常的机制,尚未完全阐明。早期的理论认为,过多的雄烯二酮在外周转化为雌酮,后者能促进 LH 的分泌。但是近年的研究发现,给予正常女性及 PCOS 患者外源性雌酮并没有增加基础状态下及 GnRH 刺激下的 LH 的分泌。另外,给予外周芳香化酶抑制剂阻断雄烯二酮向雌酮的转化,未发现 LH 的脉冲频率降低;因此目前的研究资料尚不足以证实雌酮能引起 PCOS 促性腺激素分泌异常的说法。最近有研究显示,过多的雄激素本身能干扰下丘脑-垂体-卵巢轴的正负反馈机制,促进垂体 LH 的释放,从而引起 LH 的异常升高。

因此,LH 是促进 PCOS 卵巢分泌雄激素的主要激素之一;而过高的雄激素又可促进 LH 的释放,从而形成 PCOS 雄激素过多的恶性循环。

3.性激素结合球蛋白(sex hormone binding globin,SHBG)

循环中的 SHBG 由肝脏产生,可与循环中的两种性激素即睾酮和雌二醇结合,从而调控这两种性激素的活性,只有不与 SHBG 结合的游离的性激素才具有生物活性。PCOS 循环中升高的雄激素可抑制肝脏产生 SHBG,从而降低循环中 SHBG,继而使游离睾酮和游离雌二醇水平均增高。PCOS 患者的高雄激素体征除了与雄激素产生过多有关,还与其活性形式——游离睾酮增加有关。因此,雄激素↑→SHBG↓→雄激素活性↑→SHBG↓↓→雄激素活性↑↑,是造成 PCOS 患者雄激素过多症及生物活性增加的又一恶性循环。

4.高胰岛素血症

PCOS 患者的循环中胰岛素水平增高是由胰岛素抵抗引起的。在病情早期 PCOS 患者胰岛 β 细胞通过分泌过多的胰岛素以克服 IR,从而使 PCOS 患者血中的胰岛素水平升高,形成高胰岛素血症。胰岛素是调节糖代谢的激素,也是卵巢行使正常功能的重要激素。但是过高的胰岛素对卵巢和肾上腺两个内分泌腺的雄激素分泌具有促进作用,其机制是胰岛素对卵巢合成雄激素的酶(P450c17α 酶系统)具促进作用,并上调卵巢内卵泡膜细胞的 LH 受体,从而增强 LH 促进雄激素生成的作用。另外,胰岛素也可抑制肝脏 SHBG 的合成,从而使循环中 SHBG 进一步降低,导致游离睾酮的生物学活性进一步升高。

5.IGF-Ⅰ/IGFBPI 系统

卵巢及循环中 IGF-Ⅰ 的活性受其结合蛋白(IGFBP-Ⅰ)的调节。PCOS 患者卵巢中 IGF-Ⅰ 活性的增加不仅与循环中 LH 过度刺激有关,同时也与高胰岛素血症有关;胰岛素可通过上调卵巢 IGF-Ⅰ 受体数目而放大胰岛素自身及 IGF-Ⅰ 的作用。胰岛素还可通过抑制卵巢和肝脏产生 IGFBP-Ⅰ,从而进一步导致卵巢局部和循环中游离 IGF-Ⅰ 的升高;这样高胰岛素通过自身及 IGF-Ⅰ 的作用而促进雄激素分泌。目前的研究显示 IGF-Ⅰ 促进雄激素产生的可能机制包括:①IGF-Ⅰ可以促进 GnRH 基因的表达,增加基础的和 GnRH 刺激的促性腺激素的释放。②IGF-Ⅰ 协同 LH 刺激雄激素的产生。③由于 IGF-Ⅰ/IGFBP 比率降低,IGF-Ⅰ 生物利用度升高,起到类促性腺激素的作用。④促进雄激素合成关键酶细胞色素 P45017 酶 mRNA 和 Ⅱ型 3-β 羟甾脱氢酶 mRNA 的表达,导致雄激素的合成增加。

IGF-Ⅰ 能增强外周 5α-还原酶的活性,雄激素水平的升高也可以促进 5α-还原酶活性,从而造成外周双氢睾酮(DHT)生成增加,从而加重高雄激素体征。

(二)卵巢多囊样改变

正常卵泡从始基卵泡自主发育到窦前卵泡,再到窦腔卵泡及最后发育到成熟卵泡的过程中,经历初始募集、自主生长,调控生长,分化及最终成熟的 4 个阶段;期间经历 2 次募集,即始基卵泡自主发育的初始募集和窦腔卵泡在 FSH 作用下的周期性募集。PCOS 患者初始募集阶段的卵泡较正常人群明显增多,约是正常者的 6 倍,而其卵泡进一步发育的周期性募集受到抑制。近来的研究发现雄激素在早期卵泡发育中起一定作用,过多的雄激素可刺激早期卵泡的生长,增加窦前卵泡及小窦状卵泡的发育,但是会抑制卵泡的周期募集和成熟。研究发现,超声下 2～4 mm 卵泡数量增多与血清雄激素水平呈正相关。雄激素能加速始基卵泡自主发育,但抑制进一步发育的可能机制如下:①雄激素可通过增加卵泡内 Bcl-2 的表达,抑制 Bax 及 p53 的表达,从而抑制了卵泡的凋亡,使小卵泡数目增加;②雄激素可以降低卵泡内的生长分化因子 9(GDF-9)水平,增加循环中的 LH,通过促进卵泡抑素、抗米勒管激素及前列腺组织生长因子的生成,而最终抑制卵泡的生长。

另外,Durlinger 等发现,敲除 AMH 小鼠卵巢的始基卵泡比正常小鼠的始基卵泡过早耗尽;因此,提出始基卵泡的初始发育受到 AMH 的抑制。免疫组化的证据显示,PCOS 患者早期窦腔卵泡所产生的 AMH 显著低于正常排卵妇女;大量始基卵泡进入初期募集的多囊卵巢形态可能与缺少 AMH 对始基卵泡发育的抑制作用有关。

(三)胰岛素抵抗(IR)

研究表明,PCOS 患者 IR 主要的机制是丝氨酸磷酸化异常增加,一方面胰岛素受体丝氨酸残基异常升高的磷酸化导致胰岛素信号通路受到抑制,进而出现葡萄糖代谢异常,导致 IR;另一方面,雄激素合成酶(P450c17α 酶)丝氨酸磷酸化异常,引起卵巢及肾上腺合成的雄激素增多,导致高雄激素血症。

研究证实导致 PCOS 胰岛素抵抗可能与循环中某些炎症因子和脂肪细胞因子的异常有关:

1.炎症因子

对 PCOS 患者的研究发现,一些炎性因子如血清 C 反应蛋白(CRP)、IL-6、IL-18 及 TNF-α 血清浓度升高,近年研究已经明确这些炎症因子可通过干扰胰岛素信号通路重要分子的表达及活性而引起 IR。

(1)IL-6:是一个多效能的细胞炎症因子,有研究表明,IL-6 与胰岛素抵抗有关,其与胰岛素水平保持着动态平衡,低水平的 IL-6 可以促进胰岛素分泌,而高水平则抑制其分泌。升高的 IL-6 通过以下机制引起 IR:①诱导 SOCS 蛋白的表达,从而通过抑制 IRS21 酪氨酸磷酸化,使胰岛素信号传导受阻;②能降低 GLUT-4 mRNA 的表达,削弱胰岛素刺激的葡萄糖转运功能,升高血清游离脂肪酸,促进脂质氧化,抑制脂肪组织脂蛋白脂酶活性等途径对抗胰岛素作用。

(2)肿瘤坏死因子-α(TNF-α):是一种非糖基化蛋白,由多种炎症细胞合成或分泌,脂肪细胞也是其重要来源。多种机制调节组织释放 TNF-α,而 TNF-α 又通过多种作用机制影响胰岛素的敏感性。PCOS 患者 TNF-α 水平显著高于正常人群,且肥胖者升高更明显。升高的 TNF-α 通过以下机制引起 IR:①减少 IRS-1 的酪氨酸磷酸化,抑制胰岛素信号传导;②促进脂肪分解,增加游离脂肪酸,间接影响胰岛素敏感性;③下调脂肪细胞中多种重要的信号分子或蛋白表达,从而导致 IR。

(3)C 反应蛋白(CRP):是炎症急性期反应蛋白,主要受循环 IL-6 和 TNF-α 的调节。当 CRP 水平升高激活慢性免疫系统,则发生炎症反应。研究表明,PCOS 患者血 CRP 水平明显升高。CRP 导致 IR 的作用机制:主要是促进 TNF-α 释放,干扰胰岛素的早期信号转导;抑制脂肪合成,增加脂肪分解和纤溶酶原激活抑制因子(PAI-1)的分泌;抑制 GLUT 4、PPARγ 的表达,加重 IR。

2.脂肪细胞因子

近十多年以来,脂肪组织为内分泌器官已成为学术界的共识,许多脂肪细胞因子如瘦素、脂联素、抵抗素相继被发现与 IR 有关。近年研究发现这些脂肪因子在 PCOS 患者 IR 的发生中也起一定作用。

(1)瘦素:众多研究证实,瘦素与胰岛素之间具有双向调节作用,胰岛素可刺激体外培养的脂肪组织瘦素 mRNA 表达,瘦素可通过干扰胰岛素信号通路,而加重 IR。Remsberg 等也发现,PCOS患者 IR、雄激素水平及体重指数(BMI)与瘦素水平有关系。肥胖患者瘦素分泌增加,因此肥胖患者瘦素是加重 IR 的重要因素。

(2)脂联素:通过干预机体糖脂代谢途径,参与了 IR 相关疾病的发生发展过程,低脂联素血症的程度与 IR 及高胰岛素血症具有显著相关性。Carmina 等比较了年龄、BMI 相匹配的 52 名PCOS妇女与 45 名正常排卵的妇女性激素水平、IR 参数和脂联素水平,发现患者脂联素水平明显降低,这可能导致患者脂肪分布与功能异常。Ardawi 等认为,无论是肥胖的还是消瘦的PCOS 患者只要有不同程度的 IR,她们就有低脂联素血症,这表明 PCOS 的 IR 或其他代谢紊乱影响脂联素浓度的调控。

3.雄激素

高胰岛素可引起高雄激素血症如上述,但是研究也证实,高雄激素血症亦可引起 IR。呈中枢性肥胖的女性体内的游离雄激素水平普遍高于正常对照组,且胰岛素抵抗的程度也较正常对照组明显加重。Cohen 等发现,滥用雄激素的女运动员普遍存在胰岛素抵抗。再生障碍性贫血的患者给予雄激素治疗后,可出现葡萄糖耐量异常及胰岛素水平升高。Givens 等发现,分泌雄激素的肿瘤患者存在的黑棘皮病(胰岛素抵抗的重要的临床体征)在手术切除肿瘤后得以明显改善。近年有一项研究发现,高雄激素血症的患者给予螺内酯、氟他胺及 GnRH-a 等降雄激素药物治疗后,其胰岛素抵抗均得到明显改善。高雄激素血症引起 IR 可能机制为:①雄激素可能直接或间接影响体内葡萄糖的代谢而导致高胰岛素血症。②雄激素也可直接抑制外周及肝脏内胰岛素的作用而导致高胰岛素血症。Ciaraldi 等发现,PCOS 患者脂肪细胞上的胰岛素受体及其激酶活性并未见异常,而葡萄糖摄取能力明显下降;故推测 PCOS 患者的胰岛素抵抗是由胰岛素受体后环节缺陷引起的,并可能与雄激素水平升高有关;我院的研究表明,雄激素可通过抑制胰岛素受体后信号通路传导分子的表达而导致胰岛素抵抗。另外,雄激素还可以增加游离脂肪酸的生成,从而抑制肝脏胰岛素的清除而引起高胰岛素血症,进而导致胰岛素抵抗。

(四)排卵障碍

PCOS排卵障碍的机制包括卵巢的内分泌调控激素及卵巢局部因子的异常。

1.FSH 不足和 LH 过高

PCOS患者卵泡数量的增多,产生过多的抑制素 B(INH B)及其分泌的雌激素可抑制垂体FSH 的释放。FSH 是卵泡进入周期募集和进一步发育的关键激素;卵泡不能有突破性生长的主要原因可能是 PCOS 患者循环中 FSH 偏低。另外,PCOS 患者循环中的 LH 持续升高,常促使已发育为窦腔期的卵泡闭锁或过早黄素化。

2.卵巢局部因子比例失衡

研究发现,PCOS 对 FSH 的反应性较正常对照组降低与其卵巢局部产生一些抑制 FSH 作用的因子有关。目前研究比较多的是 AMH,AMH 是由生长卵泡的颗粒细胞分泌,可抑制 FSH作用,但机制尚不清楚。正常情况下,FSH 与 AMH 之间存在着平衡。当循环中 FSH 水平上升时,FSH/AMH 比例增加,可增强芳香化酶的活性,促进卵泡正常发育及周期募集,最终发育成熟;成熟卵泡分泌的 INH B 反过来又抑制垂体 FSH 的分泌,这样周而复始。在 PCOS 患者体内,AMH 与 FSH 之间失去了这种平衡,使 FSH/AMH 比例降低,从而抑制了芳香化酶的作用,最终抑制卵泡的发育,导致排卵障碍。研究已证实,PCOS 患者血清中米勒管抑制因子(AMH)水平比正常人高出 2~3 倍。

另外,也有研究发现高胰岛素血症能影响颗粒细胞的分化。体外试验证实胰岛素能增加颗粒细胞对 LH 的反应能力,提示 PCOS 无排卵妇女的胰岛素升高可能也是卵泡期促进卵泡闭锁的主要原因之一。

(五)并发症

1.代谢综合征(metabolic syndrome,MS)

MS 包含肥胖、糖尿病、高血压、血脂异常四大组分。

PCOS 是发生 MS 的高风险人群,这主要与胰岛素抵抗有关;胰岛素抵抗是代谢综合征四大组分的中心环节。2005 年的一项回顾性研究发现,161 名 3 年以上病史的 PCOS 患者的代谢综合征的发生率高达 43%,而在年龄相匹配的普通人群中代谢综合征的发生率仅为 24%。该项研究发现 PCOS 患者的代谢综合征的各个组分的发生率如下:HDL-C 降低的发生率为 68%,BMI 增高的发生率 67%,高血压 45%、高 TG35%、高血糖 4%。

(1)IR 与糖尿病:IR 失代偿时,可导致糖耐量异常、糖尿病。研究发现,PCOS 患者 2 型糖尿病的发生率为 12.6%,较正常女性 2 型糖尿病的发生率(1.4%)明显增高。PCOS 患者表现为全身性 IR。高胰岛素血症时,肝糖原的产生及分泌增多,引起空腹血糖升高,导致肝抵抗;骨骼肌对胰岛素的敏感性下降,葡萄糖摄取减少,肌糖原生成、贮存减少,导致肌抵抗;脂解作用增强,游离脂肪酸(FFA)生成增多,使血浆中 FFA 浓度升高,增高的 FFA 可同时促进肝糖原异生,并抑制肌肉细胞胰岛素介导的葡萄糖转运脂活动;另外,在 IR 状态下,胰岛 β 细胞功能缺陷失代偿时,血糖升高。升高的血糖不仅抑制胰岛素分泌,同时也抑制肌肉细胞胰岛素刺激的葡萄糖转运和肌糖原的合成,进一步加重 IR,形成恶性循环。

(2)IR 与脂代谢异常:IR 可促进极低密度脂蛋白(VLDL)和中间密度脂蛋白(IDL)等富含 TG 脂蛋白(TRL)的生成,并抑制 VLDL 的清除,抑制高密度脂蛋白(HDL)的合成,促进 HDL 的分解,并增加肝脂肪酶(HL)的活性,促进脂解,引起 FFA 增多,后者刺激肝脏合成及分泌大量的 TG。故 PCOS IR 患者可出现高 VLDL 血症、低 HDL 血症及高 TG 血症等脂代谢紊乱。

(3)IR 与心血管疾病:IR 早期可使交感神经过度兴奋,心排血量增加,并能收缩外周血管;促进肾素-血管紧张素-醛固酮系统,引起水钠潴留,使血压升高;另外高胰岛素血症使 Na^+/K^+-ATP 酶的活性降低,造成细胞内高钠导致细胞水肿,同时 Ca^{2+}-ATP 酶活性降低,细胞内钙浓度增加,提高小动脉血管平滑肌对血管加压物质的反应。后期可由于胰岛素样生长因子刺激动脉壁平滑肌细胞的增生或肥大,使动脉内膜增厚,最终导致器质性动脉硬化性高血压。故 PCOS 患者发生高血压及冠心病的风险较正常女性明显增高。

2.PCOS 子宫内膜癌

PCOS 患者由于长期无排卵,子宫内膜在无孕激素保护的雌激素长期作用下,容易发生增生病变,甚至发生子宫内膜癌。研究发现,PCOS 患者发生子宫内膜癌的风险是正常人群的 4 倍,PCOS 患者中子宫内膜癌发生率为 19%～25%。近年发现 PCOS 患者的子宫内膜增生病变除了与上述的因素有关还与胰岛素作用下的局部 IGF-I 及其活性的增高有关。有些子宫内膜增生病变的 PCOS 患者对孕激素治疗不敏感,孕激素治疗不敏感的可能机制:局部生长因子尤其是 IGF-I,具很强的促有丝分裂作用,并可促进雌激素受体表达,使雌激素作用增强,导致子宫内膜细胞不断增生;另外局部生长因子抑制内膜细胞的凋亡,而且升高的胰岛素样生长因子能增加内膜细胞 VEGF 合成,促进 LHRH 和 LH 释放,降低体内脂联素水平等,因此能抑制孕激素对子宫内膜的保护作用。

三、临床表现

(一)月经失调

月经失调见于 75%～85% 的 PCOS 患者。可表现为月经稀发(每年月经次数≤6 次)、闭经或不规则子宫出血。

(二)不育症

一对夫妇结婚后同居、有正常性生活(未避孕)1 年尚未怀孕者称为不育。须检查排除男方和输卵管异常,并确认无排卵或稀发排卵。

(三)雄激素过多症

1.痤疮

PCOS 患者中 15%～25% 有痤疮,病变多见于面部,前额、双颊等,胸背、肩部也可出现。痤疮的分级为轻-中度者以粉刺、红斑丘疹、丘脓疱疹为主;重度者以脓疱结节、囊肿、结疤炎症状态为主。

2.多毛症

性毛过多指雄激素依赖性体毛过度生长,PCOS 患者中患多毛症者为 65%～75%。

(四)肥胖

患者以腹型肥胖为主,临床上以腰围(WR)或腰臀比(腰围 cm/臀围 cm,WHR)表示肥胖的类型。若女性 WHR≥0.8,或腰围≥85 cm 可诊断为腹型肥胖。

(五)黑棘皮病

黑棘皮病是严重胰岛素抵抗的一种皮肤表现,常在外阴、腹股沟、腋下、颈后等皮肤皱褶处呈灰棕色、天鹅绒样片状角化过度,有时呈疣状。分为轻、中、重度。

四、诊断

(一)PCOS 临床表现异质性

(1)不论症状还是生化异常都呈现种族和个体差异。多年来对 PCOS 的诊断一直存在争议,近二十年国际上陆续推出 3 个标准,1990 年美国国立卫生研究院(National institute health,NIH)对 PCOS 诊断标准包括以下两项(按重要性排序):①雄激素过多症和/或高雄激素血症;②稀发排卵。但需排除以下高雄激素疾病,如先天性 21 羟化酶缺乏、库欣综合征、高催乳素及分泌雄激素的肿瘤等;使标准化诊断迈出了重要的一步。

该标准包括了三种基本表现型:①多毛、高雄血症及稀发排卵;②多毛及稀发排卵;③高雄血症及稀发排卵。

(2)随着诊断技术的进展、阴道超声的广泛应用,许多学者报道超过 50% 的 PCOS 患者具有卵巢多囊改变特征,2003 年由美国生殖医学会(American Society for Reproductive Medicine,ASRM)及欧洲人类生殖与胚胎协会(European society of human reproduction and embryology,ESHRE)在鹿特丹举办专家会对 PCOS 诊断达成新的共识,加入了关于卵巢多囊改变的标准,并提出 PCOS 需具备以下三项中两项:①稀发排卵和/或无排卵;②雄激素过多的临床体征和/或生化指标;③卵巢多囊改变。

同样需排除其他雄激素过多的疾病或相关疾病;此标准较 NIH 标准增加了两个新的表型:①多囊卵巢、多毛和/或高雄血症,但排卵功能正常;②多囊卵巢、排卵不规则,但没有雄激素增多症。此标准的提出引起医学界广泛争论,支持该标准的一方认为该标准提出新表型,对病因和异质性的认识有帮助;反对的一方则认为,该标准提出的新表型尚缺乏资料,且两种新表型的临床重要性不确定。

(3)2006 年美国雄激素过多协会(Androgen Excess Society,AES)对 PCOS 又提出如下标准,必须具备以下两项:①多毛和/或高雄激素血症;②稀发排卵和/或多囊卵巢。此标准同样需排除其他雄激素过多或相关疾病,与鹿特丹标准不同的是此标准强调必须具备第一条。中华医学会妇产科分会内分泌学组通过多次专家扩大会议确定推荐我国采纳鹿特丹诊断标准,一方面是可与国际接轨,另一方面采用此标准可在我们自己的多中心调研中筛查和确定 PCOS 在我国人群的表型分布。另外,鹿特丹标准未包含青春期及 IR 的诊断内容,因此在中国范围内通过在正常人群按年龄分层对 PCOS 诊断的相关指标的生理值的流行病学调查,并建立相应的评估体系,对 PCOS 及其代谢并发症的早期诊断具有重要意义。

(二)实验室测定

1.雄激素的测定

正常妇女循环中雄激素有睾酮、雄烯二酮、去氢表雄酮及其硫酸盐 4 种。临床上常规检查项目为血清总睾酮及硫酸脱氢表雄酮。目前尚缺乏我国女性高雄激素的实验室诊断标准。

2.促性腺激素的测定(LH、FSH)

研究显示 PCOS 患者 LH/FSH 比值>3,但这一特点仅见于无肥胖的 PCOS 患者。由于肥胖可抑制 GnRH/LH 脉冲分泌振幅,使肥胖 PCOS 患者 LH 水平及 LH/FSH 比值不升高,故此比值不作为PCOS的诊断依据。

(三)盆腔超声检查

多囊卵巢(PCO)是超声检查对卵巢形态的一种描述。根据鹿特丹专家共识 PCO 超声相的定义为:一个或多个切面可见一侧或双侧卵巢内直径 2~9 mm 的卵泡≥12 个,和/或卵巢体积≥10 mL(卵巢体积按 0.5×长径×横径×前后径计算)。

超声检查前应停用口服避孕药至少 1 个月,在规则月经患者中应选择在周期第 3~5 天检查。稀发排卵患者若有卵泡直径>10 mm 或有黄体出现,应在下个周期进行复查。除未婚患者外,应选择经阴道超声检查;青春期女孩应采用经直肠超声检查。

(四)基础体温(BBT)测定

PCOS 患者应于每天早晨醒后立即测试舌下体温(舌下放置 5 分钟),至少一个月经周期,并记录在坐标纸上。测试前禁止起床、说话、大小便、进食、吸烟等活动。根据体温曲线的形状可以了解有无排卵,并估计排卵日期,早期诊断妊娠。

五、性别诊断

(一)迟发型肾上腺皮质增生(21-羟化酶缺陷)
测定 17α-羟孕酮水平以排除肾上腺皮质增生(CAH)。

(二)分泌雄激素的肾上腺、卵巢肿瘤
肾上腺素瘤和癌可引起男性化、高雄激素血症和不排卵。分泌雄激素的卵巢肿瘤也引起相似的临床表现,B 超可鉴别。

(三)库欣综合征
库欣综合征可继发于垂体肿瘤、异位肾上腺皮质激素分泌肿瘤、肾上腺肿瘤或癌,库欣综合

征患者中近半数有低促性腺激素(Gn)血症,可表现出高雄激素血症临床症状和体征,但雄激素水平可在正常范围,而皮质醇异常升高。

六、治疗

(一)治疗原则

按有无生育要求及有无并发症分为基础治疗、并发症治疗及促孕治疗三方面。基础治疗是指针对PCOS患者月经失调、雄激素过多症、胰岛素抵抗及肥胖的治疗,包括控制月经周期治疗、降雄激素治疗、降胰岛素治疗及控制体重治疗四方面。治疗目的:促进排卵功能恢复,改善雄激素过多体征,阻止子宫内膜增生病变和癌变,以及阻止代谢综合征的发生。以上治疗可根据患者的情况,采用单一或两种及以上治疗方法联合应用。并发症的治疗指对已发生子宫内膜增生病变或代谢综合征,包括糖耐量受损、2型糖尿病、高血压等的治疗。促孕治疗包括药物促排卵、卵巢手术促排卵及生殖辅助技术,一般用于基础治疗后仍未受孕者;但任何促孕治疗应在纠正孕前健康问题后进行,以降低孕时并发症。

(二)治疗方法

1.基础治疗

(1)降体重疗法:肥胖型PCOS患者调整生活方式(饮食控制和适当运动量)是一线治疗。肥胖是该综合征的常见症状,但长期以来未将降体重作为该综合征肥胖患者的常规治疗方法。近年很多观察性研究资料发现减重能促进PCOS患者恢复自发排卵。一项为期15年的对照前瞻性的研究发现,减重能降低10年内糖尿病及8年内高血压的发病率;并有研究表明限制能量摄入是减重和改善生殖功能最有效的方法,甚至有时在体重仍未见明显下降时,生殖功能已得到了明显的改善,这可能与能量摄入减少有关。最早的一项关于低卡路里饮食摄入的观察性研究发现,20例肥胖的患者(14例PCOS,6个为高雄激素血症-胰岛素抵抗-黑棘皮综合征患者)予低卡路里饮食8个月,明显降低了胰岛素及雄激素水平,随后的多项研究也进一步证实此结果。有证据指出,肥胖患者予低糖饮食有益于改善其高胰岛素血症。2008年的欧洲生殖与胚胎学会/美国生殖医学会(ESHRM/ASRM)共识建议肥胖型PCOS患者首选低糖饮食。2009年国外学者对14项随机对照研究的荟萃分析的资料显示(其中仅2项研究为PCOS患者),对于肥胖者,不论是否为PCOS患者,生活方式的改变(生活习惯及饮食控制)是其一线治疗的方法。但是对不同食物结构组成对减重疗效的评估目前尚缺乏大样本研究,故不同的食物结构对控制体重的效果仍不明确。

运动也是控制体重的方法之一,它可提高骨骼肌对胰岛素的敏感性,但关于单纯运动对PCOS生殖功能恢复的作用的研究很少。在一项临床小样本研究中未证实单独运动对减重有效。另外,也有采用药物减重的报道,如采用胰岛素增敏剂——二甲双胍抑制食欲的作用;研究证实二甲双胍治疗肥胖型PCOS时,能使体重有一定程度的下降,并能改善生殖功能。一项应用大剂量的二甲双胍($>1\ 500\ mg/d$)或服用时间>8周治疗肥胖患者的临床研究表明,二甲双胍组比安慰剂组能明显减轻体重。但是改善生活方式联合大剂量的二甲双胍能否达到更好的协同作用尚缺乏大样本的研究。此外,对饮食运动控制饮食效果并不明显者,美国国家心肺循环研究中心及Cochrane系统综述建议如下:对于$BMI>30\ kg/m^2$且无并发症的肥胖患者或$BMI>27\ kg/m^2$并伴并发症的患者可给予西布他明食欲抑制剂治疗;而对于$BMI>40\ kg/m^2$的患者可采用手术抽脂减重。但上述方式对生殖功能的影响未见报道。

（2）控制月经周期疗法：由于 PCOS 患者长期无排卵，子宫内膜长期受雌激素的持续作用，而缺乏孕激素拮抗作用，其发生子宫内膜增生性病变，甚至子宫内膜癌的概率明显增高。定期应用孕激素或给予含低剂量雌激素的雌孕激素联合的口服避孕药（oral contraceptive pills，OCPs）能很好地控制月经周期，起到保护子宫内膜，阻止子宫内膜增生性病变的作用。并且定期应用孕激素及周期性应用 COC 能抑制中枢性 LH 的分泌，故停用口服避孕药后，对恢复自发排卵可能有益。因此对于无排卵 PCOS 患者应定期采用孕激素或口服避孕药疗法以保护子宫内膜及控制月经周期，阻止功能失调性子宫出血及子宫内膜增生性病变，并对自发排卵功能的恢复起到促进作用。

单孕激素用药方法：适合于月经频发、月经稀发或闭经的患者，可采用孕激素后半周期疗法控制月经周期。

用药方法：醋酸甲羟孕酮 10 mg/d，每次服药 8～10 天，总量 80～100 mg/周期；地屈孕酮 10～20 mg/d，每次服药 8～10 天，总量为每周期 100～200 mg；微粒黄体酮 200 mg/d，每次服药 8～10 天，总量为每周期 1 600～2 000 mg。

用药时间和剂量的选择根据患者失调的月经情况而定，月经频发的患者一般在下次月经前 3～5 天用药；月经稀发、闭经的患者应至少 60 天用药一次。

口服避孕药疗法：雌孕激素联合的口服避孕药（OCPs），如妈富隆（炔雌醇 30 μg＋去氧孕烯 150 μg）、达英-35（炔雌醇 35 μg＋环丙孕酮 2 mg）、优思明（炔雌醇 30 μg＋屈螺酮 3 mg）等。适用于单孕激素控制周期撤药出血较多者，或月经不规则者及功能失调性子宫出血（功血）患者需先用 OCPs 止血者。

用药方法：调整周期用药方法：在采用孕激素撤药月经第 5 天起服用，每天 1 片，共服 21 天；撤药月经的第 5 天重复使用，共 3～6 个周期为 1 个疗程。

注意事项：OCPs 不会增加 PCOS 患代谢性疾病的风险，但可能加重伴糖耐量受损的 PCOS 患者糖耐量损害程度。因此对有严重胰岛素抵抗或已存在糖代谢异常的 PCOS 患者应慎用 OCPs；必须要用时应与胰岛素增敏剂联合使用。有口服避孕药禁忌证者禁用。

（3）降雄激素疗法：适用于有中重度痤疮、多毛及油脂皮肤等严重高雄激素体征需治疗的患者及循环中雄激素水平过高者。目前 PCOS 患者常用的降雄药物主要为 OCPs、胰岛素增敏剂、螺内酯及氟他胺。

OCPs：除用于 PCOS 患者调整月经周期，保护子宫内膜，还能通过抑制垂体 LH 的合成和分泌，从而有效降低卵巢雄激素的产生，所含的雌激素成分（炔雌醇）可有效地促进肝脏合成 SHBG，进而降低循环中雄激素的活性。某些 OCPs 所含的孕激素成分，如含环丙孕酮的达英-35 及含屈螺酮的优思明，由于这些孕激素还能抑制卵巢和肾上腺雄激素合成酶的活性及在外周与雄激素竞争受体，因此不仅能有效降低卵巢雄激素的生成，而且也能抑制肾上腺雄激素的产生，并可阻止雄激素的外周作用，从而有效改善高雄激素体征。另外，OCPs 还通过抑制 LH 和雄激素水平缩小卵巢体积。

用药方法：撤药月经的第 5 天起服用，每天 1 片，共服 21 天。用药 3～6 个月，50%～90% 的患者痤疮可减少 30%～60%，对部位深的痤疮尤为有效，服药 6～9 个月后能改善多毛。

胰岛素增敏剂——二甲双胍：胰岛素增敏剂能降低循环中的胰岛素水平，进而降低 LH 水平，减少卵巢及肾上腺来源的雄激素的合成，并能解除高胰岛素对肝脏合成 SHBG 的抑制作用，故能有效地降低循环中雄激素水平及其活性，但其降低雄激素的作用治疗效果不如 OCPs 迅速。

用药方法：见下述降胰岛素疗法。

螺内酯及氟他胺：螺内酯通过抑制 17-羟化酶和 17,20 裂解酶（雄激素合成所需的酶），以减少雄激素的合成和分泌；在外周与雄激素竞争受体，并能抑制 5α-还原酶而阻断雄激素作用。单独使用螺内酯可使 50％的 PCOS 患者多毛症状减少 40％，亦可增加胰岛素敏感性。氟他胺则由于其抑制外周 5α-还原酶而具抗雄激素作用。

用药方法：螺内酯：100 mg/d，应用 6 个月可抑制毛发生长。氟他胺：250 mg，每天 2 次，连续使用 6～12 个月。

不良反应及用药监测：螺内酯是排钠保钾利尿剂，易造成高血钾，使用时应定期监测电解质。螺内酯和氟他胺这两种药物均有致畸作用，因此应用时一般与 OCPs 联合应用，或用药期间避孕。另外，由于氟他胺有肝脏毒性已较少使用。

关于以上药物的降雄作用及安全性的研究有 3 项大的荟萃分析。2008 年的一项荟萃分析发现，胰岛素增敏剂与 OCPs 在改善多毛方面的效力相当，但效果不如螺内酯及氟他胺。与此同时，另一项对 12 个 RCT 研究所做的荟萃分析发现，螺内酯联合 OCPs 的作用明显优于单独应用 OCPs，而氟他胺联合二甲双胍的作用明显优于单独应用二甲双胍。另外，2009 年的一项荟萃分析表明，在调节月经周期和降低雄激素水平上，OCPs 优于二甲双胍，但二甲双胍能明显降低胰岛素和甘油三酯水平；两者对 PCOS 患者空腹血糖及胆固醇的影响无统计学差异。

（4）胰岛素抵抗的治疗：有胰岛素抵抗的患者采用胰岛素增敏剂治疗。可降低胰岛素，从而降低循环中的雄激素水平，从而有利于排卵功能的建立及恢复，并可阻止 2 型糖尿病等代谢综合征的发生。在 PCOS 患者中常选用二甲双胍，对二甲双胍治疗不满意或已发生糖耐量损害、糖尿病者可加用噻唑烷二酮类药物（TZDs）。

二甲双胍：能明显改善有胰岛素拮抗的 PCOS 患者的排卵功能，使月经周期恢复运转和具有规律性。一项随机对照双盲临床试验证实 IR 是二甲双胍治疗后排卵功能恢复的预测指标。另外，二甲双胍可明显增加非肥胖型 PCOS 和青春期 PCOS 患者排卵率（A 级证据）及妊娠率（B 级证据），早孕期应用二甲双胍对胎儿无致畸作用（A 级证据）。

用法：850～1 500 mg/d，胰岛素抵抗改善后逐步减至维持量 850 mg/d。

不良反应及用药监测：胃肠道反应最常见，餐中服用可减轻症状。乳酸性酸中毒为罕见的严重不良反应；用药期间每 3 个月监测肝肾功。

噻唑烷二酮类药物（TZDs）：TZDs 为 PPARγ 受体激动剂，能增强外周靶细胞（肝细胞、骨骼肌细胞、脂肪细胞）对胰岛素的敏感性，改善高胰岛素血症。罗格列酮是常用的 TZDs，但罗格列酮改善月经状况的作用较二甲双胍弱，而增加胰岛素敏感性的作用与二甲双胍相同。对于不能耐受二甲双胍的患者，可考虑罗格列酮。但由于其肝脏毒性及胚胎毒性，在服用期间应监测肝功能并注意避孕。

2.并发症治疗

（1）子宫内膜增生病变的治疗：子宫内膜增生病变的 PCOS 患者应选用孕激素转化子宫内膜。对于已发生子宫内膜癌的患者应考虑手术治疗。

（2）代谢综合征的治疗：对于已出现高血压、高脂血症、糖尿病的患者，建议同时内科就诊。

3.促孕治疗

由于 PCOS 患者存在胰岛素抵抗，故在妊娠期发生妊娠糖尿病或妊娠期合并糖尿病、妊娠高血压、先兆子痫、妊娠糖尿病、早产及围生期胎儿死亡率的风险明显增高，故也应引起重视。2008 年，ESHRM/ASRM 关于 PCOS 不孕的治疗已达成共识，认为对 PCOS 患者采用助孕干预开始之前应该首先改善孕前状况,包括通过改善生活方式、控制饮食及适当运动降体重,以及降雄激素、降胰岛素和控制月经周期等医疗干预。部分患者可能在上述措施及医疗干预过程中恢复排卵。多数患者在纠正高雄激素血症及胰岛素抵抗后仍未恢复排卵,此时应该药物诱发排卵。

(1)一线促排卵药物——氯米芬:氯米芬为 PCOS 的一线促排卵治疗药物,价格低廉,口服途径给药,不良反应相对小,用药监测要求不高。其机制是与雌激素竞争受体,阻断雌激素的负反馈作用,从而促进垂体 FSH 的释放。该药排卵率为 75%～80%,周期妊娠率约 22%,6 个周期累积活产率达 50%～60%。肥胖、高雄激素血症、胰岛素抵抗是发生氯米芬抵抗的高危因素。

用药方法及剂量:自然月经或药物撤退出血的第 5 天开始,初始口服剂量为 50 mg/d,共 5 天;若此剂量无效则于下一周期加量,每次增加 50 mg/d;最高剂量可用至 150 mg/d 共 5 天,仍无排卵者为氯米芬抵抗。氯米芬抵抗的 PCOS 患者,可采用二甲双胍联合氯米芬治疗;7 个关于二甲双胍联合氯米芬的观察性研究的荟萃分析表明,二甲双胍联合氯米芬的排卵率较单用氯米芬增加 4.41 倍(B 级证据)。如果氯米芬在子宫和宫颈管部位有明显的抗雌激素样作用,则可采用芳香化酶抑制剂——来曲唑来进行促排卵治疗。来曲唑治疗的排卵率可达 60%～70%,妊娠率达 20%～27%;目前的观察性研究未见来曲唑对胚胎有不良作用,但仍需大样本研究来进一步证实来曲唑对胚胎的安全性。

治疗期限:采用氯米芬治疗一般不超过 6 个周期。氯米芬治疗无效时,可考虑二线促排卵治疗,包括促性腺激素治疗或腹腔镜下卵巢打孔术。

(2)促性腺激素:促性腺激素促排卵治疗适用于氯米芬抵抗者,列为 PCOS 促排卵的二线治疗。促性腺激素促排卵分为低剂量递增方案及高剂量递减方案。较早的研究报道,上述两种方案获得单卵泡发育的成功率均较高,但是目前一项大样本的研究资料显示低剂量递增方案更为安全。低剂量递增方案促单卵泡发育排卵率可达到 70%,妊娠率为 20%,活产率为 5.7%,而多胎妊娠率小于 6%,OHSS 发生率低于 1%。

(3)卵巢手术:早在 1935 年,Stein 和 Leventhal 首先报道了在无排卵 PCOS 女性采用卵巢楔形切除术后患者的排卵率、妊娠率分别为 80% 和 50%,但之后不少报道术后可引起盆腔粘连及卵巢功能减退,使开腹卵巢手术用于 PCOS 促排卵一度被废弃。随着腹腔镜微创手术的出现,腹腔镜下卵巢打孔手术(LOD)开始应用于促排卵;多项文献的研究结果认为,每侧卵巢以 30～40 W 功率打孔,持续 5 秒,共 4～5 个孔,可获得满意排卵率及妊娠率。5 项 RCT 的研究资料显示,对于氯米芬抵抗的 PCOS 患者 LOD 与促性腺激素两项方案对妊娠率及活产率的影响差异无统计学意义,且 LOD 组 OHSS 及多胎妊娠的发生率小于促性腺激素组。之前的研究认为,对于 CC 抵抗或高 LH 的 PCOS 患者可应用 LOD;但是,近期的研究发现,并不是所有的 CC 抵抗或高 LH 的患者均适用于该手术。日本学者对 40 例 PCOS 不孕患者进行回顾性队列研究发现,睾酮水平高于 4.5 nmol/L 或雄激素活性指数(free androgen index,FAI)高于 15、LH 低于 8 IU/L 或 BMI 大于 35 kg/m² 的 PCOS 患者因其可能有其他致无排卵因素,故不宜采用卵巢手术诱发排卵。另外,较多的文献研究发现,LOD 对胰岛素水平及胰岛素敏感性的改善无效,故卵巢手术并不适用于显著胰岛素抵抗的 PCOS 患者。

(4)体外受精-胚胎移植(IVF-ET):IVF-ET 适用于以上方法促排卵失败或有排卵但仍未成功妊娠,或合并有盆腔因素不育的患者,为 PCOS 三线促孕治疗。近期的一项荟萃分析发现,在 PCOS 患者中采用促性腺激素超促排卵取消周期的发生率较非 PCOS 患者明显增高,且用药持续时间也明显增加,临床妊娠率可达 35%。有一项对 8 个 RCT 的荟萃分析发现,联合应用二甲双胍能明显增加 IVF 的妊娠率,并减少 OHSS 的发生率。

七、临床特殊情况的思考和建议

(一)男性化体征

当高水平的雄激素(血睾酮>1.5 ng/mL)持续较长时间(>1 年)时才会出现男性化体征,PCOS 患者的血睾酮水平很少超过 1.5 ng/mL,因此 PCOS 很少有男性化体征。如果患者出现男性化体征,应考虑分泌雄激素的肿瘤和不典型的先天性肾上腺皮质增生症。

(二)PCOS 的鉴别诊断

临床上引起雄激素过多的疾病很多,在诊断 PCOS 的高雄激素血症时,需要排除这些疾病。

1.先天性肾上腺皮质增生症

引起雄激素过多的先天性肾上腺皮质增生症(CAH)有 2 种:21-羟化酶缺陷和 11β-羟化酶缺陷。21-羟化酶缺陷是最常见的先天性肾上腺皮质增生症,占 CAH 总数的 90%~95%,11β-羟化酶缺陷较罕见。根据临床表现 21-羟化酶缺陷可分为 3 种:失盐性肾上腺皮质增生症、单纯男性化型和非典型肾上腺皮质增生症,后者又被称为迟发性肾上腺皮质增生症;其中容易与 PCOS 相混淆的是非典型肾上腺皮质增生症。

临床上诊断非典型肾上腺皮质增生症依靠内分泌测定,其中最重要的是血 17-羟孕酮水平的测定。非典型肾上腺皮质增生症者的血 17-羟孕酮水平升高、FSH 水平正常、LH 水平升高、睾酮水平轻度升高、DHEAS 水平升高。如果血 17-羟孕酮水平<2 ng/mL,则可排除非典型肾上腺皮质增生症;如果>10 ng/mL,则可诊断为非典型肾上腺皮质增生症;如果血 17-羟孕酮水平为 2~10 ng/mL,则需要做 ACTH 试验。静脉注射 ACTH 60 分钟后,测定血 17-羟孕酮水平,如果>10 ng/mL,则可诊断为非典型肾上腺皮质增生症,否则排除该诊断。

2.分泌雄激素的肿瘤

分泌雄激素的肿瘤有卵巢泡膜细胞瘤、卵巢支持-间质细胞肿瘤、卵巢类固醇细胞肿瘤和肾上腺分泌雄激素的肿瘤。如果存在分泌雄激素的肿瘤,患者体内的雄激素水平会异常升高,通常血睾酮水平超过3 ng/mL。影像学检查可协助诊断,通常会发现肾上腺或卵巢的包块,确诊依赖手术病理检查。

3.库欣综合征

库欣综合征患者也有高雄激素血症,但患者最突出的临床表现是由皮质醇过多引起的,如满月脸、向心型肥胖等。血皮质醇和 ACTH 水平升高可资鉴别。

(王 沛)

第四节 围绝经期综合征

围绝经期综合征习惯称为更年期综合征,是绝经相关的最常见疾病,其表现是多种多样的,涉及人体多个系统、器官,每个个体皆有差异。多发生于 45~55 岁。手术绝经的妇女,在切除双侧卵巢后 1~2 周即可出现围绝经期综合征的症状。严重者可影响情绪、工作、睡眠而降低生活质量。

一、病理生理机制及影响因素

目前对围绝经期综合征的发病机制尚不十分清楚,多数学者认为与卵巢功能减退引起的内分泌紊乱有关,同时也与社会、心理因素有关。

(一)内分泌因素

卵巢功能衰退,性激素水平降低,H-P-O轴功能失调,导致自主神经中枢功能失调,早期出现血管舒缩症状。潮热是血管舒缩功能不稳定的表现。已知雌激素突然减少、促性腺激素分泌过多是导致潮热的主要原因。有人认为,血管舒缩症状的严重程度与雌激素水平高低无明显相关性,而可能与雌激素波动的幅度有关。

内啡肽及 5-羟色胺水平的变化可能与神经内分泌功能失调及情绪变化密切相关,内啡肽的下降亦可能与潮热有关。一般来说,潮热发生频率夜间比白天高,症状夜间比白天严重。潮热的病理生理过程包括下丘脑体温调节中枢功能失衡、外周及皮下血管舒张、脉搏加快、多汗及以后的中心体温下降。出汗多在胸部以上,潮红在颈部、面部,为一过性。11%～67%的潮热发生在绝经前,症状可持续到绝经后,甚至绝经后 5～10 年仍有潮热出现。

(二)社会、文化因素

近来有研究表明,女性的个体特征、健康状况、精神类型、职业、文化水平、经济环境均与围绝经期综合征的发病及症状严重程度有关。性格开朗、外向且经常参加体力劳动者较少发生围绝经期综合征或症状较轻。

二、临床表现

(一)月经变化

月经紊乱,无排卵周期增加。

(二)血管舒缩症状

潮热、多汗。潮热是血管舒缩症状最突出的表现,可分轻、中和重度三级。轻度有短暂潮热,不出汗,不影响活动;中度有潮热感觉、出汗,不影响活动;重度潮热感觉非常明显,伴出汗,活动受影响。

(三)心血管系统症状

心悸、眩晕、胸闷、轻度高血压和假性心绞痛。

(四)精神、神经症状

患者易激动、烦躁、失眠、焦虑、惊恐、抑郁、多疑等。

三、诊断

(1)激素测定:$FSH > 40\ IU/L$,$E_2 < 20\ pg/mL$。

(2)B 超、心电图等检查:排除其他器质性病变。

四、鉴别诊断

(1)与引起阴道流血的器质性病变鉴别:子宫内膜癌、子宫内膜息肉、子宫内膜增生症等。

(2)与内科疾病鉴别:甲状腺功能亢进、原发性高血压、冠心病、心绞痛。

(3)与精神疾病鉴别:精神分裂症。

五、一般治疗

根据症状及其严重程度的不同,选择一般的对症治疗或激素治疗。

一般治疗适合症状轻微或不宜采取激素治疗的患者。①进行体育、文娱活动。②选择镇静药物。对于部分睡眠障碍患者,可给予地西泮 2.5～5.0 mg 睡前口服。

六、激素治疗

激素治疗(HT)是目前公认的最为有效的治疗围绝经期综合征的方法。特别是血管舒缩症状,疗效好的治疗一周就可有效地降低 Kupperman 评分。几乎所有的观察性研究与随机对照研究(包括 WHI 研究)皆证实其有效。因此,对要求缓解绝经相关症状的妇女来说,在无禁忌证的情况下首选激素治疗。通过 Kupperman 评分或简单询问患者潮热等症状的变化即可对其疗效进行评估。

对于治疗时间的长短,目前尚无统一的建议,一般认为使用 4 年以内激素治疗是安全的。但有部分妇女在停药后又可能出现绝经相关症状,此时需要重新评估患者的全身状况及利弊后,才能决定是否给予进一步的治疗。

(一)对绝经期应用激素治疗的共识

中华医学会妇产科学分会绝经学组根据激素治疗的利弊、中国医疗实际情况及绝经相关问题等因素,提出了一些关于国内激素治疗的原则性建议,供临床医师参考,具体如下。

(1)应用激素治疗是针对绝经相关健康问题的必要医疗措施。

(2)绝经及相关症状,是应用激素治疗的首要适应证。

(3)应用激素治疗是预防绝经后骨质疏松症的有效方法。

(4)目前不推荐激素治疗用于心血管疾病的一级预防,更不应该用于冠心病的二级预防。

(5)对于有完整子宫的妇女,在应用雌激素时,应同时加用适量的孕激素以保护子宫内膜。对于已经切除子宫的妇女,则不必加用孕激素。

(6)应用激素治疗时,应在综合考虑治疗目的和危险的前提下,采用最低有效剂量。

(7)在出现与绝经相关症状时,即可开始应用激素治疗。根据个体情况选择激素治疗方案。

(8)没有必要限制激素治疗的使用期限。应用激素治疗应至少于每年进行一次个体化危险/受益评估,根据评估情况决定疗程的长短,并决定是否继续或长期应用。

(9)出现绝经相关症状并存在其他疾病时,在排除禁忌证后,可于控制并发疾病的同时应用激素治疗。

(10)目前尚无足够证据表明植物雌激素可以作为雌激素治疗的替代物。

(11)性激素疗法需要遵循循证医学的方法,不断完善、修订治疗方案。

(二)激素治疗的临床应用指南

激素治疗临床应用指南所选用证据的分级标准,见表 9-1。

表 9-1 激素治疗选用证据分级标准

证据等级	证据水平	干预
A	1a	随机对照试验的系统评价
	1b	单个随机对照试验

续表

证据等级	证据水平	干预
B	2a	队列研究的系统评价
	2b	单个列队研究
	3a	病例-对照研究的系统评价
	3b	单个病例-对照研究
C	4	病例总结
D	5	无明确重要评价或者缺乏基础生理学或规范研究的专家意见

1.适应证

(1)绝经相关症状(A级推荐):血管舒缩障碍,如潮热、多汗、睡眠障碍、疲倦、情绪不振、易激动、烦躁、轻度抑郁。

(2)泌尿生殖道萎缩相关问题(A级推荐):阴道干涩、疼痛、排尿困难、反复性阴道炎、性交后的膀胱炎、夜间尿频及尿急。

(3)有骨质疏松症的危险因素(含低骨量)及绝经后骨质疏松症(A级推荐):循证医学的大量资料证明,性激素治疗能有效降低各年龄组有骨质疏松症危险因素妇女发生脊椎、髋骨等部位骨折的危险,也能降低无低骨量妇女发生骨质疏松性骨折的危险。激素治疗仍是预防绝经后骨质疏松症的合理选择。缺乏雌激素的较年轻的妇女和/或有绝经症状的妇女应该首选激素治疗。

骨质疏松性骨折危险因素:①年龄长。②雌激素缺乏(正在接受激素治疗的妇女不在此范围)。③体重低、早绝经(45岁以前)或切除双侧卵巢。④骨密度低、绝经前长期闭经(1年以上)。⑤骨折史。⑥长期低钙摄入。⑦骨质疏松症家族史。⑧酗酒。⑨矫正后仍有视力缺陷。⑩痴呆。⑪吸烟。⑫营养不良。⑬体育运动不足。⑭摔倒史。

2.激素治疗开始应用的时机

在卵巢功能开始减退并出现相关症状后即可应用。

3.禁忌证

(1)已知或怀疑妊娠。

(2)原因不明的阴道流血或子宫内膜增生。

(3)已知或怀疑患有与性激素相关的恶性肿瘤。

(4)患有活动性静脉或动脉血栓栓塞性疾病(最近6个月内)。

(5)严重的肝、肾疾病。

(6)系统性红斑狼疮、耳硬化症、血卟啉症。

(7)脑膜瘤(禁用孕激素)。

4.慎用情况

(1)子宫肌瘤、子宫内膜异位症。

(2)尚未控制的糖尿病及严重的高血压。

(3)有血栓形成倾向。

(4)胆囊疾病、癫痫、偏头痛、哮喘、高催乳素血症。

(5)乳腺良性疾病。

(6)有乳腺癌家族史。

5.应用流程

(1)应用激素治疗前的评估。①评估目的:是否有应用激素治疗的适应证;是否有应用激素治疗的禁忌证;是否存在慎用情况。②评估项目:病史;体格检查;常规妇科检查,其余项目可根据需要选择,其中应特别注意对乳腺和子宫内膜的评估。

(2)权衡利弊。应用激素治疗的必要性,应根据:①年龄。②卵巢功能衰退情况(绝经过渡期、绝经早期或绝经晚期)。③使用激素治疗前的评估结果进行综合评价。

根据结果判断是否可以应用激素治疗:①有适应证、无禁忌证时建议使用激素治疗。②无适应证或存在禁忌证时不使用激素治疗。③有适应证同时合并其他疾病时,在排除禁忌证后,可于控制其他疾病的同时使用激素治疗。④症状的发生可能与绝经有关,也可能与绝经无关,难以即刻辨明,并且无禁忌证时,可行短期试验性应用。同时告知患者激素治疗的利弊,使其在知情同意后作出选择。

(3)个体化用药方案。①考虑因素:是否有子宫;年龄;卵巢功能衰退情况(绝经过渡期、绝经早期或绝经晚期);危险因素。②根据每个妇女的不同情况制订个体化用药方案。在序贯方案中,根据孕激素应用的种类、应用时间应达到10～14天。

(4)应用激素治疗过程中的监测及注意事项。①监测目的:判断使用目的是否达到;有无不良反应个体危险/受益比是否发生改变;评价是否需要继续使用激素治疗或调整方案。②根据妇女具体情况确定监测的指标和频度。有研究认为,乳房钼靶摄片中的组织密度可作为激素治疗对乳房影响的一个参考指标。③注意事项,为预防血栓形成,因疾病或手术需要长期卧床者酌情停用。

(三)目前国内用于激素治疗的方案

1.性激素种类

其主要是天然的雌激素,可辅以孕激素。

2.应用模式

(1)单用雌激素:适合子宫已经切除的患者,多采取连续用药方式。常用药物有 17β-雌二醇 0.5～1.0 mg/d、戊酸雌二醇 0.5～1.0 mg/d、妊马雌酮 0.300～0.625 mg/d 和尼尔雌醇每 2 周 2 mg。

(2)雌、孕激素联合使用:针对有子宫的妇女,目的是保护子宫内膜。根据雌、孕激素的剂量和疗程不同,分为周期序贯、连续序贯、周期联合和连续联合 4 种疗法。

周期序贯法:每周期使用雌激素 21～28 天,后半周期加用孕激素 10～14 天(图 9-1),停药后有撤退性阴道流血,适合尚有自然月经来潮或虽有闭经但体内雌激素水平仍达卵泡中期水平的妇女。临床上常用的复合制剂有妊马雌酮/甲羟孕酮、环丙孕酮/戊酸雌二醇(克龄蒙)和地屈孕酮/微粒化雌二醇,妊马雌酮/甲羟孕酮的配伍为妊马雌酮 0.625 mg/d,共 28 天;甲羟孕酮 5 mg/d,共 14 天。环丙孕酮/戊酸雌二醇的配伍为戊酸雌二醇 2 mg/d,共 21 天;环丙孕酮 1 mg/d,共 10 天。地屈孕酮/微粒化雌二醇的配伍为微粒化雌二醇 1 mg/d,共 28 天;地屈孕酮 10 mg/d,共 14 天。根据患者的具体情况,可适当降低雌激素剂量,如戊酸雌二醇 0.5 mg/d、妊马雌酮 0.3 mg/d等。在使用尼尔雌醇时,一般每 3 个月加用一次孕激素,如甲羟孕酮 10 mg/d,共 14 天。若体内尚有一定水平的雌激素,可提前加用孕激素;若超声检测子宫内膜厚度≥8 mm,则加用孕激素。

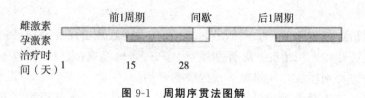

图 9-1　周期序贯法图解

连续序贯法:连续使用雌激素,每周期加用孕激素 10～12 天,多数患者有撤退性出血(图 9-2)。

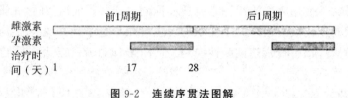

图 9-2　连续序贯法图解

周期联合法:联合使用雌、孕激素 21～28 天,停药 5～7 天,部分患者仍有规律性的撤退性出血(图 9-3)。常用的复合制剂有妊马雌酮/甲羟孕酮,其配伍为妊马雌酮 0.625 mg/d,共 28 天;甲羟孕酮 2.5 mg/d;共 28 天。在使用联合疗法时,也应选择最低有效剂量的雌激素,如戊酸雌二醇 0.5 mg/d、妊马雌酮 0.3 mg/d 等。在使用低剂量雌激素时,可适当降低孕激素的剂量。

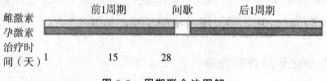

图 9-3　周期联合法图解

连续联合法:联合使用雌、孕激素,连续治疗而不间断(图 9-4)。雌、孕激素两者剂量均可适当减少,阴道流血率低,适合已经绝经的妇女。

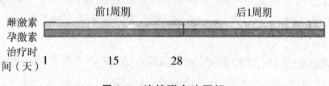

图 9-4　连续联合法图解

合用雄激素可以改善患者的性欲、情绪及认知。可选用甲睾酮或十一酸睾酮(安雄)。但由于雄激素对血脂有不利影响,长期使用可能引起肝功能损害和水钠潴留,一般仅做短期、小剂量使用。

单用孕激素可使部分潮热症状得到缓解。

替勃龙由于其代谢物具有雌、孕、雄 3 种激素的活性,故使用更为方便,适于已绝经的妇女。少数患者在早期可能有极少量的阴道流血。从某种意义上讲,替勃龙也属于联合疗法,因此从性价比上来说它不适于无子宫的患者。在使用替勃龙时也应遵循最低有效剂量原则,替勃龙剂量为每片 2.5 mg,开始时每天口服 2.5 mg,待症状缓解后可逐步减少剂量,最低剂量每天半片或每周 2 片。

3.用药途径

用药途径包括口服途径和非肠道途径,非肠道途径包括经皮制剂和局部使用的雌激素。上述介绍的均为口服途径,以下介绍一些非肠道途径药物及其用法。

(1)经皮制剂:优点是避免了肝脏首过效应,没有胃肠道刺激作用,目前可供选择的药物有雌二醇贴膜和雌二醇凝胶,商品名为欧适可的雌二醇贴膜每片含 5 mg 或 10 mg 17β-雌二醇,每天可分别向体内释放 25 μg 或 50 μg 的 17β-雌二醇,每周贴 2 片。商品名为得美素的雌二醇贴膜每片含 2 mg 或 4 mg 雌二醇,每天可分别向体内释放 25 μg 或 50 μg 的 17β-雌二醇,每周贴 2 片。商品名为爱斯妥凝胶的雌二醇凝胶为 17β-雌二醇透皮吸收制剂,每只含 17β-雌二醇18 mg,每天在皮肤上涂抹。经皮制剂可以用于周期序贯、连续序贯、周期联合和连续联合 4 种中的任何一种,在序贯治疗时一般每周期使用 28 天的经皮制剂,在周期的末 10～14 天加孕激素,如甲羟孕酮 6 mg/d,共 10～14 天。联合疗法时每天加用孕激素,如甲羟孕酮 2～4 mg/d。

(2)局部用药:常用的局部使用的雌激素有妊马雌酮软膏和雌三醇(欧维婷)膏剂,适用于泌尿生殖道症状严重者。妊马雌酮软膏每支 14 g,每克软膏含 0.625 mg 妊马雌酮,每次使用 0.5～2.0 g 软膏,治疗老年性阴道炎和外阴炎。雌三醇膏剂每支含 15 g 软膏,每克含 1 mg 雌三醇,每天 1 次,每次将 0.5 g 软膏放入阴道内。对以泌尿生殖道症状为主诉者,推荐应用经阴道给药途径。

4.激素治疗期间发生不规则阴道出血的处理

如果服药期间有不规则的阴道流血,应首选诊断性刮宫。如病理检查发现不同部位的子宫内膜中的间质和腺体发育不同步,则提示可能是孕激素相对不足引起治疗期间的子宫出血,加大孕激素剂量可避免治疗期间的不规则出血。子宫内膜息肉是治疗期间不规则出血的又一个重要原因,子宫内膜息肉一旦确诊,立即行宫腔镜或诊刮术摘除。无不典型增生的子宫内膜增生也能引起不规则出血,孕激素补充治疗能逆转内膜,使之正常。据研究报道,序贯治疗一般不引起子宫内膜癌,治疗期间发现的子宫内膜癌一般在治疗前即已存在。一旦癌组织表面有感染坏死或癌组织浸润到间质,就有不规则阴道流血的表现。子宫内膜癌一经确诊,应立即手术治疗。

雌、孕激素联合治疗的前 6 个月内,许多患者有点滴出血或突破性出血,若子宫内膜厚度 ≤5 mm,一般不主张行诊断性刮宫,因为 6 个月后多数患者(60%～95%)会出现闭经。增加孕激素的剂量能提高闭经的比例,如果点滴出血持续 1 年以上或闭经一段时间后又出现子宫出血,则需行诊断性刮宫以明确诊断。最常见的病理表现为萎缩的子宫内膜,加大孕激素的剂量无助于控制出血,一般建议患者改用雌、孕激素序贯治疗,也有研究表明 3 天雌激素加 3 天雌、孕激素的连续治疗能止血。子宫内膜息肉、子宫黏膜下肌瘤和子宫内膜癌也引起子宫出血,一旦确诊即行手术治疗。

(王　沛)

第十章 内分泌疾病的中医治疗

第一节 阴阳失衡

中医学非常重视平衡,包括阴阳平衡、气血平衡、五行生克制化平衡、营卫平衡等。其中最有概括意义的就是阴阳平衡。阴阳平衡,即为健康,阴阳两方面一旦失去平衡,就必然导致疾病。这在内分泌代谢系统功能疾病中表现得尤为突出。

阴阳失衡,进而可导致寒热病变。阳虚则阴盛,阴盛则寒,包括肾阳虚、心阳虚、脾阳虚,或表现为心肾阳虚,脾肾阳虚,甚至表现为肾之元阳不足,命门火衰,一身阳虚,严重者可发生阳衰气脱、亡阳厥脱之变。可见于垂体前叶功能减退症、肾上腺皮质功能减退症、甲状腺功能减退症等。阴虚则阳盛,阳盛则热,热反过来又伤阴,则或阴虚内热之证,包括肾阴虚、心阴虚、肝阴虚、肺阴虚、胃阴虚,或表现为心肾阴虚、肝肾阴虚、肺肾阴虚,甚至表现为肾之元阴不足,命门水亏,五脏之阴俱虚,严重者可发生阴竭液脱、亡阴厥脱之变。可见于皮质醇增多症、甲状腺功能亢进症、糖尿病、高血压等,糖尿病酮症和高渗综合征等重症,常有阴竭阳脱之变。

临床上还有阴阳俱虚,而且不平衡者,最常见于妇女更年期综合征和部分糖尿病自主神经并发症、部分高血压等。阴阳两虚,因虚而失衡,阴虚则热,阳虚则寒,所以可表现为烘热汗出而腰膝酸冷,或上半身热而下半身冷,或手足心热而手足背冷,易寒易热等情况。或阴阳两虚,阳气不能潜藏,虚阳浮越,龙火上腾,可表现为头晕目眩、两颧红赤如妆、心烦躁扰、腰腿冷痛、四末冷凉等,可见于高血压、糖尿病和某些内分泌疾病重症。

(李琳瑜)

第二节 脏腑功能失调

脏腑是人体生命活动的主题,所以疾病的发生与脏腑功能失调有关。其实,也正因为如此,脏腑病机才如此受到中医界重视。"五脏者,藏精气而不泄,故满而不能实;六腑者,传化物而不藏,故实而不能满"。就内分泌代谢疾病来说,与精气不足关系密切,所以在脏腑之中与五脏功能密切相关。肾藏精,主生殖,主一身之气化,为先天之本,收五脏六腑之精而藏之,内藏元阴、元阳。"五脏六腑之阴,非此不能滋;五脏六腑之阳,非此不能发"。所以在全身各脏腑中,肾居于特别重要地位。而肝主疏泄,主藏血,主一身之气机条达;脾主运化水谷,主升清,脾胃共为气血生化之源。内分泌代谢系统功能以肾为总舵主,与肝脾也很有关系。

而命门藏明火,为性命之根;三焦为元气之别使,主气化,水道出焉;冲脉为血海;任脉主持诸阴,主胞胎。所以,内分泌代谢疾病与这些脏腑经络功能失调也有关系。其中肾命三焦系统可以说是内分泌系统的轴心。肾命之元气不足、真精不足、元阴不足、元阳不足,则五脏精气虚、五脏阴虚、阳虚,以致阴阳俱虚。气虚可表现为心肾气虚、肺肾气虚、脾肾气虚,见于多种内分泌疾病、糖尿病心肾并发症等。阳虚可表现为心肾阳虚、脾肾阳虚,甚至五脏阳气俱虚,见于席汉综合征、肾上腺皮质功能减退症、甲状腺功能减低等。阴虚可表现为肝肾阴虚、心肾阴虚、脾肾阴虚、肺肾阴虚,甚至五脏之阴俱虚,见于甲状腺功能亢进症、糖尿病、皮质醇增多症等。阳气不足,尤其常见肾阳气虚。而三焦作为元气之别使,气化不行,水道不利,则可影响肾命所藏元阴、元阳正常敷布全身,从而影响一身气化之功能,可影响肺之宣发肃降、通调水道,影响到脾之运化水湿,敷布津液,影响到膀胱之气化功能,所以常可导致崩漏、痰饮、水肿等。

以肝主气机,主情志,所以气滞证、气逆证与肝关系密切。包括肝郁气滞及脾胃气滞、胸中气滞、胃肠气滞、膀胱气化不行在内,也包括肝气横逆、胃气上逆等。因为气为血帅,气滞日久则血瘀,并可在气滞基础上,内生痰阻、食停、湿郁,更可郁而化热,导致热灼血分,肝不藏血,甚至发生出血之变。可见于甲状腺疾病、更年期综合征、糖尿病合并眼底出血等发生发展过程之中。肝肾不足,冲任失调,则可发生月经不调,不孕不育。

以脾主运化水湿、输布津液,为气血生化之源。脾胃不健,则水湿运化不行,则可成为水肿、痰饮;脾胃不能化生气血,则可成为血虚证。另外,脾有统血功能,脾不统血,也常成为血证之病因。脾胃为后天之本,脾虚也可影响到先天肾以至全身各个脏腑的功能,所以脾胃病机在内分泌代谢疾病,尤其是代谢疾病发生发展过程中,也具有比较重要的地位。

(李琳瑜)

第三节　气血津液代谢异常

气血是人体生命活动的重要物质基础。津液是人体正常水液的总称,也是维持人体正常生理活动的重要物质。气血不足和气血运行异常,可导致气主煦之、血主濡之的功能异常,或成气滞、气逆、或成血瘀、出血等。津液的生成、输布、排泄任何一个环节失常,即可发生津亏、液竭或痰阻、积饮、水停诸证。当然,气血津液病证的产生与脏腑功能失调具有十分密切的关系。

气之病机,有气虚、气陷、气滞、气逆之分。气虚证,包括脾气虚、肺气虚、心气虚、肾气虚或心肾气虚、心肺气虚、脾胃气虚、脾肾气虚,也可表现为卫气不固、宗气不足、肾气不固,或表现为脾虚气陷、胸中大气下陷。可见于糖尿病及其并发症患者。如糖尿病心脏病心功能不全可表现为心气虚、宗气不足。气虚进一步发展,则可发生血虚,导致气血两虚。糖尿病肾病肾功能不全,肾性贫血,就存在气血两虚。气虚也可进一步发展为阳虚,包括脾阳气虚、心阳气虚、肾阳气虚,甚至发生五脏阳气俱虚。如席汉综合征、肾上腺皮质功能减退症、甲状腺功能减低均可见阳气不

353

足,尤其常见肾阳气虚。而气滞就更为多见,气滞多与情志抑郁有关,包括肝郁气滞、脾胃气滞、胸中气滞、胃肠气滞、膀胱气化不行,可见于肥胖症、糖尿病及其并发症、甲状腺疾病,更年期综合征。皮质醇增多症有时也可表现为气机阻滞。金元名医朱丹溪云:"气血冲和,百病不生,一经佛郁,诸病生焉。"由于气滞进一步发展,可成血瘀,或致痰阻、食停、湿郁,更可郁而化热,变生百证。甲状腺疾病、糖尿病及其并发症、更年期综合征等病症,均可存在以上病机。至于气逆证,有肝气逆、胃气逆、肺气逆之分,在内分泌代谢系统疾病中,前两者比较多见。

血之病机,有血虚、血瘀、血热、出血之别。血虚证,有心血虚、肝血虚、心脾血虚等,可有气虚不能生血,或肾精不足、精不生血,或大失血引起。如席汉综合征,又称产后血枯经闭,常见血虚,常继发于产后大出血。至于血瘀,多见于久病患者,如糖尿病血管并发症患者、更年期妇女月经不调者。糖尿病微血管病变,久病入络,则可表现为络脉血瘀。吕仁和教授曾提出糖尿病肾病"微型癥瘕"形成的病机,是痰热郁瘀互相胶结而成。更有血热者,可见疮疖、皮肤灼热瘙痒,也可表现为崩漏、尿血、咳血等。而血热、血瘀或脾气失于统摄,均可导致出血。更年期综合征就可表现为血瘀崩漏或脾不统血崩漏等。

津液之病机,有津液不足、痰湿、留饮、停水之异。津液不足,不能滋润、充养机体,可表现为皮肤干燥、咽干、口燥、舌少津液等,可表现为肺津不足、胃热津伤等,严重者可发生津亏液竭,甚至进一步发生气随津脱、液竭阳脱。这在糖尿病尤其是酮症、高渗综合征等急性代谢紊乱患者中非常多见。而肺、脾、肾三脏功能失常,三焦水道不利,膀胱气化不利,则水液代谢功能异常,津液不归正化,津液宣发,输布失常,或肾气不固,津液下流,则可见口渴饮水不止,尿频量多,发为尿崩症的不幸。津液不归正化,更可内生痰湿、痰饮、水湿之邪。反过来痰饮、水湿、水饮又可阻滞气机,损伤阳气,所以终可成痰阻气郁、水饮阻隔、气滞水停和阳虚饮聚之证。糖尿病心脏病支饮咳喘、甲状腺功能低下水肿、糖尿病肾病水肿等,即常有以上病机。

(李琳瑜)

第四节 消 渴

一、诊断标准

(1)口渴多饮,多食易饥,尿频量多,形体消瘦。

(2)初起可"三多"症状不著。病久常并发眩晕、肺痨、胸痹、中风、雀目、疮疖等。严重者可见烦渴、头痛、呕吐、腹痛、呼吸短促,甚或昏迷厥脱危象。

(3)查空腹、餐后 2 小时尿糖和血糖,尿比重,葡萄糖耐量试验。必要时查尿酮体,血尿素氮、肌酐、二氧化碳结合力及血钾、钠、钙、氯化物等。

二、鉴别诊断

(一)口渴症

口渴症是指口渴饮水的症状,可出现于多种疾病过程中,外感热病之实热证为多见,或失血后,或其他原因导致的阴液耗伤后,与本病的口渴有相似之处。但口渴症无多食、多尿、消瘦等临床表现,一般随原发病的好转,口渴能缓解或消失,且血糖、尿糖检查呈阴性。

(二)瘿病

瘿病中气郁化火、阴虚火旺型,以急躁易怒、多食易饥、形体日渐消瘦、心悸、眼突、颈前一侧或两侧肿大为特征。其中的多食易饥、消瘦,类似消渴的中消。但瘿病还有心悸、多汗、眼突、发热、颈部一侧或两侧肿大等症状和体征,甲状腺功能检查异常等,无明显的多饮、多尿症状及血糖偏高。两者一般不难区别。

三、证候诊断

为了便于临床诊治,根据《黄帝内经》记载,将本病分为Ⅲ期。发展到Ⅲ期即为合并症期,根据各种合并症的严重程度,又分为Ⅲ早、Ⅲ中、Ⅲ晚期。

(一)Ⅰ期

消渴(糖尿病)隐匿期(脾瘅)。

1.临床特征

(1)多为肥胖形体,体质尚壮,食欲旺盛,耐久力有所减退,舌红,脉数。

(2)血糖偏高,常无尿糖,应激状态下血糖明显升高,出现尿糖。血脂多数偏高(胆固醇、甘油三酯,其中1项高即是)。

2.病机特点与证候

阴虚为主。常见以下3种证候:①阴虚肝旺证。食欲旺盛,便干尿黄,急躁易怒,舌红苔黄,脉弦细数。②阴虚阳亢证。阴虚加头晕目眩。③气阴两虚证。气虚加阴虚。

(二)Ⅱ期

消渴(糖尿病)期(消渴)。

1.临床特征

(1)常有多尿、多饮、多食、消瘦、怕热,口舌咽干,尿黄便干,舌红苔黄,脉数。

(2)血糖、糖化血红蛋白、尿糖均高,血脂偏高。

2.病机特点与证候

阴虚化热为主。常见以下5种证候:①胃肠结热证。大便干结,消谷善饥,口咽干燥,多饮多尿,怕热喜凉,舌红苔黄,脉数有力。②湿热困脾证。胸脘腹胀,纳后饱满,渴不欲饮,肌肉酸胀,四肢沉重,舌胖嫩红,苔黄厚腻,脉滑数。③肝郁化热证。胸胁苦满,急躁易怒,常有太息,口苦咽干,头晕目眩,易于疲乏,舌质黯红,舌苔薄黄,脉沉弦。④燥热伤阴证。口咽干燥,多饮多尿,大便干结,怕热喜凉,舌红有裂,舌苔糙黄,脉细数。⑤气阴两伤,经脉失养证。气虚+阴虚+肢体酸软、不耐劳作。

(三)Ⅲ期

消渴(糖尿病)并发症期(消瘅)由于个体差异并发症的发生不完全相同,可单一出现,也可两种以上并见,严重程度也不尽相同,可能心病在早期,而眼病已进入中期或晚期。所以在研究各种并发症时,尚需拟定各种并发症发展到早、中、晚期的具体指标,总体上以全身病变及主要脏器的损害程度分辨。

1.Ⅲ早期

(1)主要病机:气阴两虚,经脉不和。

(2)临床特征:气阴两虚加腰背或肢体酸疼,或有胸闷、心悸、心痛、记忆力减退,头晕,手足麻疼,性功能减退等。但其功能仍可代偿,即维持原有的工作和生活。

2.Ⅲ中期

(1)主要病机:痰瘀互结,阴损及阳。

(2)临床特征:神疲乏力,胸闷心悸,咳有黏痰,心悸气短,头晕目眩,记忆力减退,下肢水肿,手足发凉,口唇舌黯,脉弱等。如视网膜病变进入Ⅲ~Ⅳ期,冠心病心绞痛频发,肾功能失代偿致血红蛋白下降,肌酐、尿素氮升高,脑血管病致脑供血不全而眩晕,记忆力减退不能正常工作,因神经疼痛,血管坏疽,肌肉萎缩致不能正常生活和工作。

3.Ⅲ晚期

(1)主要病机:气血阴阳俱虚,痰湿瘀郁互结。

(2)临床特征:在Ⅲ中期基础上发展成肢体残废,脏器严重受损甚至危及生命。如冠心病发展为心肌梗死、严重的心律失常、心力衰竭。肾衰竭尿毒症期。视网膜病变Ⅱ~Ⅳ期。脑血栓形成或脑出血等。

四、病因

消渴的发生与诸多因素有关,是一复合病因的综合病症。发病的内因为素体阴虚,禀赋不足。外因有饮食不节,过食肥甘;形体肥胖,体力活动减少,精神刺激,情志失调;外感六淫,邪毒侵害;化学毒物损害或嗜服温燥药物;劳欲过度,损耗阴精等。外因通过内因而发病。

(一)素体阴虚,五脏虚弱

素体阴虚,五脏虚弱是消渴发病的内在因素。素体阴虚是指机体阴液亏虚及阴液中某些成分缺乏。其主要原因是先天禀赋不足,五脏虚弱。后天阴津化生不足。

(二)饮食不节,过食肥甘

长期过食肥甘,醇酒厚味,损伤脾胃,脾胃运化失司,积热内蕴,消谷耗液,损耗阴津,易发生消渴。

(三)活动减少,形体肥胖

富贵人由于营养丰盛,体力活动减少,形体肥胖,故易患消渴。随着经济的发展,生活水平提高,由于长期摄取高热量饮食,或过多膳食,加之体力活动的减少,身体肥胖,糖尿病的发病率也逐渐增高。

(四)精神刺激,情志失调

长期过度的精神刺激,情志不舒,或郁怒伤肝,肝失疏泄,气郁化火,上灼肺胃阴津,下灼肾阴;或思虑过度,心气郁结,郁而化火,心火亢盛,损耗心脾精血,灼伤胃肾阴液,均可导致消渴的发生。

(五)外感六淫,毒邪侵害

外感六淫,燥火风热毒邪内侵散膏(胰腺),旁及脏腑,化燥伤津,也可发生消渴。

(六)久服丹药,化燥伤津

在中国古代,自隋唐以后,常有人为了壮阳纵欲或养生延寿而嗜服用矿石类药物炼制的丹药,致使燥热内生,阴津耗损而发生消渴。现服石药之风不复存在,但长期服用温燥壮阳之剂,也可导致燥热伤阴,继发消渴。

(七)长期饮酒,房劳过度

长期嗜酒,损伤脾胃,积热内蕴,化燥伤津;或房事不节,劳伤过度,肾精亏损,虚火内生,灼伤阴津可发生消渴。

五、病机

(一)发病

消渴可发生于任何年龄。中年以后发病者所占比例较大,多数起病缓慢,病势由轻渐重;青少年患消渴者所占比例较小,但发病急骤,病势较重。

(二)病位

病位在肺胃肾,涉及肝脾二脏,晚期则侵及五脏六腑,筋脉骨髓。

(三)病性

消渴以本虚标实、虚实夹杂为特点。本虚以气阴两虚为主,标实以燥热内结、瘀血内停和痰浊中阻为多见。

(四)病势

突发者重,缓发者轻;年少发病者重,年老发病者轻;单发本病者轻,出现变证者重。

(五)病机转化

1.病变早期,阴津亏耗,燥热偏盛

消渴是一个复合病因的病证。素体阴虚,五脏虚弱是消渴发病的内在因素;过食肥甘、形体肥胖、情志失调、外感六淫、房劳过度为消渴发病的重要环境因素。过食肥甘,醇酒厚味,损伤脾胃,积热内蕴;精神刺激,气郁化火;外感六淫,毒邪侵害,均可化燥伤津,发生消渴。消渴早期,基本病机为阴津亏耗,燥热偏盛,阴虚为本,燥热为标。

消渴虽有在肺、脾(胃)、肾的不同,但常相互影响,如肺燥津伤,津液失于敷布,则脾不得濡养,肾精不得滋助;脾胃燥热偏盛,上可灼伤肺津,下可耗损肾阴;肾阴不足则阴虚火旺,也可上灼肺胃,终至肺燥胃热脾虚肾亏常可同时存在,而多饮、多食、多尿三多症状常可相互并见。

2.病程迁延,久病入络,气阴两伤,络脉瘀阻

若病程迁延,阴损耗气,燥热伤阴耗气而致气阴两虚,脏腑功能失调,津液代谢障碍,气血运行受阻,痰浊瘀血内生。消渴中阴虚的形成已如前述,气虚主要由于阴损耗气,燥热伤气,先天不足、后天失养、过度安逸,体力活动减少所致;痰浊主要由于过食肥甘厚味,损伤脾胃,健运失职,聚湿成痰所致;瘀血主要由于热灼津亏、气滞血瘀、气虚血瘀、阳虚寒凝、痰湿阻络而致。气阴两虚,痰瘀阻络,久病入络导致络病,从而产生络气郁滞、络脉瘀阻、络脉绌急、络脉瘀塞、络脉瘀结、络虚失荣等主要病理变化,而导致多种慢性并发症的发生。

(1)消渴心病:气阴两虚,心之络脉瘀阻则出现胸痹、心痛、心悸、怔忡等心系并发症,上述并发症病位在心,继发于消渴,因此称为消渴心病。其病机特点是心络郁滞或心络虚滞为发病之本,基本病理环节为心络瘀阻、心络绌急、心络瘀塞。气阴两伤,心络郁滞则气机不畅,故胸中憋闷;若心络虚滞则心痛隐隐,心悸、怔忡、气短、活动后加重;若心络瘀阻则心胸憋闷疼痛,痛引肩背内臂,胸痛以刺痛为特点;若受寒或情志刺激可诱发心络绌急,猝然不通,则见突然性胸闷胸痛发作;若心络瘀塞则气血完全阻塞不通,则突发胸痛,痛势剧烈,不能缓解,伴有大汗淋漓、口唇青紫;若病情进一步发展,心气虚衰,血运无力,络脉瘀阻、津运失常,湿聚为水而见水肿,可伴有心悸、胸闷、呼吸困难、不能平卧。

(2)消渴脑病:肝肾气阴两虚,脑之络脉瘀阻则出现眩晕、中风偏瘫、口僻、健忘、痴呆等脑系并发症,上述并发症病位在脑,继发于消渴,因此称为消渴脑病。其基本病机为肝肾气阴两虚,风

痰瘀血阻滞脑络所致,基本病理环节为脑络瘀阻、脑络绌急、脑络瘀塞。若肝肾阴虚,水不涵木,肝阳上亢则头晕目眩;若痰瘀阻滞脑络,脑神失养,则健忘、反应迟钝或痴呆;若脑络绌急,气血一过性闭塞不通,脑神失用则偏身麻木、视物昏花、一过性半身不遂、语言謇涩;若脑络瘀塞,脑神失去气血濡养而发生功能障碍,而见半身不遂,口眼㖞斜,语言謇涩;若病程迁延日久,络气虚滞,络脉瘀阻,肢体筋脉失去气血濡养,则出现肢体瘫软无力,肌肉萎缩等后遗症。

(3)消渴肾病:肝肾气阴两虚,肾络瘀阻则出现尿浊、水肿、腰疼、癃闭、关格等肾系并发症,上述并发症病位在肾,继发于消渴,因此称为消渴肾病。其基本病机以肝肾气阴两虚,肾络瘀滞为发病之本,基本病理环节为肾络瘀阻、肾络瘀结。发病之初,病在肝肾,气阴两虚,肾络瘀滞。肾主水,司开阖,消渴日久,肾阴亏损,阴损耗气,而致肾气虚损,固摄无权,开阖失司,尿频尿多,尿浊而甜;肝肾阴虚,阴虚阳亢,头晕、耳鸣,血压偏高。病程迁延,阴损及阳,脾肾虚衰,肾络瘀阻。脾肾虚衰,肾络瘀阻,水液代谢障碍则水湿潴留,泛溢肌肤,则面足水肿,甚则胸腔积液腹水;阳虚不能温煦四末,则畏寒肢冷。病变晚期,肾络瘀结,肾体劳衰,肾用失司,浊毒内停,五脏受损,气血阴阳衰败。肾阳衰败,水湿泛滥,浊毒内停,变证蜂起。浊毒上泛,胃失和降,则恶心呕吐,食欲缺乏;脾肾衰败,浊毒内停,血液化生无源,则见面色萎黄,唇甲舌淡,血虚之候;水湿浊毒上犯,凌心射肺,则心悸气短、胸闷喘憋不能平卧;肾元衰竭,浊邪壅塞三焦,肾关不开,则少尿或无尿,已发展为关格病终末阶段。

(4)消渴眼病:肝肾亏虚,目络瘀滞,则出现视物模糊,双目干涩,眼底出血,甚则目盲失明等眼部并发症,上述并发症病位在眼,继发于消渴,因此称为消渴眼病。肝肾亏虚,目络瘀滞,精血不能上承于目则视物模糊,双目干涩;病变早期,目络瘀滞,血流瘀缓,眼底可见目之络脉扩张形成葡萄珠样微血管瘤;病变中期,肝肾阴虚,阴虚火旺,灼伤目之血络,血溢脉外则眼底出血,视物模糊;病变晚期,肝肾亏虚,痰瘀阻塞目络,络息成积,目络瘀结,精血完全阻塞,不能濡养于目,则目盲失明。

(5)消渴痹痿:肝肾阴虚,络气虚滞,经脉失养,早期出现肢体麻木,疼痛,感觉障碍,晚期出现肌肉萎缩等肢体并发症,上述症状类似中医学的"痹证""痿证",继发于消渴,因此称为消渴痹痿。肝肾阴虚,络气虚滞,则温煦充养功能障碍,可见下肢麻木发凉;痰浊瘀血瘀阻四肢络脉,不通则痛,故见肢体疼痛、窜痛、刺痛、电击样疼痛;病程日久,肾虚真精亏乏,肝肾阴血不足,肝主筋,肾主骨,络虚失荣,髓枯筋痿,则出现下肢痿软,肌瘦无力,甚则腿胫肉脱,步履全废。

(6)消渴脱疽:肝肾亏虚,肢体络脉瘀阻,则出现肢端发凉,患肢疼痛,间歇跛行,甚则肢端坏疽等足部并发症,上述症状类似于中医学的"脱疽",继发于消渴,因此称之为消渴脱疽。肝肾亏虚,肢体络脉瘀滞,筋脉失养,则肢端发凉,肤温降低;病程进展,肢体络脉瘀阻,血流不畅,则出现患肢疼痛,间歇跛行,肤色黯红;病程日久,肢体络脉瘀塞,气血完全阻塞不通,患肢缺血坏死,肢端焦黑干枯;若肢体络脉瘀阻,气血壅滞,热腐成脓,则出现肢端坏疽,腐黑湿烂,脓水臭秽,甚则腐化筋骨,足残废用。

综上,消渴慢性并发症是消渴日久,久病入络所致,络病是广泛存在于消渴慢性并发症中的病理状态,其病理环节虽有络气瘀滞、络脉瘀阻、络脉绌急、络脉瘀塞、络脉毒结等不同,但是"瘀阻"则是其共同的病机。因此,从络病论治消渴慢性并发症,应以通为用,化瘀通络是其重要治则,在消渴慢性并发症中,络病常是络虚与络瘀并存,治疗当以通补为宜。

3.病变后期,阴损及阳,阴阳俱虚

消渴之本在于阴虚,若病程迁延日久,阴损及阳,或因治疗失当,过用苦寒伤阳之品,终致阴阳俱虚。若脾阳亏虚,肾阳衰败,水湿潴留,浊毒内停,壅塞三焦则出现全身水肿,四肢厥冷,纳呆呕恶,面色苍白,尿少尿闭等症;若心肾阳衰,阳不化阴,水湿浊邪上凌心肺则出现胸闷心悸,水肿喘促,不能平卧,甚则突然出现心阳欲脱,气急倚息,大汗淋漓,四肢厥逆,脉微欲绝等危候;若肝肾阴竭,五脏之气衰微,虚阳外脱,则出现猝然昏仆,神志昏迷,目合口张,鼻鼾息微,手撒肢冷,二便自遗等阴阳离决之象。临床资料表明消渴晚期大多因并发消渴心病、消渴脑病、消渴肾病而死亡。

另有少数消渴患者发病急骤,病情严重,迅速导致阴津极度损耗,阴不敛阳,虚阳浮越而出现面赤烦躁,头疼呕吐,皮肤干燥,目眶下陷,唇舌干红,呼吸深长,有烂苹果样气味。若不及时抢救,则真阴耗竭,阴绝阳亡,昏迷死亡。

六、辨证论治

(一)辨证思路

1.辨病位

本病病位在肺、胃、脾、肾,日久五脏六腑、四肢五官均可受累。口干舌燥,烦渴多饮,病在肺;多食善饥,多饮多尿,神疲乏力,病在脾胃;尿频量多,尿浊如膏,腰酸耳鸣,病在肾;病久视物模糊,雀目内障,病在肝;胸闷气短,胸痛彻背,病在心;神志昏迷,肢体偏瘫,偏身麻木,病在脑;肢体水肿,腰酸乏力,尿浊如膏,病在脾肾。

2.辨病性

消渴之病性为本虚标实。阴津亏耗为本虚,燥热偏盛为标实。烦渴多饮,多食善饥,大便干结,舌红苔黄,为阴虚热盛;口干欲饮,腰酸乏力,舌胖有齿印,脉沉细,为气阴两虚;口干欲饮,倦怠乏力,舌胖质黯,舌有瘀斑瘀点,为气阴两虚兼瘀血阻络;尿频量多,腰膝酸软,头晕耳鸣,舌红少苔,为肾阴亏虚;饮多溲多,手足心热,畏寒肢冷,为阴阳两虚。

消渴的基本病机是阴虚燥热,以阴虚为本,燥热为标。故治疗以养阴生津,清热润燥为基本原则。治疗应在此基础上,根据肺、胃、脾、肾病位的偏重不同,阴精亏损,阴虚燥热,气阴两虚证候的情况,配合清热生津、益气养阴及润肺、养胃、健脾、滋肾等法为治。病久阴损及阳,阴阳俱虚者,则应阴阳俱补。夹瘀者则宜活血化瘀。合并心脑疾病、水肿、眼疾、痈疽、肺痨、肢体麻木等病证者,又当视具体情况,合理选用补肺健脾、滋养肝肾、益气养血、通络祛风、清热解毒、化瘀除湿等治法。

(二)分证论治

1.阴津亏虚

症舌脉:口干欲饮,尿频量多,形体消瘦,头晕耳鸣,腰膝酸软,皮肤干燥瘙痒,舌瘦红而干,苔薄少或黄或白,脉细。

病机分析:阴津亏虚不足,脏腑失去濡养,脾胃阴虚则见口干欲饮,脾主肌肉,病久则见形体消瘦;后天之本虚,则五脏失去精微物质濡养,日久则肝肾亏虚,头晕耳鸣,腰膝酸软;津液不能上达于肺,则见肺燥,肺主皮毛,见皮肤干燥瘙痒;舌瘦红而干,苔薄,脉细均为阴津亏虚之征象。

治法:滋阴增液。

常用方:六味地黄丸(《小儿药证直诀》)加减。生地、山萸肉、怀山药、牡丹皮、茯苓、泽泻、麦冬、北沙参。加减:阴虚肝旺,加柴胡、赤白芍、牡丹皮、栀子;阴虚阳亢加天麻、钩藤、赤白芍、菊花、枸杞子、石决明。

常用中成药:六味地黄丸每次 20～30 粒,每天 2 次。滋阴补肾。用于肾阴亏损、头晕、耳鸣、腰膝酸软、骨蒸潮热、盗汗遗精、消渴者。杞菊地黄丸每次 1 丸,每天 1 次。滋肾养肝。用于肝肾阴亏的眩晕,耳鸣,目涩畏光,视物昏花者。

针灸:①治法。滋阴生津。②配穴。膈俞、脾俞、胰俞、肾俞、足三里、曲池、太溪。③操作。平补平泻,得气为度,留针 15～20 分钟。④方义。膈俞、脾俞、胰俞、肾俞等背阳穴从阳引阴,使阴生而燥热除,足三里为胃足阳明之合穴,可使气升津生,曲池、太溪泄热益阴。

临证参考:此证型多见于消渴前期,血糖偏高,多见于 40 岁以上的中老年患者,临床症状多不明显,仔细询问才有腰酸乏力、口干等症状,临床需结合舌象和脉象进行辨证。

2.阴虚热盛

症舌脉:烦渴多饮,多食易饥,尿频量多,舌红少津、苔黄而燥,脉滑数。

病机分析:饮食不节,积热于胃,胃热熏灼于肺,肺热伤阴,阴津耗伤,欲饮水以自救,故烦渴多饮;胃主腐熟水谷,今胃热内盛,腐熟力强,则多食易饥;肺主宣发,今肺热内盛,则肺失宣降而治节失职,饮水虽多,但不能敷布全身,加之肾关不固,故而尿频量多;舌红少津、苔黄而燥,脉滑数,均为阴虚热盛征象。

治法:滋阴清热。

常用方:增液汤(《温病条辨》)加白虎汤(《伤寒论》)加减。生地、玄参、麦冬、生石膏、知母、葛根、花粉、黄连、枳实、甘草。加减:胃肠结热,合小承气汤;肝郁化热,合大柴胡汤。

常用中成药:玉泉丸每次 9 g,每天 4 次,3 个月为 1 个疗程。生津消渴,清热除烦,养阴滋肾,益气和中。虚热烦咳,多饮,多尿,烦躁失眠等症。用于因胰岛功能减退而引起的物质代谢、碳水化合物代谢紊乱,血糖升高之糖尿病。麻仁软胶囊每次 3～4 粒,每天 2 次。润肠通便。用于津亏肠燥之便秘。

针灸:①治法。养阴清热。②配穴。膈俞、脾俞、胰俞、肾俞、足三里、曲池、太溪、肺俞、胃俞、丰隆。③操作。平补平泻,得气为度,留针 15～20 分钟。④方义。膈俞、脾俞、胰俞、肾俞等背阳穴从阳引阴,使阴生而燥热除,足三里为胃足阳明之合穴,可使气升津生,曲池、太溪泄热益阴,肺俞生津止渴,胃俞、丰隆泄热通便。

临证参考:此证型多见于消渴血糖明显升高的患者,一般血糖在 13.9 mmol/L 以上,可出现明显的三多一少症状,但目前在城市中三多一少症状并不明显,可能与健康查体早期发现糖尿病有关,而在农村由于缺少健康查体,血糖升高明显,此证型多见。

3.气阴两虚

症舌脉:典型的多饮、多尿、多食症状不明显,口干咽干,神疲乏力,腰膝酸软,心悸气短,舌体胖或有齿印、苔白,脉沉细。

病机分析:消渴日久,阴精亏虚,同时燥热日久伤及元气而致全身五脏元气不足,阴液不足,不能上承口咽而见口干咽干,脾气亏虚则神疲乏力,肾虚无以益其府故腰膝酸软,心气不足则见心悸气短;舌体胖或有齿印、苔白,脉沉细均为气阴两虚征象。

治法:益气养阴。

常用方:生脉散(《医学启源》)加增液汤(《温病条辨》)加减。黄精、太子参、麦冬、五味子、生地、玄参。加减:气虚明显者,加党参、黄芪;夹有血瘀证者,加桃仁、红花、丹参、赤芍、牡丹皮等活血化瘀药。

常用中成药:消渴丸每天 3 次,初服者每次 5 丸,逐渐递增至每次 10 丸,出现疗效后,再逐渐减少为每天 2 次的维持量。滋肾养阴,益气生津,用于多饮,多尿,多食,消瘦,体倦无力,眠差腰痛,尿糖及血糖升高之气阴两虚型消渴症。注:每 10 丸消渴丸中含有 2.5 mg 格列本脲,服用本品时禁止再服用磺胺类降糖药。可乐定胶囊每次 4 粒,每天 3 次,3 个月为 1 个疗程。益气养阴,生津止渴。用于 2 型糖尿病。降糖甲片每次 6 片,每天 3 次,1 个月为 1 个疗程。补中益气,养阴生津。用于气阴两虚型消渴(2 型糖尿病)。

针灸:①治法。益气养阴。②配穴。中脘、气海、足三里、脾俞、肾俞、地机、三阴交。③操作。平补平泻,得气为度,留针 15～20 分钟。④方义。中脘、气海、足三里、脾俞健脾益气,肾俞、三阴交滋补肝肾。

临证参考:本型多见于血糖控制较好的消渴患者,是临床上消渴最常见的证型,本型多与瘀血阻络证候合并出现,此时大多有消渴早期合并症。临床研究显示,益气养阴,活血化瘀治则不仅可以治疗并发症,而且可以预防并发症。

4.脾虚痰湿

症舌脉:形盛体胖,身体重着,困乏神疲,晕眩,胸闷,口干,舌胖,苔腻或黄腻,脉弦滑。

病机分析:形盛体胖,而肥人多痰湿,故湿浊内盛,湿郁肌肤故身体重着;湿浊内盛日久损伤脾气,故见困乏神疲;湿浊中阻,清阳不升,可致眩晕;消渴久入络,瘀血阻滞,气血运行不畅,阻于胸中则可见胸闷不舒;舌质黯、苔腻或黄腻,脉弦滑,均为湿浊痰瘀征象。

治法:健脾化湿。

常用方:六君子汤(《校注妇人良方》)加减。党参、白术、茯苓、生甘草、陈皮、半夏、砂仁、泽泻、瓜蒌。加减:化热加小陷胸汤。

针灸:①治法。健脾化痰。②配穴。足三里、脾俞、胰俞、丰隆、中脘。③操作。平补平泻,得气为度,留针 15～20 分钟。④方义。中脘、胰俞、足三里、脾俞健脾益气,丰隆化痰。

临证参考:本证型多见于消渴早期及消渴并发症期,消渴早期空腹血糖或餐后血糖偏高,但达不到糖尿病诊断标准,辨证以体胖,苔腻,倦怠为主要辨证依据,在消渴并发症期多见于消渴腹泻和消渴肾病,辨证以苔腻,舌胖为主要辨证依据。

5.阴阳两虚

症舌脉:小便频数,夜尿增多,浑浊如脂膏,甚至饮一溲一,五心烦热,口干咽燥,神疲乏力,耳轮干枯,面色黧黑,腰膝酸软,畏寒肢凉,阳痿,下肢水肿,舌淡,苔白,脉沉细无力。

病机分析:阴阳互根互用,病程日久,阴损及阳,造成阴阳两虚。阴阳两虚,肾之固摄失常,则见小便频数,夜尿增多,甚至饮一溲一;大量水谷精微下泄,则尿如膏脂;肾开窍于耳,五色主黑,肾阴阳两亏,可见耳轮干枯,面色黧黑;肝肾同源,肾阴阳两虚致肝主筋功能受到影响,则腰膝酸软,阳痿;肾损及脾,脾运化失司,则见神疲乏力,下肢水肿;肺主皮毛,卫阳不足则见畏寒肢凉;舌淡,苔白,脉沉细无力亦为阴阳亏虚的征象。

治法:滋阴补阳。

常用方:金匮肾气丸(《金匮要略》)加减。附子、肉桂、熟地、山萸肉、怀山药、牡丹皮、茯苓、泽泻。加减:阴虚明显者加生地、玄参、麦冬;阳虚明显者加重肉桂附子用量,选加鹿茸、仙茅、淫羊藿等;阳虚水泛者,合用真武汤。

常用中成药:金匮肾气丸每次 20～30 粒,每天 2 次。温补肾阳,化气行水。用于肾阳虚之消渴,腰膝酸软,小便不利,畏寒肢冷。

针灸:①治法。滋阴补阳。②配穴。气海、关元、中脘、足三里、地机、肾俞、脾俞、三阴交、尺泽。③操作。均用补法,得气后留针 30 分钟。阳虚寒盛者灸气海、关元、中脘各 5 壮。④方义。气海、中脘、关元为腹阴之穴,从阴引阳,壮阳补虚,肾俞、三阴交补益肝肾,足三里、地机、脾俞、尺泽助脾胃之运化,肺之输布,诸穴相配,共奏健脾温肾,调补阴阳之功效。

临证参考:本证型多见于消渴并发症的中晚期阶段,常见于消渴肾病、消渴眼病、消渴心病、消渴脱疽、消渴痹痿等多种并发症同时并见,临床治疗应根据各并发症的轻重程度,在调补阴阳的基础上,结合辨病遣方用药。

(三)兼夹证

1.血瘀

临床表现:肢体麻木或疼痛,下肢紫黯,胸闷刺痛,中风偏瘫,或言语謇涩,眼底出血,唇舌紫黯,舌有瘀点瘀斑,或舌下青筋显露,苔薄白,脉弦涩。

病机分析:消渴日久入络,气阴两虚,气虚无力推动血行,阴虚则血失化源,而致瘀血阻络。瘀阻于肢体,则见肢体麻木或疼痛,下肢紫黯;阻于清窍,则见中风偏瘫,或言语謇涩;阻于目络,则见眼底出血;阻于胸胁,则见胸闷刺痛;血瘀之象在舌脉则表现为舌有瘀点瘀斑,或舌下青筋显露,脉弦涩。

治法:活血化瘀。

常用方:桃红四物汤(《医宗金鉴》)加减。桃仁、红花、丹参、生地、当归、赤芍、牡丹皮。

常用中成药:丹七片每次 2 片,每天 2～3 次。活血化瘀。用于血瘀气滞,心胸痹痛,眩晕头痛,经期腹痛。亦适用于消渴见血瘀证表现者。复方丹参滴丸每次 10 粒,每天 3 次。活血化瘀。理气止痛。用于胸中憋闷,心绞痛。亦适用于消渴见血瘀证表现者。苦碟子注射液:40 mL 加入 0.9％氯化钠注射液 250 mL 中,静脉滴注,每天 1 次,14 天为 1 个疗程。苦碟子注射液适用于消渴瘀血闭阻者。

临证参考:血瘀证病机贯穿于消渴始终,随着消渴病程的延长,血瘀证的表现也越来越重,血瘀证常常与气阴两虚和阴阳两虚证同时并见,活血化瘀治法常常贯穿于消渴治疗的始终,临床上单独运用活血化瘀法比较少,常与益气养阴、健脾化痰、调补阴阳等治法配合使用。

2.气滞

临床表现:胸闷不舒,喜叹息,以一呼为快,胁腹胀满,急躁易怒,或情志抑郁,口苦咽干,脉弦。

病机分析:消渴日久,痰浊、瘀血内生,阻碍气机;肝体阴而用阳,肝阴虚导致肝用失司,失于疏泄,肝郁气滞,可见胸闷不舒,胁腹胀满,喜叹息,以一呼为快,口苦咽干;肝主情志,肝郁则急躁易怒,或情志抑郁;脉弦亦为肝郁气滞的征象。

治法:疏肝理气。

常用方:四逆散(《伤寒论》)加减。柴胡、赤白芍、枳实、生甘草。

常用中成药:逍遥颗粒每次 1 袋,每天 2 次。疏肝健脾,养血调经。用于肝气不舒所致胸胁胀痛,头晕目眩,食欲缺乏。

临证参考:气滞也是消渴最常见的兼夹证候之一,可见于消渴前期、消渴期和消渴并发症期,在消渴前期和消渴期以肝郁化热多见,而在消渴并发症期以肝郁脾虚为多见,临床研究证实,疏肝理气可以改善临床症状,同时可以降低血糖。

七、变证治疗

(一)消渴痹痿

肝肾阴虚,络气虚滞,经脉失养,早期出现肢体麻木,疼痛,感觉障碍,晚期出现肌肉萎缩,甚则腿胫肉脱,步履全废等并发症,因继发于消渴,故称为消渴痹痿。

1.分证论治

(1)气血两虚,络脉失荣:步履欹侧,或站立不稳,两足如踩棉花,手足指趾麻木,甚或手指不能摄物,肌肤不仁,触之木然,腓肠触痛,肌肉瘦瘪,且觉无力,张力减退。舌胖嫩红,边有齿痕,苔薄净,脉濡细。

治法:益气养血,调和营卫。

常用方:黄芪桂枝五物汤(《金匮要略》)合当归补血汤(《内外伤辨惑论》)加减。

生黄芪、当归、白芍、桂枝、白术、川牛膝、木瓜。

(2)气阴两虚,络脉瘀阻:始觉足趾发冷,渐次麻木,年经月累,上蔓至膝,渐及上肢,手指麻木,甚或痛如针刺,或如电灼,拘挛急痛,或如撕裂,昼轻夜重,轻轻抚摸,即觉疼痛,肌肤干燥,甚或皲裂,乏力,口干喜饮,大便干燥,四末欠温。舌黯红,舌体胖大,苔薄而干或少苔,脉弦细或数。

治法:益气养阴,活血通络。

常用方:生黄芪、生地黄、山萸肉、丹参、鬼箭羽、赤芍、狗脊、牛膝、木瓜、枸杞子、当归、全蝎、蜈蚣。

(3)肝肾亏虚,络虚风动:腰尻腿股剧烈疼痛,犹如刀割电灼,无时或休,入夜尤甚,腿股无力,张力低下,肌肉萎缩,久坐之后,未能站立。腰酸腿软,头晕耳鸣,骨松齿摇,舌淡,少苔或有剥裂,脉弦细无力。

治法:滋补肝肾,益精填髓。

常用方:狗脊、续断、牛膝、木瓜、杜仲、熟地黄、当归、枸杞子、菟丝子、丹参、赤白芍、炙龟甲、地龙。

2.其他治疗

(1)中成药:丹参注射液 20 mL 溶于 0.9%氯化钠溶液 250 mL 中,静脉滴注,每天 1 次。

(2)按摩:双下肢按摩可促进局部血液循环,改善症状,但用力应轻柔,或局部穴位按摩,取双侧足三里、环跳、委中、承山、三阴交、涌泉穴,每次 15 分钟,每天 1~2 次,具有滋养肝肾,疏通脉络,调畅气血的功能。

(二)消渴脱疽

糖尿病日久,耗气伤阴,五脏气血阴阳俱损,肌肤失养,血脉瘀滞,日久化热,灼伤肌肤和/或感受外邪致气滞、血瘀、痰阻、热毒积聚,以致肉腐骨枯所致。病情发展至后期则阴损及阳,阴阳两虚,阳气不能敷布温煦,致肢端阴寒凝滞,血脉瘀阻,发为脱疽。

临证辨治要分清标本,强调整体辨证与局部辨证相结合,注意扶正与祛邪并重。内治法重在整体辨证,结合局部辨证;外治法以局部辨证为主。

1.分证论治

(1)湿热毒盛,络脉瘀阻:患趾腐黑湿烂,脓水色败臭秽,坏疽有蔓延趋势,坏死部分向近心端扩展并累及旁趾,足部红肿疼痛,边界不清,甚者肿及小腿,可伴有发热。舌质黯红或淡、苔黄腻,脉沉滑。

治法:清热利湿,解毒通络。

常用方:四妙丸(《成方便读》)加减。

苍术、黄柏、牛膝、薏苡仁、草薢、银花、生地、白花蛇舌草、蒲公英、川连、红花、忍冬藤、赤芍、牡丹皮、丹参。

(2)气阴两伤,络脉瘀毒:患足红肿消退,蔓延之势得到控制,患趾干黑,脓水减少,臭秽之气渐消,坏死部分与正常组织界线日趋清楚,疼痛缓解,口干,乏力,舌胖,质黯,苔薄白或薄腻,脉沉细。

治法:益气养阴,祛瘀托毒。

常用方:托里消毒散(《外科正宗》)加减。

生黄芪、太子参、丹参、白花蛇舌草、鹿衔草、麦冬、五味子、白术、桃仁、红花、地龙、川芎、丝瓜络、忍冬藤。

(3)气血两虚,络脉瘀阻:截趾创面脓腐已去,腐化筋膜组织减少,并逐渐内缩,新生肉芽红润,上皮新生,疮面渐收,足部无红肿疼痛,全身情况平稳。

治法:益气养血,化瘀通络。

常用方:生黄芪、当归、太子参、丹参、鹿衔草、鸡血藤、茯苓、山萸肉、红花、地龙、川芎、丝瓜络。

2.其他疗法

(1)局部处理:局部清创的方法有一次性清法和蚕食清法两种。一次性清法适应于:生命体征稳定,全身状况良好;湿性坏疽(筋疽)或以湿性坏疽为主,而且坏死达筋膜肌肉以下,局部肿胀明显、感染严重、血糖难以控制者。蚕食清法适应于:生命体征不稳定,全身状况不良,预知一次性清创难以承受;干性坏疽(脱疽)分界清楚者或混合型坏疽,感染、血糖控制良好者。

(2)外敷药:①湿热毒盛期。疮面糜烂,脓腔,秽臭难闻,肉腐筋烂,多为早期(炎症坏死期),宜祛腐为主,方连九一丹等。②正邪纷争期。疮面分泌物少,异味轻,肉芽渐红,多为中期(肉芽增生期),宜祛腐生肌为主,方选红油膏等。③毒去正胜期。疮面干净,肉芽嫩红,多为后期(瘢痕长皮期),宜生肌长皮为主,方选生肌玉红膏等。

(3)中药浸泡熏洗:①清化湿毒法。适用于脓水多而臭秽重,引流通畅者,药用土茯苓、马齿苋、苦参、明矾、黄连、重楼等煎汤,温浸泡患足。②温通经脉法。适用于阳虚络阻者,药用桂枝、细辛、红花、苍术、土茯苓、黄柏、百部、苦参、毛冬青、忍冬藤等煎汤,温浸泡患足。③清热解毒、活血化瘀法。适用于局部红、肿、热、痛明显,热毒较甚者,药用大黄、毛冬青、枯矾、马勃、元明粉等煎汤,温浸泡患足。中药浸泡熏洗时,应特别注意引流通畅和防止药液烫伤。

(三)消渴阳痿

糖尿病日久,肝脾肾受损,气血阴阳亏虚,阴络失荣导致宗筋不用而成。本病的病位在宗筋,主要病变脏腑为肝、脾、肾。病理性质有虚实之分,且多虚实相兼。

1.分证论治

(1)肾阳不足:阳痿阴冷,精薄精冷,头晕耳鸣,面色㿠白,精神萎靡,腰膝酸软,畏寒肢冷,短气乏力,舌淡胖润,或有齿痕,脉沉细尺弱。

治法:温补肾阳。

常用方:右归丸(《景岳全书》)加减。

鹿角胶、附子、肉桂、熟地、菟丝子、当归、杜仲、怀山药、山萸肉、枸杞子。

(2)心脾两虚:阳痿不举,精神不振,心悸气短,乏力自汗,形瘦神疲,夜寐不安,胃纳不佳,面色不华,舌质淡,脉沉细。

治法:补益心脾。

常用方:归脾汤(《济生方》)加减。

黄芪、白术、茯神、龙眼肉、人参、木香、当归、远志、甘草、酸枣仁。

(3)湿热下注:阳痿茎软,阴囊潮湿,臊臭或痒痛,下肢酸困,小便短赤,舌苔黄腻,脉濡数。

治法:清热利湿。

常用方:龙胆泻肝汤(《医方集解》)加减。

龙胆草、黄芩、栀子、泽泻、车前子、当归、柴胡、生地、薏苡仁、甘草。

加减:阴部瘙痒、潮湿甚加地肤子、蛇床子。

(4)肝郁气滞:阳痿失用,情志抑郁或易激动,失眠多梦,腰膝酸软,舌黯苔白,脉沉弦细。

治法:疏肝理气,兼以活血。

常用方:四逆散(《伤寒论》)加减。

柴胡、枳实、枳壳、当归、白芍、蜈蚣、甘草、佛手、刺猬皮。

(5)气滞血瘀:阳痿不举,龟头青黯,或见腰、小腹、会阴部位刺痛或不适,舌质紫黯或有瘀斑瘀点,脉弦涩。

治法:行气活血,化瘀起痿。

常用方:少腹逐瘀汤(《医林改错》)加减。

小茴香、干姜、延胡索、当归、川芎、肉桂、赤芍、生蒲黄、五灵脂。

2.其他疗法

(1)中成药:五子衍宗丸水蜜丸每次 6 g,小蜜丸每次 9 g,大蜜丸每次 1 丸,每天 2 次。补肾益精。用于肾虚精亏所致的阳痿不育、遗精早泄等。参茸丸水蜜丸每次 5 g,大蜜丸每次 1 丸,每天 2 次。滋阴补肾,益精壮阳。用于肾虚肾寒,腰腿酸痛等。

(2)针灸:①取穴神阙、气海、关元、肾俞、命门、百会、太溪、足三里。前三穴用灸法,余用针刺施以补法,使腹部穴热感传至阴部。②主穴取大赫、命门;配穴取足三里、气海、关元。操作采用"探刺感传法",随意轻微使捻转,使针感传向阴茎;取"烧山火"补法,作龙眼推使,完毕,左手拇、示指用力夹住针柄上端,不使针向回松动,以右手拇指指甲从上向下刮动针柄。退针时,用左手拇、示指向下轻压,待针下松弛时,右手将针快速撤出,急速揉按针孔。③主穴取中极、归来、大赫;配穴取风池、内关。操作:针刺中极、归来、大赫时,需使针感传至尿道;针刺风池时,应是针感放射至整个头部。适用于各型患者。若命门火衰者,加腰阳关、命门、关元;心脾受损者,加脾俞、足三里、神门;肝气郁结者,加肝俞、太溪、阳陵泉;惊恐伤肾者,加心俞、志室、神门;湿热下注者,加足三里、膀胱俞、丰隆。

(四)消渴汗证

糖尿病泌汗异常病位在皮肤腠理,病位虽在表,却是体内脏腑功能失调的表现。病性为本虚标实。汗出过多主要为气虚不固或热逼汗出;汗出过少则主要为阴津亏虚。

1.分证论治

(1)阴阳失调:上半身多汗,下半身少汗或无汗,怕冷又怕热,失眠多梦,每遇情绪波动时,常易自汗,甚则汗出淋漓,舌黯苔白,脉沉细。

治法:调和阴阳。

常用方:桂枝加龙骨牡蛎汤(《伤寒论》)加减。

桂枝、白芍、五味子、龙骨、牡蛎、浮小麦、炙甘草。

(2)脾肺气虚:心胸头面汗出,进食尤甚,面色㿠白,气短乏力,心悸健忘,纳呆便溏,舌质淡嫩,脉象虚弱。

治法:补益脾肺,固表止汗。

常用方:玉屏风散(《丹溪心法》)加减。

黄芪、白术、防风、党参、黄精、炙甘草、生龙牡。

(3)心肾阴虚:心胸汗出,虚烦失眠,心悸健忘,头晕耳鸣,咽干舌燥,腰酸膝软,多梦遗精,骨蒸潮热,小便短赤,舌红苔白,脉象细弱。

治法:补益心肾,敛阴止汗。

常用方:六味地黄丸(《小儿药证直诀》)加减。

山萸肉、熟地、怀山药、茯苓、牡丹皮、泽泻、五味子、银柴胡、陈皮。

2.其他疗法

(1)中成药:玉屏风颗粒每次5g,每天3次。益气,固表,止汗。用于表虚不固,自汗恶风等。知柏地黄丸水蜜丸每次6g,小蜜丸每次9g,大蜜丸每次1丸,每天2次。滋阴降火。用于阴虚火旺、潮热盗汗等。

(2)外治:以麻黄根、牡蛎火煅,与赤石脂、龙骨共为细末,以绢袋贮存备用。将皮肤汗液擦干后,以此粉扑之。

(李琳瑜)

参 考 文 献

[1] 黄显丰.内分泌疾病临床诊疗思维[M].上海:上海交通大学出版社,2019.

[2] 府伟灵,张忠辉.内分泌与代谢系统疾病[M].北京:人民卫生出版社,2020.

[3] 庞国明.内分泌疾病临床用药指南[M].北京:科学出版社,2020.

[4] 石佩,易建,李亚.内分泌系统疾病诊疗技术[M].上海:上海交通大学出版社,2018.

[5] 刘静.临床内分泌科学新进展[M].北京:金盾出版社,2020.

[6] 张磊.常见内分泌疾病治疗要点及预后[M].天津:天津科学技术出版社,2020.

[7] 倪青.内分泌代谢病中医诊疗指南[M].北京:科学技术文献出版社,2021.

[8] 李菲.实用内分泌疾病与代谢性疾病诊治[M].沈阳:沈阳出版社,2020.

[9] 罗晖.内分泌疾病临床治疗学[M].哈尔滨:黑龙江科学技术出版社,2019.

[10] 伍俊妍,王燕.内分泌代谢疾病[M].北京:人民卫生出版社,2020.

[11] 江梅菊.实用内分泌疾病诊疗策略[M].上海:上海交通大学出版社,2019.

[12] 薛君.实用内分泌疾病诊治学[M].开封:河南大学出版社,2020.

[13] 薛艳梅.内分泌代谢性疾病诊治学[M].福州:福建科学技术出版社,2019.

[14] 仲维莉.内分泌系统疾病诊疗学[M].武汉:湖北科学技术出版社,2018.

[15] 王天平.现代内分泌疾病诊疗实践[M].昆明:云南科学技术出版社,2019.

[16] 陈德清.临床实用内分泌学[M].西安:西安交通大学出版社,2018.

[17] 徐春.内分泌病例诊治精选[M].北京:科学出版社,2020.

[18] 毛玉山.内分泌疾病临床诊断与治疗[M].长春:吉林科学技术出版社,2020.

[19] 丁丽萍.内分泌疾病诊疗新进展[M].长春:吉林大学出版社,2019.

[20] 陆诗清.内分泌科常见病诊疗进展[M].长春:吉林科学技术出版社,2019.

[21] 于文娟.现代内分泌疾病诊疗新进展[M].上海:上海交通大学出版社,2018.

[22] 陈新霞.临床内分泌疾病诊疗新进展[M].哈尔滨:黑龙江科学技术出版社,2020.

[23] 刘振杰.内分泌科[M].北京:科学出版社,2020.

[24] 肖新华.内分泌代谢疾病病例精解[M].北京:科学技术文献出版社,2020.

[25] 胡文净.实用内分泌疾病诊治精要与护理[M].北京:中国纺织出版社,2019.

[26] 杨军.内分泌科常见病诊疗新进展[M].长春:吉林科学技术出版社,2020.

[27] 董立红.内分泌疾病临床诊疗学[M].哈尔滨:黑龙江科学技术出版社,2019.

[28] 荣青峰.常见内分泌疾病诊疗手册[M].太原:山西科学技术出版社,2020.

[29] 宋敏.新编内分泌疾病诊断与治疗[M].长春:吉林科学技术出版社,2019.

[30] 田芳.临床内分泌诊疗学[M].天津:天津科学技术出版社,2020.

[31] 刘平平.实用内分泌代谢疾病诊断与治疗[M].长春:吉林科学技术出版社,2019.

[32] 冯海霞.实用妇科内分泌疾病的诊断与治疗[M].汕头:汕头大学出版社,2019.

[33] 李蓉.实用临床内分泌科疾病诊疗学[M].长春:吉林科学技术出版社,2020.

[34] 宁静.临床内分泌诊疗技术[M].天津:天津科学技术出版社,2019.

[35] 李志红.内分泌代谢科精要[M].北京:中国纺织出版社,2019.

[36] 邱莉莉,周波,王艳丽,等.糖皮质激素治疗内分泌疾病的临床研究[J].中国继续医学教育,2021,13(10):150-153.

[37] 师维.糖尿病合并毒性甲状腺肿患者进行相关内分泌疾病治疗的方法探究[J].中外医疗,2021,40(16):113-115.

[38] 陈涛,何燕.糖尿病合并毒性甲状腺肿患者内分泌疾病的治疗分析[J].中华养生保健,2020,38(11):48-50.

[39] 贺海芳,陈萍.甲状腺疾病患者术后内分泌治疗依从性现状及影响因素调查研究[J].临床护理杂志,2020,19(2):38-40.

[40] 李银玉.糖尿病患者甲状腺功能异常对血糖控制的影响[J].山西医药杂志,2022,51(12):1372-1374.